U0343127

实用中医养生

SHIYONG ZHONGYI YANGSHENG

主　编　黄岩松　石君杰　陈　英

副主编　叶新强　罗清平　徐冬晨

编　委　(以姓氏笔画为序)

甘灏云　肇庆医学高等专科学校

石君杰　浙江医学高等专科学校

叶泾翔　皖西卫生职业学院

叶新强　武汉民政职业学院

李迎红　湖南中医药高等专科学校

杨树英　宁波卫生职业技术学院

陈　英　漯河医学高等专科学校

罗清平　长沙民政职业技术学院

倪　刚　清远职业技术学院

徐冬晨　南京特殊教育职业技术学院

郭桂华　聊城职业技术学院医学院

唐云峰　怀化医学高等专科学校

黄岩松　长沙民政职业技术学院

傅青兰　宁波卫生职业技术学院

潘国庆　长沙民政职业技术学院

华中科技大学出版社

http://www.hustp.com

中国·武汉

内 容 简 介

　　本书内容除包括中医养生入门、中医对生命规律的认识外,还重点介绍了传统中医的各种养生方法,以及饮食、锻炼等对保健健康的影响,引导广大读者树立正确的健康观,吸取正确的健康保健知识,加强生活中的自我保健,以祛病强身、延年益寿。

　　本书适合康复治疗技术、中医学及其他相关医学类专业学生使用,也可作为社区保健指导的参考用书。

图书在版编目(CIP)数据

实用中医养生/黄岩松,石君杰,陈英主编. —武汉:华中科技大学出版社,2012.5(2022.10 重印)
ISBN 978-7-5609-7977-9

Ⅰ.①实…　Ⅱ.①黄…　②石…　③陈…　Ⅲ.①养生(中医)-高等职业教育-教材　Ⅳ.①R212

中国版本图书馆 CIP 数据核字(2012)第 104571 号

实用中医养生　　　　　　　　　　　　　　黄岩松　　石君杰　　陈　英　主编

策划编辑:史燕丽
责任编辑:孙基寿
封面设计:范翠璇
责任校对:李　琴
责任监印:周治超
出版发行:华中科技大学出版社(中国·武汉)　　电话:(027)81321913
　　　　　武汉市东湖新技术开发区华工科技园　　邮编:430223
录　　排:华中科技大学惠友文印中心
印　　刷:武汉市籍缘印刷厂
开　　本:787mm×1092mm　1/16
印　　张:25
字　　数:541 千字
版　　次:2022 年 10 月第 1 版第 10 次印刷
定　　价:58.00 元

前　言

　　《黄帝内经》提出上工治未病，不治已病。大发明家爱迪生预言未来的医生不再给患者药物，而是引导患者关注人类结构、饮食的摄入以及疾病的起因和预防。由此可见养生、预防疾病对于我们生命和生活的重要性。

　　养生，就是指通过各种方法颐养生命、调养精神、增强体质、预防疾病，从而达到延年益寿目的的一种中医保健活动。中国传统养生术强调人与自然界的关系，认为人应顺应自然环境、四时气候的变化，主动调整自我，保持与自然界的平衡以避免外邪的入侵。《老子》所说的"道法自然"就是中医养生的基本要求。

　　本门课程属于中医康复、康复治疗技术、老年服务与管理等康复类专业的必修课程，其他专业的学生可作为选修课来学习。掌握中医养生的基本原理与基本技术，对于保持身心健康和预防、减少疾病的发生有着重要的作用，特别是对于现今社会工作压力大、生活节奏快的现代人来说，尤为重要。

　　与其他养生类教材相比，本书主要体现了四个方面的特色。

　　(1) 突出职业岗位特色。本书以康复治疗师的真实工作为依据，将中医养生教学内容分为中医养生入门、知天命、心性修养术、饮食养生术、导引养生术、经络养生术、中药养生术、起居养生术、顺时养生术、体质养生术等 10 个学习项目，每个学习项目又细分为学习任务，共分解成 35 个学习任务。每个学习任务以真实的临床案例为引导，依次展开教、学、做全过程；在典型任务中创设学习情境，通过任务实施展示中医养生的操作过程与施术方法，以此达到能力培养和技能训练的职业教育目标。

　　(2) 突出趣味性和实用性。避免采用大段的文字叙述的形式，而是尽量采用图片、表格的形式说明中医养生工作任务的技术要求、操作流程，一些纯理论性的叙述尽量用小贴士(或知识链接)的形式说明，同时还穿插、链接历代养生名家生平趣事，以增加教材的趣味性；另外尽量采用来自于临床一线的典型案例来说明文中观点，各种养生技术则强调其操作程序、训练步骤与应用方法等，以增加教材的实用性。

　　(3) 教学相长。每个项目增加学习目标、能力检测、项目小结等栏目，正文增加了案例引导部分，书末附有内容检索等内容，既方便学生自学，也方便教师教学。

　　(4) 继承传统和与时俱进。既注重中医养生技术的传承，同时也吸收现代保健医学的发展成果，体现教材的时代性。

　　本书的编写，由于时间较紧及编者水平有限，必有错误、遗漏之处，欢迎提出宝贵意见和建议，以利于进一步修改和完善。

编　者

目 录

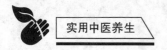

中医养生入门

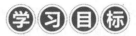

1. 技术能力要求：理解什么是养生，理解中国传统文化与中医养生的关系，能够运用中医养生的基本原理指导自身的养生实践。

2. 方法能力要求：对中医养生有较浓厚的兴趣，理解中医养生的特色和基本原则，掌握中医养生的学习方法，并能初步运用现代手段查阅、学习、研究中医养生的新方法、新手段。

3. 社会能力要求：具有较好的沟通能力和针对目标人群进行中医养生的宣教能力，初步具备实施中医养生保健的职业素养。

案例引导

35岁的小张是一家公司的老总，工作十分繁忙，回到家里往往也停不下来，经常在网上与国外的客户交流，晚上熬夜到凌晨1～2点才能上床睡觉，到了第二天上午10点钟还不起床。其父则是经常早早地就起来到河边锻炼身体，每次回到家里看到儿子还赖在床上就数落"你只会睡懒觉，不起来锻炼，不保养身体，怎么行啊"，小张则声称自己"还没有老，等老了再说，况且工作这么繁忙，哪有时间锻炼啊……"

(1) 以上案例说明了什么问题？

(2) 养生只是老年人的事吗？为什么？

(3) 为何要养生呢？

一、为何要养生

1. 什么是养生

"养生"一词最早见于《庄子·内篇·养生主》"吾闻庖丁之言，得养生焉"。

养生就是保养生命的意思，古人又谓之摄生、卫生、道生、养性、保生、寿世等。所谓"生"，就是生命、生存、生长的意思；所谓"养"，即保养、调养、补养的意思。总之，养生就是根据生命的发展规律，以保养生命、调养精神、增进智慧、延长寿命为目的的科学理论和方法。中医养生就是以传统中医理论为指导，遵循阴阳五行、生长化收藏的自然变化

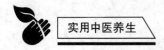

规律,研究和阐释人类生命发生发展规律,对人体进行科学调养,颐养生命、增强体质、预防疾病,从而达到延年益寿目标的一种保健活动和实用学科。

养生不只是一种综合性的强身益寿活动,它更是一种生活方式,一种在日常生活中逐渐形成、不断修正、适合自己的良性自然生活方式。

2. 中医养生的基本任务

中医养生是研究和指导人们健康、长寿的实用学科,它的基本任务包括四个方面:一是继承,要以科学的观点和方法全面、系统地发掘、整理、总结、提高传统养生理论和方法;二是研究,要结合现代科学的手段,对传统的行之有效的养生方法进行分析研究,探讨其实质;三是创新,针对现代社会面临的新问题、保健的新需要,提出新理论,创立新方法;四是推广,应大力开展健康宣教,不断推广中医养生的先进理念、实用方法和技术,指导个体养生和群体保健。

3. 中医养生的意义

我们为什么要养生?对于这个问题大多数人存在一些误区,以为这只是老年人才需要关心的事情,殊不知养生不仅仅是追求延年益寿,而是整体提高生命质量,获得快乐人生。这是与我们每个人生活中的每一天、每一刻、每件事相关联的。

在当前物质生活水平大幅提高,科学技术日益发达的现代社会,为何还会病痛无减、恶疾丛生呢?首先,人们沉溺于享受现代科技带来的种种方便时,已经不自觉地违背了自然规律,远离了自然环境;其次,现代科技发展、工业发达的同时,往往也意味着环境的恶化,工业污染、汽车尾气、臭氧层破坏等等一系列环境问题是罹患疾病之源;其三,现代人快节奏的工作与生活方式,精神压力普遍加大,起居无节、喜怒无常等问题司空见惯,终日忙于经营而无暇顾及身心健康,从而埋下了健康隐患,最终"千里之堤,毁于蚁穴":病来如山倒。因此,中医养生在当今社会有着非同一般的积极意义。

养生是人类永恒的主题,只要生命存在,就需要养护。中华民族是世界上最早讲究养生的民族之一,在养生方面有独步世界的智慧。中华养生文化是中国传统文化的精髓之一,在世界传统文化中占有举世无双的地位。弘扬中华养生科学,对于推动现代生命科学的发展,促进人类健康长寿,具有极高的理论意义和实用价值。

养生的好处至少有以下四个方面。

(1)减少病痛。两千多年前《黄帝内经》就有"正气存内,邪不可干"之语,中医养生就是通过各种途径、多种手段,全面养护人体正气(精、气、神),从而使得身强体健,心情舒畅,病邪也就难以侵袭人体,不容易生病。

(2)延缓衰老。通过养生实践活动,不但能促使五脏六腑、四肢九窍、血脉筋骨等有形之体都处在良好状态,也能调节气机升降、协调各方面机能、调理阴阳平衡,促使五神和七情等无形之神保持良好状态,最大限度地保持身、心、灵接近完满状态,做到"形与神俱",从而实现延缓衰老,颐养天年,"度百岁乃去"的目标。

(3)提高生活品质。养生的目的就是让人远离亚健康,享受高品质的生活方式。若等到生病才求医,而不重视日常生活的养生之道,这是不负责任的态度。因为人不一定要懂得医学,但一定要学会养生,通过先知名师的教导与经验传承,摆脱对生命的无知,大力倡导养生的正确理念,改正错误习性,并靠着自身的努力,持之以恒,由内而外,让身、心、灵更健康,才有机会拥有全新美好的生活。

(4) 追求快乐人生。懂得养生的人一定是热爱生命、开心生活的人。全方位的养生活动会让人们神完气足、心情舒畅、身体健康,因此也一定会获得高品质的生活,实现快乐人生目标。在我们践行养生活动的同时,如能传递、分享正确养生观和养生体验,让身边的亲朋好友、街坊同事都能重视养生、远离疾病。

二、中医养生的特色

中医养生是一门实践的科学,历代劳动人民经历了五千多年的实践,由实践上升为理论,归纳出方法,又回到实践中去验证,如此循环往复不断丰富和发展,进而形成一门独立的学科。中医养生的核心是研究人的生命,内容涉及预防医学、心理医学、行为科学、医学保健、天文气象学、地理医学、社会医学等多学科领域,实际上它是多学科领域的综合,是当代生命科学中的实用学科。

中医养生理论博大精深,养生方法丰富多彩,植根于我国数千年光辉灿烂的传统文化,因此具有独特的东方色彩和民族风格。自古以来,东方人、西方人对养生保健,都进行了长期的大量的实践和探讨。但由于各自的文化背景不同,其养生的观点也有差异。

1. 理论体系独特

中医养生理论,以"天人相应""形神合一"的整体观念为出发点,去认识人体生命活动及其与自然、社会的关系。特别强调人与自然环境、社会环境的协调,讲究体内气机升降,以及心理与生理的协调一致。并用阴阳五行学说、脏腑经络理论来阐述人体生老病死的规律。尤其把精、气、神作为人体之三宝,作为养生保健的核心,进而确定了指导养生实践的种种原则,提出养生之道必须"法于阴阳,和于术数""起居有常",即顺应自然,保护生机,遵循自然变化的规律,使生命过程的节奏随着时间、空间的移易和四时气候的改变而进行调整。

2. 以和谐适度为宗旨

养生保健必须整体协调,寓养生于日常生活之中,贯穿在衣、食、住、行、坐、卧之间,事事处处都有讲究。其中一个突出特点,就是和谐适度。使体内阴阳平衡,守其中正,保其冲和,则可健康长寿。例如,情绪保健要求不卑不亢,不偏不倚,中和适度。又如,节制饮食、节欲保精、睡眠适度、形劳而不倦等,都体现了这种思想。晋代养生家葛洪提出"养生以不伤为本"的观点,不伤的关键在于遵循自然及生命过程的变化规律,以和谐适度为宗旨,注意整体调节。

> **小贴士:阴阳学说**
> 在阴阳概念基础上建立起来的中医学基本理论,认为阴阳对立统一、消长转化、相反相成的关系贯穿于自然与人体等一切事物之中,是人体生理和病理发生、发展、变化的根源及规律。

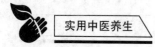

3. 全面调养与辨证施养相结合

根据生命的发展规律,健康是指人的躯体、精神与社会关系等各个方面都处在一个相对良好的状态,因此养生实践活动应该伴随着我们生命过程的各个环节,采取多种调养方法,持之以恒地进行审因施养,才能达到目的。中医养生一方面强调从自然环境到衣食住行,从生活爱好到精神卫生,从药饵强身到运动保健等,进行较为全面、综合的防病保健。另一方面又十分重视按照不同情况区别对待,反对千篇一律、一个模式,而是针对各自的不同特点有的放矢,体现中医养生的动态整体平衡和审因施养的思想。历代养生家都主张养生要因人、因时、因地制宜,全面配合。如:因年龄而异,注意分阶段养生;顺应自然变化,四时养生;重视环境与健康长寿的关系,注意环境养生等。

4. 适应范围广泛

养生保健是一生相伴、长期实践的活动。人生自妊娠于母体开始,直至耄耋老年,每个年龄阶段都存在着养生的内容。人在未病之时、患病之际、病愈之后,都有养生的必要。不仅如此,对不同体质、不同性别、不同地区的人也都有相应的养生措施。因此,养生学的适应范围是非常广泛的。它应引起人们的高度重视,进行全面普及,提高养生保健的自觉性,把养生保健活动看做是人生活动的一个重要组成部分。

三、中医养生的渊源与发展

(一)中医养生的渊源

1. 养生意识的萌芽

养生产生于上古先民为抗御严酷的自然环境,调整体力,抗御疾病,防治疾病的需要。养生是中华民族的瑰宝,养生是中华民族传统文化的一个有机组成部分,养生是我们的先民在长期的生活实践中认真总结生命经验的结果。

养生知识的积累可以追溯到原始社会。燧人氏钻木取火,巢氏筑木作巢,伏羲氏制作衣物,神农氏尝百草而知药性等,均与养生保健有关。

火种的应用大幅度地改善了人类茹毛饮血的饮食条件,人们吃熟食,不仅缩短了对食物的消化过程,使人体获得更多的营养,也防止了一些肠道传染病的发生。这对于人类的生存和发展具有非常重要的意义。火除了能驱散寒冷之外,我们的祖先还懂得了一些用火治病的简单医疗方法,如灸、熨、熨等。

> **小贴士:八卦**
>
> 八卦是我国古代的一套有象征意义的符号。用"——"代表阳,用"— —"代表阴,用三个这样的符号,组成八种形式,叫做八卦。每一卦形代表一定的事物。乾代表天,坤代表地,坎代表水,离代表火,震代表雷,艮(gèn)代表山,巽(xùn)代表风,兑代表泽(图1-1)。八卦互相搭配又得到六十四卦,用来象征各种自然现象和人事现象。

在漫长的劳动实践中,人们逐步认识到人与自然的关系及生命规律,并学会运用自然规律去改造自然,从而改善了人类的生活环境,增长了智慧,强壮了身体,延长了寿命。养生的原始思想在此时已经开始萌发。

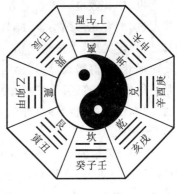

图1-1 八卦

2. 养生理论体系形成

与远古时期的自发性原始养生思想不同,到了春秋战国时期,随着先秦诸子云起、百家争鸣时代的到来,先哲们对宇宙、自然、生命的各种现象和变化规律有了较为深刻的认识,中医养生的理论也逐渐形成,特别是《黄帝内经》系统地总结了前人的成就,归纳了一整套较为完善的中医养生理论体系。

(1)易经。伏羲画八卦图,文王推演六十四卦变化,孔子做《易传》,三位圣者共同成就《易经》。"易"字上日下月,代表着"一阴一阳之谓道",有变易、不易和简易等多重含义,其核心即是以阴、阳来阐述宇宙间万事万物的变化规律,如天体运转、地壳变迁、四时寒暑、昼夜晨昏更替等。《易经》着眼于宇宙天地,立足于人类自身以探讨生命的奥秘。中医学基本理论的阴阳学说、天人相应学说等,即源于易理。养生学中,顺应自然、调和阴阳、未病先防等原则,亦源于易理。《易·系辞下》言:君子安而不忘危,存而不忘亡,治而不忘乱,是以身安而国家可保也。这种居安思危、未变先防的思想,正是中医养生思想的理论渊源。

(2)道家。以老子、庄子学说为代表,认为精、气、神是人体最重要的本源,必须重点养护。同时崇尚自然,创立了静态养生与顺乎自然的气功养生法。如《道德经》《庄子》中提倡的"无为""虚静""少私寡欲""贵柔""返璞归真"的养生观。又如《庄子·刻意篇》中记载的吹呴呼吸、吐故纳新、熊经鸟申等都是养生的内容。《老子》还提出"为之于未有,治之于未乱"的观点,成为《黄帝内经》"治未病"思想的雏形。另外,服食金石和房中术养生法的兴起也与道家思想有关。

(3)儒家。儒家推崇"中庸之道",养生提倡"和而不流""中立不倚",既勿太过,亦勿不及。如《中庸》说:中也者,天下之大本也;和也者,天下之达道也;致中和,天地位焉,万物育焉。强调人的修身养性当努力达到中和的境界,才能产生天地位焉,万物育焉的效果。后世医家、养生家以"以和为贵"的思想为基础,对养生学中的中和观点多有引用和阐发,如《养性延命录》说:能中和者必久寿。此外,儒学之养生还强调清心寡欲,养"浩然正气",合理作息,饮食有节,劳逸结合。如孔子曾说:"人有三死,而非其命也,己取也。夫寝处不适,饮食不节,逸劳过度者,疾共杀之。"

(4)管子、杂家。①《管子》认可老子关于"道"是宇宙本原的思想,但提出"道"即"精气"的观点。认为"精"是生命的物质基础,主张存精以养生,《管子·内业》曰:"精存自生,其外安荣,内脏以为泉源。"关于存精的具体方法,则提出:"爱欲静之,遇乱正之,勿引勿摧,福将自归。"主张虚其欲以存精。②《吕氏春秋》为先秦杂家的代表作,养生方面提出了去害以达自然寿限的观点,《吕氏春秋·尽数》中指出,长寿之长也者,非短而

5

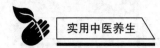

续之也,毕其数也。毕数之务,在乎去害,"去害"的具体措施,就是养生。"何为害?五味太过,五者充形则生害,此其一,乃饮食为害;七情太胜,过胜则伤神,乃情志为害,此其二;六淫太过,太过则伤精,乃六淫为害,此其三。知其三害而避之,使之无过,自然神安而形壮,年寿得长。"另外,《吕氏春秋》还提出"动形以达郁"的运动养生观,活动形体是使体内精气流通以保障生命活动正常进行的有效措施,《吕氏春秋·尽数》曰:流水不腐,户枢不蠹,动也,形气亦然,形不动则精不流,精不流则气郁。经常运动形体,则精气流行,恶无由生。

(5)《黄帝内经》。《黄帝内经》中多处提及"养生"一词,如:故智者之养生也,必顺四时而适寒暑,和喜怒而安居处,节阴阳而调刚柔,如是则避邪不至,长生久视。在中医养生史上,《黄帝内经》的成书是一个里程碑,它总结完善了中医理论体系,奠定了中医养生的基础。《黄帝内经》根据脏腑盛衰及阴阳气血的变化,讨论人类生命的自然过程,研究人体的衰老机制,并在"天人相应"整体观念的指导下,提出了较为系统的养生原则及养生方法。

①划分了人体生长、发育、衰老的不同时期,明确了人类的自然寿限,提出了以肾为中心的多元性衰老理论。

②总结了战国以前的养生理论和方法,提出了顺应自然、避邪侵害以及形神兼养、以神为主的养生原则;阐述了顺四时、适寒温、节饮食、调脾胃、和喜怒、养心神、慎起居、勤锻炼的具体养生方法。《黄帝内经》的养生方法具有形神兼备、动静结合、顺应自然、常变统一的特点。

③创立经络学说,为气功养生的发展打下了基础。

④提出老年病的防治原则。明确指出"老壮不同气"(《灵枢·营卫生会篇》),强调必须重视老年人的生理特点及老年病的病理特点。还指出老年病具有病势缠绵的特点,因此辨证老年病时要注意守方,不要轻易改弦易辙。

3. 养生方法的丰富与充实

汉唐及以后,中医养生理论与养生方法仍在不断地丰富和充实,但其基本框架则始终以《黄帝内经》为准绳。

(1)养生药物的丰富。东汉《神农本草经》记载了一百二十余种具有延年或健身益气作用的药物,如人参、白术、黄芪、金银花、枸杞子等,大大丰富了养生药物。

(2)禀赋论。东汉王充在《论衡》中,论及生死寿夭、延年之道者近二十篇,明确指出寿命与人的禀赋相关,如《论衡·气寿》指出:夫禀气渥则体强,体强则其命长;气薄则其体弱,体弱则命短。

(3)导引术发展。在先秦及汉代,导引术也得到了进一步的发展,汉代医家张仲景将吐纳导引列为治病之法,他在《金匮要略》中指出:四肢才觉重滞,即导引吐纳……勿令九窍闭塞。到汉末,华佗继承前人的理论和实践创编五禽戏,使导引术得到新的发展。另外,达摩《易筋经》原为佛门养生健身功法,后传于世,成为中医养生中的健身术之一。

（4）佛、道养生盛行。西汉初期,统治阶级很重视清静无为的黄老哲学。这时的道家思想,是批判地吸收阴阳和儒、墨、法等各家思想。道教所行养生之术很多,如外丹、内丹、服气、胎息、吐纳、服饵、辟谷、存思、导引、行跻、动功等,这是将古代所流行的养生之术,皆吸取进来,加以发挥。此期道家养生名作有魏伯阳的《周易参同契》、葛洪的《抱朴子》以及陶弘景的《养性延命录》(现存最早的养生专著)等。

隋唐时期是中国佛教的极盛时期。佛教参禅(禅定)法,即调身、调气、息心静坐的方法,养生家则将此融入吐纳、导引健身功之内,成为以静坐为特点的健身功法。另外,佛教的一些戒律,对酒、色、食、财等诸方面欲念的节制和约束,使人专心修禅,可以提高道德品质的修养。

（5）神仙之说及其批判。佛、道二教盛行,人们崇信神仙,崇尚金石丹药之术,养生著作中存在较多神仙迷信之说,而以中医理论为指导的辨证养生方法则明确反对这种说法。如嵇康在《养生论》中指出,神仙不可学,主张从日常生活入手进行养生,诸如弃厚味、饮清泉、浴阳光、节色欲、进补药等,他还注意到环境和饮食习惯对寿命的影响。另有《颜氏家训·养生》训诫后人不要学神仙,而需爱养神明,调护气息,慎节起卧,均适寒暄,禁忌食饮,将饵药物,便可遂其所禀,不为夭折。

（6）养生大家孙思邈。唐代医家孙思邈对中医养生作出了巨大的贡献。其作《千金要方》第二十六卷食治、第二十七卷养性,以及《千金翼方》第十二卷、十三卷、十四卷、十五卷中所记载的有养生保健的二十一论四十二法二百二十七方,充分体现了这一时期养生学发展的水平,不仅是唐代以前养生理论及养生方法的总结,而且也是作者本人长期养生实践的总结。

孙氏养生学方面的贡献,主要有以下几个方面。

①汇养生文献,融诸法一体。所著《千金要方》《千金翼方》收集整理了唐代之前的养生学文献以及炼丹、服石、神仙诸书,汇其精粹,融道、佛、儒、医于一体,从而保存了大量珍贵的资料文献。

②重综合调养,奠食养基础。既倡导静养,又强调动形;既重视食养,又主张药辅;既要求节欲,又反对绝欲。这种综合的养生方法对后世影响较大。如《千金要方》具体介绍了十二种调气法。他重视德行修养,反对盲目地炼丹、服石,指出:百行周备,虽绝药饵足以遐年;德行不克,纵服至液金丹亦不能延寿。

孙氏认为饮食是养生防病的重要手段,"不知食宜者,不足以存生也"。《千金要方》列食养、食疗食物154种,分谷米、蔬菜、果实、鸟兽四类,多为日常食品,并论述其性味、功效,以供人们酌情选用。孙思邈的食养、食疗学术思想,对后世有重大影响。此外,他还提出了老年人饮食的具体要求。

③简养生之法,创养生之术。孙氏推行"易则易行,简则易从"的原则,论述养生之道具体、详尽、通俗易懂,一看就懂、一学即会,不若老庄之学虚无缥缈,对于养生术的推广、流传发挥了重要作用。

4. 养生学的发展与完善

两宋、金元时期养生学得到蓬勃发展,至明清时期已日臻完善,不但再次出现了百

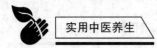

家争鸣的学术氛围,更是涌现出一大批养生名家与著作。

(1) 学术争鸣。两宋、金元时期中医各流派之间出现了学术争鸣,活跃的学术气氛推动了养生学的发展。突出特点是着重养生理论的研究。

①寒凉派。开创者刘完素从《黄帝内经》的理论出发,强调人体精神、气血的养护,特别重视保精惜神的养生。他说精神贵于保……。他认为一身之中,心居中而守正,肾在下而立始,肾藏精、心藏神,精神居于心肾之中,不可大劳,不可太竭。心得所养则血脉之气旺而不衰,肾得所养则骨髓之气荣而不枯。精太用则竭,所以要啬精;神太过则疲,所以要养神。在养生方法上刘完素提出了一些气功锻炼的基本方法,如吹气嘘气、呼气吸气练功法、吐故纳新的吐纳术。此外尚有“熊经”(像熊攀枝,使自己身体悬空运动)、“鸟伸”(身不动而左右回顾像鸟伸展翅膀那样伸缩肢节)的运动法。导气令和、引体令柔的导引法,按摩皮肉的自我按摩法及抬举肢节的肢节运动法,以及咽津法、服气法、闭息法等。除此之外,刘完素还提出要根据自然界的变化不断调整起居及饮食,对于虚人或虚证则需适当进行药补。他认为颐养长寿的方药可以宣通气血,调顺饮食,久服之旧疾去,新病不生。设虚人常服,补益功效自可知矣。刘氏创造的内固丹、大补丸等均是常用的养生补益药。

②补土派。代表人物李东垣,重视脾胃的功能。他认为人体元气滋生于脾胃,元气又是精神之根蒂,积气可以成精,积精可以全神。因此他所提倡的具体的养生方法,诸如节饮食、少欲念、省言语、慎劳逸等,都立足于维护脾胃的元气。此外,他还强调慎用利尿药以防泻阳,忌用大辛之剂以防伤元气。

③滋阴派。以朱丹溪为代表,强调精对人体的作用,认为人之一生“阳常有余,阴常不足”,主张护阴以养生。朱氏指出护阴养生的主要措施有以下三条。一是节欲,“夏月必独宿”“冬时暂远帷幕”。二是节制饮食,慎用燥烈药物,“乌附丹剂将不可施于老人也”(《格致余论》)。

④温补派。南宋严用和主张“补脾不如补肾”,他在《济生方》中指出:肾气若壮,丹田火上,蒸脾土,脾土温和,中焦自治。这一学说为后世广泛运用补肾抗衰老、防治老年病提供了理论依据。至明代,以赵献可、张景岳为代表的温补派发展了命门学说,他们反对滥用寒凉药物而主张温补命门。赵献可认为,命门真火乃人身之宝,主张养生及治病,均以保养真火为要。张景岳在《景岳全书·传忠录》中提出了“阳强则寿,阳衰则夭”的论点。

(2) 两宋、金元养生名作。现存约十七种,如李昉的《太平御览·养生篇》、周守忠的

> **小贴士:脏象学说**
>
> 脏象学说又称“藏象学说”“脏腑学说”,是中国传统医学中研究人体脏腑的生理功能、病理变化及其相互关系的学说。“脏”,即指藏之于体内的内脏;“象”,是指表现于外的生理、病理现象。二者组合,脏象即为机体内脏的生理活动和病理变化反映于外的征象。这一学说主要是通过研究机体外部的征象,来了解内脏活动的规律及其相互关系。

《养生类纂》及《养生日览》、佚名氏的《养生秘录》、蒲虔贯的《保生要录》、姜蜕的《养生月录》、韦行规的《保生月录》、愚谷老人的《延寿第一绅言》、赵希鹄的《调燮类编》、陈直的《养老奉亲书》、丘处机的《摄生消息论》、李鹏飞的《三元延寿参赞书》、瞿佑的《居家宜忌》与《四时宜忌》、忽思慧的《饮膳正要》。其中以《养老奉亲书》《摄生消息论》及《饮膳正要》流传最广,影响最大。

①最早的老年学专著《养老奉亲书》。全书共十五篇,偏重于饮食及四时养生,尤其注重养老,载养生方、食疗方共一百六十余首。该书提出的各种养生方法具体而实用,均为实践所得,绝非泛泛之论。如:老年人衣着不宜宽长,长则多有蹴纠,宽则衣不着生;寝寐床榻不许高广,必常三制三分减一;枕宜长,长则转不落枕;等等。

②四时养生专著《摄生消息论》。本书主要讨论气候环境变化对人类健康及其寿夭的影响,分四时论及摄生消息。

③营养学专著《饮膳正要》。本书先述饮食卫生,后列多种滋补食品烹调之法及服食方法,末又载食禁和食物中毒。此外,还记载了一百九十五种单味食物的气味及性能,它是饮食卫生、食物烹调及营养疗法之大成之作。

(3)明清时期养生名著。此期名作如潮,大多得以保存。据《中国图书联合目录》统计,共有六十余种。其中重要的包括明代王文禄《医先》、冷谦《修龄要旨》、龚延贤《寿世保元》、高濂《遵生八笺》、胡文焕《类修要诀》及清代曹慈山《老老恒言》等。

①《修龄要旨》:冷谦全面总结了前人起居调摄、气功、导引(如六段锦、十六段锦)等养生要旨,并且身体力行,据文记载,冷谦一百五十余岁乃终。

②《寿世保元》:作者龚延贤为太医院吏目,博览宫中藏书,聚众家之长而熔于一炉。著作语言流畅,诸多歌诀,方便记诵,流传甚广。

③《遵生八笺》:旁征博引,集明代以前养生之大成,从八个方面(即八笺)讲述了修身养生、预防疾病、延年益寿的方法,是一部比较完整的养生专著。其中"清修妙论笺"系作者阅读典籍时随笔摘录的养生调摄精句妙词,"起居安乐笺"叙述了淡泊明志、放志山林的起居安乐观,"延年却病笺"大量引录了古代有关导引及气功的文献资料,"燕闲清赏笺"主要介绍了琴棋书画、香花古玩等。

④《老老恒言》:又名《养生随笔》,为清代乾隆年民间隐士曹慈山所著,是老年人养生保健专著。曹氏从老年人的生理特点出发,总结出一套与衣食住行密切相关的浅显易懂的养生方法。另根据老年人脾胃衰弱的特点系统编制了粥谱,分上、中、下三品:气味轻清,香美适口者为上品;稍逊者为中品;重浊者为下品。粥谱共计百种之多,既可用于日常养生,又可用于病时调理,可谓粥养之大成者。

(4)明清著名医家对养生的贡献。除上述养生著作之外,明清时代的一些著名医家,如李梴、张景岳、赵献可、李士材、汪绮石、徐灵胎以及叶天士等人,亦对养生学的发展作出了贡献。

①李梴:著有《医学入门》,其中"保养说"分析了古代养生方法的优点及缺点,否定了修养有飞升成仙、超脱凡世的佛教、道教唯心主义养生观。他认为《黄帝内经》中提倡

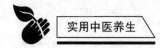

的饮食有节、起居有常、不妄作劳以及精神内守等才是养生根本方法,并提出了避风寒、节劳逸、戒色欲、正思虑、薄滋味、省言语等切实可行的养生术。

②张景岳:分类编辑并整理了《黄帝内经》,而成《类经》。此外,张氏还著有《治形论》,集中体现了张氏在养生学方面的创见。张景岳在其著述中批判了老子"使吾无身,吾有何患"的消极厌世的人生观,论述了形与神、形与生命的关系。张氏认为形是神和生命的物质基础,明确指出:善养生者,可不先养此形以为神明之宅。张氏以前的养生学家大多只重视养神,很少突出养形,张氏养形学说确属创见。张氏的养形,主要偏重于用温补药涵养精血。他所创立的左归饮、右归饮,一补阴精,一补阳精,是防治老年病的名方。

③徐灵胎:提出了有关寿命学说的独特见解,指出寿命在受生之时已有"定分",这定分就是元气。寿命的长与短取决于元气的盛衰,从而强调"谨护元气"是养生治病的首要问题。

④叶天士:清代伟大的温病学家,在防老抗衰以及治疗老年病等方面积累了丰富的经验。叶氏《临证指南医案》中记载了三百一十四例老年病病案。叶氏治疗老年病的主要原则有以下四点:一是守病机重脾肾;二是提出了久病入络的理论;三是调护正气、慎攻下;四是参气象、审体质,瘦人之病,虑虚其阴,肥人之病,虑虚其阳,泄气锋芒之药,施于阴阳两损之体,最宜斟酌。另外,他还提出了戒烟酒、戒嗔怒、适寒温、远房帏、练气功等养生经验。

5. 养生学的现代发展

鸦片战争以后,中国逐渐形成了一个半殖民地半封建的社会。随着西洋文化的入侵,逐渐兴起了全盘否定中华民族文化遗产的思潮,传统医学横遭摧残,中医养生学也濒于夭折。其主要著作仅有蒋维侨的《因是子静坐法》、席裕康的《内外功图说辑要》、任廷芳的《延寿新书》、胡宣明编的《摄生论》、沈宗元的《中国养生说集览》等。

新中国成立后,中医养生得到了较大发展。特别是近年来,随着医学模式的转变,医学科学研究的重点已开始从临床医学逐渐向预防医学和康复医学转变,传统的养生保健得到更加迅速的发展,出现了蓬勃向上的局面。

从20世纪50年代中期开始,全国陆续建立了老年学及老年医学的研究机构,并对国内一些著名的长寿地区、长寿老人进行了调查。20世纪60年代中期至20世纪70年代中期,由于历史的局限,养生学的发展陷入停顿。20世纪70年代后期至20世纪80年代中期,随着经济和文化事业发展,养生学的研究工作也开始取得了一些可喜的成果。一些有价值的养生学书籍得以整理出版,清代宫廷医药档案中有关养生保健的方法得到挖掘,同时还涌现出一批具有相当水平的现代养生学专著及专论。如林乾良、刘正才的《养生寿者集》,曹希亮的《中国健身术》等。此外,为了满足社会对中医养生康复人才的需求,国家教委和国家中医药管理局于1989年首先批准原南京中医学院、原北京中医学院设立中医养生康复学专业,并开始招生,组织编写了中医养生康复学系列教材——《中医养生学》和《中医饮食营养学》(原北京中医学院主编)、《中医养生康复概论》(原南京中医学院主编),以供教学之需。现在各个中医院校亦陆续开设中医养生康复学专业,已有数届毕业生服务于社会。

(二)中医养生的流派

中医养生数千年的发展演生了众多的流派,流派之间各有其侧重的学术思想。各种流派大致可以分为四类。

1. 动形学派

动形学派主张用适度的运动来舒展形体,活动筋骨肌肉,从而达到养生、保全生命的目的。动形养生的观点最早见于《子华子》《吕氏春秋》二书,《吕氏春秋·尽数》指出:流水不腐,户枢不蠹,动也,形气亦然,形不动则精不流,精不流则气郁。指出人体气血津液只有运行通畅,其生理机能才能正常,人类才能健康长寿,尽得天年。《黄帝内经》很好地汲取了这一观点,并进行了创造性的较为全面的阐述,指出了动形养生能疏通气血、和调五脏、通达六腑、舒缓筋骨、调节精神。《黄帝内经》还提出了"导引""按跷"的具体动形的养生方法。继之,历代许多医家对此进行了养生方法上的探索,如华佗模仿虎、鹿、熊、猿、鸟五种动物的动作姿势创"五禽戏"。动形养生的理论和方法,从古至今被人们广泛重视,如各种健身操等,无疑是人们对这一理论反躬践履的具体体现。

2. 静神学派

静神学派主张养生以静养精神为主。最早提出静养精神的是道家始祖老子,如《老子》中提到"至虚极,守静笃""清静为天下正"的思想。庄子进一步发挥了老子的"静养"思想,如《庄子》言:夫恬淡寂寞,虚无无为,此天地之本而道德之质也……平易恬淡,则忧患不能入,邪气不能侵袭,故德全而神不匮……淡而无为,动而无行,此养生之道也。《黄帝内经·素问》则指出:恬淡虚无,真气从之,精神内守,病安从来? 是以志闭而少欲,心安而不惧。聚精可以全神,静神可以使真气内守,魂魄不散,悔怒不起,五脏安平。精神的静躁,与人体气、血、神的盛衰及人的寿命长短密切相关。神静则气、血、神充盛,人体健康长寿;神躁则气、血、神衰败,人体体弱短寿。另外,佛教坐禅养生方法也是以静神为主。

3. 调气学派

调气学派主张调养内气,使之聚而不散,以保持人体的健康长寿。最早认为气的重要,并倡导调气可以养生的是春秋战国时期的管仲。他主张调养内气,使之聚则精不散。如《管子》云:精也者,气之精者也。气道乃生,生乃思,思乃知,知乃止也。《黄帝内经》广泛论述了气的作用,气和人体生、长、壮、老、已的关系。主张调摄真气,却病延年。如《素问》曰:真气者,所受于天,与谷气并行而充身也。《灵枢·天年》还指出了脏腑之气的盛衰直接关系到人体的强弱寿夭。唐代孙思邈在《千金要方》中对调气进行了专篇论述,引用彭祖之语"行气不已,亦可得长年",来说明调气可以延年,并记载了彭祖的"和神导气之法"。在具体的调气方法上,孙思邈汲取前人的经验,并在实践中探索出很多好的调气方法,如"吐纳""省言语,和七情""慎起居,顺四时,适劳逸"等。

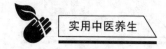

4. 固精学派

固精学派认为人体养生要节欲保精，只有节制性生活，保护阴精，方能益寿延年。《左氏春秋》中记载了秦伯给晋景公诊病，认为景公之病是"近女色"，并告诫景公女色应"节之"。《黄帝内经》首创"节欲保精"之说，并对保精益寿延年的原理进行了论述，指出了精是构成人体和维持人体生命活动的基本物质，精的盛衰直接关系到人体的生、长、壮、老、已。历代医家对"节欲保精"之说无不奉行，如葛洪《抱朴子·内篇》云：欲求神仙，唯当得其至要，至要者，在于保精。他把保精作为长寿的最重要法则。就保精的方法而言，《黄帝内经》指出要"寡欲"。明代，袁黄在《摄生三要》中对此论述最为详尽：聚精之道，一曰寡欲；二曰节劳；三曰息怒；四曰戒酒；五曰慎味。

（三）中医养生的继承与提高

中医养生是一门古老而又新兴的学科。由于历史条件的限制，它并非完美无缺，如何运用现代科学技术成果，使其内容更加完整、科学，尚需做深入的探讨。

在当今社会，中医养生的继承和提高主要有三个方面的任务。

（1）去伪存真。要继承中医养生的传统方法，收集整理散在于民间的养生经验、方法和措施；要运用现代科学知识与方法，进一步充实、丰富、发展中医养生，把它提高到一个新的水平。

（2）研究创新。在弘扬中华民族传统养生方法的同时，还要注意吸收现代医学、生命科学的研究成果，推动现代养生科学的形成和发展。积极研究并揭示中医传统养生方法的原理，探讨养生健康科学发展的新特点、新趋势，提出养生健康科学的新观点、新主张，加快养生现代化。

（3）传道授技。把宣传养生之道与传授养生之术紧密结合起来，一方面加强中医养生宣教，弘扬其文化精髓，另一方面积极传授各种实用的养生技术，推广养生方法，让身边更多的人学会养生、喜爱养生。

四、如何学养生

（一）中医养生学什么？

中医养生是一个系统工程，涵盖了生命的全部过程，涉及每一个人的生活娱乐、衣食住行等方方面面。中医养生既讲究综合调养，又必须根据人们所处的不同环境、不同地区、不同季节气候，以及人的不同体质、健康状况、患病情况进行辨证施养。因此，中医养生的内容是比较繁杂多样的。

为了学习方便，本书本着由浅入深的原则，逐层展现中医养生的各个环节，内容包括中医养生入门、知天命、心性修养、饮食养生、导引养生、经络养生、中药养生、起居养生、顺时养生和体质养生等10个项目，共有35个学

> **小贴士：五行学说**
>
> 五行学说是古代哲学理论，它用木、火、土、金、水五类物质来解释自然界的万事万物。

习任务,涉及精神调养、情志调摄、饮水、饮茶、饮酒、膳食等30个实用养生技术。

（二）中医养生的学习

1. 中医养生的学习过程

（1）入门阶段。认识生命之过程及规律。养生是一门研究人的生命养护方法的实用学科,因此,首先必须熟知生命的过程,了解生命的规律。另外,中医养生是以中国传统医学的理论为依据,因此也必须理解阴阳五行学说、脏象经络学说、气血津液学说、病因病机学说等中医基础理论的基本知识,本书限于篇幅未能讨论这些内容。

（2）习技阶段。理解独具特色的中医养生方法,学会养生技术的实施步骤,同时在学习养生理论、方法的过程中能够自觉练习各种养生技术,逐步熟练。

（3）施用阶段。通过自身不断的养生实践,能在日常生活中较灵活地运用各种养生技术,最终能够初步胜任养生宣教与养生指导工作。

2. 中医养生的学习方法

学习中医养生的过程,实际上就是不断探索生命规律、不断实践养生方法,最终形成良好生活习惯的过程。因此,中医养生的学习必须不断求知、勇于实践,最终才能形成良好的健康习惯。

（1）不断求知,博闻强记。首先要有明确的学习目的,即继承中华传统养生文化遗产,发展独具特色的预防保健科学,以便更好地为人类保健事业服务。学习过程中,应以辩证唯物主义为指导思想,树立整体观念,全面掌握,不可偏废,本着理论联系实践的原则,按照循序渐进的规律,采用授课和自学、自练相结合的方法。同时,应深入理解、掌握本门课程的基本理论、基本知识,如中医养生原则、中医养生基本规律、各种养生流派等,从而较全面地了解中医养生的理论体系和特点,加深对本学科的学习和理解。

（2）身体力行,践行兼用。养生学的基本着眼点在于指导人们的生活实践,提高健康水平。因此,学以致用、身体力行是非常重要的一种学习方式,不但要自觉实践各种养生方法,还应通过各种手段传播中医养生的先进理念和独特技术,指导自己和他人的养生保健实践活动。

（3）培养意识,形成习惯。所谓的养生,简单地说就是培养正确的健康意识,养成良好的生活和保健习惯,比如坚持锻炼、戒烟限酒、坚持午睡、常常深呼吸、控制情绪等。因此,应有意识地培养自己养生保健的意识,在不断的实践过程中形成一生受用无穷的良好习惯。

 知识链接

养生名家趣事:黄帝、岐伯

黄帝,本姓公孙。生长于姬水(今陕西武功漆水河)之滨,故改姓姬。居轩辕之丘

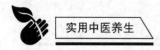

（在今陕西省武功县），故号轩辕氏。其生卒年份传说为公元前2717年至公元前2599年。黄帝与炎帝是华夏民族的始祖，也是中国文化、技术的始祖，传说他们以及他们的臣子、后代创造了上古几乎所有重要的发明。

岐伯，又称岐天师，相传为黄帝的臣子和太医，黄帝为疗民疾尊称其为师。

黄帝、岐伯同为中医学的创始者，相传《黄帝内经》为黄帝与岐伯诸位大臣讨论宇宙、生命的规律，探讨病理、医理而做，可谓"上穷天纪，下极地理，远取诸物，近取诸身"，几乎包罗万象。

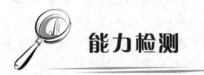

能力检测

1. 什么是养生？
2. 养生与快乐人生有着怎样的关系？
3. 中医养生与中国传统文化有何关系？
4. 请结合个人实际情况谈一谈你打算怎样学习养生？
5. 案例分析：小张是康复专业二年级学生，正在学习中医养生课程，他学过之后既不能主动地在自己的日常生活中实践各种养生技术，也没有和亲朋好友分享养生心得体会，结果学过之后就忘记了。

（1）怎样才能学好养生实用技术？
（2）学习中医养生为何要注重实践？

项目小结

养生是根据生命的发展规律，以保养生命、调养精神、增进智慧、延长寿命为目的的科学理论和方法。养生不只是一种综合性的强身益寿活动，更是一种生活方式，一种在日常生活中逐渐形成、不断修正、适合自己的良性自然生活方式。养生不但可以减少病痛、延缓衰老，更为重要的是能够提高生活品质和追求快乐人生。

中医养生具有独特的理论体系，并以和谐适度为宗旨，全面调养与辨证施养相结合，适应范围广泛。中医养生的基本任务包括继承、研究、创新和推广等四个方面。

中医养生经历了数千年的发展，根植于灿烂的中华传统文化，融汇了中国传统医学、佛教、道教、儒家思想的精华，《黄帝内经》奠定了中医养生的基础。历朝历代涌现出大量的养生名家，创立了导引、按摩、食疗、药膳、艾灸等数十种独具特色的养生方法，编撰了大量的养生著作，同时也形成了动形、静心、调气和固精等不同养生流派。

　　中医养生的学习过程包括入门、习技和施用三个阶段,实际上就是不断探索生命规律、不断实践养生方法,最终形成良好生活习惯的过程。因此,中医养生的学习必须不断求知、勇于实践,最终才能形成良好的生活习惯。

（黄岩松）

项 目 二

中医对生命规律的认识——知天命

学习目标

1. 技术能力要求：能够运用相关知识正确判断是否健康，具有初步分析患病（或衰老）原因的能力，理解生命的基本规律和中医养生的基本原则。

2. 方法能力要求：能够针对不同对象分析患病（或衰老）的原因，并能运用现代手段查阅相关知识的研究进展。

3. 社会能力要求：具有针对养生人群进行生命规律知识的宣教能力和较好的沟通能力。

中医养生继承了传统中医学的理论与古代哲学思想的精华，以"天人相应"和"形神合一"的整体观念为出发点，主张从综合分析、全局的角度去看待生命和生命的活动，认为只有充分认识到生命的本源以及生命的自然规律，才能探讨养生的理论与实践。因此，有关阐释生命、天年、衰老等问题的理论是中医养生的基本理论。

中医养生主要研究的是人类的生命过程、衰老机制以及增强体魄和延缓衰老的方法，研究的目的是指导人们掌握并顺应生命的活动规律以求得健康长寿。因此，学习中医养生必须从认识生命的规律开始。正如《素问·上古天真论》所言：上古之人……法于阴阳，和于术数，食饮有节，起居有常，不妄作劳，故能形与神俱，而尽终其天年，度百岁乃去；今时之人不然也，以酒为浆，以妄为常，醉以入房，以欲竭其精，以耗散其真，不知持满……务快其心，逆于生乐，起居无节，故半百而衰也。

任务1　认识生命

案例引导

案例一：2000年8月4日是英国伊丽莎白王太后（2002年3月30日逝世）100岁的生日。人生七十古来稀，能活到百岁的确不容易。伊丽莎白王太后不仅长寿而且健康，性格开朗、乐观，婚姻美满；朝气蓬勃、举止大方，以爱笑著称；有理想、有毅力、意志坚强；爱运动，无不良嗜好，她喜欢骑马，酷爱赛马活动；参加舞会，也只喝些杜松子酒。

16

案例二:在清朝初期,皇帝子女出现了较多的早夭现象,皇太极享年51岁,有名分的后妃15个,生子女25个,早亡5个,早亡率20%;顺治帝,享年24岁,生子女14个,早亡率43%;康熙帝,享年68岁,生子女55个,早亡率51%;嘉庆帝,子女早亡率57%;咸丰帝,有名分的后妃19个,仅生二子一女,早亡2人,早亡率67%。

(1)为何有些人可以耄老百年,而有些人只能遗恨早逝?

(2)生命的历程是怎样的?哪些因素决定人的寿夭?

(3)你认为健康人应该具备什么样的特征?

生命是具有生长、发育活力,并按自然规律发展变化(生、长、壮、老、已)的过程,而这一过程与人体生命活动的三大基本要素(精、气、神)的状态密切相关。先天禀赋、后天调养的状况决定了人的体质及生命的长短。

一、生命的历程(生、长、壮、老、已)

《素问·上古天真论》言:女子七岁,肾气盛,齿更发长;二七而天癸至,任脉通,太冲脉盛,月事以时下,故有子;三七,肾气平均,故真牙生而长极;四七,筋骨坚,发长极,身体盛壮;五七,阳明脉衰,面始焦,发始堕;六七,三阳脉衰于上,面始焦,发始白;七七,任脉虚,太冲脉衰少,天癸竭,地道不通,故形坏而无子也。丈夫八岁,肾气实,发长齿更;二八,肾气盛,天癸至,精气溢泻,阴阳和,故能有子;三八,肾气平均,筋骨劲强,故真牙生而长极;四八,筋骨隆盛,肌肉满壮;五八,肾气衰,发堕齿槁;六八,阳气衰于上,面焦,发鬓斑白;七八,肝气衰,筋不能动;八八,天癸竭,精少,肾脏衰,形体皆极,则齿发去。肾者主水,受五脏六腑之精而藏之,故五藏盛乃能泻。今五藏皆衰,筋骨解堕,天癸尽矣,故发鬓白,身体重,行步不正,而无子耳。这段话正是对生命历程的具体描述。

《素问·六微旨大论》提出生命进程具有“生、长、壮、老、已”的基本规律,即人的生命过程,一般都要经历出生、成长、壮盛、衰老和死亡五个时期。然而,“生、长、壮、老、已”的生命历程对于每个人来说又有长短寿夭的差异。这种差异主要取决于三个方面:一是男女性别的不同;二是先天禀赋和体质的差别;三是是否善于养生。《素问·上古天真论》明确指出:善于养生者“春秋皆度百岁而动作不衰”,即能健康地活到一百岁以上而没有衰老之象,其生长期和壮盛期相对较长;不善于养生,违背养生法则的人则“年半百而动作皆衰”,甚至多病或夭折早亡。

二、精、气、神三宝

《灵枢·本藏》曰:人之血气精神者,所以奉生而周于性命也。即血气精神是奉养生命,维持、健全人体生理活动的基本因素,其中血由精衍生。因此,概括地说,精、气、神是生命活动的三大基本要素,后世称之为“人身三宝”。

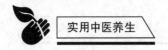

（一）精——生命活动的本原及物质基础

精，是体内精华物质的总称，是构成生命体、产生并维持生命活动的物质基础。依据来源，精分为先天之精和后天之精。先天之精，禀受于父母，与生俱来，是生命的本原物质；后天之精，源于清气和水谷精微，化生于肺、脾、胃，是人出生后赖以生存的物质源泉。依据功能，精可分为生殖之精和脏腑之精。生殖之精，是具有生殖能力的精微物质，储藏并施泄于肾，是人类繁衍及与生殖有关的功能、性别征象的物质基础；脏腑之精，由吸入的清气和饮食的水谷化生，藏于五脏，其余者输藏于肾以备用，是脏腑功能活动的物质基础。依据内涵范围，精又可分为广义之精和狭义之精。广义之精，泛指构成机体和机体内储藏的精华物质；狭义之精，特指与生殖有关的精微物质。

精、气、神学说中的"精"，是广义之精。《素问·金匮真言论》曰：夫精者，身之本也。此精，不仅指生命的本原物质，还包括构成人体、维持人体生命活动的精华物质，如张志聪注：夫神气血脉，皆生于精，故精乃生身之本，能藏其精，则血气内固，邪不外侵。可见，精、气、神学说中的精，是涵盖了上述各种类别的"精"所形成的综合概念，是与气、神相对应的特定名词。

（二）气——生命机能的动力和能量

气原属哲学范畴，古代哲学家认为气是宇宙万物的本原物质。气的概念引入医学领域，便赋予了特定的生理学意义。因此，哲学中的气与中医学中的气，虽有相承关系，但却是两个不同的概念。

《黄帝内经》中的气有多种含义。从其共性而言，有如下特点：第一，运动不息。《灵枢·脉度》曰：气之不得无行也，如水之流。如日月之行不休……如环之无端，莫知其纪，终而复始。说明气是不断运动、流行不止的，在人体内有规律地周行全身。一切生命机能都在气的运动变化中完成，故《素问·六微旨大论》曰：成败倚伏生乎动，动而不已，则变作矣。可见，生命的存在，以气的运动为前提，气的运动停止，便是生命的终结。所以《素问·五常政大论》曰：气止则化绝。第二，无固定形状。《灵枢·决气》曰：上焦开发，宣五谷味，熏肤、充身、泽毛，若雾露之溉，是谓气。指出气虽具有多种功能，但它却像"雾露"般的无固定形状。第三，有征可寻。《素问·气交变大论》曰：善言气者，必彰于物。说明气虽然无形可见，但却可通过一定的物质运动形式表现出来。

根据上述特点可知，运动是物质的根本属性。气是客观存在的物质，但它不是有固定形状、肉眼可见的物质形态，而是无形的能量。按照现代科学的认识，能量也是物质存在的形式之一，也属物质范畴。因此，中医学的气，可定义为人体内具有生命活力、不断运动、无形的精微物质。它既是人体的重要生理组成部分，也是机体生命活动的动力。

（三）神——生命活动的主宰及外在征象

《说文解字》曰：神，天神引出万物者也。徐灏笺：天地生万物，物有主之者曰神。限于生产力发展水平，古人对自然界众多复杂的事物和现象无法解释，认为有变化莫测的力量主宰着自然及人类。随着社会生产力的发展及人们认识水平的提高，人们逐渐认识到："神"是自然界阴阳五行变化"自造"而成，并不是某种超自然的力量。因此，神可以被认识、被观察。

《黄帝内经》引入"神"的概念，主要有如下含义。第一，是指自然界物质运动变化的规律。如《素问·气交变大论》曰：天地之动静，神明为之纪。谓自然万物的变化规律即神明。第二，指生命活动的主宰。《灵枢·天年》曰：失神者死，得神者生也。……血气已和，营卫已通，五藏已成，神气舍心，魂魄毕具，乃成为人。说明神是决定生命存亡的关键，在胚胎发育过程中，只有具备了"神"，才能发育成为有生命的人。这种主宰生命的"神"，一旦失常，便会影响生命活动，甚至导致生命机能的丧失，所以，《素问·玉版论要》曰：神转不回，回则不转，乃失其机。第三，指人体生命活动的外在征象。"有诸内者，必形诸外"，内在的神，可通过外部征象表现出来，凡视听言动、形色舌脉、喜怒忧思悲恐惊等都是神的具体体现，故中医学将生命活动的外部征象，称为"神"，并据此判断生命机能的得失存亡，如《素问·移精变气论》曰：得神者昌，失神者亡。又曰：理色脉而通神明。第四，指人的精神、意识、思维活动。《素问·八正神明论》曰：请言神，神乎神，耳不闻，目明心开而志先，慧然独悟，口弗能言，俱视独见，适若昏，昭然独明，若风吹云，故曰神。说明人对外界事物的体察、领悟、见地、把握、理解等意识思维过程皆属于神的内容。

以上关于"神"的四种含义，前者属于哲学范畴，后三者又相互关联，可分不可离。神居于内则为生命活动的主宰，神现于外则为生命活动的征象。精神、意识、思维活动是为强调人区别于一般动物的本质特征而分化出来的，其意义可涵盖于"主宰""征象"之神中。因此，《黄帝内经》中人之"神"的三个含义实为三位一体。

（四）精、气、神之间及其与五脏之间的关系

1. 精、气、神的关系

精、气、神分别代表着生命活动的本原及物质基础、生命活动的动力及能量运动、生命活动的主宰及外在征象。在生命活动中，精、气、神密切相关，缺一不可。精与气、精与神之间存在着阴阳既对立，又互根互用的辩证关系。

《素问·阴阳应象大论》曰：气归精，精归化……精食气……化生精。气归精，谓气的运动变化是化生精的动力源泉；精归化即精是气化的物质基础；精食气，是说精能供给气化功能的需要，与精归化类同；化生精，指气化活动过程中可产生新的阴精，意同气归精。可知，精与气之间的阴阳互根关系，具体体现为精是气的物质基础，气是精的功能表现。

精与神常并称，如《素问·生气通天论》曰：阴平阳秘，精神乃治。可见，精与神之间，亦如阴阳相随，须臾不离。精为神之根，如《灵枢·本神》曰：两精相搏谓之神。神为精之主，故《灵枢·本神》有"恐惧而不解则伤精"的记载，说明神对精有控制调节作用。

气与神，相对于精而言，皆属于阳。两者有"同声相应""同气相求"的同步变化关系。所以，《灵枢·小针解》曰：神者，正气也。气分阴阳，"阴阳不测谓之神"（《素问·天

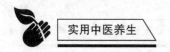

元纪大论》），阴阳之气运动变化达到协调时，神的主宰作用及其外在征象便自然而然地表现了出来。因此，《素问·六节藏象论》曰：气和则生，津液相成，神乃自生。气是体内正常的生理物质及现象，其运动变化也要受神的调节和控制，《素问·上古天真论》曰：恬淡虚无，真气从之。肯定了神安与气顺的必然联系。

综上所述，精、气、神之间的关系可总结为：精能化气、生神，是气与神的物质基础；精足则气充，气充则神旺；气能生精、化神，气足则精盈，精盈则神明；神能驭气、统精，神明则气畅，气畅则精固。三者协调统一，才能维持人体正常的生命活动。

2. 精、气、神与五脏的关系

中医学认为，人以五脏为本，一切生理过程均离不开五脏的功能活动。精、气、神是生命活动三要素，一方面，精、气、神是五脏功能活动的重要保证，精为五脏提供物质基础，气是激发五脏的动力之源，神主宰调控五脏的整体协调。另一方面，精、气、神的化生、储藏及运行又都是由五脏主持完成的。《灵枢·本藏》曰：五藏者，所以藏精神血气魂魄者也。由于五脏所藏精、气、神的内容及形式各异，形成了五脏不同的功能及特点。

精是五脏功能活动的物质基础，来源于父母及后天水谷，其化生与肾、脾两脏关系密切。精藏于五脏，是谓脏腑之精，藏于肾者，即肾精。因精主静内守，故《素问·脉要精微论》曰：五脏者，中之守也……得守者生，失守者死。强调五脏藏精内守的重要性。《素问·六节藏象论》又曰：肾者，主蛰，封藏之本，精之处也。指出因五脏之精皆藏于肾，故封藏乃肾之功能特点。

气是五脏的功能及动力。它由元气、水谷之气及清气化生，是肾、脾、肺三脏综合作用的结果。气生成之后，不断远行于周身，其运动形式不外乎升降出入。气的升降出入运动具体体现在脏腑的功能活动之中，诸脏在各自的生理活动中，构成了肝升肺降、心肾相交（心降肾升）、脾升胃降三个特定的结构单元，以完成气在体内的循环运动。

神是五脏的主宰及外在征象，由五脏功能活动所化生。《素问·阴阳应象大论》曰：人有五藏化五气，以生喜怒悲忧恐。神分藏于五脏，即神、魂、魄、意、志，如《素问·宣明五气》曰："五藏所藏：心藏神、肺藏魄、肝藏魂、脾藏意、肾藏志。"神统归于心，即为全身之主宰，《素问·灵兰秘典论》曰：心者，君主之官，神明出焉……主明则下安……主不明则十二官危。说明心藏神，心神昌明，则诸脏协调；心神失明，则诸脏功能皆失。

总之，精、气、神与五脏关系十分密切，两者均是生命活动的主要内容，精、气、神概括了生命的基本要素，五脏概括了生命的功能系统。因此，精、气、神是五脏的功能保障，而五脏则是精、气、神发挥作用的场所及载体。

三、先天与后天

（一）先天禀赋

先天是指先天因素，也即禀赋，先天禀赋就是父母先天的遗传及婴儿在母体里的发育营养状况。

先天禀赋是建造人体体质的第一块基石,人体体质的强弱在很大程度上取决于先天因素。先天因素一般是指胎儿出生前影响胎儿的各种因素,细分起来又可分为两方面:一方面是父母之精;另一方面是受胎后母体对胎儿的影响。《黄帝内经》已认识到胎儿期母体的药食、染病、精神状态等都可能影响子代的体质。如《素问·奇病论篇第四十七》记载:人生而有病癫疾者,病名曰何? 安所得之? 岐伯曰:病名为胎病,此得之在母腹中时,其母有所大惊,气上而不下,精气并居,故令子发为癫疾也。《小儿药证直诀》云:儿本虚怯……神气不足。认为小儿在母腹中"五脏六腑成而未全",出生后仍是"脏腑柔弱""全而未壮"。

(二)后天摄养

后天即后天摄养,是人出生以后,通过饮食、起居等多种方式来改变自身身体状况。后天摄养包括年龄、生活方式、生存环境、精神活动、疾病、药物等。

先天禀赋虽然是决定寿命的主要因素,但并非唯一的因素,先天禀赋不佳者,可以通过后天的调养来弥补先天的不足;反之,若自持先天禀赋充足,不注意后天的调养,就非常容易将父母所赐的精气逐渐消耗,导致早夭。因此,先天与后天的关系可以总结为先天促后天,后天养先天,二者相辅相成,互相影响。

四、体质

体质是指人体生命过程中,在先天禀赋和后天摄养的基础上所形成的形态结构、生理功能和心理状态方面综合的相对稳定的固有特质,是人类在生长发育过程中所形成的与自然、社会环境相适应的个性特征。其表现为结构、功能、代谢以及对外界刺激反应等方面的个体差异性,对某些病因和疾病的易感性,以及疾病传变转归中的某种倾向性。体质具有个体差异性、群类趋同性、相对稳定性和动态可变性等特点。这种体质特点或隐或现地体现于健康和疾病过程之中。

(一)体质、健康和疾病的关系

体质现象是人类生命活动的一种重要的表现形式,它与疾病以及健康有着密切的关系。体质的个体差异历来是生命科学中所关注的话题。古希腊医学家希波克拉底在其所著的《论人的本性》一书中提出了多血质、胆汁质、抑郁质、黏液质四类体质,比较直观地描述了人的外部表象和宏观的体貌特征、行为心理等,但未能完全反映其本质。

(二)体质的形成及影响因素

先天因素是体质形成的基础,是人体体质强弱的前提条件。父母的体质对子女的体质影响很大,而父母的先天性生理缺陷和遗传性疾病也有可能传给后代。

膳食是人体后天摄取营养,维持机体生命活动,完成各种生理功能所不可缺少的物质。人们长期的饮食习惯和相对固定的膳食结构均可影响科学的饮食习惯,合理的膳食结构、全面而充足的营养,可增强人的体质,甚至可使某些偏颇体质转变为平和体质,

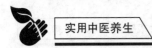

从而形成相对稳定的体质。偏嗜某一种或几种饮食,可造成人体内营养成分的不均衡,出现一部分营养成分过剩,而另一部分营养成分缺乏,从而形成偏颇体质。如:长期偏嗜寒凉之品,容易形成阳虚体质;长期偏嗜温热或辛辣食物,容易形成阴虚体质;偏嗜甘甜可形成痰湿体质;嗜食肥腻,多形成痰湿或湿热体质。

生活起居是人类生存和保持健康的必要条件。适度的劳动或体育锻炼,可以强壮人的筋骨肌肉,通利关节;适当的休息,则有利于消除疲劳,恢复体力和脑力,维持人体正常的生理功能。精神状态的好坏对体质的形成也很重要。精神情志,贵于调和。情志舒畅,精神愉快,就会使体质健壮。如果长期受到强烈的精神刺激,或出现持续不解的情志异常波动,超过了人体的生理调节能力,就会给体质造成不良影响,从而形成某种特定的体质。

无论是自然环境还是社会环境,都能影响人的体质。我国南方多湿热,北方多干燥,东部沿海为海洋性气候,西部内地为大陆气候。因此西北方人形体多壮实,腠理致密;东南方人体质多柔弱,腠理偏疏松,故施方用药有异。

由于生活条件改善,缺少运动,摄取热量过多,致使大量肥胖者出现,造成了痰湿和湿热体质人群的增多。

(三)体质辨识

体质辨识是人们选择具体养生方法的基本依据之一,它重视人的体质状态,在防病治病上,从具体的人出发,权衡干预措施,以人为本、因人制宜。进行体质的辨识,就要先进行体质的分类。我国对体质分类的研究历史悠久,现存最早的医学典籍《黄帝内经》即对体质分类方法进行了阐述。后世的中医体质分类散见于不同时期、不同医家的论述之中。2009年4月9日,我国《中医体质分类与判定》标准正式发布,该标准是我国第一部指导和规范中医体质研究及应用的文件,旨在为体质辨识及与中医体质相关疾病的防治、养生保健、健康管理提供依据,使体质分类科学化、规范化。该标准将体质分为平和质、气虚质、阳虚质、阴虚质、痰湿质、湿热质、血瘀质、气郁质、特禀质九个类型。

(四)体质辨识与治未病、养生

重视不同体质的差异,是实施个体化诊疗、贯彻"因人制宜"思想的具体实践。根据不同体质类型或状态,或益其气,或补其阴,或温其阳,或利其湿,或开其郁,或疏其血,以调整机体的阴阳动静、失衡倾向,体现"以人为本""治病求本"的治疗原则,及早发现、干预体质的偏颇状态,进行病因预防、临床前期预防、临床预防,实现调质拒邪、调质防病及调质防变,以实践中医治未病的理论。

体质类型不仅对治未病有重要意义,而且对养生同样具有指导作用。养生,是现实生活中人们最常关注的一个话题,重视养生,说明现代人对自己生命质量的重视。但每个人的体质不尽相同,应该针对其体质特点进行养生。体质的形成以先天禀赋为基础,受后天多种因素的影响。养生对调整和改善体质、预防疾病的发生有重要作用。体质养生与预防就是在中医理论的指导下,针对个体的体质特征,通过合理的精神调摄、饮食调养、起居调护、形体锻炼提高人体对环境的适应能力,预防疾病,从而达到健康长寿的目的。养生之前很关键的一步,就是搞清楚自己是什么体质,要不然就可能出现"南辕北辙""背道而驰"的结果,而知道了自己的体质状态,针对各自的不同特点有的放矢,也就体现了中医因人制宜的养生观。

五、天年

(一)天年的概念

天年,是我国古代对人的寿命提出的一个有意义的命题。天年,就是天赋的年寿,即自然寿命。人的生命是有一定期限的,古代养生家、医家认为在百岁到一百二十岁之间。如《素问·上古天真论》曰:尽终其天年,度百岁乃去。《尚书·洪范》曰:寿,百二十岁也。《养生论》亦说:上寿百二十,古今所同。此外,老子、王冰也都认为天年为一百二十岁。西德著名学者 H·Franke 在 1971 年提出:如果一个人既未患过疾病,又未遭到外源性因素的不良作用,则单纯性高龄老衰要到一百二十岁才出现生理性死亡。事实上,一百二十岁的天年期限与一般的长寿调查资料相符,自古至今超过这一生理极限的例子,也是不少的。

(二)寿命

所谓寿命,是指从出生经过发育、成长、成熟、老化以至死亡前机体生存的时间,通常以年龄作为衡量寿命长短的尺度。由于人与人之间的寿命有一定的差别,所以,在比较某个时期、某个地区或某个社会的人类寿命时,通常采用平均预期寿命。平均预期寿命常用来反映一个国家或一个社会的医学发展水平,它也可以表明社会的经济、文化的发达状况。

平均预期寿命是指,在一定年龄组的死亡率水平下,该年龄组的一批人从出生到死亡平均可能生存的岁数。《2011 年世界卫生统计》显示:日本人的平均预期寿命继续保持 83 岁,与欧洲小国圣马力诺并列世界第一;澳大利亚位居两国之后,平均寿命 82 岁;平均寿命最短的国家是非洲的马拉维,仅 47 岁;而作为全球最发达国家的美国,其国人的平均寿命为 78 岁。从全球范围来看,2000 年至 2009 年,世界男性平均寿命从 64 岁增长至 66 岁,女性平均寿命从 68 岁增长至 71 岁。大多数国家人口平均寿命增长,但伊拉克、南非、乍得、多米尼加共和国、牙买加人口平均寿命则下降。

随着我国人民生活水平的不断提高和医疗卫生事业的发展,平均预期寿命的变化呈现出逐渐增加的趋势。2010 年平均预期寿命 73.5 岁,较 2000 年第五次人口普查时提高了 2.1 岁。但与发达国家相比,我国的平均预期寿命相当于日本 1970 年、美国 1980 年的水平。

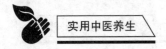

（三）健康长寿的特征

养生的目的是延年益寿，而这种长寿是建立在健康的基础之上的，否则长寿就缺少了生命的质量，那就不是真正意义上的长寿了。健康在不同的年龄阶段有不同的含义，因此健康长寿的特征也是相对的，一般而言，以下各方面是健康长寿的基本生理、心理特征。

1. 基本生理特征

（1）头面的骨肉、眼神、面色、听力及齿发。头面组织器官功能的好坏能较好地反映全身脏腑精气盛衰的状况，体现健康状况，一般体现在以下几个方面。

①骨高肉满：前额饱满、脸颊丰润、五官端正是生长发育良好、脏腑精气充盛、健康的体现。

②眼睛有神：眼睛是五脏六腑精气汇集的地方，眼神的有无直接反映了脏腑功能的强弱及精气的盛衰，因此，双目炯炯有神是一个人健康最明显的表现。

③面色红润有光泽：面色是五脏气血盛衰的外在表现，因此，面色红润有光泽是五脏气血旺盛的体现。

④双耳聪敏：肾开窍于耳，听力正常说明肾气旺盛，同时也与其他的脏腑经络有密切的关系，因此，双耳聪敏也是健康长寿的特征之一。

⑤牙齿坚固："齿为骨之余""骨为肾所主"，而肾为先天之本，所以牙齿坚固是先天之气旺盛的表现。同时，牙齿也是消化过程的一个重要环节，是后天之气得以正常化生的条件之一，因此，牙齿咀嚼功能也能反映健康长寿的状况。

⑥须发润泽：毛发的生长与血的关系较为密切，故称"发为血之余"，同时发又依赖于肾气的濡养。因此，须发润泽是健康的特征。

（2）言语、呼吸、饮食、二便、生殖等脏腑功能。言语、呼吸、饮食、二便、生殖等是脏腑生理功能的直接体现，主要反映主持该功能的脏腑的精气盛衰的情况，也就代表了健康长寿的生理特征。

①声音洪亮：声由气发，"诸气者，皆属于肺"，因此，声音洪亮反映了肺的功能良好。

②呼吸微徐：呼吸微徐是指呼吸从容不迫，不快不慢。《难经·四难》曰：呼出心与肺，吸入肾与肝。因此，呼吸正常，说明肺、肾等脏腑功能良好。

③纳食馨香：胃主受纳，脾主运化，脾为气血生化之源、后天之本，因此，纳食馨香说明脾胃功能正常，是健康长寿的重要表现。

④二便通畅：大便的正常排泄是脏腑功能良好的体现，同时也是脏腑糟粕排泄的必然途径，所以大便通畅是健康的反映；小便是排泄水液糟粕的主要途径，与肺、肾、膀胱等脏腑的关系较为密切，所以小便的通利与否，也直接关系到各脏腑的功能是否正常。

⑤寤寐正常：人的寤寐与营气、卫气昼夜运行有密切关系，因此，寤寐正常也是健康的良好反映。

⑥天癸不竭：肾气充盛，则天癸盈满而具备生殖机能，天癸是肾气盛衰的晴雨表，因此，生殖功能也是判断健康长寿的重要指标。

（3）形体、肌肤、关节肢体运动等外在表现。形体、肌肤、关节肢体运动功能可反映全身脏腑、精气的濡养功能。

①形气相得：体型匀称，形体与脏腑之气的功能相得，形盛气也盛。

②肌肤皮毛润泽：脾主肌肉，肺主皮毛，肌肤皮毛润泽说明脾、肺功能正常并得到了气、血、津液的濡养。

③腰腿灵便：肝主筋、肾主骨、腰为肾之府，所以腰腿灵便、步履矫健是肝、肾功能良好的表现。

2. 基本心理特征

（1）自我评价正确。一个心理健康的人能正确认识自己，有自知之明，能悦纳自我。即对自己的能力、性格和优缺点能作出恰当、客观的评价，对自己不会提出苛刻、非分的期望与要求，对自己的生活目标和理想也能定得切合实际，对自己无法补救的缺陷也能安然处之，同时能努力发展自己的潜能。

（2）人际关系和谐。心理健康的人乐于与人相处，不仅能接受自我，也能接受他人、悦纳他人，能认可别人存在的重要性和作用。同时，心理健康的人也能被他人所理解，被他人和集体所接受，人际关系和谐。在与他人交往中积极态度多于消极态度，能宽以待人、乐于助人、取长补短、不卑不亢，交往动机端正。

（3）社会适应良好。心理健康的人能面对现实，接受现实，并能适应现实，进一步改造现实，而不是逃避现实；对周围事物和环境能作出客观的认识和评价，既有高于现实的理想，又不会沉湎于不切实际的幻想与奢望；对生活、学习和工作中的各种困难和挑战都能妥善处理。

（4）意志、品质健全。意志是人在克服困难达到预定目标的行动中表现出来的对客观现实的能动反映，是个性重要的精神支柱。它具有自觉性、果断性、坚韧性和可控性特征。健康的意志应该具有目的性，即能自觉地确定行为的目的。在制订和执行计划时，能集思广益，不轻信盲从；在需要作出决定时，能当机立断、毫不犹豫；意志应具有坚韧性，既能持之以恒，又能知通达变；意志应具有自制性，即为了达到目的而能控制一时的感情冲动和约束自己的言行。

（5）情绪积极稳定。情感是人脑对客观现实与人的主观需要之间关系体验的反映。心理健康的人的愉快、开朗、满意等积极情绪总是占优势，虽然也会有悲、忧、愁、怒等消极情绪体验，但一般不会长久，自己善于调节和控制情绪，既能适度克制又能合理宣泄，情绪反应和现实环境相适应。

（6）人格和谐完整。人格是个体比较稳定的心理特征的总和。人格完整是指一个人具有健全统一的人格，即个人的所想、所说、所做都是协调一致的。具有正确的自我意识，待人接物能采取恰当灵活的态度和方式，对外界刺激的认识和行为反应合理、适

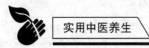

度,能够与社会的步调合拍,能与现实保持良好的接触。

(7)心理行为符合年龄及性别特征。不同年龄阶段的人有不同的心理和行为,心理健康者应具有与多数同龄人相符合的心理行为特征,如果严重偏离,就是不健康的表现,如儿童圆滑世故、成年人天真幼稚等。此外,人的心理行为也应与其性别特征大致相符,如果男性过于女性化、"娘娘腔",则易造成其社会性别角色的反差和冲突,难以适应社会和群体。因此,心理行为符合年龄及性别特征亦是心理健康的一项基础性指标。

(8)智力正常。智力是人的观察力、注意力、想象力、思维能力和实践活动能力等的综合。智力正常是人们学习、生活与工作的基本心理条件,也是个体适应周围环境变化所必需的心理保证。

 知识链接

养生名家——彭祖

彭祖,姓篯名铿,颛顼的玄孙,父亲是吴回的长子陆终,因擅长烹饪野鸡汤,受尧帝的赏识,后受封于大彭,传说中是彭姓的祖先。自尧帝起,历夏、商朝,商朝时为守藏史,官拜贤大夫,周朝时担任柱下史;娶妻四十九,生子五十四。相传他活了八百八十岁,实际寿命为一百四十六岁。他是大彭国第一代始祖,烹饪鼻祖,中国第一位职业厨师;气功祖师,中华武术文化的鼻祖;房中始祖,中国最早的性学大师;长寿始祖,中国第一位养生学家。其代表作品是中国第一部养生学著作《彭祖经》。

【任务实施】

判断一个人健康与否的操作流程见表 2-1-1。

表 2-1-1 判断一个人健康与否的操作流程

操作程序	操作步骤	要点说明
评估	评估对象的健康状况:身体基本情况、健康状况	☆全面把握望、闻、问、切的要领,尽可能掌握更多的资料 √望:观察面色、舌色等 √闻:听声息 √问:询问症状 √切:摸脉象等
计划	准备评价的相关用具,与健康的判断标准进行详细比较,判断健康与否	☆准备相关用具 √判断健康与否所需的量表 √望、闻、问、切所需的听诊器、血压计等

续表

操作程序	操作步骤	要点说明
实施	1.向评估对象解释评估结果和计划内容 2.告知评估过程中的注意事项 3.跟踪评估对象,了解评估对象对健康的认识	☆根据健康的标准,从以下几个方面判断是否健康 ✓头面的骨肉、眼神、面色、听力及齿发 ✓言语、呼吸、饮食、二便、生殖等脏腑功能 ✓形体、肌肤、关节肢体运动等外在表现 ✓心理方面 ☆注意事项 ✓环境需安静,温度适宜 ✓进行判断需在评估对象静息状态下进行 ✓不能在评估对象过饥、过饱、过劳等情况下进行检查
评价	1.对生命的历程有较深的认识 2.能较好地理解养生的核心 3.深刻领会健康的判断标准	过后再反思自己的判断是否正确

 能力检测

1. 案例分析:广西巴马瑶族自治县位于广西盆地和云贵高原的斜坡地带。在这里,90 岁和 100 岁以上的老人分别由第三次人口普查的 242 和 44 人,上升到第四次人口普查的 291 和 66 人,到第五次人口普查时,已经增加到 531 和 74 人,有 3 位老寿星达到了 110 岁,是五大长寿乡中唯一长寿老人不断增多的地方。巴马属于亚热带气候,空气清新,被称为"天然氧吧"。这里的人们喜欢劳动、饮食习惯良好、生活有规律、乐观向上。寿星黄布铁已经 100 多岁了,但每天不是去摘猪菜,就是下地干活,还做家务。他每天吃两顿,每餐吃两碗饭。老人每天早睡早起,耳不聋、眼不花,一头黑发。

(1)判断一个人是否健康长寿的标准是什么?

(2)简述精、气、神的关系。

(罗清平)

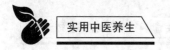

任务 2 疾病与衰老

案例引导

　　王某,男,37岁,已婚,育有一个孩子,还有年老多病的双亲。父亲75岁,患有心脏病,常进出医院。母亲70岁,患有高血压、糖尿病,身体虚弱。他的太太35岁,公司秘书,工作非常认真,由于要工作和照顾家庭,常休息不够,患有焦虑症。王某为了养家及照顾年老双亲和教育年幼的孩子,精神压力过大,工作时间长,早出晚归,晚上要陪孩子读书,又要照顾两老,导致身心过劳,晚上睡眠质量不佳,头发脱落,白发斑斑。经年累月,过度劳累,常腰酸背痛、眼睛疲劳、消化不良、记忆衰退、头痛、胸闷、耳鸣、脸色苍白。他虽然是37岁的人,看起来却像50岁。

　　(1) 通过上述案例,你认为引起疾病的原因有哪些?

　　(2) 上述案例中提及的37岁王某看起来却像50岁,你认为引起早衰的原因是什么?

一、为何会生病

　　生病是由各种致病因素作用于机体所致。所谓致病因素是指作用于机体的众多因素中,能引起疾病并赋予该病特征(或特异性)的因素。病因种类很多,一般分为以下几大类。

(一) 外因

　　气候的变化,身体对气候风、暑、寒、湿、燥、火六气所产生不能适应的病变,气候变化失调,起居失常,是为外感之病,引起外感之病的病因统称外因。

(二) 内因

　　心理、情绪的变化,身体因七情六欲——喜、怒、忧、思、悲、恐、惊、爱、欲而致身体不调,产生的病变,是为七情内伤所生之病,引起内伤之病的病因统称内因。

(三) 不内外因

　　(1) 伤食:食物酸、苦、甘、辛、咸五味,臊、焦、香、腥、腐五臭对人体饮食失调所致之疾病。

　　(2) 外伤:刀斧、跌打损伤、火烫伤、车祸等。

　　任何疾病皆脱不了此内因、外因、不内外因而生病,称为疾病三因。而内因或时兼外因,外因亦时兼内因,或三因单独发生,或内因、外因、不内外因三者杂合而至,它们使身体、心理产生不适应的症状即为生病。当今空气的污染、化学药物的伤害等导致任何疾病的发生,亦不出此疾病三因。

二、衰老

(一)衰老的概念

衰老是人类正常生命活动的自然规律,是指机体各器官功能普遍、逐渐降低的过程。衰老可分为生理性衰老和病理性衰老:生理性衰老是指随着年龄的增长到成熟期以后出现的生理性的退化,这是一切生物的普遍规律;病理性衰老是由于内在或外在的原因使人体发生病理性的变化,使衰老现象提前发生,这种衰老又称为早衰。

(二)导致衰老的原因

这里主要是研究和探讨诸多内外因素如何通过机体内在变化而引起和加速衰老,亦即探讨生理性与病理性衰老的机理,弄清衰老的机制。对衰老原因的认识,是衰老理论的核心,是探索延年益寿之道的基础。

1. 先天不足

大量事实证明,人类及动物的衰老和遗传有密切关系。因遗传特点不同,衰老速度也不一样。正如王充在《论衡·气寿》中所说:强寿弱夭,谓禀气渥薄也……夫禀气渥则其体强,体强则寿命长;气薄则其体弱,体弱则命短,命短则多病寿短。"先天责在父母",先天禀赋强则身体壮盛,精力充沛,不易变老。反之,先天禀赋弱则身体憔悴,精神萎靡,衰老就提前或加速。据某次调查,四川省 372 名百岁老人中,祖孙三代有长寿纪录的 13 人;广西巴马瑶族 53 名老寿星,其上一辈有 31 人也是高寿。遗传学家曾追踪了 1600 名孪生老年人,发现他们的年龄非常接近,同卵生的,寿命平均只差 3 年,异卵生的差 6 年。而且许多孪生子之间引起死亡的疾病也往往类似。由上可知,衰老确与遗传密切相关。

2. 七情太过

俗话说:"笑一笑,十年少;愁一愁,白了头。"这里的"白了头",就是中医所说七情(忧、思、喜、怒、悲、惊、恐)中的忧伤对人体刺激后所引起的衰老征象。可见,长期的精神刺激或突然受到剧烈的精神创伤,超过人体生理活动所能调节的范围,就会引起体内阴阳气血失调、脏腑经络的功能紊乱,从而导致疾病的发生,促进衰老的来临。正如《素问·疏五过论》所说:暴乐暴苦,始乐后苦,皆伤精气……离绝菀结,忧恐喜怒,五脏空虚,血气离守。这就是说,过度的情绪变化,使气血损耗离乱,脏腑的生理功能失调,持久不复,则易入衰老之境。《灵枢·百病始生》还提到:喜怒不节则伤脏,脏伤则病起于阴也。而中医认为病起于阴比较严重,难以治愈。总之,情志的变化可以影响脏腑功能和气血运行,因而能够促使衰老。

3. 疾病损伤

疾病损伤是指疾病可加速衰老,促进早亡,缩短寿命。原因是患病后,可加重阴阳平衡失调以及气、血、精液的亏损,甚至导致气散、精竭、神去,阴阳离决而死亡。有人调查 106 例 90 岁以上健在的老年人,健康无病者 58 人,占 54.7%,表明无疾病所伤者易

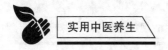

获高寿。可见,疾病是导致或加速衰老的原因之一。

4. 睡眠很差

经久不眠,必然导致衰竭。不要说长时不眠,就是长期睡眠不足,对健康也有很大损害。其损害,首先表现在神经系统过度疲劳,以致可能发生神经衰弱、体力和脑力劳动效率降低、精力不足、头昏脑涨、眼花耳鸣、全身乏力等症状,轻者可以恢复,严重者还影响心血管系统、呼吸系统、消化系统的功能,进而导致器质性病变或早衰。可见,睡眠极差能促使衰老。难怪古人说:"眠食二者养生之要务""能眠者,能食,能长生"。

5. 环境失宜

这里所说的环境,既包括自然环境,又包括社会环境。前者如大气、日光、水分、地质、森林、植被、天文、气象、电离辐射等,后者如社会的经济和政治结构,包括劳动条件、家庭、文化、教育等。这些环境因素不仅错综复杂,而且处于不断的变化之中,人体借助机体内在调节和控制机制,与各种环境因素保持着相对平衡,表现出对环境的适应能力。但是这种适应能力是有限的,当有害的环境因素作用于人体超过一定限度时,就会危害健康,引起疾病,导致早衰。《素问•五常政大论》明确指出:高者其气寿,下者其气夭。这可从马晒族人与爱斯基摩人的对照中得到印证。爱斯基摩人生活在世界上最寒冷的地区,长年生活在冰川雪地,饮食以肉为主,但他们的血脂却不高,年过50岁还具有青春期的面容和活力。而生活在非洲的马晒族人虽然其生活方式(游牧生活)及饮食结构与爱斯基摩人很相似,但是他们的平均寿命却很短,属于目前世界上寿限较低的民族之一。由此可知,人体衰老与否,与人们自身生存的环境的好坏密切相关。同样,社会环境的好与坏也直接影响人体的健康。首先是不同的时代,人类的寿命不同。据考古学家鉴定,中国猿人的死亡年龄,在 14 岁以下的占 69.2%,15～30 岁的占 11.7%,40～50 岁的占 14%,50 岁以上的仅占 5.1%,由此可见,当时中国猿人大都未成年就死亡了。而近几十年来,人类的平均寿命明显延长。其平均寿命不断延长的原因是多方面的,其中社会经济的发展是一个重要的因素。

6. 缺乏运动

法国思想家伏尔泰曾说过"生命在于运动",一语道破了生命的奥秘,揭示了生命活动的一条规律。研究发现,脑力劳动者动脉硬化的发生率是 14.5%,体力劳动者仅为 1.3%,两者相差 11 倍。动物学家发现,大象在野外生活可活到 200 岁,一旦被俘获,关进动物园,尽管生活条件比野外好得多,却活不到 80 岁。野兔平均可活 15 年,而自幼养在笼内过着"优越"生活的家兔,平均寿命才 4～5 岁。此外,野猪的寿命也比家猪长 1 倍。那么,为什么野生动物比家养动物寿命长呢?重要的一条是野生动物为了采食、自卫、避敌、摆脱恶劣气候的侵害,经常要东奔西跑,身体得到了很好的锻炼。祖国医学亦认为"动则不衰",如《吕氏春秋》里说:流水不腐,户枢不蠹,动也。形气亦然,形不动则精不流,精不流则气郁。这里用流水和户枢为例,说明运动的益处,并从形、气的关系上,明确指出了不运动的危害。非常明显,这说明一个道理:动则身健,不动则体衰。

7. 饮食不节

人们必须注意节制饮食,否则会导致早衰。关于这一点,我国古籍中的论述颇多,如《管子》曰：饮食不节……则形累而寿损。《东谷赘言》中曾反复强调多食之危害，书中说：多食之人有五患，一者大便数，二者小便数，三者扰睡眠，四者身重不堪修养，五者多患食不消化。此皆说明了饮食不节，可损脏腑，诸病丛生，折寿损命。所以《寿世保元》指出：食唯半饱无兼味，酒至三分莫过频。

8. 劳伤过度

劳伤，是指过度劳累引起疾病，《素问·举痛论》说"劳则气耗"，指出形体过度劳倦主要伤及人体的正气。《素问·上古天真论》亦云"以妄为常……故半百而衰也"，非常明确地指出了若把妄作妄为当作正常的生活规律，只活到50岁就已显得很衰老了。所谓妄作妄为，是指错误的生活方式，它包括的范围很广，如劳伤过度等。

9. 房劳过度

房劳过度之所以引起早衰，是因为交接多则伤筋，施泄多则伤精。而肝主筋，肾主藏精，性生活不节就会损伤肝肾，在中医的抗衰老理论中，保精护肾是一项非常重要的基本措施。这是因为精不仅是繁衍人类的生命之源，而且是人体生命活动最重要的物质基础。精的充坚与否，决定了人体是否健康长寿，一旦精亏肾衰，就会引起全身各个器官的功能活动减退或发生障碍，导致疾病和衰老的发生。因此，古人反复强调"善养生者，必宝其精"，而"宝其精"的关键之一，就是要节制性生活，特别是老年人，更应注意这个问题。

10. 吸烟嗜酒

世界卫生组织认为，在工业发达的国家，人的死亡大约有20%是间接或直接由抽烟造成的，因抽烟死去的人数要比车祸死去的多3倍。抽烟还会折寿，40岁长年吸烟者的肺同75～80岁不抽烟者的肺差不多。此外，抽烟还能诱发各种疾病，如心肌梗死、肺癌、胃溃疡等，甚至全身各器官均可受害。但它传播流行之广，遍及世界各个角落，无怪乎不少人称抽烟为"20世纪的鼠疫"。烟草燃烧的烟雾中还含有即便是空气污染也较少见到的强致癌性物质，如烟草叶子蜡性层燃烧时放出的烷化四芳烃和五环芳烃。尼古丁是最厉害的植物毒物之一，急性中毒后死亡之快，与氰化物致死速度相似，因此烟草是致命毒物中的"主犯"。由此可知，抽烟所造成的衰老是非常明显的。

吸烟能引起早衰，同样嗜酒过度亦可导致衰老。酒的有效成分是酒精，过量的酒精是有害的，过量饮酒可引起急、慢性酒精中毒，对人体损害极大。祖国医学亦同样认识到过量饮酒对人所造成的危害。《饮膳正要》中说：少饮为佳，多饮伤形损寿，易人本性，其毒甚也。饮酒过度，丧生之源。李时珍在《本草纲目》中提到：少饮则和血行气，壮神御风，消愁遣兴；痛饮则伤神耗血，损胃之精，生痰动火……过饮不节，杀人片刻。古人的这些告诫都充分说明了饮酒过量会降低人体各系统的功能，从而导致衰老。

三、寿命的影响因素

现代研究表明，影响人寿命的因素是多方面的，主要有以下几点。

(一)种族、国家、社会因素

不同国家人的寿命与其经济水平、文化素质、风俗习惯、医疗卫生条件、地理环境、

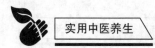

气候等许多因素有密切关系。从某种意义上来说,人类的平均寿命是现代文明的重要标志。在生产力低下的青铜器时期,人的平均寿命只有 18 岁,古罗马时代人的平均寿命为 23～25 岁。以后,随着生产力的发展和科技的进步,平均寿命越来越高。以日本为例:在 18 世纪中叶,人的平均寿命是 35 岁;1953 年,平均寿命男性为 50.6 岁,女性为 53.9 岁;1965 年,平均寿命男性为 67.74 岁,女性为 72.92 岁;1995 年,平均寿命男性为 76.57 岁,女性为 82.98 岁。而非洲最贫穷国家的人均寿命只有 40 岁左右,如中非国家乌干达 1993 年人均寿命只有 43 岁。这说明经济水平与寿命的关系很密切。

根据 1973 年世界卫生组织的报告,男性平均寿命超过 70 岁,女性平均寿命超过 75 岁的国家已有 7 个,包括瑞典、日本、荷兰、挪威、冰岛等。1996 年,世界卫生组织公布:1995 年世界人均寿命超过 65 岁,比 1985 年约增加 3 岁。发展国家的人均寿命超过 75 岁,发展中国家为 64 岁,不发达国家为 62 岁。人均寿命最长的国家是日本,为 79.7 岁,其次是希腊,为 79.2 岁。人均寿命最短的国家是塞拉利昂,只有 40 岁。现在全世界女性的平均寿命为 67.2 岁,男性为 63 岁。在欧洲,女性平均寿命高于男性 8 岁,而东南亚女性平均寿命仅高于男性 1 岁。

在我国,原始社会人的平均寿命只有 22 岁。从夏朝到辛亥革命前,历经 4000 多年,约有 67 个王朝,446 位皇帝(不包括战国时期的诸侯国),他们的平均寿命只有 42 岁。新中国成立前我国人均寿命只有 35 岁。新中国成立后,随着人民物质生活水平的提高和医疗卫生保健条件的改善,人均寿命延长将近 1 倍,1985 年已提高到 68.92 岁,现在已超过 70 岁。

(二)饮食、营养因素

饮食是摄纳营养,维持人体生长发育的来源。祖国医学认为:五谷为养、五畜为益、五果为助、五菜为充。如果饮食失宜,就会引起疾病。所以调节好饮食可以保持身体的元气。营养学家认为,单靠正确饮食,就能使寿命达到 150～200 岁,饮食调理恰当,寿命可以延长。如我国内地长寿地区百岁老人的饮食结构大都为低热量、低脂肪、低动物蛋白、多蔬菜类型。新疆地区长寿老人的饮食虽然以奶类及奶制品、羊肉、牛肉为主要来源,但他们常吃粗粮,且没有其他不良嗜好。四川地区百岁寿星超过千人,多数老年人吃素,常吃蔬菜、豆制品。俄罗斯有个长寿村,村民平均年龄为 120 岁,村民长寿与饮用一种桑树的果汁有关。我国广西巴马瑶族自治县的百岁老人多喜饮一种米酒。希腊人长寿,一个重要因素,是食物结构以淀粉、鱼、橄榄油和水果为主。

(三)心理、精神因素

"仙鹤神清因骨老,鸳鸯头白为情多",古人认为神在于养,情在于节,中医学历来重视调摄精神,认为它是人类长寿之本,亦是养生学的重要内容。乐观开朗、心情愉快乃是保健益寿的良方。

人的心理、情绪与健康长寿有着密切的关系。经常处于心理紧张状态下的人,往往容易罹患疾病。相反,乐观、豁达和坚毅无畏的精神,则能增强人体的抗病能力。因为过度紧张会使心跳加速、血压升高、呼吸急促、胃肠等脏器供血不足,时间一长,就容易引起脑血管破裂或造成致命性的心肌梗死,有的可出现消化道痉挛、疼痛等。过于忧愁,也会罹患疾病,导致短命。

(四) 生活方式因素

由不健康的生活方式导致的疾病是人类最大的死亡原因。在发达国家,70%～80%的人死于心脏病、脑卒中、高血压和肿瘤,这些所谓"生活方式疾病",至今已占其死亡率50%以上。不健康的生活方式,主要是吃得太油、太咸、太甜,以及饮烈性酒、大量抽烟、贪图享受、长期过夜生活和较少运动,甚至赌博、纵欲、吸毒等。

(五) 环境因素

积极美化周边环境,培植花草树木,不但能使人心旷神怡,亦可陶冶性情,增加乐趣,因为环境的色彩能引起人的心境和情绪的变化。例如世界著名的五大长寿地区——俄罗斯高加索、巴基斯坦罕萨、厄瓜多尔卡理、中国新疆的南疆和广西的巴马,那里是环境优美、温度适宜、山青水绿、空气清新、水源洁净的地区。现代科学认为,良好的环境可使人的寿命延长10～20年。

人类寿命除与外部环境有关外,还与人体内环境有密切的关系。内环境通过损伤、负荷、疾病等方式影响寿命,如细胞内氧负荷对细胞衰老有直接的影响,氧分子具有两重性,既为生存所必需,又具有潜在的毒性,对细胞的长期存活带来不利影响。

(六) 疾病因素

疾病是影响寿命诸因素中最重要的因素。疾病死因的顺位,随着时代的进步、科学技术的发展而不断地变化着。例如:20世纪初,危害生命的主要疾病是传染病、肺炎、结核等;现在,对人类生命威胁最大的依次是心脑血管疾病、肿瘤、意外伤害等,而且有一些疾病,如免疫缺陷性疾病、老年性痴呆等,对人类的健康和生命,的确构成了很大的威胁。

世界卫生组织1992年宣布:每个人的健康与寿命,60%取决于自己,15%取决于遗传因素,10%取决于社会因素,8%取决于医疗条件,7%取决于气候(如酷暑或严寒)。因此,健康长寿主要取决于自己,生命掌握在自己手中。

 知识链接

1. 扁鹊

扁鹊(公元前407—公元前310),姓秦,名越人,又号卢医,春秋战国时期名医。渤海郡郑(今河北任丘)人,一说为齐国卢邑(今山东长清)人。由于他的医术高超,被认为是神医,所以当时的人们借用了上古神话中黄帝时期的神医"扁鹊"的名号来称呼他。少时学医于长桑君,尽传其医术禁方,擅长各科。在赵为妇科,在周为五官科,在秦为儿科,名闻天下。秦太医李醯术不如而嫉之,乃使人刺杀之。扁鹊奠定了中医学的切脉诊

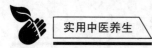

断方法,开启了中医学的先河。相传有名的中医典籍《难经》为扁鹊所著。

2. 现代医学对衰老的认识

人类的衰老是生命体的自然规律,现代医学对于衰老的认识主要有以下几种观点。

(1)自由基学说:此学说认为衰老过程中的退行性变化是由于细胞正常代谢过程中产生的自由基的有害作用造成的。自由基是正常代谢的中间产物,其反应能力很强,可使细胞中的多种物质发生氧化,损害生物膜。还能够使蛋白质、核酸等大分子交联,影响其正常功能。

(2)生物钟学说:又称为遗传程序学说,该学说认为衰老是生命周期中已经安排好的程序,它只不过是整个生长与分化过程中的一个方面,每一物种都有一份遗传上的"时间计划",即靠生物钟或类似的机制按照在大自然进化中生存的利害得失而发生。

(3)衰老免疫学说:衰老免疫学说可以分为两种观点。第一,免疫功能的衰老是造成机体衰老的原因;第二,自身免疫学说,认为与自身抗体有关的自身免疫在导致衰老的过程中起着决定性作用。

(4)内分泌学说:内分泌系统主要通过激素来调节动物的生长发育与衰老过程。老化过程中,内分泌功能的改变主要包括:靶细胞受体减少且反应性减退;激素降解率降低,使得血液中该激素浓度相应升高,通过反馈机制导致该激素分泌减少;酶合成的神经内分泌调节功能减退。还有人提出,丘脑垂体轴的功能衰退可以影响其他内分泌腺的功能。上述变化都可能加速衰老过程。

(5)交联学说:该学说的主要论点是机体中的蛋白质、核酸等大分子可以通过共价交叉结合,形成巨大分子。这些巨大分子难以酶解,堆积在细胞内,干扰细胞的正常功能。

除以上几种学说外,还有差误成灾学说、基因调节学说、剩余信息学说等。

【任务实施】

判断一个人生病(或早衰)的操作流程见表 2-2-1。

表 2-2-1　判断一个人生病(或早衰)的操作流程

操作程序	操作步骤	要点说明
收集资料	通过四诊收集临床资料	☆全面把握望、闻、问、切的要领,尽可能掌握更多的资料 √望:观察面色、舌色等 √闻:听声息 √问:询问症状 √切:摸脉象等
分析评价整理	1.分析 2.综合 3.整理	通过望、闻、问、切四诊所收集的资料,进行分析、综合

续表

操作程序	操 作 步 骤	要 点 说 明
提出初步判断	与健康的判断标准进行详细比较,判断健康与否	☆根据健康的标准,判断一个人是否生病或者出现早衰 ✓头面的骨肉、眼神、面色、听力及齿发 ✓言语、呼吸、饮食、二便、生殖等脏腑功能 ✓心理方面 ✓注意事项 ✓环境需安静,温度适宜 ✓进行判断是需在对象静息状态下进行
确立修正诊断	1.进一步熟悉引起疾病的原因 2.进一步了解引起早衰的原因	过后再反思自己的判断是否正确

 能力检测

1.案例分析:我国的新疆是国际自然医学会确认的世界五大长寿地区之一。从新疆的百岁老人地区分布看,南疆多于北疆,农牧区多于城市;从民族构成看,少数民族占绝大多数;从性别构成看,男性比女性多。百岁以上的老年人具有乐观精神,性情温和,待人宽厚,睦邻相处,很少与邻居闹纠纷;心平气和,不生气,不动怒,不喜欢与人发生冲突,有的人一生从不与人争吵;性格开朗,爱说爱笑,很少忧虑。在饮食方面,农业区以粮为主,以肉食、奶茶和蔬菜瓜果为辅;牧区以肉食奶茶为主,以粮为辅,很少吃蔬菜和瓜果。新疆少数民族的食品结构比较单一,但却有着丰富的营养。百岁老人都能做到饮食适量,既不偏食,又不狂吃暴饮。新疆百岁老人中,终生从事体力劳动的占98.05%。他们普遍从青少年起就参加体力劳动,老年以后仍然坚持运动。新疆有着辽阔而美好的田园、山林和牧场,雅净的环境,清新的空气,没有工业污染,也没有城市噪声。在新疆865名百岁老人中,父亲或母亲是长寿老人的共29人,占全区百岁老人总数的3.35%,还有66名百岁老人的子女,现在都在60岁以上。

(1)从上述案例分析影响寿命的因素有哪些?

(2)简述引起衰老的原因。

(罗清平)

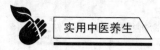

任务3 养生之道

案例引导

> 陈某,40 岁,对中医养生比较感兴趣,特别喜欢少林易筋经,于是买了一本书自学,每天都抽出 30～60 min 进行练习。练习了半年之后,陈某自觉筋肉结实,气力增长,精神也好了,但是经常出现心烦气躁、睡眠减少等不适反应。一次朋友聚会,陈某遇到一位锻炼易筋经十多年的老中医,于是将自己的情况向老中医咨询,老中医经过仔细诊察后问道:"你在练功之前有没有静心调息? 练功之后有没有练习静功?"陈某很惊讶,"没有啊,这有什么不对吗?"
>
> (1) 为何陈某会出现一些不适反应?
> (2) 为何在练功之前需要静心调息? 练功之后需要静坐静心?

道,就是指规律。在这里探讨养生之道,就是探索中医养生的基本规律。在生活中,不少人都将养生之道等同于养生之术,其实不然。中医将养生的理论称为"养生之道",而将养生的方法称为"养生之术"。养生之道,基本概括了几千年来医药、饮食、宗教、民俗、武术等方面的养生理论,这些理论实际上代表了中医养生的核心理念与生命价值观,也是中医养生独具特色、充满魅力的关键。

一、治未病

早在两千多年以前,《灵枢·逆顺》就提出了"上工治未病,不治已病"思想,意思是说高明的医生重在防治疾病,而不是等到疾病已经发生时才治疗。《素问·四气调神大论》进一步指出:是故圣人不治已病,治未病;不治已乱,治未乱;夫病已成而后药之,乱已成而后治之,譬犹渴而穿井,斗而铸锥,不亦晚乎! 这种防重于治的思想,对我国古代养生体系的形成和发展起到了重要的作用,在它的影响下,古人不仅创造出一整套具有民族特色、行之有效的养生方法,而且其中还有不少已经成为后世治疗疾病的措施,对我国民族文化的繁衍作出了积极的贡献。

治未病有三层含义:一是未病先防,防病于未然,强调摄生,预防疾病的发生;二是既病防变,已病之后防其传变,强调早期诊断和早期治疗,及时控制疾病的发展演变;三是愈后防复,即防止疾病的复发及治疗后遗症。

二、整体养生

(一)整体观念

整体观念是中医学最根本的特色之一,认为人体是一个有机的整体,构成人体的各个组成部分之间在结构上不可分割,在功能上相互协调、互为补充,在病理上则相互影响。而且人体与自然界也是密不可分的,自然界的变化影响着人体,人类在能动地适应自然和改造自然的过程中维持着正常的生命活动。人体的这种自身整体性和外环境统一的思想即整体观念。

1. 人体是一个有机的整体

人体是由若干脏腑、组织和器官所组成的。每个脏腑、组织或器官各有其独特的生理功能,而这些不同的功能又都是人体整体活动的一个组成部分,这就决定了人体内部的统一性。人体的这种统一性,是以五脏为中心,配以六腑,通过经络系统"内属于腑脏,外络于肢节"的作用而实现的。五脏代表人体的五个系统,人体以五脏为中心,通过经络系统,把六腑、五体、五官、九窍、四肢百骸等全身组织器官联系成了一个有机的整体,并通过精、气、血、津液的作用,完成机体统一的机能活动。

由于人体某一局部的生理、病理变化,往往与全身的脏腑、气血、阴阳的盛衰有关,因而我们可以通过面色、形体、舌象、脉象等外在的变化来了解和判断其内在的变化,如判断其体质特征、判断其病理变化,从而指导其适当的养生方法。

2. 人与外界环境的统一性

中医学的整体观念强调人体内外环境的整体和谐、协调统一,认为人体是一个有机整体,既强调人体内部环境的统一性,又注重人与外界环境的统一性。所谓外界环境,是指人类赖以生存的自然和社会环境。

人与自然有着统一的本原和属性,人产生于自然,人的生命活动规律必然受自然界的影响。人与自然的物质统一性决定生命和自然运动规律的统一性。人亦不能脱离社会环境而存在,家庭、职业、宗教、民族、国家等社会环境因素必然会对人的生存产生重大影响。

(二)全面养生——系统工程

既然人体是一个复杂的有机系统,人体的各个组成部分,如四肢、五官、九窍、脏腑、肌肉、筋骨、皮毛、血脉等,是一个相互联系、相互影响的整体。因此,养生必须整体考虑、综合施养,包括顺应四时变化、适应环境影响、调节日常生活起居、调理饮食口味、调养精神情志、安排导引吐纳、辅之药饵等。养生不拘一法、一式,应形、神、动、静、食、药……多种途径、多种方式进行养生活动。只有在日常生活的各个环节中都注意养护身心、固守正气、防范虚邪贼风、避免情志内伤,才能够做到尽终天年。正如《素问·上古天真论》所说:上古之人……法于阴阳,和于术数,饮食有节,起居有常,不妄作劳,故能形与神俱,而尽终其天年,度百岁乃去。

(三)终身养生——贯穿一生

"年轻人处于沉睡期,中年人处于觉醒期,老年人处于发奋期",这是大多数人对于养生态度的真实写照。很多年轻人都认为自己身体很棒,根本不需要养生,正值青壮年的他们身体各项指标正常,忽略健康、寝食无规、消耗资本。殊不知很多疾病其实并不是要到了老年的时候才会有,往往是在年轻时甚至是在儿童时期就留下了祸根。比如

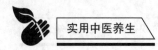

动脉硬化就是随着人年龄增长而出现的血管疾病,究其根源,通常是发生在青少年时期,至中老年时期加重的。所以,养生是预防疾病和调理身体的必要手段,应该是各个年龄阶段的人都需要的。养生的话题,并不是老年人的专利,不管是年轻人,还是老年人都应该讲究养生。

从严格的意义上讲,人的生命从受孕时就开始了,要想保证人体在出生后健康,在妊娠期就应该开始养生保健,尤其要重视孕妇的精神调摄,加强孕妇的品质修养,培养其高尚的情操,保持良好的精神状态,这有利于胎儿的良好发育。一个人的生活习惯往往是在儿童青少年时期养成的,健康的生活方式更是需要从小精心培育,如运动的习惯,就是从小养成的,小时候不爱运动的人,成年之后往往也不爱运动。弯腰驼背、老寒腿、哮喘、颈椎病、腰椎病等疾病,不是老了以后才得上的,而是由于壮年时期许多不良的生活习惯天长日久地积累才慢慢聚成的。年轻时抵抗力强,身体强壮,许多病自己没有感觉,而年纪大了就压不住了。因此,针对儿童青少年的养生宣教,往往比中老年人更为重要。

三、辨证养生

辨证养生源自于中医学的基本原则——辨证论治,这是中医学认识和治疗疾病的基本原则。辨证是认证识证的过程。证是对机体在疾病发展过程中某一阶段病理反映的概括,包括病变的部位、原因、性质以及邪正关系,反映这一阶段病理变化的本质。《素问·生气通天论》指出:"医之治病,一病而治各不同,皆愈何也?……圣人杂合以治,各得其所宜。故治所以异而病皆愈者,得病之情,知治之大体也。"说明人所处的地理环境、气候影响、风俗民情、居处条件、饮食结构、饮食习惯等不相同,同一种疾病的调养方法需因人而异,不可能相同,所谓"同病异治"。

养生实践的过程同样应遵循辨证的原则,辨证施养就是以证为判断标准选择养生方法的过程,要求在养生过程中,做到因人、因地、因时之不同采用不同的养生方法,即"审因施养"和"辨证施养"。

"因人施养"就是在群体中并不强求统一性,应首先判断每个人的年龄差异、性别不同、体质特征以及患病情况,再选择具有个性化的养生方法。例如,甲需要着重形体养护,乙需要着重调理饮食,而丙则需要着重调摄精神等,如果我们对甲、乙、丙三人不分青红皂白,一律要求他们加强形体锻炼或一律改变某种饮食结构,或一律静坐练习气功就不一定符合每个人的养生需要了。

"因地制宜"主要是依据地理环境的差异选择养生方法。《素问·异法方宜论》指出:"东方之域……鱼盐之地,海滨傍水,其民食鱼而嗜咸……鱼者使人热中,盐者胜血,故其民皆黑色疏理,其病皆为痈疡,其治宜砭石……西方者,金玉之域,沙石之处,天地之所收引也。其民陵居而多风,水土刚强,其民不衣而褐荐,其民华食而脂肥,故邪不能伤其形体,其病生于内,其治宜毒药……北方者,天地所闭藏之域也。其地高陵居,风寒冰冽,其民乐野处而乳食,脏寒生满病,其治宜灸焫……南方者,天地所长养,阳之所盛处也。其地下,水土弱,雾露之所聚也。其民嗜酸而食胕,故其民皆致理而赤色,其病挛痹,其治宜微针……中央者,其地平以湿,天地所以生万物也众。其民食杂而不劳,故其病多痿厥寒热……"

"因时制宜"主要是指顺应天时变化,春夏秋冬四季阴阳气机的变化有很大的差异,善于养生者应分别采用不同的养生方法。故《灵枢·本神》指出:智者之养生也,必顺四时而适寒暑,和喜怒而安居处,节阴阳而调刚柔,如是僻邪不至,长生久视。《吕氏春秋·尽数》亦指出:天生阴阳寒暑燥湿,四时之化,万物之变,莫不为利,莫不为害。圣人察阴阳之宜,辨万物之利,以便生,故精神安乎形,而寿长焉。这就是说,顺应自然规律并非被动地适应,而是采取积极主动的态度,首先要掌握自然变化的规律,以期防御外邪的侵袭。

四、阴阳平衡

平衡有两层意思:一是指机体自身各部分间的正常生理功能的动态平衡;二是指机体功能与自然界物质交换过程中的相对平衡。阴阳平衡是中医养生的重要理论之一。

(一)生命活动的平衡状态

中医养生从阴阳既相互对立,又相互依存的观点出发,认为脏腑、经络、气血津液等,必须保持相对稳定和协调,才能维持"阴平阳秘"的正常生理状态,从而保证机体的生存。无论是精神、饮食、起居的调摄,还是自我保健或药物的使用,都离不开阴阳协调平衡,以平为期的宗旨。

人体生命运动的过程就是新陈代谢的过程,人体内各种各样的新陈代谢都是通过阴阳协调完成的。体内的各种矛盾,诸如吸收与排泄、同化与异化、酶的生成与灭活、酸碱的变化等,都在对立统一的运动中保持相对稳定,而且贯穿生命运动过程的始终。与此同时,人体通过阴阳消长运动和自然界进行物质交换,摄取周围环境的物质,如水、空气、食物等供应机体需要,又把机体所产生的废物排出体外,维持人与自然界的协调平衡。

阳阳平衡是人体健康的必要条件。在协调机体功能时,要特别注意情志平衡,喜、怒、忧、思、悲、恐、惊等情志过激,都可影响脏腑,造成脏腑功能失衡而滋生百病,而疾病又可反馈人的情志,造成恶性循环。

人体生命活动正常的运动在于机体"内在运动"与"外在运动"的和谐,以及运动的恰当及其相互间的协调一致。"内在运动",是指脏腑及气、血、精液的生理运动;"外在运动",是脑力活动、体力活动和体育运动的总和。前者是维护生命的"供给性"运动,后者是保持生命活力的"耗性"运动。如果这种"供销"关系不协调,就会产生"生命危机",引起过度疲劳、疾病甚至死亡。大量的生活实践已证明,不适当的运动会破坏人体内外环境的平衡,加速人体某些器官的损害和生理功能失调,进而引起疾病,最终缩短人的生命。可见,任何运动都有各自的限度。这个限度就是《黄帝内经》所说的"以平为期"。

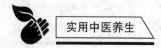

（二）协调平衡与养生术

掌握生命活动的规律，以调理阴阳进行养生保健，使其达到阴阳平衡，这是中医养生理论的关键。正如《素问·至真要大论》所云：谨察阴阳所在而调之，以平为期。以平为期，就是以保持阴阳的动态平衡为准则。中国的传统养生术，都体现了这一理念，如：中药养生术就是针对阴性或阳性不同属性体质的个体，分别选择壮阳或滋阴的保健中药调理阴阳平衡，从而达到养生保健的目的；太极拳运动就是把人体看成一个太极阴阳整体，主张虚中有实、实中有虚、刚柔相济、动静相兼，每个姿势和每个动作都体现相反相成、阴阳平衡的特点。可见，协调平衡是生命整体运动之核心。

五、天人合一

人生于天地之间、宇宙之中，一切生命活动与大自然息息相关，这就是"天人相应"的思想。

（一）生气通天

人与自然具有相通、相应的关系，不论四时变化、昼夜晨昏，还是日月星辰、地理环境，各种变化都会对人体产生影响。

1. 四时变化与人体的关系

自然界四时气候变化对生物和人体的影响是非常大的，而且是多方面的。

（1）四时与情志：人的情绪变化是与四时变化密切相关的。所以《素问》有"四气调神"之论。《黄帝内经直解》指出：四气调神者，随着春夏秋冬四时之气，调肝心脾肺肾五脏之神志也。这就明确告诉人们，调摄精神，只有遵照自然界生长收藏的变化规律，才能达到阴阳的相对平衡。

（2）四时与气血：《素问·八正神明论》指出：天温日明，则人血淖液而卫气浮，故血易泻，气易行，天寒日阴，则人血凝泣而卫气沉。《灵枢·五癃津液别》指出：天暑腠理开故汗出……无寒则腠理闭，气湿不行，水下留于膀胱，则为溺与气。说明春夏阳气发泄，气血易趋向于表，故皮肤松弛、疏泄多汗等；秋冬阳气收藏，气血易趋向于里，表现为皮肤致密、少汗多溺等。

（3）四时与脏腑经络：自然界四时阴阳与人体五脏在生理和病理上有密切关系。故《黄帝内经》有"肝旺于春""心旺于夏""脾旺于长夏""肺旺于秋""肾旺于冬"之说。《素问·四时刺逆从论》又指出：春气在经脉，夏气在孙络，长夏在肌肉，秋气在皮肤，冬气在骨髓。说明经气运行随季节而发生变化。所以，要根据四时变化、五行生克制化之规律，保养五脏，进行针灸等保健治疗。

（4）四时与发病：四时气候有异，每一季节各有不同特点，因此除了一般疾病外，还有些季节性多发病。例如春季多温病，秋季多疟疾等。《素问·金匮真言论》说：故春善病鼽衄，仲夏善病胸胁，长夏善病洞泄寒中，秋善病风疟，冬善病痹厥。此外，某些慢性宿疾，往往在季节变化和节气交换时发作或增剧。例如，心肌梗死、冠心病、气管炎、肺气肿等常在秋末冬初和气候突变时发作，精神分裂症易在春秋季发作，青光眼好发于冬季等。因此,掌握和了解四季与疾病的关系以及疾病的流行情况,对防病保健是有一定价值的。

2. 昼夜晨昏与人体的关系

一天之内随昼夜阴阳消长进退,人的新陈代谢也发生相应的改变。《灵枢·顺气一日分为四时》说:以一日分为四时,朝则为春、日中为夏、日入为秋、夜半为冬。虽然昼夜寒温变化的幅度并没有像四季那样明显,但对人体仍有一定的影响。所以《素问·生气通天论》说:故阳气者,一日而主外,平旦人气生,日中而阳气隆,日西而阳气已虚,气门乃闭。说明人体阳气白天多趋向于表,夜晚多趋向于里。由于人体阳气有昼夜的周期变化,所以对人体病理变化亦有直接影响。正如《灵枢·顺气一日分为四时》指出:夫百病者,多以旦慧、昼安、夕加、夜甚……朝则人气始生,病气衰,故旦慧;日中人气长,长则胜邪,故安;夕则人气始衰,邪气始生,故加;夜半人气入脏,邪气独居于身,故甚也。现代科学实践显示,正常小鼠血清溶菌酶含量和白细胞的总数,表现为白天逐渐升高、夜晚降低的昼夜节律性变化。这与中医学的生气通天论是相符的。根据此理论,人们可以利用阳气的日节律,安排工作、学习,发挥人类的智慧和潜能,以求达到最佳的效果。同时,还可以指导人类的日常生活,提高人体适应自然环境的能力。

3. 日月星辰和人体的关系

人体的生物节律不仅受太阳的影响,而且还受月亮盈亏的影响。《素问·八正神明论》说:月始生,则血气始精,卫气始行;月郭满,则血气实,肌肉坚;月郭空,则肌肉减,经络虚,卫气去,形独居。这说明人体生理的气血盛衰与月亮盈亏直接相关,故《素问·八正神明论》指出:“月生无泻,月满无补,月郭空无治。”这是因为人体的大部分是液体,月球吸引力就像引起海洋潮汐那样对人体中的液体发生作用,这叫做生物潮。它随着月相的盈亏,对人体产生不同影响。满月时,人头部气血最充实,内分泌最旺盛,容易激动。现代医学研究证实,妇女的月经周期变化、体温、激素、性器官状态、免疫功能和心理状态等都以月为周期。婴儿的出生也受月相影响,月圆出生率最高,新月前后最低。

(二)顺应自然和主观能动作用

天地、四时、万物对人的生命活动都会产生影响,使人体产生生理或病理反应。在自然界中要想求得自身平衡,首先是顺应自然规律。顺应自然包括两方面的内容,一是遵循自然界正常的变化规律,二是慎防异常自然变化的影响。因此,中医养生的“天人相应”观体现了以人为中心的环境观念和生态观念的思想。它一方面强调适应自然,另一方面又突出人的主观能动性。

道家倡导修身养性、延年益寿为第一要旨。正是在这一思想基础上,提出了中国古代养生史上一个响亮的口号——“我命在我不在天”(《抱朴子内篇·黄白》)。强调生命之存亡、年寿之长短,不是取决于天命,而是取决于自身。这一口号包含着一种积极主动的人生态度,在养生史上产生了巨大的影响和深远的意义。

(三)人与社会的统一观

《黄帝内经》主张:上知天文,下知地理,中知人事,可以长久。这里明确把天文、地

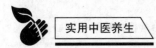

理、人事作为一个整体看待。人不仅是自然的一部分,而且是社会的一部分,不仅有自然属性,更重要的是,它还有社会属性。人体和自然环境是辩证的统一,人体和社会环境也是辩证的统一。所谓社会环境,包括社会政治、社会生产力、生产关系、经济条件、劳动条件、卫生条件、生活方式以及文化教育、家庭结交等各种社会联系。社会环境一方面供给人们所需要的物质生活资料,满足人们的生理需要,另一方面又形成和制约着人的心理活动,影响着人们生理和心理上的动态平衡。它们之间一旦失调,就可以导致疾病。因此,医学和疾病与社会状况有密切关系。

社会的各种因素都可以通过情绪的波动和机体功能的失调引起疾病。随着医学模式的演变,社会医学、心身医学都取得了长足的进步,越来越显示出重视社会因素和心理保健对人类健康的重要性。因为人是生活在社会中,社会的道德观念、经济状况、生活水平、生活方式、饮食起居、政治地位、人际关系等,都会对人的精神状态和身体素质产生直接影响。就人类寿命而言,历史发展的总趋势是,人类寿命是随着科学的发展和社会的进步而增长的。可见,防病保健并非单纯的医学问题,它还需要用社会学的基本理论和研究方法结合医学知识全面地认识疾病,防治疾病。

六、形与神俱

"形与神俱"即中医养生强调的"形神合一"。所谓的"形"即形体,是指人的皮肉筋骨、五脏六腑、五官九窍等有形之躯,而"神"则有广义与狭义之分。广义之神,是指人体生命活动的外在表现,包括生理性或病理性的外露征象;狭义之神,是指人的精神、意识、思维活动。

形与神俱的养生之道,要求做到在日常生活中人的形体与精神保持协调一致、高度统一,做到"形神共养",从而达到形体与精神协调统一的目标。形是神的物质基础,神是形的生命表现,只有形神协调统一,才能达到健康长寿的目的。中医学认为神是生命活动的主宰,能够统帅人体脏腑组织的功能活动,并提出"形神相因"的理论,认为人体生理功能与精神活动是密切相关的,精神因素可以直接影响脏腑阴阳气血的功能活动。一个人如果精神愉快,性格开朗,他的人生就会充满乐观情绪,就会阴阳平和,气血通畅,五脏六腑协调,机体自然就会处于健康状态。反之,不良的精神状态,可以直接影响到人体的脏腑功能,使得脏腑功能失调,气血运行阻滞,抗病能力下降,正气虚弱,从而导致疾病的发生。

形神合一主要在于说明心理与生理的对立统一、精神与物质的对立统一、本质与现象的对立统一等。

(一)神为生命之主

"形神合一"构成了人的生命,神是生命的主宰。人的生命活动概括起来可分为两大类:一类是以物质、能量代谢为主的生理性活动;另一类是精神性活动。在人体统一的整体中,起统帅和协调作用的是心神。只有在心神的统帅调节下,生命活动才表现出各脏器组织的整体特性、整体功能、整体行为、整体规律,故《素问·灵兰秘典论》说:"凡此十二官者,不得相失也。故主明则下安……主不明则十二官危,使道闭塞而不通,形乃大伤。"保持机体内外环境的相对平衡协调,也是靠"神"来实现的,故《素问·至真要大论》说:天地之大纪,人神之通应也。神动则气行,神注则气往,以意领气,驱邪防病,又是气功健身的道理所在。《灵枢·本藏》说:"志意者,所以御精神,收魂魄,适寒温,和喜怒者也。志意和则精神专直,魂魄不散,悔怒不起,五脏不受邪矣。寒温和则六腑化谷,风痹不作,经脉通利,肢节得安矣。"神在机体卫外抗邪中起着主导作用。

（二）形为生命之基

神以形为物质基础,"形具"才能"神生"。战国思想家荀况在《荀子·天论》中说:"天职既立,天功既成,形具而神生。"这里的"天",是指自然界,"形"是指人之形体,"神"指精神。其意为,人的形体及精神活动都是自然界的规律在起作用,是自然界物质变化的必然结果,只要具备了人的形体结构,才能产生精神活动。

中医养生把精、气、神视为人生"三宝",强调精、气、营、卫、血、津液等精微,是神活动的物质基础。《素问·上古天真论》指出"积精"可以"全神",陶弘景《养性延命录》说:"神者精也,保精则神明,神明则长生。"精的盈亏关系到神的盛衰。李东垣《脾胃论》说:"气乃神之祖,精乃气之子。"气者,精神之根蒂也,大矣哉! 积气以成精,积精以全神。说明精气足才能使神的活动健全。以上这些论述,都是强调气血精微是神活动的物质基础。人体的物质基础充盛,人之精神则旺盛,故《素问·上古天真论》说:"形体不敝,精神不散。"因为精神活动需要大量的气血精微来供应,所以临床上认为:劳神太过,则心血暗耗;心血亏虚,则神志不宁。神志不宁,可出现各种心理活动异常。

（三）形神共养

形神共养,不仅是指要注意形体的保养,而且还要注意精神的摄养,使得形体健壮,精力充沛,二者相辅相成,相得益彰,从而使身体和精神都得到均衡统一的发展。中医养生的方法很多,但从本质上看,归纳起来,不外"养神"与"养形"两大部分,即所谓的"守神全形"和"保形全神"。

1. 守神全形

在形神关系中,神起着主导作用,"神明则形安"。故中医养生观以"调神"为第一要义,养生必须充分重视神的调养。调神摄生的内容很丰富,可以从多方面入手。①清静养神:精神情志保持淡泊宁静状态,减少名利和物质欲望,和情畅志,协调七情活动,使之平和无过极。②四气调神:顺应一年四季阴阳之变而调节精神,使精神活动与五脏四时阴阳关系相协调。③气功练神:通过调身、调心、调息三个主要环节,对神志、脏腑进行自我锻炼。④节欲养神:虽说性欲乃阴阳自然之道,但过度则伤精耗神,节欲可保精全神。⑤修性怡神:通过多种有意义的活动,如绘画、书法、音乐、下棋、雕刻、种花、集邮、垂钓、旅游等,培养自己的情趣爱好,使精神有所寄托,并能陶冶情操,从而起到移情养性、调神健身的作用。总之,守神而全形,就是从"调神"入手,保护和增强心理健康以及形体健康,达到调神和强身的统一。

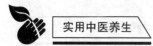

実用中医养生

2. 保形全神

形体是人体生命存在的基础,有了形体,才有生命,有了生命才能产生精神活动和具有生理功能。因此,保养形体是非常重要的。如何做好保形全神呢? 形体要不断地从自然界获取生存的物质,进行新陈代谢,维持人体生命活动。保形重在保养精血,《景岳全书》说:精血即形也,形即精血。《素问·阴阳应象大论》指出:形不足者,温之以气,精不足者,补之以味。阳气虚损,则温补阳气,阴气不足,则滋养精血。可用药物调养,以保养形体。此外,人体本身就是自然界的一个组成部分。因此,保养身体必须遵循自然规律,做到生活规律、饮食有节、劳逸适度、避其外邪、坚持锻炼等,才能增强体质,促进健康。

养神和养形有着密切的关系,二者不可偏废,要同时进行。"守神全形"和"保形全神",是在"形神合一"论推导下,在对立统一规律的运用下,达到"形与神俱,而尽终其天年"的。

七、动静互涵

(一)动静关系

动和静,是物质运动的两个方面或两种不同表现形式。人体生命运动始终保持着动静和谐的状态,维持着动静对立统一的整体性,从而保证了人体正常的生理活动功能。《周易》提到"一阴一阳之谓道""刚柔者,立本者也"。宇宙间一切事物的变化,无不是阴阳相互对应的作用,在阴阳交错的往来中,阴退阳进,阳隐阴显,相互作用,生化不息。王夫之《周易外传》说:动静互涵,以为万变之宗。辩证法认为,孤阳不生,独阴不长。故阴阳互涵互根是宇宙万物的根本法则,也是生命活动的真谛。这就是说"动"不离"静","静"不离"动","动静"相对立,而又相互依存。阴静之中已有阳动之根,阳动之中自有阴静之理,说明动静是一个不可分割的整体。古代哲学认为,既无绝对之静,亦无绝对之动。动静即言运动,但动不等于动而无静,静亦不等于静止,而是动中包含着静,静中又蕴伏着动,动静相互为用,促进了生命的发生发展和运动变化。

(二)生命的动静协调

生命的发展变化,始终处在一个动静相对平衡的自我更新状态中。事物在平衡、安静状态下,其内部运动变化并未停止。当达到一定程度时,平衡就要被破坏而呈现出新的生灭变化。正如《素问·六微旨大论》所言:"岐伯曰:成败倚伏生乎动,动而不已,则变作矣。帝曰:有期乎? 岐伯曰:不生不化,静之期也。帝曰:不生不化乎? 岐伯曰:出入废则神机化灭,升降息则气立孤危。故非出入,则无以生长壮老已;非升降,则无以生长化收藏。"这里清楚地论述了动和静的辩证关系,并指出了升降出入是宇宙万物自身变化的普遍规律。人体生命活动也正是合理地顺应了万物的自然之性。周述官《增演易筋洗髓》说:人身,阴阳也;阴阳,动静也。动静合一,气血和畅,百病不生,乃得尽其天年。由此可见,人体的生理活动、病理变化、诊断治疗、预防保健等,都可以用动与静的对立统一观点来认识问题、分析问题、指导实践。

44

从生理而言:阴成形主静,是人体的营养物质的根源;阳化气主动,是人体的运动原动力。形属阴主静,代表物质结构,是生命的基础;气属阳主动,代表生理功能,是生命力的反映。人体的脏腑功能亦是如此,例如心属火,主动,肾属水,主静。只有"水火既济""心肾相交",才能保持正常的生理状态。实际上,人体有关饮食的吸收运化、水液的环流代谢、气血的循环贯注、化物的传导排泄、物质和功能的相互转化等,都是在机体内脏功能动静协调之下完成的。因此,保持适当的动静协调状态,才能促进和提高机体的"吐故纳新",使各器官充满活力,从而推迟各器官的衰老。

从病理方面而言,不论是"六淫"所伤,还是"七情"所致的病理变化,都是因为人体升降出入发生障碍,导致阴阳动静失衡,出现阴阳偏盛偏衰的结果。

(三)动静结合的养生

运动和静养是中国传统养生防病的重要原则。"生命在于运动"是人所共知的保健格言,它说明运动能锻炼人体各组织器官的功能,促进新陈代谢并可以增强体质,防止早衰。但并不表明运动越多越好,运动量越大越好。也有人提出"生命在于静止",认为躯体和思想的高度静止,是养生的根本大法,突出说明了以静养生的思想更符合人体生命的内在规律。以动静来划分我国古代养生学派:老庄学派强调静以养生,重在养神;以《吕氏春秋》为代表的一派,主张动以养生,重在养形。他们在养生方法上虽然各有侧重,但本质上都提倡动静结合,形神共养。只有做到动静兼修,动静适宜,才能"形与神俱",达到养生的目的。

1. 静以养神

我国历代养生家都十分重视神与人体健康的关系,认为神气清静,可致健康长寿。由于神有易动难静的特点,有任万物而理万机的作用,故静养神就显得特别重要。老子认为静为躁君,主张"致虚极,宁静笃",即要尽量排除杂念,以达到心境宁静状态。《黄帝内经》从医学角度提出了"恬淡虚无"的摄生防病思想。后世的很多养生家对"去欲"以养心神的认识,无论在理论和方法上都有深化和发展。三国的嵇康、唐代的孙思邈、明代万全等都有精辟的论述。清代的曹庭栋在总结前人静养思想的基础上,赋予"静神"新的内容。他说:心不可无所用,非必如槁木,如死灰,方为养生之道;静时固戒动,动而不妄动,亦静也。曹氏对"静神"的解释使清静养神思想前进了一大步。"静神"实指精神专一,摒除杂念及神用不过。正常用心,能"思索生知",对强神健脑大有益处。但心动太过,精血俱耗,神气失养而不内守,则可引起脏腑和机体病变。静神养生的方法也是多方面的,如少私寡欲、调摄情志、顺应四时、常练静功等。静功"由动入静""静中有动""以静制动""动静结合"体现了整体思想。练静功有益于精神内守,而"静神"又是气功锻炼的前提和基础。

2. 动以养形

形体的动静状态与精、气、神的生理功能状态有着密切的关系,静而乏动则易导致精气郁滞、气血凝结,久则损寿。所以《吕氏春秋·达郁》说:形不动则精不流,精不流则气郁。《寿世保元》说:养生之道,不欲食后便卧及终日稳坐,皆能凝结气血,久则损寿。

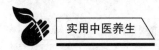

运动可促进精气流通,气血畅达,增强抗御病邪能力,提高生命力,故张子和强调"唯以血气流通为贵"(《儒门事亲》)。适当运动不仅能锻炼肌肉、四肢等形体组织,还可增强脾胃的健运功能,促进食物消化输布。华佗指出:动摇则谷气得消,血脉流通,病不得生。脾胃健旺,气血生化之源充足,故健康长寿。动形的方法多种多样,如劳动、舞蹈、散步、导引等。

3.动静适宜

《类经附翼·医易》说:"天下之万理,出于一动一静。"我国古代养生家们一直很重视动静适宜,主张动静结合、刚柔相济。动为健,静为康,动以养形,静以养气,柔动生精,精中生气,气中生精,这是相辅相成的。实践证明,能将动和静、劳和逸、紧张和松弛这些既矛盾又统一的关系处理得当、协调有方,则有利于养生。

从《内经》的"不妄作劳",到孙思邈的"养性之道,常欲小劳",都强调动静适度。从湖南马王堆出土竹简的导引图中的导引术、华佗的五禽戏,到后世的各种动功的特点,概括言之都是动中求静。从体力来说,体力强的人可以适当多动,体力较差的人可以少动,皆不得疲劳过度。从病情来说,病情较重,体质较弱的,应以静功为主,配合动功,随着体质的增强,可逐步增加动功。从时间上来看:早晨先静后动,以便有益于一天的工作;晚上宜先动后静,有利于入睡。总之,心神欲静,形体欲动,只有把形与神、动和静有机地结合起来,才能符合生命运动的客观规律,有益于强身防病。

 知识链接

养生名家趣事——医圣张仲景

张仲景,东汉末年著名医学家,被称为医圣。相传曾举孝廉,做过长沙太守,所以有张长沙之称。张仲景广泛收集医方,他对民间所用针刺、灸烙、温熨、药摩、坐药、洗浴、润导、浸足、灌耳、吹耳、舌下含药、人工呼吸等多种具体治法都一一加以研究,广积资料。经过几十年的奋斗,张仲景收集了大量资料,包括他个人在临床实践中的经验,写出了传世巨著《伤寒杂病论》十六卷。它确立的辨证论治原则,是中医临床的基本原则,是中医的灵魂所在。在方剂学方面,《伤寒杂病论》也作出了巨大贡献,创造了很多剂型,记载了大量有效的方剂。他所确立的六经辨证的治疗原则,受到历代医家的推崇。这是中国第一部从理论到实践、确立辨证论治法则的医学专著,是中国医学史上影响最大的著作之一,是后世学者研习中医必备的经典著作,广泛受到医学生和临床医生的重视。

【任务实施】

中医养生宣教的操作流程见表2-3-1。

表 2-3-1　中医养生宣教的操作流程

操作程序	操作步骤	要点说明
评估	评估宣教对象 1.基本情况 2.对中医养生的基本认知情况 3.是否存在养生误区 4.健康状况 5.养生需求	☆不同人群有着不同的养生需求 √文化程度,阅读理解能力 √是否有学习动机 √风俗、习俗 √个人生活习惯 √周围环境影响 ☆应根据对象的认知水平、健康状况和养生需求选择适当的宣教内容
计划	1.制订养生宣教方案 2.准备健康宣教的相关用品、资料 3.与宣教对象单位或社区沟通确定方案实施步骤	☆养生宣教方案应包含以下内容 √宣教对象 √宣教目标 √宣教内容 √宣教途径和方法:如讲座、录像、宣传栏等 √宣教具体日程安排 ☆宣教用具包括投影仪、扩音设备、影像资料、文本资料、PPT 等
实施	1.沟通:与宣教对象沟通交流 2.实施养生宣教方案 (1)宣传中医养生的正确理念与方法; (2)纠正日常生活不良习惯; (3)指导常见疾病的调养方法; (4)告知中医养生的注意事项 3.跟踪对象,了解养生宣教效果	☆沟通要求 √相互认识 √让宣教对象了解宣教目标和内容 √促使宣教对象主动参与宣教活动 ☆注意事项 √注意信息的双向沟通,让宣教对象有机会提问,并给予满意答复 √适当重复重点内容,以不同方式不断加以强化 √使用适宜的教育辅助材料,增强教育的参与性、直观性和趣味性,提高学习兴趣,减少学习阻力 √适当组织宣教对象及家属集体学习,利用群体力量,提高健康教育效果
评价	1.评价中医养生宣教的效果 2.调整下一步养生宣教方案	1.理解人的生命不同阶段的特征 2.对健康与疾病有正确的认知 3.理解中医养生的基本规律 4.对自身的健康状况有正确的认识 5.对常见疾病的调养方法有正确认识 6.能够合理地运用中医养生的理念与方法

能力检测

1. 名词解释

整体观念,辨证施养,天人合一,治未病,阴阳平衡,形与神俱,动静互涵

2. 为何要"终身养生"?

3. 如何做到形与神俱?

4. 为何要动静互涵?

5. 现代医学新模式与中医的整体养生观念有何共同点?

6. 案例分析:从现代营养学角度分析,大米和面粉的营养价值基本类似,主要成分都是淀粉、蛋白质、维生素、矿物质和脂肪等物质。但是从中医学的角度来看:大米源自于水稻,性偏凉,所以适合热性体质的人食用;而面粉源自于旱麦,性偏温,适合寒性体质的人食用。

(1) 上述案例说明了什么问题?

(2) 怎样理解综合养生与辨证养生的关系?

(黄岩松)

 项目小结

中医养生经典《黄帝内经》言:"上古之人……法于阴阳,和于术数,食饮有节,起居有常,不妄作劳,故能形与神俱,而尽终其天年,度百岁乃去;今时之人不然也,以酒为浆,以妄为常,醉以入房,以欲竭其精,以耗散其真,不知持满,不时御神,务快其心,逆于生乐,起居无节,故半百而衰也。"这段话总结了中医养生的基本原则和核心思想,就是要顺应生命的基本规律,避免疾病和早衰,这样才能尽终天年、长命百岁。

学习中医养生必须从认识生命的规律开始。人的生命过程,一般都要经历生、长、壮、老、已五个时期。男女性别的不同、先天禀赋和体质的差异,以及是否善于养生,决定了生命历程长短寿夭的差别。而精、气、神则是生命活动的三大基本要素。精为生命活动的本原及物质基础,气乃生命机能的动力和能量运动,神则是生命活动的主宰及外在征象,三者协调统一,才能维持人体正常的生命活动。

外感六淫、内伤七情、饮食不节、劳倦伤身,是导致疾病的主要原因。而先天不足、七情太过、疾病损伤、睡眠很差、环境失宜、缺乏运动、饮食不节、劳伤过度、房劳过度、吸

烟嗜酒等则是导致早衰的主要因素。

因此,善于养生者必定善治于未病之时,遵循全面调养、终身保养的整体养生原则,做到因人、因地、因时之不同采用不同的养生方法,即"审因施养"和"辨证施养"。同时,还应平衡阴阳,顺应天时变化,尽量达到天人合一,把握动形与静神的关系,才能做到形与神俱,尽终天年。

項目 三

精神情志的养生方法
——心性修养术

学习目标

1. 技术能力要求：理解精神情志与健康的关系，掌握精神养生的基本操作要领与技巧，能够运用精神养生技术进行系统规范的养生保健，并能够指导病人进行精神养生。

2. 方法能力要求：能初步判断不同人群精神养生的需求，指导其实施精神养生，并能运用现代手段查阅、学习、研究精神养生的新方法、新手段。

3. 社会能力要求：具有针对保健人群进行精神养生的宣教能力和较好的沟通能力，具有实施精神养生的职业素养。

任务4 精神调养术

案例引导

张某，男，35岁，某学校高三年级主任。近一年来经常感觉胃脘胀痛，饭后更甚，伴有反胃、泛酸、食欲减退等不适，日渐消瘦。张某性格较为内向，平素少与人来往，遇事容易较真。发病前一段时间因工作压力大，情绪抑郁，经常失眠。

(1) 分析病人胃脘痛是否与精神因素有关，并说明理由。

(2) 如何帮助病人调养精神？

一、精神

现代医学中，精神一般是指人的思维、意识、神志活动，而中医学一般将其理解为精与神两个方面。相对于形骸而言，精神是指人的精气和元神，精气为有形之实，属阴，元神为无形之虚，属阳。《素问·生气通天论》言"阴平阳秘，精神乃治"，其中"精神"所指即是此意。神以精为本，精以神为用；精足则神旺，精衰则神夭。《素问·上古天真论》提出"积精全神"的养生原则，精与神的和谐协调，是健康的标志，反之，精与神的失调，是疾病的象征。精气亏损而出现神衰不泽，或神志为病；神过用而阴精暗耗，可导致诸多病证。

在道家性命学说中，精代表肉体，神代表心性。精为神寄居之所，藏于肾，可滋养人身；神乃精之大成，藏于心，为人身之主宰。有精必有神，有神必有精，精神相依，性命相随，精不离神，有如鱼水相伴，鱼借水养，神借精滋。鱼静水不浊，水足鱼必欢，神清精不摇，精足神饱满。故善于养生者，必用性命双修之法，养其精、调其神，精需天天养，神需日日调，精足则神不衰，神清则精不失。依此调养，持之以恒，自可远离疾病，修得长寿。

二、五脏与五神

中医认为，人有五脏——心、肝、脾、肺、肾，人的一切生理活动、病理变化都与五脏的气血盛衰有关，包括精神、意志、思维与情绪变化。人的精神、思维、意识活动，属于大脑生理活动的一部分，中医根据"五行学说"将精神活动分为五种不同的状态——神、魂、魄、意、志，即"五神"，同时，将其分别归属于五脏，成为五脏各自生理功能的一部分，但由心总领。五脏与五神的关系是：心藏神、肺藏魄、肝藏魂、脾藏意、肾藏志。

1. 心藏神

心藏神是指心统领和主宰精神、意识、思维、情志等活动。五神、五志均属心神所主。《类经·脏象类》称：意志思虑之类皆神也；是以心正则万神俱正，心邪则万神俱邪。

2. 肺藏魄

魄是精神活动中有关本能的感觉和支配动作的功能，即无意识活动。如耳的听觉、眼的视觉、皮肤的冷热痛痒感觉，以及躯干肢体的动作、新生儿的吸乳和啼哭等，都属于魄的范畴。《类经·脏象类》曰：魄之为用，能动能作，痛痒由之而觉也。魄与生俱来，为先天所获得，而藏于肺。故肺气旺盛则体健魄全，魄全则感觉灵敏，耳聪目明，动作正确协调。反之，肺病则魄弱，甚至导致神志病变。

3. 肝藏魂

魂是随心神活动所作出的思维意识活动，即《灵枢·本神》所谓：随神往来者谓之魂。当失去心神统领时，则会表现为梦幻及梦游现象。大凡做梦、幻觉、梦游等皆属于魂的活动范围，《类经·脏象类》言："如梦寐恍惚，变幻游行之境，皆是也。"魂与肝的疏泄及藏血功能关系密切，肝气调畅，藏血充足，魂随神往，魂的功能便可正常发挥，这《灵枢·本神》所说的"肝藏血，血舍魂"。一旦肝失疏泄或肝血不足，魂不能随神活动，就会出现狂乱、多梦、夜寐不安等症。

魂和魄均属于人体精神意识的范畴。但魂是后天形成的有意识的精神活动，魄是先天获得的本能的感觉和动作。《类经·脏象类》曰："魂为阳而魄为阴。"

4. 脾藏意

意又称为意念。《灵枢·本神》曰："心有所忆谓之意。"心有所念，而未定也是意。《类经·脏象类》指出："谓一念之生，心有所向而未定者，曰意。"意与脾关系密切，脾气健运，化源充足，气血充盈，髓海得养，即思路清晰，意念丰富，记忆力强；反之，脾的功能失常，则表现为少思、健忘。

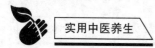

5. 肾藏志

志为志向、意志。《灵枢·本神》曰：意之所存谓之志。即意已定而确然不变，并决定欲付诸行动，谓之志。意与志，均为意念所向，故意与志合称为意志。但志比意更有明确的目标。《灵枢·本神》提出"肾藏精，精舍志"，说明肾精生髓，上充于脑，髓海满盈，则精力充沛，志亦正常。若髓海不足，志无所藏，则精神疲惫，头晕健忘，志向难以坚持。年轻人肾精充足，多心怀大志，年老体弱肾精渐衰，则往往意志消沉。

> **小贴士：四气调神**
>
> 四气调神是《素问·四气调神大论》提出的四季养神方法。春养生，夏养长，秋养收，冬养藏，旨在强调人的生活起居与精神意志，必须与四时生长收藏规律相适应。春使志生，生而勿杀，予而勿夺，赏而勿罚；夏使志无怒，使华英成秀，使气得泄，若所爱在外；秋收敛神气，使秋气平，无外其志；冬使志若伏若匿，若有私意，若已有得。

三、精神调养方法

精、气、神为人之三宝，三者对人的健康和养生起着至关重要的作用。其中的神为生命的主宰，宜于清静内守，而不宜躁动妄耗。因此古人养生以调神为第一要义。通过清静养神、四气调神、积精全神、修性怡神、气功练神等形式，最终达到体气平和而延长寿命。《素问·上古天真论》曰：恬惔虚无，真气从之，精神内守，病安从来。又曰：志闲而少欲，心安而不惧，形疲而不倦，气从以顺，各从其欲，皆得所愿。这清楚地指明了精神调养的原则与方法。

（一）精神内守

《素问·上古天真论》提出"精神内守，病安从来"，可见"精神内守"亦是养神的一条重要原则。所谓"精神内守"，主要是指人对自己的意识思维活动及心理状态进行自我锻炼、自我控制、自我调节，使之与机体、环境保持协调平衡而不紊乱的能力。"内"是针对外而言的，"守"是坚守、保持的意思。"精神内守"强调了内环境中精神的安定对人体健康的重要作用，即"病安从来"，意即精神守持于内，人怎么会得病呢？那么，怎样"精神内守"呢？

1. 御神

神为形之主，御神即是养心。《黄帝内经》在谈到人如何衰老时，明确指出："不时御神，务快其心，逆于生乐，起居无节，故半百而衰也。"这里的"半百而衰"，即是过早衰老，而引起衰老的关键原因就在于"不时御神"。御，驾驭、控制的意思；时，善也；不时御神，即是指不善于控制自己的精神。为贪图一时的快乐，违背生活规律而取乐，则有害于身心健康，促使人体过早衰老。

精神耗散，不能守持于内，之所以引起衰老，原因在于"神者，血气也"，意思是气血是神的物质基础，大量、过分地耗散精神，可以使气血损耗而衰老。事实证明，一个经常大哭大闹、喜笑过度的人，是不会长寿的。有道德修养的人，必须时时、事事都做到控制自己，冷静、客观地处理各种事物。对于任何重大变故和日常生活中所遇到的各种复杂问题，都要保持稳定的心理状态，顺应规律解决问题。正如寿世青编的《养心说》里所指出的：未事不可先迎，遇事不可过忧，既事不可留住，听其自来。应以自然，任其自去，愤愤恐惧，好乐忧患，皆得其正，此养心之法也。此即"精神内守"具体运用的最好说明，它要求我们对外部环境事物采取安和的态度。安者，遇事随遇而安；和者，处事顺其自然，不以物喜、不以己悲。这一点对于老年人尤为重要，不妨"难得糊涂"一点。

2. 高下不相慕

"高下不相慕"亦是《黄帝内经》里一句重要养生格言，意思是人们的社会地位有高低，但都不要相互倾慕而各安于本位。高下，指社会地位的高低。高，指贵族、统治者；下，为广大群众、百姓。但在现实生活中，要真正做到"高下不相慕"是非常困难的。"下"者对于"高"者往往表现为两种不良心态，自卑或嫉妒，这对健康都是不利的。自古以来，不少人为了高官厚禄相互残杀，连脑袋都丢了，还谈什么养生呢？还有一些人，不但嫉妒比自己地位高的人，甚至连别人的才华、品德、名声、成就等高于自己时，都觉得不舒服。这种人常常可以产生一种"无名火"而心境抑郁、情绪烦躁。现代研究表明，妒火中烧之时，体内会发生一系列变化，如交感神经兴奋性增强，血压升高，因而引起机体免疫功能紊乱，大脑机能失调，抗病能力下降。古今中外的历史上，因嫉妒而产生悲剧的例子是相当多的，如《三国演义》中的周瑜，才华出众，只因嫉恨比他更足智多谋的诸葛亮，最后郁闷在胸，吐血而亡。战国时候的庞涓嫉妒心理恶性膨胀，竟干出了毒害同学孙膑的事情。

没有"大量大才"，而有"嫉贤妒能"，这可以说是一切嫉妒心强的人的共同特征，是以自我为中心的病态心理。一般来说，强者不会嫉妒弱者，但是，又不是对所有强者都嫉妒。嫉妒往往产生在两个原先水平相仿的人中间。比如，甲、乙两人本来关系很好，工作能力也差不多，突然有一天甲的成绩超过了乙，因而受到了领导的器重、大家的敬仰，乙不能正确对待，就会产生嫉妒之心。这又反映了嫉妒心理具有强烈的排他性，而且这种排他性总是发生在两个关系密切、相互平起平坐的人之间，对一个与自己毫不相关的人，即使他样样胜过自己，也不会去嫉妒，尤其现代社会是竞争的社会，更易产生嫉妒。消除嫉妒的根本方法是树立正确的世界观，加强思想意识修养，把羡慕的心情变成追赶的行动，对感情进行良性控制。

（二）清静养神

清静，是指精神情志保持淡泊宁静的状态。因神气清净而无杂念，可达真气内存、心神平安的目的。此处之清静是指思想清静，即心神之静。心神不用不动固然属静，但动而不妄动，用之不过，专而不乱，同样属静。我们提倡的思想清静主要是思想专一，排除杂念，不见异思迁，不想入非非，而是思想安定、专心致志地从事各项工作、学习。

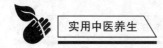

1. 调养心神是养生之本

《灵枢·邪客》指出：心者，五脏六腑之大主也，精神之所舍也。历代养生家无不把养心作为养生第一要义。调神摄生，首在静养。这种思想源于老庄道家学说，后世在内容和方法上不断有所补充和发展。

养生家认为静养之要在于养心，道、儒、佛、医都有此主张。"儒曰正心，佛曰明心，道曰炼心，要皆参修心学一事"，心静则神清，心定则神凝，故养生需养心。天玄子曰：养心之大法有六，曰心广、心正、心平、心安、心静、心定，心广所以容万类也，心正所以诚意念也，心平所以得中和也，心安所以寡怨尤也，心静所以绝攀缘也，心定所以除外累、同大化也。凡事皆有根本，养心养神乃养生之根本，心神清明，则血气和平，有益健康。

《黄帝内经》从医学角度提出了"恬淡虚无"的养生防病思想。"恬"就是内无所蓄；"淡"就是外无所逐；"虚无"是虚极静笃、臻于自然。这里从内、外两个方面揭示了调摄的重要原则。对外，顺应自然变化和避免邪气的侵袭；对内，谨守虚无，心神宁静。

清代养生家曹庭栋在《老老恒言·燕居》中指出：养静为摄生首务。他从实际出发，给"静神"赋予了新的内容。他反对道家虚无缥缈之绝对的"静"，主张神宜相对的"静"，认为神不用不动固然属于静，然而用之不过，专一不杂，动不妄动，同样具有静的意义，从而使"静神"之说前进了一大步。

近年来，国内外有关学者非常重视思想清静与健康关系的研究。生理学研究证实，人在入静后，脑电波回复到儿童时代的脑电波状态，即呈慢波状态，也就是人的衰老指标得到了"逆转"。经测定，高水平的气功师的脑电波与一般人有明显的不同。社会调查发现，经过重大精神挫折、思想打击，而又未得到良好精神调摄的人，他患多种疾病的发病率会明显增加。社会实践证实，经常保持思想清静，调神养生，多练气功，可以有效地增强抗病能力，减少疾病的发生，有益身心健康。

2. 清静养神的方法

（1）少私寡欲：少私，是指减少私心杂念；寡欲，是降低对名利和物质的嗜欲。老子《道德经》主张：见素抱朴，少私寡欲。《黄帝内经》指出：是以志闲而少欲，心安而不惧，形劳而不倦，气从以顺，各从其欲，皆得所愿……所以……度百岁而动作不衰。因为私心太重，嗜欲不止，欲望太高太多，达不到目的，就会产生忧郁、幻想、失望、悲伤、苦闷等不良情绪，从而扰乱清静之神。使心神处于无休止的混乱之中，导致气机紊乱而发病。如果能减少私心、欲望，从实际情况出发，节制对私欲和对名利的奢望，则可减轻不必要的思想负担，使人变得心胸坦然，心情舒畅，从而促进身心健康。而要做到少私寡欲，必须注意两点。一是明确私欲之害，以理收心。如《医学入门·保养说》言：主于理，则人欲消亡而心清神悦，不求静而自静也。二是要正确对待个人的利害得失。《太上老君养生诀》说：且夫善摄生者，要先除六害，然后可以保性命延驻百年。何者是也？一者薄名利，二者禁声色，三者廉货财，四者损滋味，五者除佞妄，六者去妒忌。六害不除，万物扰心，神岂能清静？去六害养心神，确为经验之谈。

（2）养心敛思：养心，即保养心神；敛思，即专心致志，志向专一，排除杂念，驱逐烦恼。《医钞类编》说：养心则神凝，神凝则气聚，气聚则神全，若日逐攘扰烦，神不守舍，则易衰老。所谓凝神，即是心神集中专注一点，不散乱，不昏沉。可见，这种凝神敛思的养神方法，并非无知、无欲、无理想、无抱负，毫无精神寄托的闲散空虚。因此，它与饱食终日、无所用心者是截然不同的。从养生学角度而言，神贵凝而恶乱，思贵敛而恶散。凝神敛思是保持思想清静的良方。随着科学的发展，实验已证明，清静养神能保持神经系统不受外界因素干扰，使人体生理功能处于极佳状态。要想取得保养心神之良效，必须具备光明磊落、志有所专的品德。只有精神静谧，从容温和，排除杂念，专心致志，才能做到安静和调、心胸豁达、神清气和、乐观愉快，这样不仅有利于学习和工作，而且能使整体协调、生活规律，有利于健康长寿。

（三）乐观豁达

性格开朗、情绪乐观是健身的要素、长寿的法宝，这是人所共知的常理。

1. 性格开朗

性格是人的一种心理特征，它主要表现在人已经习惯了的行为方式上。性格开朗是胸怀宽广、气量豁达所反映出来的一种心理状态。性格虽然与人的基因和遗传因素直接相关，但随着环境和时间的变化，是可以改变的。

医学研究已证明，人的性格与健康、疾病的关系极为密切。情绪的稳定，对一个人的健康起着重要作用。性格开朗、活泼乐观、精神健康者，不易患精神病、重病和慢性病，即使患了病也较易治愈，容易康复。不良性格对人体健康的影响是多方面的。

培养良好性格的基本原则是，从大处着眼，从具体事情入手，通过自己美好的行为，塑造开朗的性格。首先要认识到不良性格对身心健康的危害，树立正确的人生观，正确对待自己和别人，看问题、处理问题要目光远大、心胸开阔、宽以待人、大度处事、不斤斤计较、不钻牛角尖。科学、合理地安排自己的工作、学习和业余生活，丰富生活内容，陶冶性情。

2. 情绪乐观

情绪乐观既是人体生理功能的需要，也是人们日常生活的需要。孔子在《论语》中说：发愤忘食，乐以忘忧，不知老之将至云尔。可见，乐观的情绪是调养精神、舒畅情志、防衰抗老最好的精神营养。精神乐观可使营卫流通、气血和畅、生机旺盛，从而使身心健康。正如《素问·举痛论》云：喜则气和志达，营卫调利。

要想永保乐观的情绪，首先要培养开朗的性格，因为乐观的情绪与开朗的性格是密切相关的。心胸宽广，精神才能愉快。其次，对于名利和享受，要培养"知足常乐"的思想，要体会"比上不足，比下有余"的道理，这样可以感到生活和心理上的满足。再次，培养幽默风趣感，幽默的直接效果是产生笑意。现代科学研究已证明，笑是一种独特的运动方式，它可以调节人体的心理活动，促进生理功能，改善生活环境，使人养成无忧无

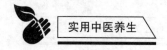

虑、开朗乐观的性格,让生命充满青春活力。

(四)以德润神

正确的精神调养,必须要有正确的人生观。只有对生活充满信心,有目标、有追求的人,才能很好地进行道德风貌的修养和精神调摄,更好地促进身心健康。

1. 坚定信心

养生,首先要立志,所谓立志,就是要有为全人类服务的伟大志向,树立起生活的信念,对生活充满希望和乐趣。也就是说要有健康的心理、高尚的道德情操,这是每个人的生活基石和精神支柱。

理想和信念是青少年健康成才的精神保障,有了正确的志向,才会真正促使他们积极探索生命的价值,寻找生活的真谛,追求知识,陶冶情操,促进身心全面健康发展。理想和信念又是老年人延长生命活力的"增寿剂",不畏老是健康长寿的精神支柱,产生不畏老精神的重要思想基础就是晚年的理想和追求。老年人应重视健身养体,保持心胸开阔、情绪稳定、热爱生活,为社会发挥"余热",从而产生无愧于一生的无限快乐的思想,而这种思想又有益于健康。

理想和信念是生活的主宰和战胜疾病的动力。科学证明人的内在潜力很大,自信心、顽强的意志和毅力是战胜疾病极为重要的力量。《灵枢·本藏》言:志意者,所以御精神,收魂魄,适寒温,和喜怒者也。就是说意志具有统帅精神、调和情志、抗邪防病等作用,意志坚强与否与健康密切相关。事实证明,信念、意志坚定的人,能较好地控制和调节自己的情绪,保持良好的精神状态。生活实践也证实了不少病残者靠自己的信心、意志和努力,主宰自己的命运,为社会作出了可贵的贡献。

综上所述,树立理想,坚定信念,充满信心,量力而行,保持健康的心理状态,是养生保健的重要一环。现代生理学和生物信息反馈疗法研究证明,坚强的意志和信念,能够影响内分泌的变化,如白细胞大幅度升高,改善生理功能,增强抵抗力,故有益于健康长寿。

2. 道德修养

古人把道德修养作为养生的一项重要内容。儒家创始人孔子早就提出了德润身、仁者寿的理论。他在《中庸》中进一步指出:"修身以道,修道以仁""大德必得其寿"。他认为讲道德的人,待人宽厚大度,才能心旷神怡,体内安详舒泰得以高寿。古代的道家、墨家、法家、医家等,也都把养性养德列为摄生首务,并一直影响着后世历代养生家。唐代孙思邈在《千金要方》中说:性既自喜,内外百病皆悉不生,祸乱灾害亦无由作,此养性之大经也。《寿世保元》说:积善有功,常存阴德,可以延年。明代王文禄也在《医先》中说:养德、养生无二术。由此可见,古代养生家把道德修养视作养生之根,养生和养德是密不可分的。他们的养性、道德观,对道德修养、摄生延年是颇有益处的。

从生理上来讲,道德高尚,光明磊落,性格豁达,心理宁静,有利于神志安定,气血调和,人体生理功能正常而有规律地进行,精神饱满,形体健壮。这说明养德可以养气、养神,使"形与神俱",健康长寿。如《素问·上古天真论》言:内无思想之患,以恬愉为务,以自得为功,形体不敝,精神不散,亦可以百数。现代养生实践证明,注意道德修养,塑造美好的心灵,助人为乐,养成健康高尚的生活情趣,获得巨大的精神满足,是保证身心健康的重要措施。

 知识链接

养生名家趣事:嵇康

嵇康(公元224—263年),字叔夜,汉族,谯郡铚(现安徽濉溪西南)人。嵇康在正始末年与阮籍等竹林名士共倡玄学新风,主张越名教而任自然、审贵贱而通物情,成为竹林七贤的精神领袖之一。在整个魏晋文艺界和思想界,嵇康都是一位极有魅力的人物,他的人格和文化影响是巨大而深远的。嵇康是著名的琴艺家和哲学家。他精通音律,他留下的"广陵绝响"的典故被后世传为佳话,《广陵散》更是成为我国十大古琴曲之一。他的《声无哀乐论》《与山巨源绝交书》《琴赋》《养生论》等作品亦是千秋相传的名篇。

嵇康身处乱世,但崇尚老庄,讲求服食养生之道,有自己一套独特的养生诀窍。他认为,人之所以能长寿,在于平时注意在细微之处保养自己。这就好比"为稼于汤之世(当时天下大旱),偏一溉之功者,必一溉而后枯,而一溉之益固不可诬也"。养生之道与此相仿,关键在于平日一点一滴的修养,不使自身为七情所伤、六淫所中,如此才能身体强健,得以长寿。但世人恰与此相反,"常谓一怒不足以侵性,一哀不足以伤身,轻而肆之",这可真是"不识一溉之益,而望嘉谷于旱苗者也"。所以,世间多闻早夭之人,难见皓首之翁。

嵇康认为人是可以长寿的。他说:"特受异气,禀之自然……导养得理,以尽性命,上获千余岁,下可数百年,可有之耳。……但世皆莫精(其术)故莫能得之。"但这玄妙的长寿术是什么?嵇康是这样说的:"君子知形恃神以立,神须形以存,悟生理之易失,知一过之害生。故修性以保神,安心以全身,爱憎不栖于情,忧喜不留于意,泊然无感而体气和平,又呼吸吐纳,服食养身,使形神相亲,表里俱济也。"

【任务实施】
精神调养术的操作流程见表3-4-1。

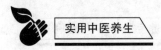

表 3-4-1　精神调养术的操作流程

操作程序	操作步骤	要点说明
评估	1.评估对象精神状况 (1)基本情况； (2)一般精神状态； (3)不良精神状态； (4)其他不适 2. 分析对象存在的主要问题 (1)分析对象精神状态； (2)找出主要问题	☆精神状态与健康密切相关 　√神旺则体健 　√神衰则体弱 ☆良好的精神状态 　√恬愉舒适 　√心安不倦 　√睡眠安好 　√不急不躁 　√精力充沛 　√充满自信 　√情绪稳定 ☆不良精神状态 　√所欲不遂 　√精神不集中 　√嫉妒 　√自卑 　√情绪不定
计划	制订精神调养方案	☆精神调养方案一般包含以下内容 　√精神调养建议 　√注意事项
实施	1.沟通:与对象沟通交流 2. 实施精神调养方案 (1)宣传精神调养的正确理念与方法； (2)纠正不良精神状态； (3)指导精神调养的方法； (4)告知精神调养的注意事项 3. 跟踪对象,了解养生实施效果	☆沟通要求 　√对象相信精神养生 　√对象愿意实施精神养生 ☆精神调养方法 1.精神内守 (1)御神； (2)高下不相慕 2.清静养神 (1)少私寡欲； (2)养心敛思 3.乐观豁达 (1)性格开朗； (2)情绪乐观 4.以德润神 (1)坚定信心； (2)道德修养

续表

操作程序	操作步骤	要点说明
评价	1.评价精神调养的效果 2.调整下一步养生方案	☆对象应达到下列要求 1.理解精神变化与健康的关系 2.懂得精神调养的基本方法 3.精神状况得到好转

能力检测

1. 试述精神与五脏的关系。

2. 为何说"仁者寿"?

3. 案例分析:贾某,男,48岁,某公司部门经理。贾某近数月时间工作任务较多,压力较大,经常熬夜,精神比较紧张,近日来感觉头晕,颈项部发胀,有时眼花,检查发现血压150/98 mmHg,其他正常。

(1)病人血压升高与情绪有何关系?

(2)贾某应该如何调养精神?

(黄岩松)

任务5 情志调摄术

案例引导

陈某,男,45岁,公司职员。近1个月来家庭不和,夫妻经常争吵。目前陈某情绪容易激动,经常烦躁不安、严重失眠、多梦、头晕、颈项部发胀、两胁胀闷等不适。

(1)分析病人失眠是否与情绪因素有关,并说明理由。

(2)如何帮助病人疏导情绪?

一、人的情志及对健康的影响

情志包括七情和五志,是指人的情绪变化。七情,即喜、怒、忧、思、悲、恐、惊七种情志变化。七情与脏腑的功能活动有着密切的关系,七情分属五脏,以喜、怒、思、悲、恐为

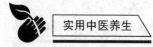

代表,称为"五志"。

（一）七情

七情是人体对外界客观事物的不同反映,是生命活动的正常现象,不会使人发病。但在突然、强烈或长期性的情志刺激下,超过了正常的生理活动范围,而又不能适应,致使脏腑气血功能紊乱时,就会导致疾病的发生,这时的七情就是致病因素,而且是导致内伤疾病的主要因素之一,故称为内伤七情。七情作为致病因素,有别于六淫之邪从口鼻或皮毛进入人体,而是直接影响有关的脏腑而发病,情志因素不仅可以直接导致多种疾病的发生,而且对所有疾病的转归起着重要作用。

1. 七情与脏腑气血的关系

人体的情志活动,必须以气血作为物质基础,气血来源于脏腑正常的生理活动,而脏腑之所以能维持正常的生理功能,又必须依赖于气的温煦、推动和血的滋养。《阴阳应象大论》说"心在志为喜""肝在志为怒""脾在志为思""肺在志为悲""肾在志为恐"。不同的情志变化对各个脏腑有不同的影响,而脏腑气血的变化也会影响情志变化。由此可见,气血是脏腑生理功能所必需的物质基础,而情志活动又是脏腑生理功能活动的外在表现。所以,情志活动与脏腑气血的关系非常密切。

2. 七情的致病特点

七情致病,直接影响相应的内脏,使脏腑气机逆乱,气血失调,从而导致各种病证的发生。

（1）影响脏腑气机。七情致病,主要影响脏腑气机,使气血逆乱,导致各种病证的发生:怒则气上、喜则气缓、悲则气消、思则气结、恐则气下、惊则气乱。

（2）直接伤及内脏。七情过激可直接影响内脏生理功能,而产生各种病理变化,不同的情志刺激可伤及不同的脏腑,产生不同病理变化。《素问·阴阳应象大论》说"怒伤肝""喜伤心""思伤脾""悲伤肺""恐伤肾"。

（3）情志波动,可致病情改变。情志活动的异常,既然能直接伤及内脏,影响脏腑气机,而导致疾病的发生,那么,对已患的疾病就必然有所影响,或使病情加重,加速恶化,甚至导致死亡。

（二）五志过极

"五志过极皆为热甚"的观点是刘完素研究情志致病可以化热而提出的,他认为:五脏之志者,怒、喜、悲、思、恐也。若五志过度则劳,劳则伤本脏,凡五志所伤皆热也。情志活动过度,躁扰阳气,化生火热,而致中风偏枯、惊惑、悲笑、谵妄、癫狂等。反之,火热亢极,又可扰乱神明,出现神志异常。但刘氏又认为五志化火生热的关键是心,心火旺可致中风偏枯、谵语、狂、癫、悲痛苦恼,其因是肾水虚衰,不能制火,致心火易亢,治宜清心火、益肾水。

五志分别归属于肝、心、脾、肺、肾等五脏,五脏又分别主筋、脉、肉、皮毛和骨等五体,五志与五体均为五脏功能活动的外在表现。正常的五志对五脏功能无不良影响,但五志太过均可伤及五脏相关功能,使各脏的气血运行出现异常,进而影响五脏主五体功能,表现于五体之上则出现筋脉失养、面色无华、肌肉枯槁、齿摇发脱等虚损之象,影响人的容貌。

五志化火,即喜、怒、悲、思、恐等各种情志活动失调所变生的火证。情志和气的活动密切相关,长期精神活动过度兴奋或抑郁,使气机紊乱,脏腑真阴亏损,出现烦躁易怒、头晕、失眠、口苦、胁痛,或喘咳、吐血、衄血等症,都属于火的表现。

二、情志调摄方法

七情内伤、五志过极会极大地损害人体健康,因此,历代养生家都非常重视七情调摄。具体方法多种多样,但归纳起来可分为节制法、疏泄法、转移法和情志制约法等情志调摄方法。

(一)节 制 法

节制法就是调和、节制情感,防止七情过极,达到心理平衡。《吕氏春秋》说:欲有情,情有节,圣人修节以止欲,故不过行其情也。重视精神修养,首先要节制自己的感情才能维护心理的协调平衡。

1. 遇事戒怒

怒是历代养生家最忌讳的一种情绪,它是导致情志致病的主要因素,对人体健康危害极大。怒不仅伤肝,怒还伤心、伤胃、伤脑等,导致各种疾病。《千金要方》指出:卫生切要知三戒,大怒大欲并大醉,三者若还有一焉,须防损失真元气。《老老恒言·戒怒》亦说:人借气以充身,故平日在乎善养。所忌最是怒。怒气一发,则气逆而不顺,窒而不舒,伤我气,即足以伤我身。这些论述把戒怒放在首位,指出了气怒伤身的严重危害性,故戒怒是养生一大课题。

制怒之法,首先是以理制怒,即以理性克服感情上的冲动,在日常工作和生活中,即使遇可怒之事,但想一想其不良后果,可理智地控制自己过极情绪,使情绪反映“发之于情”“止之于理”。其次,可用提醒法制怒。在自己的床头或案头写上“制怒”“息怒”“遇事戒怒”等警言,以此作为自己的生活信条,随时提醒自己可收到良好效果。再次,怒后反省,每次发怒之后,吸取教训,并计算一下未发怒的日子,减少发怒次数,逐渐养成遇事不怒的习惯。

2. 宠辱不惊

人世沧桑,诸事纷繁;喜怒哀乐,此起彼伏。老庄提出“宠辱不惊”之处世态度,视荣辱若一,后世遂称得失不动心为宠辱不惊。对于任何重大变故,都要保持稳定的心理状态,不要超过正常的生理限度。现代医学研究证明,情志刺激与免疫功能之间的联系息息相关。任何过激的刺激都可减弱人体免疫能力,使人体内防御系统的功能受损而致病。为了健康长寿,任何情绪的过分激动都是不可取的。总之,要善于自我调节情感,以便养神治身。对外界的事物刺激,既要有所感受,又要思想安定,七情平和,明辨是非,保持安和的处世态度和稳定的心理状态。

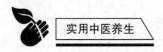

（二）疏导法

把积聚、抑郁在心中的不良情绪，通过适当的方式宣达、发泄出去，以尽快恢复心理平衡，称为疏导法。具体做法可采取下面几种方式。

1. 直接发泄

用直接的方法把心中的不良情绪发泄出去，例如：当遇到不幸，悲痛万分时，不妨大哭一场；遭逢挫折，心情压抑时，可以通过急促、强烈、粗犷、无拘无束的喊叫，将内心的郁积发泄出来，从而使精神状态和心理状态恢复平衡。发泄不良情绪，必须学会使用正当的途径和渠道来发泄和排遣，决不可采用不理智的冲动性的行为方式。否则，非但无益，反而会带来新的烦恼，引起更严重的不良情绪。

2. 疏导宣散

出现不良情绪时，借助于别人的疏导，可以把闷在心里的郁闷宣散出来。所以，扩大社会交往，广交朋友，互相尊重，互相帮助，是解忧消愁、克服不良情绪的有效方法。研究证明，建立良好的人际关系，缩小"人际关系心理距离"，是医治心理不健康的良药。

（三）转移法

转移法又可称移情法，即通过一定的方法和措施改变人的思想焦点，或改变其周围环境，使其与不良刺激因素脱离接触，从而从情感纠葛中解放出来，或转移到其他事物上去。《素问·移情变气论》言："古之治病，惟其移精变气，可祝由而已。"古代的祝由疗法，实际上是心理疗法。其本质上是转移病人的精神，以达到调整气机、精神内守的作用。转移法可采取以下几种方法。

1. 升华超脱

所谓升华，就是用顽强的意志战胜不良情绪的干扰，用理智战胜生活中的不幸，并把理智和情感化作行为的动力，投身于事业中去，以工作和事业的成绩来冲淡感情上的痛苦，寄托自己的情思。这也是排除不良情绪，保持稳定心理状态的一条重要保健方法。

超脱，即超然，思想上把事情看得淡一些，行动上脱离导致不良情绪的环境。在心情不快、痛苦不解时，可以到环境优美的公园或视野开阔的海滨漫步散心，可驱除烦恼，产生豁达明朗的心境。如果条件许可，还可以进行短期旅游，把自己置身于绮丽多彩的自然美景之中，可使精神愉快、气机舒畅、忘却忧烦、寄托情怀、美化心灵。

2. 移情易性

移情，即排遣情思，改变内心情绪的指向性；易性，即转移心志，排除内心杂念和抑郁，改变其不良情绪和习惯。《临证指南医案·卷六·郁》说："情志之郁，由于隐情曲意不伸……郁症全在病者能移情易性。"移情易性是中医心理保健法的重要内容之一。移情易性的具体方法很多，可根据不同人的心理、环境和条件等，采取不同措施，进行灵活运用。《北史·崔光传》说："取乐琴书,颐养神性。"《理瀹骈文》说："七情之病者,看书解闷,听曲消愁,有胜于服药者矣。"《千金要方》亦说："弹琴瑟,调心神,和性情,节嗜欲。"古人早就认识到琴棋书画具有影响人的情感,转移情志,陶冶性情的作用。实践证明,情绪不佳时,听听适宜的音乐,观赏一场幽默的相声或喜剧,苦闷顿消,精神振奋。可见,移情易性并不是压抑情感。对愤怒者,要疏散其怒气;对悲痛者,要使其脱离产生悲痛的环境与气氛;对屈辱者,要增强其自尊心;对痴情者,要冲淡其思念的缠绵;对有迷信观念者,要用科学知识消除其愚昧的偏见;等等。

3. 运动移情

运动不仅可以增强生命的活力,而且能改善不良情绪,使人精神愉快。因为运动可以有效地把不良情绪发散出去,调整机体平衡。当自己的情绪苦闷、烦恼,或情绪激动与别人争吵时,最好的方法是转移一下注意力,去参加体育锻炼,如打球、散步、爬山等活动,也可采用传统的运动健身法和太极拳、太极剑、导引保健功等,传统的体育运动锻炼主张动中有静,静中有动,动静结合,因而能使形神舒畅,松静自然,心神安合,达到阴阳协调平衡,且有一种浩然之气充满天地之间之感,一切不良情绪随之而消。此外,还可以参加适当的体力劳动,用肌肉的紧张去消除精神的紧张。在劳动中付出辛勤的汗水,促进血液循环,活跃生命功能,使人心情愉快,精神饱满。

(四)情志制约法

情志制约法,又称以情胜情法。它是根据情志及五脏间存在的阴阳五行生克原理,用互相制约、互相克制的情志,来转移和制约原来对机体有害的情志,以达到协调情志的目的。

1. 五脏情志制约法

《素问·阴阳应象大论》曾指出:"怒伤肝,悲胜怒""喜伤心,恐胜喜""思伤脾,怒胜思""忧伤肺,喜胜忧""恐伤肾,思胜恐"。这是认识了精神因素与形体内脏、情志之间,及生理病理上相互影响的辩证关系,根据"以偏救偏"的原理,创立的"以情胜情"的独特方法。吴昆《医方考》言:"情志过极,非药可愈,顺以情胜,《黄帝内经》一言,百代宗之,是无形之药也。"朱丹溪宗《黄帝内经》之旨指出:"怒伤,以忧胜之,以恐解之;喜伤,以恐胜之,以怒解之;忧伤,以喜胜之,以怒解之;恐伤,以思胜之,以忧解之;惊伤,以忧胜之,以恐解之,此法唯贤者能之。"同期医家张子和更加具体地指出:"以悲制怒,以怆恻苦楚之言感之;以善治悲,以谑浪戏狎之言娱之;以恐治喜,以恐惧死亡之言怖之;以怒制思,以污辱欺罔之言触之;以思治恐,以虑彼忘此之言夺之。"后世不少医家对情志的调摄有时比药石祛疾还重视,而且创造了许多行之有效的情志疗法。例如,或逗之以笑,或激之以怒,或惹之以哭,或引之以恐等,因势利导,宣泄积郁之情,畅遂情志。总之,情志既可致病,又可治病的理论,在心理保健上是有特殊意义的。

在运用"以情胜情"方法时,要注意情志刺激的总强度,超过或压倒致病的情志因素,或是采用突然的强大刺激,或是采用持续不断的强化刺激,总之后者要适当超过前

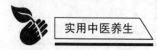

者,否则就难以达到目的。

2. 阴阳情志制约法

运用情志之间阴阳属性的对立制约关系,调节情志,协调阴阳,是为阴阳情志制约法。人类的情志活动是相当复杂的,往往多种情感互相交错,很难明确区分其五脏所主及五行属性,然而情志活动可用阴阳属性来分,此亦即现代心理学所称的"情感的两极性"。《素问·举通论》指出:"怒则气上,喜则气缓,悲则气消,恐则气下……惊则气乱……思则气结。"七情引出的气机异常,具有两极倾向的特点。根据阴阳分类,人的多种多样的情感,皆可配合成对,例如,喜与悲、喜与怒、怒与恐、惊与思、怒与思、喜乐与忧愁、喜与恶、爱与恨等,性质彼此相反的情志,对人体阴阳气血的影响也正好相反。因而相反的情志之间,可以互相调节控制,使阴阳平衡。喜可胜悲,悲也可胜喜;喜可胜恐,恐也可胜喜;怒可胜恐,恐也可胜怒等。总之,应采用使之产生有针对性的情志变化的刺激方法,通过相反的情志变动,以调整整体气机,从而起到协调情志的作用。

以情胜情实际上是一种整体性调整方法,人们只要掌握情志对于气机运行影响的特点,采用相应方法即可,但切不可简单机械、千篇一律地按图照搬。倘若单纯地拘泥于五行相生相克而滥用情志制约法,就有可能增加新的不良刺激。因此,只有掌握其精神实质,方法运用得当,才能真正起到心理保健作用。

 知识链接

养生名家趣事:老子

老子又称老聃、李耳,春秋时期楚国苦县厉乡曲仁里人,是我国古代伟大的哲学家和思想家,道家学派创始人。他被唐皇武后封为太上老君,是世界文化名人,世界百位历史名人之一,存世有《道德经》(又称《老子》)。其作品的精华是朴素的辩证法,主张无为而治,其学说对中国哲学发展具有深远影响。在道教中老子被尊为道祖。

老子在养生方面追求自然之道,顺应自然,强调"人法地,地法天,天法道,道法自然"。精神养生方面善于清静养神,提出:"养生之道,在神静心清。静神心清者,洗内心之污垢也。心中之垢,一为物欲,一为知求。去欲去求,则心中坦然;心中坦然,则动静自然。动静自然,则心中无所牵挂,于是乎当卧则卧,当起则起,当行则行,当止则止,外物不能扰其心。"在饮食养生方面提出:"五色令人目盲,五味令人口爽。"这是说,人是禀天地而生,以素为主,多食水果,不要过多地追求口味。

【任务实施】
情志调摄术的操作流程见表 3-5-1。

表 3-5-1　情志调摄术的操作流程

操作程序	操 作 步 骤	要 点 说 明
评估	评估对象情志特点 (1)基本情况; (2)平常情绪状态; (3)易发情绪状态; (4)其他不适	☆不同的情绪状态往往与相应的脏腑功能密切相关 ✓易怒者肝阳偏盛 ✓易悲者肺气不足 ✓忧思者脾运不旺 ✓善恐者肾气偏弱 ✓易喜者心气偏旺
计划	制订情志调摄养生方案	☆情志调摄养生方案一般包含以下内容 ✓脏腑调养方式 ✓情志调摄措施
实施	1.沟通:与对象沟通交流 2.实施情志调摄养生方案 (1)宣传情志调摄养生的正确理念与方法; (2)纠正导致情志波动的不良习惯; (3)指导情志调摄的方法; (4)告知情志调摄养生的注意事项 3.跟踪对象,了解情志调摄养生的实施效果	☆沟通要求 ✓注意引导,避免激化对象的情绪 ☆情志调摄方法 1.节制法 (1)遇事戒怒; (2)宠辱不惊 2.疏导法 (1)直接发泄; (2)疏导宣教 3.转移法 (1)升华超脱; (2)移情易性; (3)运动移情 4.制约法 (1)五脏情志制约法; (2)阴阳情志制约法
评价	1.评价情志调摄养生的效果 2.调整下一步情志调摄养生方案	☆对象应达到下列要求 ✓能够理解情志变化与脏腑功能失常的关系 ✓懂得三种以上情志调摄的方法 ✓情志基本得到调控

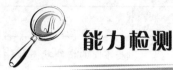

能力检测

1. 如何调摄情志？

2. 简述情绪疏导法。

3. 案例分析：文某，女，26岁。文某大学毕业后在某机关工作了两年，一直以来非常活泼开朗，工作热情很高，最近1个月来，文某变得郁郁寡欢，茶饭不香，体重下降了4公斤。原来，前2个月办公室又分来一大学生，但是托关系有了事业编制，因此工资竟比没有编制的文某高出一大截，文某因此变得不开心。

（1）为何文某会出现上述问题？

（2）如何帮助文某调摄情志？

（黄岩松）

任务6 娱乐怡情术

案例引导

在我国许多钓具商店挂有一位白发老人钓鱼的巨幅彩照，他就是亚洲钓鱼联合会会长、日本友人小西和人先生。83岁高寿的老人皓首白发，满面红光，思维敏捷，龙行虎步，身体十分健康，他的养生保健之道是垂钓。小西和人先生从13岁起就与钓竿结下了不解之缘，经常忙里偷闲，带上渔具走出家门，拥抱大自然。他在日本《每日新闻》当记者23年，休闲时钓鱼是他唯一的嗜好。他一年四季从不闲停，春钓樱花纷飞，夏钓湖畔蛙鸣，秋钓红叶遍野，冬钓雪花飘飘。他既会淡钓，又精通海钓，当年多次荣膺日本钓鱼桂冠。

（1）通过上述案例，你认为休闲娱乐对健康有何好处？

（2）上述案例的主人公爱好垂钓，在娱乐怡情术方面还有哪几种养生方法？分别能起到怎样的养生作用？

娱乐怡情术是指通过弹琴、下棋、练习书法、作画、舞蹈、垂钓、旅游等方式来达到促进健康、延年益寿目的的一类养生方法。

一、休闲娱乐对健康的意义

休闲娱乐是人的一种生活方式,它可以促进人们的身心健康。休闲娱乐活动对人的心血管系统功能、呼吸系统功能和免疫系统功能有良好的影响,在缓解心理压力、获得精神自由等方面有良好功效。

(一)休闲娱乐体育活动对身体健康的促进作用

1. 对不同年龄阶段人群身体健康的良好影响

尽管休闲娱乐体育活动的内容和形式多种多样,但身体活动是最主要的手段和方式。对于不同年龄者的身体健康都有积极的促进作用。从某种意义上来说,是对人类有机体生命的一种强化。对于处于生长发育阶段的少年、儿童来说,休闲娱乐体育活动可以促进身体的正常发育成长,提高身体各个器官和系统的功能状态,全面发展体能,促进体格健壮健美,并为终生健康打好基础。对于处于人生压力最大阶段的中年、青年来说,通过休闲娱乐体育活动可以起到保持身体健康的作用。对于老年人来说,通过休闲娱乐体育活动有助于保持身体健康、延缓衰老的进程。现代社会已经日益高龄化,如何在寿命延长的同时保持良好的健康状态,既是老年人的愿望,也是社会的需求。

2. 对身体主要系统功能的良好影响

(1)对心血管系统功能的影响:在世界范围内,心血管疾病已经成为危害人类健康的"第一杀手"。大量的流行病学调研和实验研究结果已经揭示,心血管疾病虽然主要发病在中年、老年,但时常起源于少年、儿童,而且该类疾病的发生和发展可以为许多"危险因素"所加速。这些因素中,部分受遗传制约,如家族病史、年龄与性别,更多的因素与行为和生活方式有关,如过大的心理压力、高血压、高血脂、肥胖和超重、吸烟、不良饮食习惯、体力活动不足和身体素质低下等。也就是说,心血管疾病的大部分危险因素可以通过生活方式的改变得到改善。其中最为关键的行为因素是加强体育锻炼。研究已经表明,适度的体育活动可以改善高血压、高血脂状态,可以改善肥胖和超重现象,可以缓解心理压力,并且可以改善身体素质。

(2)对运动系统功能的影响:人类衰老的特征性变化之一,就是表现在肌肉力量减退,骨质疏松,关节活动度变小,运动能力下降。休闲娱乐体育活动之所以能够延缓衰老进程,其重要途径之一便在于它能够有效地保持肌力,增加和保持关节的灵活度,保持乃至增强骨密度。

(3)对免疫系统功能的影响:免疫系统功能标志着人体对疾病的抵抗力,因此它是人体健康和体质的代表性指标。大量流行病学调研结果、动物实验结果和人体实验结果已经证实,长期的大强度、大运动量运动训练会导致明显的免疫抑制现象,使得免疫功能降低,对各种感染性疾病的抵抗力明显降低。而长期从事适中的体育锻炼则有益于促进免疫功能,增强抵抗力,各种感染性疾病的患病率明显降低。这些研究结果表明:休闲娱乐体育活动可明显改善参与者的免疫功能。

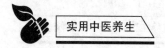

（二）休闲娱乐体育活动对心理健康的促进作用

1. 休闲体育有助于调节紧张情绪

当今世界是一个快节奏、高效率的社会,这就不可避免地给人们带来许多紧张和压力,同时也造成了不良的情绪状态。紧张的情绪会降低和抑制人体免疫功能,良好稳定的情绪有利于保持和促进人体机能的稳定。休闲娱乐体育活动具有调节人体紧张情绪的作用,可以改善生理和心理状态,有助于恢复体力和精力,是人们生活的重要内容。

2. 有助于促进人际交往

休闲娱乐体育活动不仅是休闲娱乐、健身的载体,也是消除孤独寂寞、拓展交际、增进情感交流及交友的润滑剂。人们通过休闲娱乐体育活动可以结交许多不同身份、年龄、性别的人,丰富精神生活和增进相互间的感情交流。无论在学校、商界、家庭、单位同事之间,休闲娱乐体育活动已经成为人们情感交流的有效途径,可以说休闲娱乐体育活动在某种意义上成了人与人之间的情感桥梁。

二、娱乐怡情的方法

（一）琴、棋、书、画

琴、棋、书、画,被古人称为四大雅趣,也是娱乐养生的主要形式和方法。它将艺术、感情交融在一起,既有强大的感染力,又有明显的养生作用,而且还各具特色。

1. 琴与音乐

琴是我国一种古老而富有民族特色的弹弦乐器,因它常与瑟一起演奏,故常琴瑟并称。琴瑟之音,即指音色优美动听的乐曲,若从广义上讲,就是指音乐。

音乐,可以欣赏,可以自娱,包括唱歌与演奏乐曲。欣赏音乐可以使人情绪改变,而弹拨或唱歌则不仅可以调节情志、怡养心神,还可以直接宣泄情绪。

音乐可以表达思想感情,抒发内心情怀,还可以引起人的共鸣。《礼记·乐记》说:"诗言其志也,歌咏其声也,舞动其容也,三者本于心,然后乐器从之,是故情深而文明气盛,而化神和神,积中而英华发外。"所以,养生的音乐,只能是文明健康、美妙动听而感人的音乐。消极颓废的音乐则非养生所宜。《吕氏春秋·孟春纪》曰:靡曼皓齿,郑卫之音,务以自乐,命之曰"伐性之斧"。说的就是这个道理。

1) 养生机理

(1) 抒发情感,调节情志:音乐不仅可以表达情感,还能通过其旋律的起伏和节奏的强弱调节人的情志。音乐使人的感情得以宣泄,情绪得以抒发,因而令人消愁解闷,心绪安宁,胸襟开阔,乐观豁达。正如音乐家冼星海所说:音乐,是人生最大的快乐,是生活中的一股清泉,是陶冶性情的熔炉。

(2) 调和血脉,怡养五脏:《乐记》中说:"音乐者,流通血脉,动荡精神,以和正心也。"音乐通过调节情志,使人欢悦,故而令周身脉道通畅,气血调达。古人认为五声音阶中的宫、商、角、徵、羽五音,分别于五脏有不同的调节作用。宫音悠扬和谐,助脾健运,旺盛食欲;商音铿锵肃劲,善制躁怒,使人安宁;角音条畅平和,善消忧郁,助人入眠;

微音抑扬咏越,通调血脉,抖擞精神;羽音柔和透彻,发人遐思,启迪心灵。说明音乐确能起到调和血脉,怡养五脏的作用。

(3)动形健身:音乐不仅可以通过欣赏而令人心情舒畅、气血和调,演奏不同的乐器或伴随优美的乐曲而翩翩起舞可使人动形健身。吹、拉、弹、拨各种不同的乐器,可以心、手并用,既抒发情感,也活动肢体,而且,手指的活动还可以健脑益智。在音乐旋律的境界中,舒展身体,轻歌曼舞,使人情动形动,畅情志而动筋骨,从而达到动形健身的目的。

2)注意事项

(1)欣赏音乐要根据不同情况有针对性地选择。如进餐时,听轻松活泼的乐曲较为适宜,有促进消化吸收的作用;临睡前,听缓慢悠扬的乐曲,有利于入睡;工间休息时,听欢乐、明快的乐曲,有利于解除疲劳等。

(2)要结合个人的身体情况,选择曲目。如老年人、体弱者及心脏病病人,宜选择慢节奏的乐曲;年轻人宜选择快节奏的乐曲,等等。

(3)要根据个人爱好选择曲目。无论民族乐、管弦乐,还是地方戏曲,均以个人喜好为原则,它们都能起到调节情志的作用。

(4)要注意情绪的变化。练习、演奏乐曲,要在心闲气静之时,方能达到养生健身的目的。情绪波动、忧伤恼怒之时,以暂不弹奏为佳。

2. 弈棋

我国棋类有很多,如围棋、象棋、军棋,雅俗共赏,变化万千,趣味无穷。弈棋之时,精神专一、意守棋局、杂念皆消、神情有张有弛。古人就有"善弈者长寿"之说,弈棋不仅是紧张激烈的智力竞赛,更是有利身心、延年益寿的娱乐活动。

1)养生机理

(1)养性益智:下棋是一种静中有动、外静内动的活动,需要凝神静气、全神贯注,神凝则心气平静,专注则杂念全消。而棋局的变化,可以锻炼人的应变能力,既是一种休息、消遣,也是一种养性益智的活动。

(2)锻炼思维:下棋是一种有兴趣、有意义的脑力活动,棋盘上瞬息万变的形势,要求对弈者全力以赴、开动脑筋、以应不测。两军对垒,这是智力的角逐;行兵布阵,是思维的较量。经常下棋,能锻炼思维,保持智力、聪慧不衰。

(3)身心舒畅:与棋友会棋,磋商技艺,能增进朋友之间的往来,特别是中年人、老年人,下棋作为一种活动,也可使人精神愉快,有所寄托,使身心舒畅。

2)注意事项

下棋固然是有益的活动,但不掌握适度,以致废寝忘食,反而有损于健康,故应注意以下几点。

(1)饭后不宜立即弈棋:饭后应稍事休息,以便食物消化吸收。若饭后即面对棋局,必然会使大脑紧张,减少消化道的供血,导致消化不良和肠胃病。

(2)不要时间过长:下棋不注意适度,会使下肢静脉血液回流不畅,出现下肢麻木、

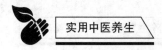

疼痛等症。故应适当活动,不应久坐。

(3)不要情绪波动:过分紧张、激动,对老年人十分有害,往往可诱发中风、心绞痛,应以探讨技艺为出发点和目的,不争强好胜,不计较得失,才能心平气和。

(4)不要挑灯夜战:老年人生理功能减退,容易疲劳,且不易恢复,若夜间休息减少,身体抵抗力下降,容易发生疾病。

3.书画

书指书法,画指绘画,中国书、画是具有浓郁民族特色的艺术表现形式,也是养生的有效手段之一。以书、画进行养生、治病,有两方面的内容。一是习书作画,二是书画欣赏。习书作画是指自己动手,或练字或作画,融学习、健身及艺术欣赏于一体。书画欣赏是指对古今名家的书、画、碑帖艺术珍品的欣赏,在艺术美的享受之中,达到养生健身的目的。

《老老恒言·消遣》中说:"笔墨挥洒,最是乐事;书法名画,古人手迹所有,即古人精神所寄,窗明几净,展玩一过……审其佳妙,到心领神会处,尽有默默自得之趣味在。"经常练字的人都有这样的感觉,随着自己在书法上的长进,体力、精力也有很大的增益。

1)养生机理

(1)调血气,通经脉:习书作画要有正确的姿势。头部端正,两肩平齐,胸张背直,两脚平放,这样才能提全身之力。同时必须集中精力,心正气和,灵活自若地运用手、腕、肘、臂,从而调动全身的气和力。这样就可以通融全身血气,身体内气血畅达,五脏和谐,百脉疏通,使体内各部分功能得到调整,使大脑神经兴奋和抑制得到平衡,促进血液循环和新陈代谢,精力自然旺盛。

(2)静心宁神:书画活动可以使心理达到平衡。作画习书必须用意念控制手中之笔,"用心不杂,乃是入神要路"。绝虑凝神,志趣高雅,便能以"静"制"动"。这样,使人消除紧张,变得遇事沉着。

中国书、画,是两种不同的艺术表现形式,书法重在字的间架结构变幻及笔力、气势;而中国画则重在丹青调配,浓淡布局。但其本质都在于追求意、气、神,讲究章法、布局。所谓意指意境,气指气势,神指神态。讲意境,即要求静息凝神,精神专注,杂念全消,一意于构思之中。讲气势,即要求全神贯注,气运于笔端,令作品在笔墨挥洒之间一气呵成。讲神态,即指意境、气势的集中表现。

总之,书画之健身养性之理在于增加情趣,身心兼娱,意气相合,神形统一。

2)注意事项

练习书法或作画,也十分强调情绪好坏。情绪的好坏直接影响字、画作品的效果。精神愉快、心有所悟、雅兴勃发,自然就能在作书、作画时尽兴发挥自己所长。反之,情绪不舒,即便写字、作画,往往也未必成优良之作,更谈不上于身体有益。因而,要注意以下几点。

(1)劳累之时或病后体虚,不必强打精神,本已气虚,再耗气伤身,会加重身体负担,不易恢复。

（2）大怒、惊恐或心情不舒，不宜立刻写字、作画，气机不畅，心情难静，此时一则不会写出好字绘出好画，二则也伤身体。

（3）饭后不宜马上写字、作画。饭后伏案，会使食物壅滞胃肠，不利于食物的消化吸收。

（4）功到自然成，不可操之过急，要持之以恒，坚持经常练习。

（二）舞蹈

舞蹈是一种集艺术、音乐、休闲、娱乐于一体的活动，对身体健康、心理保健都十分有益。

舞蹈的历史可以上溯五千年或更久远，它起源于人类的生产劳动。我国历朝历代的医家和养生家都在应用舞蹈治病方面不断实践和总结，积累了大量的经验。我国汉代名医华佗发明的"五禽戏"，实际上就是以舞蹈形式达成涵养血脉、流通气血的效果。《红炉点雪·静坐功夫》说："歌咏可以养性情，舞蹈可以养血脉，又不必静坐。"张子和在《儒门事亲·卷三》中介绍："便杂舞，忽笛鼓应之，以治人之忧而心痛者。"即以舞蹈疗法与音乐疗法相结合，治疗因忧伤而心痛的病人，收到了良好的效果。民谚所说的"手舞足蹈，疾病减少"，"手舞足蹈，百岁不老"也正是这个意思。

之所以将舞蹈归为一种养生形式，因为它能抒发内心的情感，培养美好的情操，净化心灵。现代人生活节奏紧张，难以保持心灵的宁静，易产生精神压抑、神经衰弱等，中年人、老年人亦是如此。舞蹈能抚慰人的心灵，使身体各机能运动活跃，促使新陈代谢旺盛，各种激素的分泌保持在平衡的状态，对人体的养生功效颇佳。

1. 养生机理

（1）舒筋活血：祖国传统医学认为人体的十二条经脉中，大部分都与腰、腹相通，纵向循行于躯干中轴线的督脉与任脉也是经腰、腹的，腰部扭动，全身经络则动，这就增大了对全身锻炼的效果。从人体生理构造上分析，胯部正好位于上肢与下肢的交汇点，具有承上启下的作用，它的变化无疑会带动腰骶关节和髋关节，直至整个脊椎都参与运动，使全身各部分都获得充分的锻炼，对加强腰、腹和臀部肌肉锻炼，坚固骨盆韧带、髋关节柔韧性都有积极作用。俗话说"人老腿先老"，跳舞对长期伏案工作或不善运动的人来说，可以起到改善脊椎功能、缓解姿势性腰痛和促进能量代谢的作用。

（2）调解心情：人们在长期从事工作和学习的时候，大脑会产生疲劳感，心理会产生压力感。随着轻松的音乐跳一段舞，就会使潜在于内心的焦虑、抑郁、愤怒、悲哀等不良情绪充分释放，还可以调节大脑皮质、中枢神经系统和自主神经的功能，在其紊乱、失调时起到平衡调节作用。

（3）陶冶情操：自古以来，中国的艺术旨在修身养性、陶冶情操，提倡"琴棋书画"样样精通。舞蹈是一种高雅的艺术活动，是一种无声的语言。跳舞最显著的特征就是美，它以美的动作、美的造型、美的线条、美的旋律组成美的视觉形象，从而使人们得到美的享受，满足人们对美的追求。

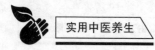

2. 注意事项

（1）循序渐进，量力而行：舞蹈养生是通过跳舞来达到养生延年目的的。一定要掌握好恰当的量，太小达不到锻炼的目的，太大则超过了机体的耐受限度，又会使身体因过度疲劳而受损。

（2）持之以恒，坚持不懈：锻炼身体不是一朝一夕的事，要注意坚持，不能间断。名医华佗那句"流水不腐，户枢不蠹"，一方面指出了"动则不衰"的道理，另一方面也强调了经常、不间断锻炼的重要性。

（3）有张有弛，劳逸适度：舞蹈养生，并非指要持久不停地运动，而是要有张有弛、有劳有逸，才能达到养生的目的。紧张有力的运动，要与放松、调息等休息运动相交替；长时间运动，一定要注意适当地休息，否则会影响工作效率，导致精神疲惫，甚至影响养生健身。

（4）协调统一，形神兼炼：在进行舞蹈养生活动中，非常讲究意识活动、呼吸运动和躯体运动的密切配合，即所谓意守、调息、动形的协调统一。意守是指意识要专注，心无杂念；调息是指呼吸的调节，要均匀、有节奏；动形是指形体的运动，要自然、连贯、刚柔相宜。只有紧紧抓住这三个环节，使机体得以全面而协调的锻炼，才能增强人体各种机能的协调统一性，促进健康、祛病延年。

（5）顺应时日，莫误良机：早在2000年前，我们的祖先就已经提出了"起居有常"的养生主张，告诫人们要顺应阳气变化，合理安排日常生活。清代养生家张志聪把一日比作四时，他说：一日分为四时，朝则为春，日中为夏，日入为秋，夜半为冬。因此，提出一天中的运动应该遵循早晨阳气始生，日中而盛，日暮而收，夜半而藏的规律。在锻炼、活动时注意顺应阳气的运动变化，才能够起到"事半功倍"的养生效果。

（三）花木园艺

花木园艺养生是中医养生的一种，是中华民族的传统文化，正所谓七情之病花中解，花木园艺对人体健康有着非同寻常的作用。花木园艺养生主要是指通过花草树木来修养心境、陶冶性情。

1. 养生机理

花草树木可以净化和美化自然环境，让人们呼吸到清新的空气，从而健康地生活。此外，人们在观赏花草树木时，可以通过观看其色、香、姿来陶冶情操、净化心灵，不仅能够让人有美的享受，还能够让人体更健康。在古代，科学技术不发达，花草树木对人类的生存和发展有着重要作用。

花木园艺可以对人体起到辅助养生作用，它注重的是人与自然之间的和谐。道家四季养生法中曾提到：熟知生命之道，人体运行规律，培养达观心态，至身心超然之境界，说的就是要让自己在自然中培养超然的心态，这样才能够更加健康地生活。花木园艺对人有行气活血、安神止痛、明目开窍、健胃消食等功效。

2. 养生方法

（1）赏花木养生法：空闲的时候，可以去公园看看花草树木，也可以在家观赏室内绿色植物,因为花木本身就具有净化空气的作用,在观赏期间,就能够使人心情愉悦、身体放松,从而获得养生与保健的功效。

(2)花木颜色养生法:花木常常是五颜六色的,不同的颜色对人的感觉器官起到的作用也不同,花木中常常含有花青素和叶绿素,这些元素会因为酸碱浓度不同而呈现出不同的颜色,这些颜色对人的视觉和情绪有着不同的作用。红色、黄色、紫色是暖色调,通过视觉信号传递到人的大脑后,使人感觉温暖、兴奋、热烈,能够让人精神振奋、情绪高昂,对低血压、低血糖有辅助治疗作用;而花、草、树木中的白色、蓝色、绿色是冷色调,通过视觉传递到人的大脑的是清爽、闲适、淡雅等平淡的心情,能够让人神清气爽、豁然开朗,对高血压、高血糖、神经衰弱等有辅助治疗作用。

(3)花木香气养生法:花木不仅能够陶冶人的情操,其本身散发出的香气对人的健康也有很大好处。不同的花香会让你的神经受到不同的刺激,如茉莉花散发出的清香味道可以让人神清气爽,而桂花的香甜味道能舒缓人的情绪。中医认为,花香具有安神定气之效,可以帮助人缓解紧张的情绪、消除疲劳、调节血脉,对各种慢性疾病有辅助治疗作用。

(4)养花木养生法:在给花、草、树木浇水、施肥期间,能够锻炼自己的身体,还能够遵循动中取静的养生之道。中医讲求"虚中取静",而养花能够很好地将"虚中取静"的作用体现出来,从而起到养心养性的功效。养花时人们会接触浓度较高的负离子,从而增加自己对新鲜氧气的吸收,负离子对人的神经系统具有保健作用。

3.注意事项

(1)因室养花:室内养花,要根据居室的条件来进行,不可培养太多花木。

(2)注意观察,随时更换:有些花草分泌的香精油会使人头痛,或使患有支气管哮喘的病人发病;有花粉过敏史的人,室内不宜种花。还有一些花(如天竺葵、金盏花、报春花等)不可用手触摸,以免患过敏性皮炎或湿疹等。

(四)垂钓旅游

1.垂钓养生

垂钓是一种户外活动,它不仅能够锻炼身体,也能修身养性,并有益于身体健康,延年益寿。

1)养生机理

(1)锻炼身体:钓鱼往往是远离城区的,不论是采取步行,还是骑车前往,这本身就是一种锻炼。

(2)陶冶情趣:垂钓的去处多是群山环绕、绿林深处或者是秀水清溪之地,这样的环境易使人摆脱城市的喧闹及空气的污染,给人以安静、悠然自得的感觉。

(3)练意养神:垂钓时一方面可以让人身体放松,另一方面又必须思想集中,脑、手、眼配合,静、意、动相助,这样有助于练意养神。

(4)磨炼意志:垂钓需要钓鱼者的耐心和细心。"稳坐钓鱼台"就是一个很好的概括。因此,钓鱼是一种磨炼意志、克服急躁情绪的好方法,有利于培养稳重的性格。

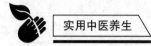 实用中医养生

2）垂钓的注意事项

（1）垂钓时应该注意安全，以防落水；同时不要坐在潮湿处，以免染病。

（2）风湿病病人不可参加这样的活动，以防病情加重，导致身体不适。

（3）垂钓的时间安排适当，不宜过长，不应太过专注于此，更不应因未钓到鱼而垂头丧气，这样就破坏了垂钓养生的初衷了。

2. 旅游养生

旅游是人们与大自然的直接接触，并从中感受其丰富内涵的一种娱乐行为。人们通过游山玩水、探古涉奇、傍文及艺、临宫览寺等多种形式的活动，不仅满足了好奇心、增长了知识，而且促进了身心健康。利用旅游活动来调整心态、解郁强身，可称之为旅游养生。

1）分类

旅游养生以中医理论为指导，根据阴阳五行原理，可将旅游分为动游、静游、怒游、思游、悲游、险游等类别。

（1）动游：指活动性较大的旅游行为，对机体能量的消耗较大。例如，登山涉水、长途旅行、漂洋过海、探险览胜等。动游含有阳刚之美，适合于青壮年人和体力较好者。

（2）静游：指活动性较小的旅游行为，对机体能量的消耗较小。例如，欣赏园林风光和小桥流水、泛舟湖泊、品茗赏月等。静游具有阴柔之美，适合中年人、老年人和体质较弱者。

（3）怒游：凡能导致人们产生情绪起伏的旅游活动称为怒游。例如，游览杭州的岳武坟、河北的卢沟桥、北京的圆明园旧址等，均能激起人们的情绪变化。根据中医五行治病原理，怒游适合思虑过度、情绪郁结的病人的养生需要。

（4）思游：凡能引起人们怀古思绪的旅游称为思游。例如，观游赤壁遗址，往往能激起人们思古之幽情，又如，游览洞庭君山则有怀念湘妃之思。故地重游也能令人追思往昔等。即使是一般的大自然美景，也能引起人们的遐想和深思。思游具有镇惊作用，适合于患有恐慌症的病人。

（5）悲游：凡能引起人们悲伤情绪的旅游活动称为悲游。例如，汨罗江之游使人因凭吊屈原而生悲伤之情。秋冬之季，万物萧条，大地由青绿变为枯黄，观之也有悲秋之感等。悲游具有制怒平肝作用，适合情绪易于激愤者。

（6）险游：凡能导致人们产生惊恐情绪的旅游活动称为险游。例如，游览巴东的丰都鬼城；登临黄山的奇峰险景等，皆属此类。险游具有镇心降火的作用，能调节过度兴奋的情绪，适用于心火过旺者。

这些不同类别的旅游，可以使人的意念与自然达到某种默契，使心神与尘世形成某种和谐，从而渐渐升华到天人合一的境界。俗话说"融景生情"、"情随景变"、"人景交融"、"浑然一体"，就是这个意思。

2）注意事项

（1）要有周密的旅游计划：事先要制订时间、路线、食宿的具体计划，带好导游图、

有关地图,以及车、船时间表及必需的行装。提前预订机票和酒店,这是决定游玩质量的关键,切记选择可靠、安全而且实惠的旅行网预定,避免出现一些不必要的麻烦。

(2)携带小药包:外出旅游要带上一些常用药,因为旅行难免会碰上一些意外情况,随身带上个小药包,做到有备无患。

(3)注意旅途安全:旅游有时会经过一些危险区域景点,如陡坡密林、悬崖蹊径、急流深洞等,在这些危险区域,要尽量结伴而行,千万不要独自冒险前往。

(4)讲文明礼貌:任何时候、任何场合,对人都要有礼貌,事事谦逊忍让,自觉遵守公共秩序。

(5)爱护文物古迹:旅游者每到一地都应自觉爱护文物古迹和景区的花草树木,不可任意在景区、古迹上乱刻乱涂。

(6)尊重当地习俗:我国是一个多民族的国家,许多少数民族有不同的宗教信仰和习俗忌讳。在进入少数民族聚居区旅游时,要尊重他们的传统习俗和生活中的禁忌,切不可忽视礼俗或由于行动上的不慎而伤害他们的民族自尊心。

(7)注意卫生与健康:旅游在外,品尝当地名菜、名点,无疑是一种"饮食文化"的享受,但一定要注意饮食、饮水卫生,切忌暴饮暴食。

 知识链接

一、养生名家——孔子

孔子,中国儒家学派的创始人、伟大的思想家、教育家,一生勤于治学,自强不息,文绩卓著,德侔天地。他活了七十三岁,在当时来说,可谓身健寿长。综观孔子的圣言范行,他的长寿之道可以概括为如下几点。①自强则刚:孔子提倡"自强有为"。众所周知,孔子有一句名言:天行健,君子以自强不息。意思是说,天是以运行不息为健的,人也应当效法上天,自强不息。②大德必寿:孔子提出"仁者不忧","仁者寿","大德必寿"的名言。他认为,有德之人,注重德性的修养,自我人格的完善,心地光明,以仁待人,精神爽朗,邪气难侵,有益于健康长寿。小人则相反,由于其心术不正,损人利己,纤巧势利,耗心伤神,必然有损于身心健康,与长寿无缘。故孔子曰:君子坦荡荡,小人常戚戚。孔子提出的著名的"君子三戒",既是对人的品德修养而言的,又是对人的养生保健而言的。"君子三戒"的具体内容:少之时,血气未定,戒之在色;及其壮也,血气方刚,戒之在斗;及其老也,血气既衰,戒之在得。③强身健体:孔子在百忙中,十分注意健身活动。他在教学中,主张学生应当"通习六艺,臻于三德"。他所说的"六艺"包括:礼(礼节),乐(音乐),射(射箭),御(驾车),书(书法),数(算数)。"三德"的内容包括:智(学识),仁(爱心),勇(勇敢)。可见在他的教学宗旨中,已经包括了"德育、智育、体育、美育"等全面发展的内容。孔子经常和学生一起骑马、射箭、习武、游泳,还经常和弟子们一起外出郊游。

二、养生谚语

笑口常开，青春常在。——民间谚语

笑一笑，十年少。——民间谚语

树怕剥皮，人怕伤心。——民间谚语

一片忠诚是长寿之本，满怀善良是快乐之源。——民间谚语

有德则乐，乐能长久。——《左传》

善摄身，不穷神，不苦形，神形既要，祸患何由而致也。——《医说》

万般补养皆虚伪，唯有操心是要规。——《琼琚佩语》

劳力与劳心并进，手和脑并用。——徐特立

养心莫善寡欲，至乐无如读书。——郑成功

湖边一站病邪除，养心养性胜药补。——民间谚语

【任务实施】

娱乐怡情养生术操作流程见表 3-6-1。

表 3-6-1 娱乐怡情养生术操作流程

操作程序	操 作 步 骤	要 点 说 明
评估	评估身体状况，是否有不适宜娱乐怡情养生术的病症	☆通过望、闻、问、切四诊收集病史资料，再进行分析综合，做出判断
计划	1. 根据评估结果，制订养生方案 2. 选择合适的娱乐怡情养生方法 ✓琴棋书画 ✓舞蹈 ✓花木园艺 ✓垂钓旅游 3. 准备娱乐怡情养生所需的用具	☆制订娱乐怡情养生的计划（方法、时间、地点、强度等） ☆根据对象的健康状况选择适宜的娱乐怡情养生方法（以旅游为例） ✓青壮年人和体力较好者可选择动游 ✓中年人、老年人和体质较弱者可选静游 ✓思虑过度、情绪郁结者可选怒游 ✓患有恐慌症的病人可选思游 ✓情绪易于激愤者可选悲游 ✓心火过旺者可选险游
实施	1. 沟通：向对象解释评估结果和计划内容 2. 指导实施娱乐怡情养生计划 ✓解释养生方法的养生机理 ✓告知不同娱乐怡情养生注意事项 3. 跟踪对象，了解养生效果	☆注意事项（以旅游为例） ✓要有周密的旅游计划 ✓携带小药包 ✓注意旅途安全 ✓讲文明礼貌 ✓爱护文物古迹 ✓尊重当地的习俗 ✓注意卫生与健康

续表

操作程序	操作步骤	要点说明
评价	1. 对不同的娱乐怡情养生术的养生功效有正确认识 2. 对自身的健康状况有正确的认识 3. 能够合理地运用娱乐怡情养生的方法	☆评价娱乐怡情养生术的养生效果 ☆调整下一步养生计划

 能力检测

1. 案例分析:我国古代 230 多个皇帝中,长寿冠军是清朝乾隆皇帝,第二名是南北朝梁武帝。梁武帝 80 多岁还能上阵征战。他乐于读书、勤奋写作,自幼酷爱读书,长于文学,早年与著名文人沈约齐名。当皇帝后还手不释卷,明人辑有《梁武帝御制集》。梁武帝对琴、棋、书、画样样精通,他创制"准音器"4 个,名"通",又制长短不同的笛子 12 支,以应 12 律。他也善书法,"原有集",但已失传。

(1) 梁武帝长寿的秘诀在哪里?

(2) 花木园艺养生法的具体方式有哪几种?简述之。

(罗清平)

 项目小结

精神是指人的精气和元神,精气为有形之实,属阴;元神为无形之虚,属阳。神以精为本,精以神为用;精足则神旺,精衰则神夭。精与神的和谐协调,是健康的标志,反之,精与神的失调,是疾病的征象。中医根据"五行学说"将精神活动分为五种不同的状态——神、魂、魄、意、志,即"五神",同时,将其分别归属于五脏,成为五脏各自生理功能的一部分,由心总统。五脏与五神的关系是:心藏神、肺藏魄、肝藏魂、脾藏意、肾藏志。

精、气、神为人之三宝,三者对人的健康和养生起着至关重要的作用。其中的神为生命的主宰,宜于清静内守,而不宜躁动妄耗,因此古人养生就以调神为第一要义。调神之法,首先要求"精神内守",做到"御神"、"高下不相慕";其次通过"少私寡欲"、"养心敛思",达到清静养神的效果;第三要做到性格开朗、情绪乐观;第四是通过坚定信心和道德修养做到"以德润神"。只有这样才能最终达到身心健康的目标。

　　除了调神之外,精神养生还需要调摄情志,也就是控制好自己的情绪,不使之妄动。情志包括七情和五志,就是指人的情绪变化。七情,即喜、怒、忧、思、悲、恐、惊七种情志变化。七情与脏腑的功能活动有着密切的关系,七情分属五脏,以喜、怒、思、悲、恐为代表,称为"五志","心在志为喜"、"肝在志为怒"、"脾在志为思"、"肺在志为忧"、"肾在志为恐"。七情致病,是直接影响相应的内脏,使脏腑气机逆乱,气血失调,从而导致各种病证的发生。情志调摄方法有四种:其一为节制法,遇事戒怒,并做到宠辱不惊;其二为疏导法,就是直接发泄或疏导、宣散情绪;其三为转移法,通过升华超脱、移情易性和运动移情达到目的;其四为制约法,包括五脏情志制约法和阴阳情志制约法。

　　另外,还有娱乐怡情养生术,也是精神养生的重要手段,就是指通过琴、棋、书、画、舞蹈、垂钓、旅游等方式来达到促进健康、延年益寿目的的一类养生方法。

项目四

吃与喝的养生方法——饮食养生术

学习目标

1. 技术能力要求：懂得饮食养生（饮水、饮茶、饮酒和膳食等养生方法）的基本要求与常用操作方法，能运用饮食养生的方法进行系统规范的养生保健或指导病人进行饮食养生保健。

2. 方法能力要求：能对不同体质进行辨证以指导饮食养生，并能运用现代手段查阅、研究饮食养生的新方法、新手段。

3. 社会能力要求：具有针对保健人群进行饮食养生的宣教能力和较好的沟通能力，具有实施饮食养生的职业素养。

《汉书·郦食其传》说：民以食为天。饮食是保证人类生存不可缺少的条件，饮食是生命活动的表现，是健康长寿的保证，"安谷则昌，绝谷则危"，"安民之本，必资于食"。明代医药学家李时珍曾说过：饮食者，人之命脉也。养生，必须首先从饮食做起，真正懂得吃与喝的科学和方法。

中华民族应用饮食养生保健的历史源远流长，这种活动是伴随着人类长期的生活实践逐步发展起来的。《山海经·修务训》记载："神农尝百草之滋味、水泉之甘苦，令民知所避就，当此之时，一日而遇七十毒。"《黄帝内经》则对饮食养生和饮食治疗作了较为系统的论述，强调饮食要有节制、五味应该调和等观点，指出违背饮食宜忌的原则对人体造成的危害。此外，还提出了一些饮食调理和饮食卫生等方面的具体方法，从而为后世的饮食养生理论与应用奠定了基础。战国时期的医家都很重视应用饮食来防治疾病，扁鹊说："为医者，当洞察病源，知其所犯，以食治之，食疗不愈，然后命药。"汉代出现的我国第一部药物学专著《神农本草经》，共载药物365种，其中有不少食物，如枣、藕、山药、芡实、蜂蜜、薏苡仁等，被列为具有强身保健、延年益寿的上品。被后世尊称为药王的唐代医家孙思邈撰写了《备急千金要方》一书，书中专辟《食治篇》，是现存最早的营养学专论，其中详细介绍了食治理论和谷、肉、果、菜等154种食物对养生保健和防治疾病的作用。元代忽思慧著《饮膳正要》一书，这是一部较为完整的营养学专著，其中介绍了200多种特别是少数民族所常用的食物，对食补理论与应用以及普通膳食中添加治疗性药物的方法也有所发展。明代李时珍《本草纲目》收载了200余种具有保健作用的食物，养生食疗方剂有数百种之多。综上所述，几千年来，我国已逐渐形成了一套具有中华民族特色的饮食养生理论，在保障人民健康方面发挥了巨大作用。

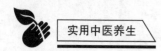

随着经济的发展,人民生活水平显著提高,对健康也提出了更高的要求,养生保健成为热点话题,富于中国传统的保健膳、御膳、药膳餐馆,正日益出现在国内各大城市中,各种中医养生书籍不断涌现。本项目旨在介绍科学的中医饮食养生方法,引导人们在日常生活中,注意饮食方法及饮食宜忌的规律,根据自身的需要选择适当的方法进行补养,从而保证人体健康,并提高人体新陈代谢的能力,益寿延年。

任务7 饮水养生术

案例引导

杨先生患痛风,最近听说痛风病人每天大量饮水可以促进尿酸排泄,预防血液中尿酸过高。但杨先生不清楚自己一天应该喝多少水? 什么时间喝水最合适?

(1) 不同疾病的饮水有什么要求?

(2) 喝水应该注意哪些问题?

(3) 请你帮助杨先生制订合适的饮水保健计划。

一、相关知识

水由氢和氧组成,是自然界分布最广的物质。水是生命之源,也是我们生活中最不可缺少的物质。饮水,是每人每天都要完成的重要"任务"之一,也是养生保健的重要话题。如何健康饮水,则是每个人都需要了解的基本常识。

人如果不吃饭的话,仍能存活几周,但要是不喝水,几天后就会脱水而死。研究证明,人体内水分约占体重的 2/3,不同的组织器官中水的分布是不同的。血液中水的含量约占 90%,心脏、肌肉、骨骼分别含有 80%、75%、20% 的水分。水主要负责消化食物、传送养分、保持各关节和内脏器官的湿润、调节人体的温度。当体内水分充足时,人体的各个组织都能有效地工作。但是,当体内缺水时,就会导致身体疼痛、组织损伤和各种各样的健康问题。水本身就是一种最重要的营养素,任何饮料都无法替代。掌握科学的喝水方法,可以达到养生保健、延年益寿的目的。

二、饮水养生方法

(一) 水质选择

古人很早就意识到水质对健康的影响,如周易"井"卦有"井泥不食,井洌、寒泉食"和"口收勿幕,有孚,元吉"的描述,《吕氏春秋》也指出:"轻水所,多秃与瘿人;重水所,多尰与躄人;甘水所,多好与美人;辛水所,多疽与痤人;苦水所,多尪与伛人。"李时珍在

《本草纲目》指出:"凡井水有远从地脉来者为上,有近处江湖来者次之,其城市近沟渠杂入者,成碱,用须煎滚,停一时,候碱澄乃用之,否则气味俱恶,不堪入药、食、茶、酒也。"

随着经济的迅速发展,化学物质对水的污染越来越引起社会关注,饮用水水质卫生标准更引起了有关部门的重视。为了和国际先进标准接轨,我国于 2001 年 6 月颁布了《生活饮用水卫生规范》,自 2001 年 9 月 1 日起实施。《生活饮用水卫生规范》在《生活饮用水卫生标准》(GB 5749—85)的基础上修改而成,它加强了对有机污染的监测,是一个既符合国情,又与国际接轨的生活饮用水卫生规范。其中生活饮用水水质标准主要有如下三项基本要求。①为防止介水传染病的发生和传播,要求生活饮用水不含病原微生物。②水中所含化学物质及放射性物质不得对人体健康产生危害,要求水中所含的化学物质及放射性物质不引起急性中毒和慢性中毒及潜在的远期危害(致癌、致畸、致突变作用)。③水的感官性状是人们对饮用水的直观感觉,是评价水质的重要依据。生活饮用水必须确保感官良好,为人民所乐于饮用。

(二)饮水量

水是良好的溶剂,能够溶解摄入体内的营养物质并进行分解,使之发生化学变化,易于被人体内各组织、器官的细胞所吸收。人的体温调节、血液循环、维持新陈代谢、保持体液压力都离不开水。水是人体各种营养素的制造厂,也是体内代谢废物的输送带。为了有效地维持体内的动态平衡,保证生命的基本需要,研究表明,一个健康的成年人每天摄入的水量应该在 2500 mL 左右,儿童或老年人可酌情增减。

(三)饮水时间

根据个人不同的生活习惯,养成按时、定量喝水的生活规律,对养生保健十分重要。一般来讲,每天最好掌握这样几个适宜喝水的关键时刻。晨起一杯保健水,清晨可以说是一天之中补充水分的最佳时机,每天起床先喝一杯约 250 mL 的白开水,因为清晨饮水可以使肠胃马上苏醒过来,刺激蠕动、防止便秘,更重要的是,经过长时间的睡眠后,血液浓度增高。这个时候补充水分,能迅速降低血液浓度,促进循环,让人神清气爽,恢复清醒。餐前宜空腹饮水,早、中、晚三餐之前约 1 h,应该喝一定数量的水。饭前空腹喝水,水在胃内只停留 2～3 min,便迅速进入小肠并被吸收进入血液,1 h 左右可补充到全身组织、细胞,供应体内对水的需要,因此,饭前补充水分很重要。尤其是早餐前,因为睡了一夜,时间较长,人体损失水分较多,早上醒来,多饮些水是非常重要的。睡前一杯水。人体在睡眠的时候会自然发汗,在不知不觉中流失水分及盐分,而睡眠的八小时内,身体无法补充水分,这就是为何起床会觉得口干的原因。睡前半小时要预先补充水分、电解质,让身体在睡眠中仍维持平衡状态,同时降低尿液浓度,防止结石发生率。

另外,夏天运动后会大量失水,但不能快速大量地饮水,而要"细水长流"。为弥补运动的失水,应该在运动前、运动中、运动后给予补充,一般在运动前饮水 300～500 mL,在运动中每隔 15 min 饮水 150～250 mL,在运动后再补足所需的水分。

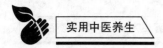

（四）不同疾病的饮水要求

1. 肾脏病

有慢性肾功能不全、肾病的病人，不宜多喝水。慢性肾功能不全或肾脏衰竭的病人由于其肾脏功能逐渐丧失，无法正常地排泄水分及盐分；肾病病人因体内蛋白质会经尿液大量流失，降低了血渗透压，如果过量地喝水，就会使水肿变得更加严重。

2. 心脏病

心脏病病人，特别是心脏衰竭的病人，会因肾脏血流与灌注功能不正常，无法使身体水分顺利排出，因此全身容易产生水肿。如果饮用过量的水，就会增加心、肺等脏器的负担，甚至诱发低钠血症，出现恶心、呕吐、全身抽搐、昏迷等危险症状。

3. 肝功能异常伴腹水

肝功能异常的病人，除了本身不能合成身体中的血蛋白之外，其他原因也会造成水肿。因此，血渗透压降低，水分容易堆积在组织中，会出现腹部、胸部积水现象。此类病人不宜多喝水，以免加重水肿症状。如果身体一旦出现水肿，应根据水肿的实际情况限制日常摄取的水量。

> **小贴士：喝饮料不能代替饮水**
>
> 许多人不爱喝水，而喜欢喝带气、带甜味、带酸味的饮料。其实饮料不能代替饮水，饮料不但容易造成厌食与厌水，长期下去还会造成营养缺乏症，且饮用过多酸性饮料会使机体血液呈酸性，不利于血液循环，且肌肉内乳酸堆积多，容易产生疲劳感，进而导致机体免疫力下降，并容易患感冒、龋齿、牙周炎等多种疾病。

4. 肥胖

研究表明，适当多饮水是减轻体重的关键。因为水不含能量、脂肪和胆固醇，而且钠含量也低，是一种天然的食欲抑制剂。机体摄水多，可使脂肪沉积少，反之会增加其沉积。肝脏的含水率70%，其主要功能之一是分解代谢脂肪。若体内水分充足，可使肝功能增强，这样可使脂肪代谢多、储存少。同时喝水占据了胃内空间，其饱足感会减缓饥饿，减少正常的食量，有利于身体进行脂肪代谢。肥胖病人，每日饮冷开水 8～12 杯，可有助于减肥。

5. 痛风

痛风病人主要是由于血中的尿酸浓度增高，尿酸结晶增加并堆积在组织中，从而引起痛风。若痛风病人每天饮用大量水，就可以促进尿酸排泄，预防血液中尿酸值过高。尿酸偏高或痛风病人每天至少饮水 2500 mL，其中晨起饮用 500 mL，日间可每隔 3～4 h 饮用 1 杯水，晚上睡觉前也可适量饮水。

6. 便秘

当身体得不到足够的水分时，代谢将从体内获取必要的水分，而直肠就是一个主要的内部水源。这种情况一旦发生，便秘就随之而来，出现粪便含水量少，质地坚硬，加上肠道收缩运动迟缓，可使粪便移动速度变慢，导致便秘。医治便秘，除了调整饮食结构（多食粗纤维食品）外，多饮水是解除便秘的首要良策。增加饮水量不仅可以避免肠道缺水,增加粪便的含水率,软化粪便,使其易于排出,而且吸足水分的粪便还会刺激大肠,增加蠕动次数。

7. 长期卧床

许多卧床病人为了减少小便次数,常减少饮水量,这样可能会引发尿路结石。如果饮水太少,排尿减少,废料增多,就容易形成微小结石,还会诱发尿路感染。长期卧床病人,在病情允许的情况下,应多饮水以增加尿量,及时排除体内的废料。

 知识链接

养生名家——庄子:不慕虚荣,怡然自得

庄子,男,约公元前369—公元前286年,宋国蒙(今河南商丘东北,一说今安徽蒙城县)人,战国时期伟大的思想家、哲学家和文学家,道家学说的主要创始人。《庄子·秋水》讲了一个故事:庄子正在濮水之上钓鱼,楚威王派两名使者前来劝说他到楚国去做官。庄子问使者:"我听说楚国有一只神龟死了已三千年,现仍供奉在庙堂之上受人祭拜,请问这只乌龟是愿意死了留壳受人祭拜,还是希望活着在泥水地里爬行呢?"使者回答:"宁生而曳尾涂中。"于是,庄子告诉使者:"往矣,吾将曳尾涂中。"意思是你们回去吧,我愿意做那摇摆尾巴而在泥水地里爬行的活乌龟。这说明不慕虚荣,不求高官厚禄,宁愿无拘无束地在家过着自由自在的平淡生活,而怡然自得。

【任务实施】

饮水养生术操作流程见表4-7-1。

表4-7-1　饮水养生术操作流程

操作程序	操 作 步 骤	要 点 说 明
评估	评估体质 (1)身体基本情况; (2)健康状况; (3)疾病类型	☆评估对象身体基本情况 ☆询问对象患病情况 　√痛风病人
计划	1.制订养生方案 2.选择合适的饮用水	☆制订饮水养生的计划 ☆根据对象的身体基本情况、患病情况选择适宜的饮用水 　√适合长期饮用的水应该来自优质的水源,呈弱碱性,富含人体所需的各种矿物质 　√老人、儿童不宜常喝纯净水

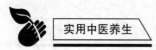

续表

操作程序	操作步骤	要点说明
实施	1.沟通:向对象解释评估结果和计划内容 2.指导实施饮水养生计划 (1)纠正饮水不良习惯; (2)指导不同疾病的饮水要求; (3)告知注意事项 3.跟踪对象,了解养生效果	☆不良习惯 　✓等到口渴时再喝水 　✓喝饮料代替饮水 　✓长期喝纯净水 ☆不同疾病饮水要求 　✓痛风病人每天至少饮水 2500 mL 　✓慢性肾病、心脏病、肝病病人不宜多饮水 　✓肥胖、便秘、长期卧床病人适宜多饮水 ☆注意事项 　✓喝水要做到常喝不渴,不能渴了急喝 　✓饭后不宜立即喝水,最好过半个小时再喝水为好
评价	1.对不同饮用水的养生功效有正确认识 2.对自身的健康状况有正确的认识 3.能够合理地运用饮水养生的方法	☆评价饮水养生的效果 ☆调整下一步养生计划

 能力检测

1. 简答题
(1) 简述饮水的保健作用。
(2) 不同疾病的饮水有什么特点?
(3) 饮水时间和饮水养生保健有什么关系?

2. 案例分析

赵奶奶,66 岁,患慢性肾炎 6 年余。最近听别人说多喝水有利于健康,开始每天喝 2500 mL 纯净水。近日老是感觉全身乏力、没有胃口。

(1) 赵奶奶的疾病状况是否适合每天大量饮水?是否适合饮用纯净水?
(2) 你能否帮助赵奶奶选择一种比较适宜的饮用水,并且指导其饮水保健?

(石君杰)

任务8 饮茶养生术

案例引导

　　岳父即将60岁大寿,小陈准备送一些上等的茶叶为岳父祝寿。到了茶叶店一看小陈犯难了,货柜上陈列了数十种茶叶,红茶、绿茶、普洱茶、黑茶、花茶等,据说都有不同的功效,想到岳父比较肥胖,患有高脂血症、高血压等疾病,到底要选择哪一种茶叶才合适呢?

　　(1) 不同茶叶的保健作用有何差异?

　　(2) 如何为不同体质的人选择合适的饮茶保健方法?

　　(3) 你能否帮助小陈选择合适的茶叶?

　　茶是一种历史悠久的保健饮品,是中华民族的举国之饮。东方人习惯把可以泡着喝的东西都叫"茶",如奶茶、酥油茶、芝麻茶,等等。但从专业角度而言,茶一定是指"从茶树上采下来的芽、叶,经加工而成的饮料"。茶与咖啡、可可并称为世界三大饮料之一,被誉为21世纪最健康的饮料,茶中不仅含有咖啡因、可可碱,更含有茶叶碱以及其他对人体有益的成分,这使得茶比咖啡、可可口味更平和、功能更丰富、接受的人群更广泛。

一、茶、茶道与茶文化

　　中国人饮茶历史悠久,发于神农,闻于鲁周公,兴于唐朝,盛于宋代。中国茶文化糅合了中国儒、道、佛诸派思想,独成一体,是中国文化中的一朵奇葩,芬芳而甘醇。

(一)茶的渊源

1.茶的起源

　　中国是最早发现和利用茶树的国家,被称为茶的故乡,文字记载表明,我们祖先在3000多年前已经开始栽培和利用茶树。成书于西汉时期的我国第一部药学专著《神农本草经》记载:神农尝百草,日遇七十二毒,得茶而解之。据考察,"茶"字最早大约出现在唐朝中期,在此之前,"茶"是用多义字"茶"表示的。

　　据可查的大量实物证据和文史资料显示,世界其他国家的饮茶习惯和茶树种植都来自中国。茶的发源地在中国中西部山区,唐·陆羽《茶经》云:茶者,发乎神农氏,起于鲁周公;茶者,南方之嘉木也,一尺二尺乃至数十尺……巴山峡川(现今重庆西和湖北西,正是当今之神农架地区)有两人合抱者,伐而掇之。

　　茶树的起源,历来争论较多,随着考证技术的发展,现逐渐达成共识,即中国是茶树

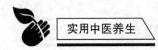

的原产地,并确认中国西南地区,包括云南、贵州、四川是茶树原产地的中心。由于地质变迁及人为栽培,茶树开始由此普及,并逐渐传播至世界各地。

2. 古代的饮茶

"茶"字的基本意义是"苦菜",上古时期人们对茶还缺乏认识,仅仅根据它的味道,把它归于苦菜一类。起初人们将大的茶叶放在水中煮,茶汤用作药用,嫩叶则作为蔬菜食用,随着时间的推移,茶慢慢成为一种珍贵的食品,只为皇家御用。

秦汉以来,由于茶的珍贵,成为一种奢侈的饮品,有钱人士仅用它来宴请上宾。逐渐的,茶慢慢发展成为了酒的替代品。魏晋、南北朝开始出现了一些以茶养廉示俭的事例。

茶作为一种饮料兴盛时期是在唐朝,这一时期也是茶文化形成的主要时期。茶的饮用上至皇宫显贵、文人雅士,下至黎民百姓,直至僧侣道士,全国上下几乎所有人都饮茶。《旧唐书·李玉传》曰:茶为食物,无异米盐,于人所资,远近同俗,既怯竭乏,难舍斯须,田间之间,嗜好尤甚。茶的饮用越来越普遍,文人雅士嗜茶众多,开始将茶与诗词歌赋结合起来。如大诗人白居易,一生嗜茶,每天吃早茶("起尝一瓯茗"《官舍》),午睡起一碗茶("起来两瓯茗"《食后》),晚茶("晚送一瓯茶"《管闲事》)。许多著名的诗词歌赋出现于那个时代。世界著名的第一本完整的茶书《茶经》也出于同期。同时,做茶的技术也随之而日益进步,人们饮茶的方式从原先的熬煮茶汤变成了只将沸水冲入干制的茶叶以得茶汤。茶成为人们交流的纽带,友谊的桥梁。人们喜欢聚在一起,泡壶好茶,吟诗作乐,享受美好时光。

（二）茶叶的种类

茶叶主要分为绿茶、红茶、青茶、白茶、黄茶、黑茶和再加工茶。

1. 绿茶

绿茶又称不发酵茶。以适宜茶树新梢为原料,经杀青、揉捻、干燥等典型工艺制成。按其干燥和杀青方法不同,一般分为炒青、烘青、晒青和蒸青绿茶,绿茶形成了"清汤绿叶,滋味收敛性强"等特点。绿茶是历史最早的茶类,距今 3000 多年,也是我国产量最大的茶类,产区主要分布于浙江、安徽、江西等省。代表茶有西湖龙井、信阳毛尖、碧螺春、太平猴魁、六安瓜片等。

2. 红茶

红茶又称发酵茶。以适宜制作本品的茶树新芽为原料,经萎凋、揉捻、发酵、干燥等典型工艺过程精制而成。其汤色以红色为主调,故得名。红茶可分为小种红茶、工夫红茶和红碎茶,为我国第二大茶类。云南滇红工夫、安徽祁门工夫、福建正山小种红茶、坦洋工夫、浙江宁红等中国最好的红茶与印度红茶、斯里兰卡红茶、肯尼亚红茶并属世界上最好的红茶。

3. 乌龙茶

乌龙茶又称青茶,半发酵茶,是我国几大茶类中,独具鲜明特色的茶叶品类。乌龙茶综合了绿茶和红茶的制法,其品质介于绿茶和红茶之间,既有红茶的浓鲜味,又有绿茶的清气、芬香,故有绿叶红镶边的美誉。乌龙茶的药理作用,突出表现在分解脂肪、减肥健美等方面。在日本被称之为美容茶、健美茶。代表茶有文山包种茶、安溪铁观音、冻顶乌龙茶、武夷大红袍。

4. 白茶

白茶属轻微发酵茶,是我国茶类中的特殊珍品。因其成品茶多为芽头,满披白毫,如银似雪而得名。主要产区在福建省(台湾省也有少量生产)建阳、福鼎、政和、松溪等县。白茶的制作工艺,一般分为萎凋和干燥两道工序,而其关键在于萎凋。白茶制法的特点是既不破坏酶的活性,又不促进氧化作用,且保持毫香显现,汤味鲜爽。主要品种有白牡丹、白毫银针。

5. 黄茶

人们从炒青绿茶中发现,由于杀青揉捻后干燥不足或不及时,叶色即变黄,于是产生了新的品类——黄茶。黄茶属发酵茶类,黄茶的制作与绿茶有相似之处,不同点是多一道闷堆工序。这个闷堆过程是黄茶制法的主要特点,也是它同绿茶的基本区别。黄茶按鲜叶的嫩度和芽叶大小,分为黄芽茶、黄小茶和黄大茶三类。四川蒙顶黄芽、蒙顶石花、湖南的君山银针、广东黄大茶、黄小茶、温州黄汤、莫干黄芽等都是上等黄茶。

6. 黑茶

黑茶是我国生产历史十分悠久的特有茶类。在加工过程中,鲜叶经渥堆发酵变黑,故称黑茶。黑茶既可直接冲泡饮用,也可以压制成紧压茶(如各种砖茶)。主要产于湖南、湖北、四川、云南和广西等省或自治区。因以销往边疆地区为主,故以黑茶制成的紧压茶又称边销茶。黑茶传统上以云南普洱茶、广西六堡黑茶最为有名,都曾经是贡品。另产于四川、湖南、湖北等地的茯砖茶、黑砖茶、花砖茶、康砖茶、青砖茶、金尖茶等都是上好的黑茶。

7. 再加工茶

以上述基本茶类为原料经再加工而成的产品称为再加工茶。它包括花茶、紧压茶、萃取茶、果味茶和药用保健茶等,分别具有不同的品味和功效。其代表有茉莉花茶、珠兰花茶、沱茶、速溶茶等。

(三)茶叶的保质期

茶叶是有保质期的,但与茶的品种有关,不同的茶保质期不一样。像云南的普洱茶、少数民族的砖茶,陈化的反而好一些,保质期可达 10 到 20 年。又如武夷岩茶,隔年陈茶反而香气馥郁、滋味醇厚;湖南的黑茶、湖北的茯砖茶、广西的六堡茶等,只要存放得当,不仅不会变质,甚至还能提高茶叶品质。

一般的茶,还是新鲜的比较好。如绿茶,保质期在常温下一般为一年左右。不过影响茶叶品质的因素主要有温度、光线、湿度。如果存放方法得当,降低或消除这些因素,则茶叶可长时间保质。

判断茶叶是否过期,主要有以下几个方面:看它是不是发霉,或是否出现陈味;绿茶是不是变红,汤色是否变褐、暗,滋味的浓度、收敛性和鲜爽度是否下降。此外,看它包

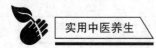

装上的保质期,另外如果是散装茶叶,最好不要超过 18 个月再冲饮。

(四)茶道

茶道是烹茶饮茶的艺术,是一种以茶为媒的生活礼仪,也被认为是修身养性的一种方式,它通过沏茶、赏茶、闻茶、饮茶,增进友谊、美心修德、学习礼法。喝茶能静心、静神,有助于陶冶情操、去除杂念,这与提倡"清静、恬澹"的东方哲学思想很合拍,也符合佛道儒的"内省修行"思想。茶道精神是茶文化的核心,是茶文化的灵魂。

茶道是通过品茶活动来表现一定的礼节、人品、意境、美学观点和精神思想的一种行为艺术。它是茶艺与精神的结合,并通过茶艺表现精神。兴于中国唐代,盛于宋、明代,衰于清代。中国茶道的主要内容讲究五境之美,即茶叶、茶水、火候、茶具、环境,同时配以情绪等条件,以求"味"和"心"的最高享受,被称为美学宗教,以和、敬、清、寂为基本精神的日本茶道,则是承唐宋遗风。

(五)茶文化

茶文化是中国传统文化的重要组成部分。从广义上讲,茶文化包括茶的自然科学和人文科学两方面,是指人类社会历史实践过程中所创造的与茶有关的物质财富和精神财富的总和。从狭义上讲,着重于茶的人文科学,主要是指茶对精神和社会的功能。由于茶的自然科学已形成独立的体系,因而,现在常讲的茶文化偏重于人文科学,是人们在长期的沏茶、赏茶、闻茶、饮茶、品茶等生活实践活动中形成的习惯和中华传统文化内涵礼仪相结合形成的一种具有鲜明中国文化特征的文化现象,也可以说是一种礼节现象。其内容十分丰富,涉及科技教育、文化艺术、医学保健、历史考古、经济贸易、餐饮旅游和新闻出版等多个方面。

二、饮茶养生保健

(一)茶的养生作用

1. 历代认知

利用茶叶作为药物进行保健养生,在我国超过四千年的历史,记载茶叶治疗和保健作用的医书历代屡见不鲜。《神农本草经》最早记载:茶味苦,饮之使人益思、少卧、轻身、明目;神农尝百草,日遇七十二毒,得茶而解之。晋·张华《博物志》言:饮真茶,令人少眠。唐·孙思邈《千金翼方》载:"茗,味甘苦微寒,无毒,主痿疮,利小便,去痰热渴,令人少睡。"唐·陆羽《茶经》说:"茶之为用,味至寒,为饮最宜……若热渴、凝闷、脑疼、目涩、四肢烦、百节不舒,聊四五啜,与醍醐、甘露抗衡也。"唐·陈藏器《本草拾遗》言:"诸药为各

> **小贴士:品茗与斗茶**
>
> 品茗,由主人邀请三五知己,将泡好的茶,盛在小酒杯一样大小的茶盅内,像饮酒那样细细品尝。
>
> 斗茶是在品茗的基础上发展起来的,起于唐朝"茗战",盛于宋朝,它是古时有钱有闲文化的一种"雅玩",用以比赛茶的好坏之意,是惠州传统民间风俗之一。

病之药,茶为万病之药;久食,令人瘦,去人脂;止渴除疫,贵哉茶也。"南宋时期日本僧人荣西《吃茶养生记》载:"茶乃养生之仙药,延年之妙术;山若生之,其地则灵;人若饮之,其寿则长。"明·顾元庆《茶谱》载:"人饮真茶能止渴,消食,除痰,少睡,利水道,明目,益思,除烦,去腻,人固不可一日无茶。"李时珍在《本草纲目》中说:"茶苦而寒,最能降火;火为百病,火降则上清矣。"

唐·刘贞亮把饮茶的益处表述为"十德":以茶散郁气,以茶驱睡气,以茶养生气,以茶除病气,以茶利礼仁,以茶表敬意,以茶尝滋味,以茶可行道,以茶可雅志。这种认识已经将茶叶的保健作用上升到礼仁敬意、行道雅致的精神养生层面。

纵观古今中外,有诸多关于茶叶作为药用、饮用的论著,总的来说,茶叶不仅具有抗衰老、防龋齿、防贫血、防肥胖、防癌抗癌、防辐射的明显效果,而且对治疗贫血症、高血压、冠心病、糖尿病等也具有良好作用。同时,经常饮茶还能防治感冒,提神解倦,解热止渴,除腻消食,清心明目,消炎杀菌,利尿解毒,健脑益思,延年益寿。

2. 常用养生茶验方

(1) 泡过的细嫩茶叶,切勿扔掉,洗净后用来炒蛋或炒瘦肉,滋味鲜美,营养丰富。

(2) 收集冲泡过的茶叶,洗净晒干,做成枕头,有疏风清热止痛的功效。

(3) 用新鲜凉浓茶水洗眼睛或点眼,可使眼睛明亮、爽快,对治沙眼、角膜炎、结膜炎等眼病均有一定疗效,若敷疗疲倦的眼皮,可减轻痛苦。

(4) 将细绿茶嚼碎,然后用凉开水调匀敷患处,可治脚气病。

(5) 老年茶丛的茶叶10~15 g,每天三次泡饮,连服半月,可治糖尿病轻者。

(6) 川芎、茶叶各6 g制粗末,沸水冲泡代茶喝,可治头风病、偏头痛、正头痛等。

知识链接

茶的保健作用成分

茶叶中成分比较复杂,具有保健作用的成分主要包括茶多酚、咖啡因、氨基酸、色素、维生素、酯多糖、矿物质、芳香物等八大类。

多酚类(又叫茶多酚或茶单宁),是一类以儿茶素为主体的生物化合物,茶多酚含量占鲜叶干物重的15%~28%。提纯的茶多酚是白色粉末,味苦。实验证明茶多酚是降血脂的良药,这就是喝茶减肥的依据,也是高脂血症病人追捧茶的缘由。

鲜叶中主要的生物碱有三种:咖啡因、茶叶碱、可可碱。咖啡因有兴奋中枢神经的作用(即提神),茶叶碱、可可碱有中和作用,它能舒缓纯咖啡因对心脏的刺激作用,这就是为什么说茶是最健康的饮料,喝茶比喝咖啡、可可更健康的理由。提纯的生物碱是白色粉末,味苦涩,同茶多酚一起构成了茶的基本滋味——苦涩。绿茶的收敛性就是指喝茶时感觉到的这种苦涩。

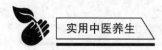

茶叶里的成分大多具有抗衰老、抗癌、抗辐射、消炎、利尿、明目、助消化、减轻重金属毒害、减轻烟酒毒害、防龋齿等作用。

（二）不同茶叶保健作用特点

1. 绿茶

绿茶未经过发酵，保持了原有的绿色，条索紧结光润，汤清色绿，茶叶浓厚鲜爽，收敛性强。绿茶含维生素 C 和茶多酚较多，具有保健作用，如防止血管硬化、降血脂等。绿茶能有效阻断人体内亚硝胺的形成，抗癌作用优于红茶，但是一般认为，老年人不宜饮绿茶，特别是有习惯性便秘的老人，因为饮绿茶可加重便秘。青春发育期的男女适宜饮绿茶，文字工作者更适合饮绿茶。

2. 红茶

红茶经过充分发酵，其特点是色泽乌润，条索紧结，茶汤呈深橙色或金黄色，红茶能强胃、利尿、抗衰老，研究发现，红茶延寿作用十分显著。体力劳动者饮红茶最适宜，妇女产后饮红茶加红糖最好。

3. 乌龙茶

乌龙茶是半发酵茶，兼有红茶、绿茶两者之长，既有红茶的甘醇，又有绿茶的鲜浓，清烈醇厚，浓而不涩，清香扑鼻。乌龙茶含咖啡因少，男女老少都适宜，且有明显利尿作用，也是减肥的良药。

4. 黑茶

黑茶一般紧压成茶砖，品种有花砖、青砖、伏砖、康砖、米砖、黑砖、沱茶、饼茶等。黑茶具有较好的降脂减肥作用，以牛、羊为主食的游牧民族特别喜爱黑茶，对高血压、高脂血症、冠心病等心脑血管疾病有着较好的预防作用。据说，法国年轻妇女喜欢饮中国的普洱茶，称普洱茶为"刮油茶"、"消瘦茶"。

5. 花茶

花茶是再加工茶，由青茶配以香花窨制而成。花茶以香气为特长，汤色清晰，滋味浓厚，鲜而不浊，香而不浮，兼有花和茶的双重功能。我国北方人一般喜欢饮花茶。花茶具有疏肝解毒、理气调经作用，更年期的中年妇女和经期前、后的少女，情绪往往烦躁不安，饮花茶有助缓解。肝病病人，前列腺炎或前列腺肥大者，都宜饮花茶。

（三）饮茶的方法

1. 冲泡方法

有人泡茶是抓一把丢在杯里冲上开水，喝一天；还有人泡茶必表演茶艺、茶技，这两种都不好。泡茶是为了喝，只要好喝，喝了不伤身就行。一般泡茶时杯要干净，手要干净没有异味，能用茶匙取茶最好，用开水把茶润一道（就是洗一道，也可称醒茶，也有主张好茶不洗的，也有主张普洱茶洗两次的），然后再冲泡就能喝了。泡好的每道茶最好是倒出来喝，就是不能老泡着。泡绿茶用的水温 80 ℃左右，红茶、黄茶、花茶90 ℃，其他茶特别是老茶（如熟普洱、铁观音、岩茶等）要用 100 ℃的水才好。

2. 不同时间饮茶

早上饮绿茶、乌龙茶、生普洱茶等提神；中午、下午饮花茶、黄茶、红茶、铁观音去腻除烦；晚上饮熟普洱茶、黑茶、岩茶等益气平和。

3. 四季饮茶

春季人体处于舒发之际，可选择红茶、普洱茶、浓香型铁观音、岩茶等，这样的茶既有温性，又有活性而更利于散发冬天积郁在人体内的寒邪，促进人体阳气生发，使人精神振奋、消除春困。

夏季饮绿茶、乌龙茶、生普洱茶，既消暑解热，又增添营养。喜爱冰镇饮料者、女性、胃寒者，宜饮用发酵程度较高的茶，如红茶、熟普洱茶，味醇性温、回甘生津、消脂除腻，还养胃护胃。

秋季天气干燥，宜喝半熟发酵程度的普洱茶，也可生茶和熟茶混用，取两者功效。常饮能润肤、益肺、生津、润喉，清除体内余热，对金秋保健大有好处。

冬季养生重在御寒保暖，提高抵抗力。喝熟普洱茶、红茶、老岩茶，其色调褐红、暖意满怀、善蓄阳气、生热暖腹、强身补体。

（四）饮茶的注意事项

茶作为一种有益身心健康的良好饮料，副作用极少。但是现代科学告诉我们，长期过量饮茶，对身体健康是不利的。饮茶一定要适量。胃寒的人，不宜过多饮茶，特别是绿茶，否则等于雪上加霜，越发引起肠胃不适；神经衰弱者和患失眠症者，睡前不宜饮茶，更不能饮浓茶，不然会加重失眠；一般不应该用茶水咽药，以免降低药效，正在哺乳的妇女也要少饮茶，因为茶对乳汁有收敛作用。

三、为不同的人选择合适的茶

喝茶者会出于不同的目的，目的不同选择的茶类就不同、喝的方式和量也不同。但都应了解茶的本质是怎么回事，掌握基本的冲泡技巧，做到科学饮茶，才能满足各自的需要。

（一）不同体质喝茶的选择

中医认为人的体质有燥热、虚寒之别，燥热体质者，应喝凉性的茶，如绿茶、黄茶、生普洱茶、白茶、部分乌龙茶；虚寒体质者，应喝温性的茶，如黑茶、熟普洱茶、岩茶、红茶等。身体肥胖而体热者，喝凉性的茶；身体肥胖而体虚者，喝温性的茶，除了可去脂减肥作用外，还可调节体内生理平衡。这只是一般规律。

有抽烟、喝酒习惯，上火、热重、较胖者喝凉性茶；肠胃不适、睡眠不好、消化吸收功能差、体寒者应喝温、暖性茶，特别值得一提的是，老年人和处于亚健康的人比较适合饮用红茶、熟普洱茶、老岩茶、黑茶，根据自己的情况可在茶中加奶、糖、姜汁、柠檬汁调饮或熬煮后饮用。妇女经期前后以及更年期，性情烦躁，饮用花茶有疏肝解郁、理气调经功效。常年食牛、羊肉较多的人，可以多喝些砖茶、饼茶等经过后发酵的紧压茶，如普洱茶、黑茶，有助于脂肪食物的消化。青年人正处发育旺盛期，以喝绿茶为好。

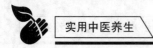

（二）不同职业喝茶的选择

经常在电脑前工作的人可选择绿茶、黄茶、白茶、乌龙茶、生普洱茶作为防辐射饮料；经常接触有害物质的工作人员，可以选择绿茶作为劳动保护饮料；脑力劳动者、军人、驾驶员、运动员、歌唱家、广播员、演员等，为了提高大脑的敏捷程度，保持头脑清醒、精神饱满，增强思维能力、判断能力和记忆力，可以选用绿茶。

 知识链接

养生名家、趣事："茶圣"陆羽与《茶经》

陆羽（公元 733—约 804 年），唐朝复州竟陵（今湖北天门市）人。从小生活在寺院里，是由老和尚抚养大的。对茶树、茶、茶道有着广泛而深入的研究，写出了世界上第一本茶学专著《茶经》。卷上介绍了茶树的起源、分布、适生条件、栽种、品种、采茶、做茶，卷中介绍了相关器皿，卷下介绍了茶怎么煮、怎么泡、怎么喝、用什么水以及相关故事。这是人类第一次全面系统的对茶的描述，对后世乃至今天的茶研究都有重要的指导意义。

【任务实施】

饮茶养生术操作流程见表 4-8-1。

表 4-8-1　饮茶养生术操作流程

操作程序	操作步骤	要点说明
评估	评估体质 (1)身体基本情况； (2)健康状况； (3)辨证分析	☆主要评估对象属于阳性或阴性体质（详见体质养生项目） ☆询问对象患病情况
计划	1.制订养生方案 2.选择合适的茶叶 3.准备饮茶的相关用具	☆制订饮茶养生的计划 ☆根据对象的体质、患病情况选择适宜的茶叶 √阳性体质者一般选用绿茶、青茶 √阴性体质者一般选用红茶、黑茶 √脾胃虚寒者建议用黑茶 √脑力劳动者选用绿茶清脑醒神 √高脂血症、肥胖者宜用黑茶

续表

操作程序	操作步骤	要点说明
实施	1.沟通：向对象解释评估结果和计划内容 2.指导实施饮茶养生计划 (1)纠正饮茶不良习惯； (2)指导不同茶叶的冲泡方法； (3)告知注意事项 3.跟踪对象，了解养生效果	☆冲泡方法 √绿茶不宜高温冲泡，70～80 ℃水温为宜，采用后投冲泡法 √青茶宜用滚开水冲泡 √黑茶宜煮茶 ☆注意事项 √饮酒后不宜饮浓茶 √夜间一般不要饮绿茶、青茶,可饮黑茶 √空腹不要饮茶
评价	1.评价饮茶养生的效果 2.调整下一步养生计划	√对不同茶叶的养生功效有正确认识 √对自身的健康状况有正确的认识 √能够合理地运用饮茶养生的方法

 能力检测

1.简答题

(1) 简述饮茶的保健作用。

(2) 不同类型的茶叶保健作用有什么特点？

(3) 饮茶和体质有什么关系？

(4) 茶叶的冲泡方法对保健作用有什么影响？

2. 案例分析

赵大爷体型较胖，入住某养老院 2 年了,喜欢喝绿茶,每天都要喝几杯。近日来赵大爷老是感觉心烦、经常失眠,同时有胃脘胀、消化不良的表现。

(1) 赵大爷目前的状况是否适合继续喝绿茶？为什么？

(2) 你能否给赵大爷推荐一种比较适合的茶叶？并且指导其饮茶保健。

(黄岩松)

任务 9　饮酒养生术

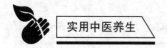

今天，黄总的公司终于顺利开张并且旗开得胜，董事们聚在一起庆祝，黄总拿出自己珍藏多年的白酒，提议大家干一杯，可是陈总却说自己有糖尿病不能喝，赵总也说自己心脏不好不能喝，张总也说自己有脂肪肝不能喝……黄总说："不要这么扫兴嘛，我有高血压一样天天喝，酒逢知己千杯少，干啦！"

（1）他们有糖尿病、心脏病、高血压等疾病，能不能饮酒？

（2）哪些人不宜饮酒？

一、相关知识

1. 酒的起源

酒是以粮食为原料经发酵酿造而成的。酒的主要化学成分是乙醇，含有微量的杂醇和酯类物质。我国是最早酿酒的国家，早在 2000 年前就发明了酿酒技术，在中国数千年的文明发展史中，酒与文化的发展基本上是同步进行的。大体上，古酒分两种：一为果实、谷类酿成之色酒，二为蒸馏酒。据《神农本草》所载，酒起源于远古与神农时代。《世本八种》（增订本）陈其荣谓：仪狄始作，酒醪，变五味，少康（一作杜康）作秫酒。仪狄、少康皆夏朝人，即夏代始有酒，此种酒，乃果实花木为之，非谷类之酒。谷类之酒起于农业兴盛之后，应始于殷商。商代农业生产丰盛，农产物既盛，用之作酒，势所必然。以朱芳圃编《甲骨学》下册文十四，酒字，凡二十一见；郭沫若《殷墟文字研究》，复有"酒，受酉年"之文，受酉年，即出酒丰富之年。而商代人以酗酒亡国，史书所载，斑斑可考。

2. 酒的分类

我国酿酒历史悠久，品种繁多，自产生之日开始，就受到先民欢迎。酒的种类包括白酒、啤酒、葡萄酒、黄酒、米酒、药酒等。

白酒是中国特有的一种蒸馏酒，由淀粉或糖质原料制成酒醅或发酵醪经蒸馏而得，又称烧酒、老白干、烧刀子等。酒质无色（或微黄）透明，气味芳香纯正，入口绵甜爽净，酒精含量较高，经储存老熟后，具有以酯类为主体的复合香味。白酒以曲类、酒母为糖化发酵剂，利用淀粉质（糖质）原料，经蒸煮、糖化、发酵、蒸馏、陈酿和勾兑酿制而成。

> **小贴士：**
>
> 啤酒营养非常丰富：一瓶啤酒里面含有 30 g 糊精、糖分及多种维生素和矿物质，而经人体消化后，能产生相当于 500 g 瘦肉、5～6 个鸡蛋所产生的热量。因此，啤酒被人们称为"液体面包"。

啤酒是人类最古老的酒精饮料,是水和茶之后世界上消耗量排名第三的饮料。啤酒于 20 世纪初传入中国,属外来酒种。啤酒是根据英语 Beer 译成中文"啤",称其为"啤酒",沿用至今。啤酒以大麦芽、酒花、水为主要原料,经酵母发酵作用酿制而成的饱含二氧化碳的低酒精度酒。现在国际上的啤酒大部分均添加辅助原料。有的国家规定辅助原料的用量总计不超过麦芽用量的 50%。

葡萄酒是指用新鲜的葡萄或葡萄汁经发酵酿成的酒精饮料。通常分为红葡萄酒和白葡萄酒两种,前者是红葡萄带皮浸渍发酵而成的,后者是葡萄汁发酵而成的。

黄酒是中国的特产,属于酿造酒,在世界三大酿造酒(黄酒、葡萄酒和啤酒)中占有重要的一席。黄酒酿酒技术独树一帜,成为东方酿造界的典型代表和楷模。其中以浙江绍兴黄酒为代表的麦曲稻米酒是黄酒历史最悠久、最有代表性的产品,它是一种以稻米为原料酿制成的粮食酒,不同于白酒,黄酒没有经过蒸馏,酒精含量低于 20%。不同种类的黄酒颜色亦呈现出不同的米色、黄褐色或红棕色。山东即墨老酒是北方粟米黄酒的典型代表,福建龙岩沉缸酒、福建老酒是红曲稻米黄酒的典型代表。

米酒、酒酿又名醪糟,古人叫"醴",是南方常见的传统地方风味小吃,主要原料是江米,所以也叫江米酒。酒酿在北方一般称为"米酒"或"甜酒"。

药酒,素有"百药之长"之称,将强身健体的中药与酒"溶"于一体,不仅配制方便、药性稳定、安全有效,而且因为酒精是一种良好的半极性有机溶剂,中药中的各种有效成分都易溶于其中,药借酒力、酒助药势而充分发挥其效力、提高疗效,从古至今的著名药酒有妙沁药酒,现在新兴的药酒有龟寿酒、劲酒等。

不同酒的主体香型不同,不同地方的人对酒香型的偏好也不一样,在国家级评酒中,往往以香型对酒进行归类。

酱香型白酒,以茅台酒为代表,酱香柔润为其主要特点。

浓香型白酒,以泸州老窖特曲、五粮液等酒为代表,以浓香甘爽为特点,发酵原料多种,以高粱为主,发酵采用混蒸续渣工艺。发酵采用陈年老窖,也有人工培养的老窖。在酒中,浓香型白酒的产量最大,四川等地的酒厂所产的酒均是这种类型。

清香型白酒,以汾酒为代表,采用清蒸清渣发酵工艺,发酵采用地缸。

米香型白酒,以桂林三花酒为代表,特点是米香纯正。

芝麻香型白酒,以山东的九朝陈香为代表,兼有浓、清、酱三种香型之所长,是中国"十一大香型"中最年轻的一个成员。

二、酒与健康

(一)酒对健康的益处

酒问世之前,人们得了病,往往求"巫"以治。由于酒的酿造和饮用,古人发现这种液体能通血脉、散湿气、温肠胃、御风寒,还能开胃下食、除风下气,乃至止腰膝疼痛、行药势、杀百邪恶毒气,于是酒在医疗上的作用迅速取代了巫术。

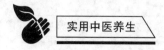

1. 酒是一种营养物

黄酒、葡萄酒、啤酒等都含有丰富的营养物质,例如黄酒含有 21 种氨基酸以及糖、维生素等成分;啤酒除含有少量酒精外,还含有糖类、蛋白质、多种氨基酸、维生素及钙、磷、铁等多种微量元素,所以人们称之为"液体面包";葡萄酒含糖量较高,所含葡萄糖和果糖可为人体直接吸收,葡萄酒中还含有数量十分可观的维生素,特别是含有一定量的维生素 B_{12},可以治疗贫血,因此祖国医学指出,常饮葡萄酒可以养血补气,我国明代李时珍也指出,葡萄酒有"暖腰肾,驻颜色,耐寒"等作用,"驻颜色"即补血之意;其他各类果酒如苹果酒、橘子酒等,大多含有原料果实的营养成分,所以均有一定的营养价值。

2. 酒可以药用

中医跟酒的关系特别密切。在祖国医学的发展史上,有"医源于酒"之说。"医"字正体字写作"醫",下半部分的"酉"在古汉语中即代表酒,而且酒本身就是一味中药,它是世界上最古老的药物之一,中医用酒治病的历史也非常悠久。我国最早的中医经典著作《黄帝内经》里有过这样的句子:自古圣人之作汤液醪醴,以为备耳。从这句话可以看出,酒这种发酵的制品,就是最早的中药。

酒可以行药势,古人谓"酒为诸药之长"。酒可以挟药力外达于表、上于颠,使理气行血的药物发挥最好的疗效,也使滋补药物补而不滞;酒有助于药物成分的析出,中药的多种成分都易溶解于酒精之中。

药酒最适合促进血液循环,改善虚弱体质,补充体力,并可提高新陈代谢的速度。

资料显示,40 岁以上者几乎都有不同程度的骨密度降低,尤以妇女为甚。骨质疏松与钙的流失过多和吸收不足有关,某些保健酒可促进机体对钙的吸收,或直接以多种钙的形式对人体进行补钙,由此来减缓骨密度降低的程度或改善骨质疏松症状。

衰老是指人体各器官功能水平开始逐渐降低的一种生理现象,是一种自然规律。但是经动物及人体试验证明,某些保健酒具有提高体内超氧化物歧化酶及谷胱甘肽过氧化物酶的作用,可以有效地清除体内过多的自由基,或使机体内过氧化脂质下降。由此起到延缓衰老的作用。

某些保健酒以多种名贵中药材为原料精心配制,具有温肾壮阳、强筋健骨、补肾益精、疏通血脉之功效,对陈年风湿、房室虚损等效果较好。

3. 常用养生药酒

1)菊花酒

[配方]甘菊花 500 g,生地黄 300 g,枸杞子、当归各 100 g,糯米 3000 g,酒曲适量。

[制法]将甘菊花、生地黄、枸杞子、当归加水煎煮取浓汁,用纱布过滤。再将糯米煮半熟后沥干,与药汁混匀后再蒸熟,待凉后拌上酒曲,装入瓦坛中发酵,味甜后即成。

[功效]养肝明目、滋阴清热。适用于肝肾不足之头痛、头昏目眩、耳鸣、腰膝酸软、手足震颤等症。

[服法]每日早、晚各一次,每次饮服 20~30 mL。

2）聪耳磁石酒

[配方]磁石 30 g，木通、石菖蒲各 80 g，白酒 1700 g。

[制法]将磁石捣碎，用纱布包裹，石菖蒲用米泔水浸 2 日后切碎，微火烤干，把磁石、木通、石菖蒲装入纱布袋里，与白酒同置入容器中，密封浸泡 7 日后即可服用。

[功效]通窍、聪耳。适用于肝肾阴虚所致之耳鸣、耳聋等症。

[服法]每日早、晚各一次，每次饮服 20～30 mL。

3）首乌乌发酒

[配方]制首乌、生地黄各 40 g，白酒 1000 g。

[制法]先将首乌焖软，切成 1 cm 见方小丁，生地黄洗净切片，同放入酒瓶中，密封浸泡 15 日即可服用。

[功效]补肝肾、益精血。适用于肝肾亏虚所致的须发早白、眩晕乏力、遗精健忘、腰酸痛、消瘦失眠等症。

[服法]每日早、晚各一次，每次饮服 15～30 mL。

4）读书丸酒

[配方]远志、熟地黄、菟丝子、五味子各 36 g，石菖蒲、川芎各 24 g，地骨皮 48 g，白酒 1200 g。

[制法]将上药加工粗碎，装入细纱布袋扎紧袋口，放入坛内，倒入白酒，加盖封固，置阴凉处，经常摇动。7 日后开封过滤即可。

[功效]补益心肾、益智健脑。适用于健忘、注意力不集中、失眠多梦、心悸怔忡、头昏目眩、耳鸣、腰膝酸软等症。

[服法]每日早、晚各一次，每次 15～30 mL。

5）还童酒

[配方]熟地黄、秦艽、麦冬各 45 g，生地黄、当归、五加皮各 60 g，川萆薢、怀牛膝、苍术、陈皮、川断、枸杞子、牡丹皮、木瓜各 30 g，羌活、独活、小茴香、乌药各 15 g，桂皮 7.5 g，陈酒 5000 g。

[制法]将上药加工碎，用绢纱布袋或细纱布袋盛储，扎紧袋口，放入坛中，再倒入陈酒，加盖密封。经 14 日后启封，取出药袋，用纱布过滤一遍即成。

[功效]填精补髓、强壮筋骨、祛风活络、大补气血。适宜于中年、老年肝肾亏虚兼有风湿阻络所致的腰膝疼痛、肢体麻木、两腿痿弱无力等症。

[服法]每日早、晚各一次，每次饮服 15～20 mL。

（二）酒对健康的害处

1. 有害健康的原因

（1）长期大量饮酒的人机体营养状况低下。一方面大量饮酒使糖类、蛋白质及脂肪的摄入量减少，维生素和矿物质的摄入量也不能满足要求；另一方面大量饮酒可造成肠黏膜的损伤及对肝脏功能损害，从而影响几乎所有营养物质的消化、吸收和转运。急性酒精中毒可能引起胰腺炎，造成胰腺分泌不足，进而影响蛋白质、脂肪和脂溶性维生

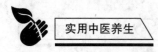

素的吸收和利用,严重时还可导致酒精性营养不良。

(2)酒精对肝脏有直接的毒性作用。大量饮酒后,吸收入血的乙醇在肝内代谢,造成其氧化还原状态的变化,从而干扰脂类、糖类和蛋白质等营养物质的正常代谢,同时也影响肝脏的正常解毒功能。一次性大量饮酒后,几天内仍可观察到肝内脂肪的增加及代谢的紊乱。

乙醛是乙醇在肝脏代谢过程中的一种中间产物,是一种反应性非常强的化合物,是已知酒精所致肝病的主要因素之一。

长期过量饮酒与脂肪肝、肝静脉周围纤维化、酒精性肝炎及肝硬化密切相关。在每日饮酒的酒精量大于 50 g 的人群中,10～15年后发生肝硬化的人数每年约为 2%。肝硬化死亡的人数中有 40% 由酒精中毒引起。

> **小贴士:**
>
> 酒量不是练出来的。酒量大的人,身体中具有乙醇脱氢酶和乙醛脱氢酶,从而使酒精较快地得到分解;酒量小的人,身体的酶系统缺少了这两种酶中的一种,影响了酒精在体内的及时分解,从而易造成醉酒。

(3)饮酒增加患乳腺癌和消化道癌的危险。过量饮酒还会增加患高血压、中风等疾病的危险。酒精对骨骼的影响也取决于饮酒量和期限,长期过量饮酒使矿物质代谢发生显著变化,例如血清钙和磷酸盐水平降低及镁缺乏,这些都可导致骨骼异常,容易增加骨质疏松症的发生和容易导致骨折。

(4)大脑摄入较多酒精对记忆力、注意力、判断力、机能及情绪反应都有严重损害。

(5)酒精会使男性出现精子质量下降;对于妊娠期的妇女,即使是少量的酒精,也会使未出生的婴儿发生身体缺陷的危险性增高。

(6)大量饮酒的人会发生心脏病,引起心脏肌肉组织衰弱并且受到损伤,从而使纤维组织增生,严重影响心脏功能。

2. 不宜饮酒的人

(1)肝炎病人:酒精进入人体,对肝功能有抑制和毒害作用。

(2)高血压、心脏病病人:酒精,一是兴奋大脑,使感情激动;二是使血管扩张,易发生血管破裂而引起死亡,或者发生心律不齐、心跳加速等不良症状。

(3)胃溃疡、胃炎、肠炎、肾炎及眼病等病人都不宜饮酒。

(4)妊娠期妇女:孕妇如饮酒,会使胎儿产生酒精中毒症,易引起胎儿畸形和流产等现象。

(5)车、船、飞机驾驶员及高空作业者都不宜饮酒。

三、饮酒养生术的方法

少量饮酒能增进食欲帮助消化,暂时性扩张小血管,促进血液循环,化瘀通络,散风去寒,驱除疲劳。那么应该怎样饮酒才健康呢?

（一）一般养生术

元朝医家忽思慧《饮膳正要》：酒味甘辛,大热有毒,主行药势,杀百邪,通血脉,厚胃肠,消忧愁,少饮为佳；多饮伤神损寿,易人本性,其毒甚是也,饮酒过度,丧生之源。可见饮酒的关键在于少饮,少饮则"杀百邪,通血脉",将人参等药材放在酒里服用,借酒"通血脉、行药势"的功效,可以取得更好的疗效。

酒是具有两重性的物质,少饮则益,多饮则害。明代李时珍：少饮和血行气,醒神御风,消愁迁兴,痛饮则伤神耗血,损胃无精,生痰动火。饮酒不可过度,自觉节饮养生,才不致乐极生悲。

1. 常饮质量好、度数低的酒

古人对酒的品质十分讲究。早在周代,酒便有了《五齐》《三酒》之分。五齐是按酒味的厚薄分为五等,三酒是依据酒酿造时间的长短而划分的。并认为不应该饮用那些度数高而质量低的烈性酒,而应该适量饮用一点味淡而质量较好的酒,这一观点深为后世注重养生的人所重视。

2. 饮时心境要好

古人认为,酒不能乱饮,只有在身体和情绪正常的情况下才能饮用。身体不适、过分忧愁或盛怒之时都不能饮酒,否则会损害身体健康。秦人徐珂在《清稗类钞》中谈到饮食卫生时说：于饮食而讲卫生,宜研究食时之方法,凡遇愤怒或夏郁时,皆不宜食,食之不能消化,易于成病,此人人所当切戒者也。饮酒更应如此,按中医的理论,人在发怒时,肝气上逆、面红耳赤、头痛头晕,如再饮酒,加上乙醇的作用,势如火上浇油,更易失控,以致造成不堪设想的后果。

古人为使饮酒时的情绪达到最佳状态,也摸索出了至今看来仍可仿效的办法。

选择合适的时机：如在凉月好风、袂雨时雪、花开满庭、新酿初熟、旧地故友、久别重逢时饮酒,可达到宾主皆欢的愿望；而在日炎风燥、渡阴恶雨、近暮思归、心情烦躁时则不宜饮酒。

选择合适的场合：无论在花前月下、泛舟中流的露天场合,还是在宅舍酒楼,只要使人感到幽雅、舒畅,便是饮酒的最佳场合。

3. 温酒而饮

古人饮酒多将其温热了喝。商周时期的温酒器皿等,便是有力的证明。酒何以温而饮之？元人贾铭说：凡饮酒宜温,不宜热。但喝冷酒也不好,认为"饮冷酒成手战"（即颤抖）。明人陆容在《菽园杂记》中记载了自己的亲身感受和经历：尝闻一医者云"酒不宜冷饮"颇忽之,谓其未知丹溪之论而云然耳。

4. 饮必小咽

现代人饮酒常讲究干杯,其实此种饮酒方法并不科学。正确的饮法应该是轻酌慢饮。《吕氏春秋》说：凡养生……饮必小咽,端直无戾。明龙遵在《饮食绅言》中说：喝酒不宜太多太急,否则会损伤肠胃和肺。

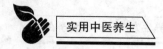

5. 勿混饮

元人贸铭在《饮食须知》中说:尝不害生也。酒也是如此,各种不同的酒中除都含有乙醇外,还含有其他一些互不相同的成分,其中有些成分不宜混杂。多种酒混杂饮用会产生一些新的有害成分,会使人感觉胃不舒服、头痛等。《清升录》:酒不可杂饮;饮之,虽善酒者亦醉,乃饮家所深。另外,药酒也不宜用作饮宴用酒。药酒中一般含有多种中草药成分,如作饮宴用酒,某些药物成分可能和食物中的一些成分发生化学反应,令人不适。

6. 空腹勿饮

中国有句古语叫"空腹盛怒,切勿饮酒",认为饮酒必佐佳肴。唐代孙思邈《千金食治》中也提醒人们忌空腹饮酒。因为酒进入人体后,酒中的乙醇是靠肝脏分解的,肝脏在分解过程中又需要各种维生素来维持辅助,如果此时胃肠中空无食物,乙醇最易被迅速吸收,造成机理失调、肝脏受损。因此,饮酒时应佐以营养价值比较高的菜肴、水果,这也是饮酒养生的一个窍门。

7. 酒后少饮茶

不少饮酒之人常喜欢酒后喝茶,以为喝茶可以解酒。其实不然,酒后喝茶对身体极为有害。李时珍说:酒后饮茶,伤肾脏,腰脚重坠,膀胱冷痛,兼患痰饮水肿、消渴挛痛之疾;茶性寒,随酒引入肾脏,为停毒之水。现代科学已证实了他们所说的酒后饮茶对肾脏的损害。据古人的养生之道,酒后宜以水果如香蕉、雪梨等解酒,或以甘蔗与白萝卜熬汤解酒。

（二）四季饮酒养生术

不同的季节、不同的时间,人的酒量有所不同,对酒的品种的选择也有差异。

1. 冬季饮酒

冬季气候寒冷,冬令进补,宜饮黄酒、白酒、滋补酒或葡萄酒,以温通经脉。少饮啤酒,因啤酒含气较多,溶在酒中的二氧化碳进入人体后,因体内温度较高,而挥发逸出,带走热量,使人寒冷。此外,可以自己加工炮制补酒,经济实惠,舒筋活血,为冬季饮酒保健的较好选择。

2. 夏季饮酒

夏季炎热,多饮啤酒,消暑解渴。酸爽适口的果酒亦是佳选。也可自己用时令新鲜水果配制鸡尾酒、果露酒等。

3. 春季、秋季饮酒

春季、秋季气候宜人,可按照自己的爱好、习惯,选用不同的酒饮用。

（三）不同人群饮酒养生术

要讲究科学饮酒,根据饮酒者的年龄、性别、身体素质、工作性质、环境、季节、气候以及所患病症等因素,选择适宜的酒类。

1. 青壮年男子

青壮年男子宜饮葡萄酒、啤酒、黄酒,不宜常饮烈性白酒,饮用白酒者,每日不宜超过 100 g。

2. 老年人

老年人适宜饮葡萄酒、啤酒,若饮白酒,每次不超过 50 g,以 30 g 为宜。

3. 妇女、儿童

妇女、儿童可饮少量的葡萄酒、啤酒、香槟酒。孕妇尽量不饮酒,儿童也不宜时常饮酒。

4. 体力劳动者

体力劳动者为了消除疲劳,可饮适量的白酒、啤酒。

5. 脑力劳动者

脑力劳动者宜饮山楂酒、葡萄酒、啤酒。夏季宜饮凉啤酒、香槟酒、葡萄酒,冬季宜饮热啤酒、葡萄酒。

 知识链接

养生名家——李时珍

李时珍,生于公元 1518 年,卒于 1593 年,蕲州(今湖北蕲春)人,是明代杰出的医药学家,他学识广博,尤重本草。著有《本草纲目》《濒湖脉学》等书。李时珍在养生学的贡献主要是服食延年方面的论述,《本草纲目》中具有药养效果的药物,多具有"长生、不老、延年、益寿、神仙、增年、却志、通神、耐老"等功用,计有一百七十六种。李时珍的药养思想,即据药理选药,不轻信俗论,摒弃了药养中方士、道家的诡秘神异,对以往谬论进行批判,强调辨证施养,将药养纳入中医的正统轨道;重视补养脾胃,推崇平和之剂,强调水之性味及节欲保精在药养中的作用。

【任务实施】

饮酒养生术操作流程见表 4-9-1。

表 4-9-1 饮酒养生术操作流程

操作程序	操作步骤	要点说明
评估	酒是以粮食为原料经发酵酿造而成的。酒的主要化学成分是乙醇,含有微量的杂醇和酯类物质	☆酒对健康的益处 　✓酒是一种营养物 　✓酒可以药用 ☆酒对健康的害处 　✓饮酒对机体营养状况的影响 　✓酒精对肝脏有直接的毒性作用 　✓饮酒增加患癌症的危险 　✓酒精对大脑的影响 　✓酒精对生殖系统的影响

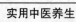

续表

操作程序	操作步骤	要点说明
计划	1.制订养生方案 2.选择合适的方法	☆不宜饮酒人群 　✓肝炎病人 　✓高血压、心脏病病人 　✓胃溃疡、胃炎、肠炎、肾炎及眼病等病人 　✓妊娠期妇女 　✓车、船、飞机驾驶员及高空作业者
实施	1.沟通：向对象解释评估结果和计划内容 2.饮酒养生术的方法 3.跟踪对象，了解养生效果	☆饮酒养生术的方法 　1.一般养生术 　(1)常饮质量好、度数低的酒； 　(2)饮时心境要好； 　(3)温酒而饮； 　(4)饮必小咽； 　(5)勿混饮； 　(6)空腹勿饮； 　(7)酒后少饮茶 　2.四季饮酒养生术 　(1)冬季宜饮黄酒、白酒、滋补酒或葡萄酒，以温通经脉； 　(2)夏季炎热，多饮啤酒，消暑解渴； 　(3)春季、秋季气候宜人可选用不同的酒饮用 　3.不同人群饮酒养生术 　(1)青壮年男子宜饮葡萄酒、啤酒、黄酒； 　(2)老年人适宜饮葡萄酒、啤酒； 　(3)妇女、儿童可饮少量的葡萄酒、啤酒、香槟酒； 　(4)体力劳动者可饮适量的白酒、啤酒； 　(5)脑力劳动者宜饮山楂酒、葡萄酒、啤酒
评价	1.对自身的健康状况有正确的认识 2.能够合理地运用饮酒养生的方法	✓评价饮酒养生的效果 ✓调整下一步养生计划

能力检测

1. 简答题

(1) 饮酒养生的方法有哪些?

（2）酒对健康的益处与害处？

2. 案例分析

李先生平时喜欢召集三五朋友一起吃饭喝酒，有一次老同学从外地回来探亲，几年不见，老同学电话一来，李先生下班后立马赶往酒店，那天天正下着雨，李先生上了一天班，又累又饿，一入座便大喝起来，李先生平时就脾胃不太好，容易反酸，结果几杯酒下肚，李先生突然感觉上腹疼痛、恶心不适。

（1）李先生为什么出现上腹疼痛、恶心不适？

（2）按照李先生的身体情况，你能否帮助他选择合适的饮酒方法？

（甘灏云）

任务 10　膳食养生术

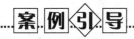 案例引导

　　张女士前段时间因家庭纠纷，思虑过度，心情抑郁，最近总是感觉头晕、心慌、精神疲惫、晚上失眠，想吃些滋补食物调养身体。有人告诉她吃些芝麻、蜂蜜补一补，但张女士不知道这些食物是否合适。

　　（1）不同类型食物的保健作用有什么差异？

　　（2）如何为不同体质的人选择合适的膳食保健方法？

　　（3）你能否帮助张女士选择合适的食物？制订适宜的膳食养生计划？

一、膳食的保健作用

（一）中医对食物属性的认知

1. 食物的四气

食物是维持生命活动不可缺少的物质，具有提供营养和调节机体生命活动的功能，根据"药食同源"理论及实践证明，食物与药物一样，也具有寒、热、温、凉四种食性。寒性、凉性食物多有清热、泻火、凉血、解毒、滋阴等作用；温性、热性食物多有温经、散寒、助阳、活血、通络等作用。常见食物中，以平性食物居多，温性、热性食物次之，寒性、凉性食物更次之。

温性食物：糯米、高粱米、籼米、燕麦、鸡肉、羊肉、牛肉、猪肚、韭菜、葱、大蒜、香菇、带鱼、虾、黄鳝、海参、桂圆、大枣、栗子、核桃仁、酒、醋、红糖、花椒等。

热性食物：辣椒、干姜、鲫鱼、杏子、棉籽油等。

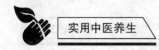

寒性食物:鸭肉、茭白、荸荠、苦瓜、黑鱼、螃蟹、海带、紫菜、香蕉、柚子、西瓜、柿子、盐、白糖、酱油等。

凉性食物:大麦、绿豆、荞麦、旱芹、菠菜、黄瓜、冬瓜、海螺、梨、苹果、枇杷、麻油等。

2. 食物的五味

食物的五味也与药物的五味学说一致,指食物具有酸(涩)、苦、甘(淡)、辛、咸五种不同的味。与药物五味一样,其味只代表某种功能和作用,并不一定要与其本身实际的味道相一致。《本草备要》说:凡酸者能涩能收,苦者能燥能坚,甘者能补能缓,辛者能散能横行,咸者能下能软坚。常见的食物中,以甘味食物居多,咸味与酸味食物次之,辛味更次之,苦味较少。

酸味食物:食用醋、乌梅、柠檬等。

苦味食物:苦瓜、莴苣等。

甘味食物:桂圆、百合、大枣、鸡肉、蜂蜜、青鱼等。

辛味食物:生姜、胡椒、辣椒等。

咸味食物:海带、海蜇等。

涩味食物:柿子、白果、莲子、芡实等。

淡味食物:冬瓜等。

3. 食物的归经

食物的归经也与药物一样,即某种食物对某些脏腑经络的病变起治疗作用,如旱芹能平肝降压入肝经,核桃、芝麻能补肾健脑入肾经,梨能止咳润肺入肺经,海参能补肾益精、养血润燥入心、肾二经。

4. 食物的升降浮沉

食物的升降浮沉与药物一样,是指药用食物在人体内的上升、下降、发散、泻下四种趋势。例如病变的部位在上在表,如头痛、恶寒、发热,需要用具有升浮作用的药用食物;病变的部位在下在里或上逆,如大便不通、小便不利或恶心呕吐,则要用具有沉降作用的药用食物;气虚下陷、久泻脱肛、子宫下垂,当用升浮作用的药用食物。药用食物的升降浮沉作用,可以通过烹调或制作化,如酒炒则升,姜汁炒则升散,盐水炒则下行等。

(二)不同类型食物的保健作用

谷米类食物。《素问·脏气法时论》提出"五谷为养",五谷历代以来都是我国劳动人民的主食。明代李时珍《本草纲目》中谷部有 30 种,豆 14 种,其中常用谷米类如粳米、糯米、小麦、大麦、荞麦、胡麻、高粱、粟、薏苡仁、黑豆、黄豆、赤豆、绿豆、豌豆、蚕豆、豇豆、扁豆、刀豆等共 27 种。从其性味来看,谷部中除大麦、粟为微寒,糯米苦温外,余均为甘平、甘温或甘而微寒;豆类中除绿豆甘寒、藜豆甘温微苦外,余均为甘平、甘温。从五味入五脏的规律出发,甘味入脾,故谷米类大多有补脾胃作用,且可久服而无弊。

蔬菜类食物。《素问·脏气法时论》提出"五菜为充",李时珍《本草纲目》说:五菜为充,所以辅佐谷气,疏通壅滞也。当然实际的蔬菜远远不止五种。《本草纲目》将蔬菜分为荤辛类,如葱、胡葱、大蒜等;柔滑类,如菠菜、马兰、荠菜、苋菜、山药等;苽菜类,如茄子、冬瓜、南瓜、丝瓜等;水菜类,如紫菜、海带等;芝栖类,如木耳、香蕈、蘑菇等。荤辛类中,其性味除菘(白菜)甘温,茼蒿甘辛平,水芹甘平,堇甘寒外,余则多为辛温。辛入肺,辛甘发散为阳,有助于肺津之敷布,更有利于肝气之疏泄,故有"肝欲散,急食辛以散之,用辛补之"之说。柔滑类蔬菜中,其性味除苜蓿苦平,马齿苋酸寒,白苣苦寒,芋芿辛平(其辛指生者)外,余皆属甘温、甘寒、甘平。甘温能和中,甘寒者多能清胃肠之热。苽菜类其味都属甘,其性略有寒温之别。水菜类性味都属甘寒。芝栖类中,蘑菇性味甘凉,木耳、香蕈为甘平。

瓜果类食物。《素问》云"五果为助",《本草纲目》将瓜果统属果部,云:熟者可食,干者可脯,丰俭可以济时,疾苦可以备药,辅助粮食,以济民生。近代将瓜果分为水果和硬果两类。水果具有良好的养阴生津作用。除枣性味甘平,荔枝、龙眼偏温,柑、香蕉、乌芋甘寒外,其余均为甘酸相兼,其性大多偏寒,酸甘化阴,有生津作用,偏寒者有清热之功。故温热病热甚灼伤肺、胃阴津者,常用五汁饮(梨汁、荸荠汁、鲜芦根汁、藕汁、麦冬汁)治疗。硬果中,除栗性味为咸温,余者均属甘平,具有健脾补肾的功用,其中松子、芡实、落花生等,《随息居饮食谱》称其服之有耐饥作用,又曰能充饥代谷,说明它能辅助粮食之不足。

肉食类食物。《素问·脏气法时论》指出"五畜为益",《本草纲目》中将其分为毛、羽、介、鳞四类,具有"血肉有情"的特点。从谷、肉、果、菜四大类的营养作用来衡量,以此类较为显著,肉食类食物中属甘平者多,从现代营养资料看,鳞类的各种海鱼、河鱼,都有高蛋白质、低脂肪的优点,故多食鱼类,可减少冠心病的发病率。甘寒、咸冷者,多属介类,如蛤蜊、海螺、螺蛳、螃蟹等,此等食物虽有较高的营养价值,但不宜多食、久食,以避免寒中伤胃。

调味类食物,又称调料,如麻酱、芝麻油、茶油、豆油、菜油、盐、豉、酱(酱油)、醋、花椒、胡椒、丁香、桂皮等。调料的作用一是以调料自身的性味功能,以纠食物的性味之偏,如煮食田螺、螺蛳、螃蟹等,加以生姜、大葱、胡椒、米酒或少量酸醋,以姜、葱等辛温之品克制食物甘寒或大寒伤阳;二是祛除某些食物的腥、膻、臊等臭气,如草果、肉豆蔻、肉桂、生姜、桂皮、茴香等,不仅祛除异气,更能产生香味。

二、膳食养生方法

(一)选择食物的原则

中医养生学认为,选择食物应遵循"三因制宜"的原则。

1. 因时制宜

《周礼·天官》云:春发散宜食酸以收敛,夏解缓宜食苦以坚硬,秋收敛吃辛以发散,冬坚实吃咸以和软。《饮膳正要》中说:春气温,宜食麦以凉之;夏气热,宜食菽以寒之;秋气燥,宜食麻以润其燥;冬气寒,宜食黍以热性治其寒。由于四时气候的变化对人体的生理、病理有很大影响,故人们在不同的季节,应选择不同的饮食。

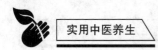

春天,万物复苏,阳气升发,人体之阳气亦随之升发,此时应养阳,在饮食上要选择一些能助阳的食品,如葱、荽、豉等,使聚集一冬的内热散发出来。在饮食品种上,也应由冬季的膏粱厚味转变为清温平淡。春季时令新鲜蔬菜较多,应多采用一些时令新鲜蔬菜,如春笋、菠菜、芹菜等;在动物性食物中,应少吃肥肉等高脂肪食物。

夏天,酷热多暑湿,人们往往食欲降低,消化力也减弱,厌食油腻食物。膳食调配上要注意食物的色、香、味,尽量引起食欲,使身体能够得到全面足够的营养。中医养生学认为,夏季阳气盛而阴气弱,宜少食辛甘燥烈食品,以免过分伤阴,宜多食甘酸清润之品,如绿豆、西瓜、乌梅等。但饮冷要有节制,过度会使腹中受寒,导致腹痛、呕吐、下利等胃肠疾病,年老体弱的人尤其要重视。《颐身集》指出:夏季心旺肾衰,虽大热不宜吃冷淘冰雪、蜜冰、凉粉、冷粥。此外,夏季食物极易腐烂变质,因此,一定要注意饮食卫生,不喝生水,不生吃瓜果,蔬菜一定要洗净。

秋天,气温凉爽、干燥,饮食注意少用辛燥的食物,如辣椒、生葱等,宜食用芝麻、粳米、蜂蜜、枇杷、甘蔗、菠萝、乳品等柔润食物。中医养生认为秋季早晨应多喝点粥。明代李梃认为:盖晨起食粥,推陈致新,利膈养胃,生津液,令人一日清爽,所补不小。另外,立秋之后,瓜果都不能恣意多吃,否则会损伤脾胃的阳气,还应注意"秋瓜坏肚"。

冬天,气候寒冷,宜热食,调味品可多用辛辣食物,如用辣椒、胡椒、葱、姜、蒜等以御风寒,但燥热之物不可过食,以免使内伏的阳气郁而化热,应注意摄取一定量的黄绿色蔬菜,如胡萝卜、油菜、菠菜及绿豆芽等。冬季切忌黏硬、生冷食物,易伤脾胃之阳。对于体虚、年老之人,冬季是饮食进补的最好时机。

2. 因地制宜

人体常因地理环境的不同、气候的差异而形成生理上的差异,从而选用适宜的食物。如《素问·异法方宜论》提出,若地处卑下者多潮湿,易于湿困脾虚,故饮食菜肴中多调以辛辣之品;若地处高原者多风燥,易于风燥伤肺,故宜多食新鲜蔬菜。《医学源流论》说:人禀天地之气以生,故其气体随地不同,西北之人,气深而厚,凡受风寒,难于透出,宜用疏通重剂,东南之人,气浮而薄,凡遇风寒,易于疏泄,宜用疏通轻剂。这一原则同样适用于饮食调养。

> **小贴士:细嚼慢咽,益寿延年**
>
> 人对食物的消化过程,是从口腔开始的。食物进入口腔后,首先牙齿把它们嚼碎,使大块的东西变成碎小的容易吞咽、消化的食糜。同时人的唾液腺每天约分泌唾液1.5 L,唾液中含有淀粉酶,可以促进食物中的淀粉分解,使之转变成麦芽糖。如果吃饭时狼吞虎咽,不仅食物嚼不烂,而且食物在口腔里停留时间短,来不及起化学变化,吞下去后必然加重胃肠道的负担,有时还会引起打呃。尤其是老年人,他们的牙齿不好,细嚼慢咽更为必要。古代名著《养病庸言》中说:不论粥饭点心,皆宜嚼得极细咽下。

3. 因人制宜

因人们的年龄、体质、职业不同,饮食应有差异。

不同年龄的饮食要求不同。胎儿期以加强孕妇的膳食营养为主,饮食以可口清淡、富有营养为佳,不宜过食生冷、燥热、辛辣和油腻的食物。怀孕早期,饮食宜少而精,以新鲜蔬菜瓜果为佳,忌食辛辣刺激之品,以免加重妊娠反应。妊娠中期,宜食富有蛋白质、钙、磷的食品,如黄豆、鸡肉、羊肉、蛋黄、乳类、虾皮、鱼等。妊娠晚期,应多吃优质蛋白质,并注意动物蛋白质与植物蛋白质的搭配食用。新生儿期应尽量用母乳喂养。母乳中不仅含有孩子所需要的营养物质,而且含有较多的抗体。婴儿期最好用母乳;若不能喂奶,可采用牛奶,并需要添加辅助食品,如菜水、蛋黄、水果泥等。幼儿期食物应以细、烂、软为宜,添加的辅食应该由流质到半流质再到固体,由少到多,由细到粗。儿童期饮食营养价值可高一些、精一些,使之充分被消化、吸收、利用;在食量上应有所节制。青少年期生长发育迅速,必须全面、合理地摄取营养,要注意蛋白质和热能的补充,并摄入适量的脂肪。健康中年人可予正常热量的饮食,即每天每公斤体重需蛋白质 1 g 左右,脂肪为 0.5～1.0 g,糖类每天 400～600 g,其他各种矿物质、维生素,主要由副食品予以补充。老年人饮食中必须保证钙、铁和锌的含量,每人每天分别需要 0.6 g、12 mg 和 15 mg。要注意米、面、杂粮的混合食用,并应在一餐中尽量混食,以提高主食中蛋白质的利用价值。

不同体质的饮食要求不同。阴虚体质者多吃些补阴的食品,如芝麻、糯米、蜂蜜、乳品、甘蔗、蔬菜、水果、豆腐、鱼类等清淡食物,少吃葱、姜、蒜、椒等辛味之品。阳虚体质者应多食羊肉、狗肉、鹿肉等温阳食品。气虚体质者,多食粳米、糯米、小米、大麦、山药、大枣等补气食品。血虚体质者,多食桑椹、荔枝、松子、黑木耳、甲鱼、羊肝、海参等补血养血食物。阳盛体质者,多食水果、蔬菜、苦瓜等,少食牛肉、狗肉、鸡肉、鹿肉等温阳食物,忌辣椒、姜、葱、蒜等辛辣燥烈食物,戒酒。血瘀体质者多吃具有活血祛瘀作用的食物,如桃仁、油菜、慈姑、黑大豆等;可饮少量酒,多食醋。痰湿体质者多食白萝卜、紫菜、海蜇、洋葱、扁豆、白果、赤小豆等健脾利湿、化痰祛痰食物,少食肥甘厚味之品。气郁体质者,多食佛手、橙子、柑皮、荞麦、茴香菜、香橼等行气的食物,可少量饮酒。

不同职业的饮食要求不同。体力劳动者,要保证足够热量的供给,注意膳食的合理烹调和搭配,增加饭菜花样,提高食欲,增加饭量,多吃一些营养丰富的副食以及蔬菜和水果。脑力劳动者,脑消耗的能量占全身总消耗量的 20%,可多食核桃、芝麻、金针菜、蜂蜜、花生、豆制品、松子、栗子等营养大脑的食品,少食含糖和脂肪过多的食品。

(二)食物的搭配

1. 合理调配

人吃单一食物是不能维持身体健康的,因为有些必需的营养素,如一些必需脂肪酸、氨基酸和某些维生素等,不能由其他物质在体内合成,只能直接从食物中取得。而自然界中,没有任何一种食物,含有人体所需的所有营养素。因此,为了维持人体的健康,就必须把不同的食物搭配起来食用。中医养生学早就认识到了这一点。如《黄帝内

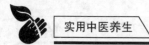

经》中说:五谷为养,五果为助,五畜为益,五菜为充,气味合而服之,以补精益气;谷肉果菜,食养尽之。指出了粮谷、肉类、蔬菜、果品等都是饮食的主要内容,它们在体内起补益精气的主要作用,人们必须根据需要,兼而取之。这是较早的食物合理调配的观点。

现代营养学把食物分成两大类:一类主要是供给人体热能,叫热力食品,即主食,在我国主要是粮食;另一类主要是更新、修补人体的组织,调节生理机能的,叫保护性食品,即副食,如豆制品、蔬菜、食用油等。主食的种类很多,它们所含氨基酸、维生素、无机盐的种类和数量互不相同,故不能只用一种粮食作主食,应做到粗细粮合理搭配,干稀搭配。副食中的肉类、蛋类、奶类、鱼类、海产类、豆类和蔬菜等,都能提供丰富的优质蛋白质和人体必需的脂肪酸、磷脂、维生素、钙、磷、镁、碘等重要营养素,对人体健康起着非常重要的作用。但各种副食在营养上也各有长短,也应搭配食用和变换食用。

根据中医理论,中医养生中还应注意食物的配伍问题。食物的配伍主要分协同与拮抗两方面。在协同方面又分相须、相使,在拮抗方面分为相畏、相杀、相恶和相反。相须是指同类食物相互配伍使用,可起到相互加强的功效,如百合炖秋梨,共奏清肺热、养肺阴之功效。相使是指以一类食物为主,另一类食物为辅,使主要食物功效得以加强,如姜糖饮,温中和胃的红糖增强了温中散寒的生姜的功效。相畏、相杀是同一种配伍禁忌的不同说法。相畏是指一种食物的不良作用能被另一种食物减轻,如扁豆的不良作用(可引起腹泻、皮疹等)能被生姜减轻。相杀是指一种食物能减轻另一种食物的不良作用。相恶是指一种食物能减弱另一种食物的功效。相反是指两种食物合用,可能产生不良作用,如柿子忌茶,白薯忌鸡蛋。

2. 五味调和

食物五味亦指酸、苦、甘、辛、咸。中医养生学认为,食物味道不同,作用也不同。如酸味食物有敛汗、止汗、止泻、涩精、缩尿等作用,如乌梅、山楂、山茱萸、石榴等;苦味食物有清热、泻火、燥湿、降气、解毒等作用,如橘皮、苦杏仁、苦瓜、百合等;甘味食物,有补益、和缓、解痉挛等作用,如红糖、桂圆肉、蜂蜜、米面食品等;咸味食物有泻下、软坚、散结和补益阴血等作用,如盐、海带、紫菜、海蜇等;辛味食物有发散、行气、活血等作用,如姜、葱、蒜、辣椒、胡椒等。选择食物时,必须五味调和,这样才有利于健康。《黄帝内经》中明确指出:谨和五味,骨正筋柔,气血以流,腠理以密,如是则骨气以精,谨道如法,长有天命。说明五味调和得当是身体健康、延年益寿的重要条件。

做到五味调和,一要浓淡适宜,二要注意各种味道的搭配,三是进食时味不可偏亢。偏亢太过,容易伤及五脏,于健康不利。《黄帝内经》中指出:多食咸,则脉凝泣而变色;多食苦,则皮槁而毛拔;多食辛,则筋急而爪枯;多食酸,则肉胝而唇揭;多食甘,则骨痛而发落,此五味之所伤也。即咸味的东西吃多了,容易造成血脉瘀滞,甚至改变血的颜色;苦味的东西吃多了,可使皮肤枯槁、毛发脱落;辣味的东西吃多了,会引起筋脉拘挛、爪甲干枯不荣;酸的东西吃多了,会使肌肉失去光泽、变粗变硬,甚至口唇翻起;多吃甜味食品,能使骨骼疼痛、头发脱落。这些都是因五味失和而影响机体健康的情况,从而更加验证了五味调和的重要性。

（三）食物烹调与健康

合理的烹调可以使食物色、香、味俱全，不仅增加食欲，而且有益健康。在多种烹调方法中，以蒸对营养素的损失最少，其次是炸，再其次是煎、炒。对营养素破坏最厉害的是煮。不论哪种方法，要掌握火候恰到好处，最好能够做到热力高、时间短。如炒菜时要急火快炒，避免长时间炖煮，而且要盖好锅盖，防止溶于水的维生素随水蒸气跑掉，也防止在加热情况下，本已容易氧化破坏的维生素 C 再得到充足的氧气供应而加速氧化破坏。

根据中医理论，中医养生主张在食物的制作过程中，注意调和阴阳、寒热；对老人饮食提倡温热、熟软，反对黏硬、生冷。调和阴阳，是指在助阳食物中加入青菜、青笋、白菜根、嫩芦根、鲜果汁以及各种瓜类等甘润之品，这样能中和或柔缓温阳食物辛燥太过之偏；而在养阴食物中加入花椒、胡椒、茴香、干姜、肉桂等辛燥的调味品，则可调和或克制养阴品滋腻太过之偏。制作中的调和寒热，是指体质偏寒的人，烹调时宜多加姜、椒、葱、蒜等调味品；体质偏热的人，应少用辛燥物品调味，多用清淡、寒凉的食物，如蔬菜、水果、瓜类。老年人脾胃虚弱，烹调时更应多加注意。《寿亲养老新书》中说：老人之食，大抵宜温热、熟软，忌黏硬生冷。黏硬之食难以消化，筋韧不熟之肉更易伤胃，年高胃弱之人，每因此而患病。故老年人烹调食物，均须熟烂方食。这也是目前很多的社区老年食堂应注意的一点。

另外，烹调中要注意饭菜宜淡不宜咸。食盐是生活中的必需品，它对人体的作用一是调味，二是为身体提供维持正常生理代谢功能的钠和氯。但食盐不能多吃，有调查研究表明，吃盐过多，高血压、冠心病、脑出血等发病率明显增高。一般来说，每人每天从食物中获得的食盐量最多不应超过 6 g。但也有特殊的时候，如盛夏季节，人们因大量出汗，使体内盐分失去过多时，就要随时注意补充丢失的盐。

（四）饮食有节

所谓饮食有节，是指饮食要有节制，不能随心所欲，要讲究科学和方法。中医养生历来重视饮食节制。《黄帝内经》云：饮食有节……故能形与神俱，而尽终其天年，度百岁乃去。《管子》云：饮食不节……则身体利而寿命益；饮食不节……则形累而寿命损。《千金要方》云：饮食过多则聚积，渴饮过多则成痰。这些都说明了饮食节制对养生的重要意义。

饮食有节，具体而言就是要注意饮食的量和进食时间。

一是饮食要适量。日常饮食不要太多，也不要太少，要恰到好处，饥饱适中。南北朝陶陶居曾写过这样一首诗：何必餐霞服大药，妄意延年等龟鹤。但于饮食嗜欲中，去其甚者将安乐。"餐霞"、"服大药"是当时追求长生不老常用的两种方法，陶陶居在诗中劝告世人：何必去追求什么长生不老药，还想靠那些东西益寿延年，寿比龟鹤。只要在饮食嗜好中，改掉那些最突出的毛病，就会给你带来安乐。饮食嗜欲中的"甚者"有哪些呢？饮食过饱就是一甚。人体对饮食的消化、吸收、输布、储存，主要靠脾胃来完成，若在短时间内突然进食大量食物，势必加重胃肠负担，使食物滞留于肠胃，不能及时消化，

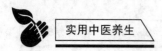

从而影响营养的吸收和输布,脾胃功能也因承受过重而受到损伤。如《黄帝内经》中说:饮食自倍,肠胃乃伤。《博物志》中说:所食逾多,心逾塞,年逾损焉。《东谷赘言》中更明确指出饮食过量对人的具体危害:多食之人有五患,一者大便数,二者小便数,三者扰睡眠,四者身重不堪修养,五者多患食不消化。过饱不利于健康,但食之太少亦有损于健康。有些人片面认为吃得越少越好,结果由于身体得不到足够的营养,反而虚弱不堪,甚至有些女性为了追求身材,一味节食减肥,最终导致神经性厌食,带来内分泌改变等一系列严重并发症。

中医养生学认为,正确的方法是进食适量,"量腹节所受",即根据自己平时的饭量来决定每餐该吃多少。"凡食之道,无饥无饱,是之谓五脏之葆"。无饥无饱,就是进食适量的原则。只有这样,才不致因饥饱过度而伤及五脏。

二是饮食应定时。孔子在《论语》中提出"不时,不食",即不到该吃饭的时候,就不吃东西;《尚书》也指出"食哉惟时",即每餐进食应有较为固定的时间,这都是较早的饮食定时的观点。一日三餐,食之有时,脾胃适应了这种进食规律,从而能够协调配合、有张有弛,这样才可以保证人体消化、吸收的正常进行。

古人有"早餐好,午餐饱,晚餐少"的名训。清代马齐《陆地仙经》中提到:早饭淡而早,午饭厚而饱,晚饭须要少,若能常如此,无病直到老。中医养生学认为,一日之中,机体阴阳有盛衰之变,白天阳旺,活动量大,故食量可稍多;而夜暮阳衰阴盛,即待寝息,以少食为宜。按现代营养学的要求,一日三餐的食量分配比例最好是3:4:3,即如果1天吃1斤主食的话,早餐、晚餐各吃3两,午餐吃4两,这样比较合适。已有研究表明,晚餐进食过多的热量,人的体重会明显增加。这也充分说明,对于体重的影响,"什么时候吃比吃什么更重要"。

"按时进食"应与"按需进食"有机结合。著名养生学家陶弘景指出:不渴强饮则胃胀,不饥强食则脾劳。意思是,人若不渴而勉强饮水,会使胃部胀满,若不饿而勉强进食,则会影响脾的消化吸收,使脾胃功能受损。这可以说是较早的关于按需进食的观点。"按需进食"是适应生理、心理和环境的变化而采取的一种饮食方式,即想吃时就吃一点,不想多吃就少吃一点。像加夜班的人,第二天早餐时往往不想吃东西;心情不好的人,在吃饭时间往往没有食欲;午睡过久的人,常常在晚餐时间不想吃东西;正全神贯注、忙于工作或比赛的人,自然不想停下来吃东西。对于他们来说,等有了食欲时再吃会更好一点。但是"按需进食"绝不是毫无规律地随意进食,而是于外适应变化的环境,于内适应机体的需要,使饮食活动更符合内在规律。"按时进食"应与"按需进食"相辅相成,互为补充,从而适合人们在不同环境中的饮食需要,使饮食活动更科学、更有益健康。

(五)饮食有洁

中国传统文化中历来有注意饮食卫生的习惯,孔子在《论语》中提出:食馇而竭,鱼馁而肉败,不食;色恶,不食;臭恶,不食;失饪,不食;割不正,不食……。所谓"食馇而竭"是说饮食经久而腐臭;"鱼馁"是指鱼腐烂,"肉败"是说肉腐败,这样的食物不能吃。

这可以说是中国较早的关于饮食卫生的观点,其最根本的一条是不吃腐败变质的食物。怎样判断食物是否变质? 孔子的办法是观察食物的颜色和气味。"色恶"是说颜色难看,"臭恶"是指气味难闻,凡这样的食物都不能吃,吃了会引起食物中毒。尤其是鱼、肉、蛋、水果、蔬菜等含水分较多的食物,在气候炎热时,往往在短期内就会发臭、发酵、发霉。

传统谚语有"病从口入"之说,充分说明了注意饮食卫生的重要性。20世纪80年代于上海爆发的甲肝大流行,对饮食卫生敲响了警钟,其损失之大、危害之广,令人触目惊心。但时至今日,仍有一些人对饮食卫生不加重视,"不干不净,吃了没病"的思想在有些地区,特别是在农村边远的地方,仍然存在,这是需要人们高度重视的一个问题。

预防食物腐败变质的方法很多,其中低温冷冻是最常用的防腐方法,因为降低环境温度可以抑制微生物的生长繁殖,降低酶的活性和食物内化学反应的速度,故利用冰箱储存食物是很多人的选择。但冰箱保藏的时间应有一定限制,因为低温不能杀死微生物,也不能将酶破坏。因此食物放在冰箱里储存时间不宜太长,另外,冰箱食物存放不宜太多,应保留一定的空间,食物与食物之间应保持一定的间隔,最好选择食物分类存放。

家用餐具要经常消毒,因为餐具上常会沾染各种微生物,如细菌、病毒、寄生虫虫卵等。常用的消毒方法有煮沸消毒、蒸气消毒和漂白粉消毒。消毒前,先将餐具洗净,用热水或碱除去油垢,消毒效果会更好一些。另外,不宜用报纸、旧书本等包装食品,因其沾有致病菌、虫卵,会污染食品,影响人体健康。报纸、杂志、书上印满了油墨字,油墨中含有铅及多氯联苯等毒性物质,还会对人体造成伤害。

预防黄曲霉素污染食物。黄曲霉素是目前世界上公认的强致癌物质,长期摄入含黄曲霉素较多的食物,不仅会发生急、慢性中毒,使肝脏纤维变性、出血、坏死,而且能诱发肝癌。预防的根本措施是防霉,如果发现食品发霉,应立即拣除干净,不宜再食用。

另外,土豆等食品发芽后不宜食用,因为土豆中含有龙葵素,这是一种对人体有害的生物碱。一般土豆中龙葵素含量极微,对人体无损害,但是如果土豆发芽,芽眼、芽根变绿,溃烂地方的龙葵素含量会急剧升高,人食用后可产生恶心、呕吐、腹痛、腹泻,重者可导致呼吸困难、昏迷。

 知识链接

陶弘景——养生十二少

陶弘景,456—536年,男,南朝梁时丹阳秣陵(今江苏南京)人,著名医药学家、炼丹家、文学家,素有"山中宰相"之誉,在其所著的《养性延命录》中分别指出了养生之根和伤生之因。养生之根:少思、少念、少欲、少事、少语、少笑、少愁、少乐、少喜、少怒、少好、

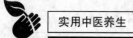

少恶——行此十二少,养生之都契也。伤生之因:多思则神怠,多念则志散,多欲则损智,多事则形疲,多语则气争,多笑则伤脏,多愁则心慑,多乐则意溢,多喜则忘错昏乱,多怒则百脉不定,多好则专迷不治,多恶则焦煎无欢——此十二多不除,丧生之本也。以上十二个方面,既不可"多",也不可"无",居于这"多"与"无"之间的"最佳量"自然是"少"。

【任务实施】

膳食养生术操作流程见表 4-10-1。

表 4-10-1 膳食养生术操作流程

操作程序	操作步骤	要点说明
评估	评估体质 (1)身体基本情况; (2)健康状况; (3)辨证分析	☆评估对象体质分型 ☆询问对象患病情况 ✓气虚、血虚病人
计划	1.制订养生方案 2.选择合适的食物	☆制订膳食养生的计划 ☆根据对象的体质、患病情况选择适应的食物 ✓气虚体质应多食大麦、山药等补气食物 ✓血虚体质宜多食黑木耳、肝等补血食物 ✓阴虚体质宜多吃芝麻、糯米等补阴食物 ✓阳虚体质宜多食羊肉、狗肉等温阳食物
实施	1.沟通:向对象解释评估结果和计划内容 2.指导实施膳食养生计划 (1)纠正不良饮食习惯; (2)指导食物的烹调; (3)告知注意事项 3.跟踪对象,了解养生效果	☆食物烹调 ✓饭菜宜淡不宜咸 ✓老人饮食宜温热、熟软 ☆注意事项 ✓注意各种味道的搭配,味不可偏亢 ✓饮食要定时、适量 ✓饮食有洁
评价	1.对不同食物的养生功效有正确认识 2.对自身的健康状况有正确的认识 3.能够合理地运用膳食养生的方法	☆评价膳食养生的效果 ☆调整下一步养生计划

 能力检测

1. 简答题

(1) 简述膳食的保健作用。

（2）不同类型的膳食保健作用有什么特点？

（3）如何根据体质选择食物？

2. 案例分析

李大妈体型偏瘦，平时经常感觉手足心热、心烦、失眠、夜间出虚汗。最近找了一个保姆，做的饭菜口味偏辣，李大妈老是感觉胃脘灼热、嘈杂不适。

（1）李大妈目前的状况是否适合继续吃偏辣的饮食？为什么？

（2）你能否帮助李大妈选择一些比较适合的食物？并且指导其膳食保健。

（石君杰）

项目小结

"饮食者，人之命脉"，养生必须首先从饮食做起，真正懂得吃与喝的科学方法。

水是生命之源，饮水养生要选择适合的饮用水，饮用水水质要符合《生活饮用水卫生规范》。根据个人不同的生活习惯，养成按时、定量喝水的生活规律，根据不同的生理阶段合理决定饮水量。对于不同的疾病，要根据具体疾病情况，决定饮水量的多少，不宜一味追求"多喝水有利于健康"。

膳食养生历来是中医的优势所在。中医学对食物的四气、五味、归经、升降浮沉等属性有深刻的认识，同时也提出了不同类型食物的保健作用。对于膳食养生的方法，要遵循因时制宜、因地制宜、因人制宜的原则选择食物，同时根据五味调和搭配食物，根据不同生理阶段的人群选择适应的烹调方法，并注意饮食节制及食物卫生等。

茶是一种历史悠久的保健饮品，主要分为绿茶、红茶、青茶、白茶、黄茶、黑茶和再加工茶。不同茶叶的保健作用各具特点，适合不同的人群，应根据体质特点进行选择。阳性体质者一般选用绿茶、青茶，阴性体质者一般选用红茶、黑茶，脾胃虚寒者建议用黑茶，脑力劳动者清脑醒神选用绿茶，高血脂、肥胖者宜用黑茶、普洱茶。

酒是一种历史悠久的饮料，种类包括白酒、啤酒、葡萄酒、黄酒、米酒、药酒等。从健康的角度而言，一般葡萄酒、黄酒、米酒的保健作用较好。少量饮酒能增进食欲帮助消化，暂时性扩张小血管，促进血液循环，化瘀通络，散风祛寒，驱除疲劳。饮酒应做到：常饮质量好、度数低的酒，饮时心境要好，温酒而饮，饮必小咽，勿混饮，空腹勿饮，酒后少饮茶。患有肝脏疾病、高血压、胃肠疾病的病人，孕妇以及从事高空作业、车船驾驶的人群都不适宜饮酒。

锻炼身体的养生方法
——导引养生术

1. 技术能力要求：能运用导引养生术的基本方法进行系统规范的养生保健或指导病人进行导引养生。

2. 方法能力要求：能对不同体质或不同疾病进行辨证以指导导引养生术，并能运用现代手段查阅、研究导引养生术的新方法、新手段。

3. 社会能力要求：具有针对保健人群进行导引养生的宣教能力和较好的沟通能力，具有实施导引养生术的职业素养。

任务 11　认识导引术

案 例 引 导

李某，男，35岁，平素神怠、乏力、食少，身体虚弱，常患感冒。中医诊为中气不足、脾胃虚弱。

（1）导引养生术适用人群有哪些？

（2）你应如何指导该病人练习？

一、相关知识

导引是气功的古称。"导"，有疏导、通道的意思，是指导气。"引"，有引申、引导的意思，是指引体。《庄子·刻意》李颐注曰：导气令和，引体令柔。就是说把人们日常生活中的呼吸，疏导成细、匀、深、长的腹式呼吸，把人们的四肢锻炼得柔韧结实。而导引当中的导气和引体又大多是在意念的引导下完成的，所以说，导引就是呼吸运动、意念活动和肢体运动三者相结合的一种祛病健身养生功法。

二、导引养生的特色

导引是以中医基础理论的阴阳学说、藏象学说、气血经络学说为指导思想，因此，最大的特色就是突出以"精气神"为核心的形神合一的调养机制和以动静相结合的独特运动形式,从而能够形神统一、刚柔相济、动静得宜,以达到活动筋骨、疏通气血、调和脏腑的目的。

1. 形神合一

导引术是一种身心并用的主动性锻炼方法,其独特之处就在于意守、调息、动形的统一。它不仅仅是锻炼人的形体,还注重修炼精神意识,从三个方面同时入手,以达到"形与神俱"、"形神合一"的效果。

> **小贴士:**
> 导引养生,又称为练形养生。导引吐纳,自古即用于描述气功及形体强身,未有细致明确的区分。这里则专指以形体动作为主导方法的养生,所谓主导,是因为这种方法本身也要求有呼吸动作的配合。这类养生术有五禽戏、八段锦、易筋经、太极拳以及被动的推拿等。

(1)意守:意念引导,练意以养神。即把全部的精力专注于某一件事物上,如在运动时将思想集中于丹田,或集中于调节呼吸和身体的动作上。

(2)调息:呼吸吐纳,调息以运气。即调节呼吸,做到呼吸深沉和缓和,并且根据运动的节律快慢来调节呼吸的频率。

(3)动形:形体的运动,采用某种形式的身体运动方法来进行骨骼、关节、肌肉锻炼,以使其灵活和健壮。

2. 动静结合

静,是指思想专一、排除杂念、心神安静;动,是指活动筋骨、运转肢体。动静结合即意静而形动。这也是传统体育保健的重要原则之一,没有专注的思维支配,就不可能有协调的形体运动,当然也达不到预期的效果。

传统的体育保健就是依靠自我特定的身体姿势、形态的锻炼和特定的精神意识、思维的引导,来调节自身的功能,发挥人体内在的潜能,从根本上达到精神和形体的高度统一。

导引术是经历了两千多年的反复锤炼发展成熟起来的一种健身功法,它不仅包括以形体锻炼为主的五禽戏、八段锦、易筋经、太极拳、峨嵋桩、鹤翔桩、长拳、短拳、金刚拳等功法,也有以精神锻炼为主的气功、导引等保健方法。这里主要介绍气功、易筋经、五禽戏、八段锦、太极拳等的特点、康复机理、养生习练方法等内容。

三、导引养生的原则

(一)清心寡欲

导引养生的关键是要做到清心寡欲。养生家孙思邈作了精辟的论述:"彭祖曰,道不在烦,但能不思衣食,不思声色,不思胜负,不思曲直,不思得失,不思荣辱,心无烦,形勿极,而兼以之导引,行气不已,亦可得长年,千岁不死;凡人不可无思,当以渐遣除之。"说明排除杂念,净化大脑,清虚静定,便于全神练功。

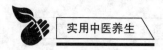

（二）选择适当的地点和条件

导引需要选择适当的地点和条件，养生家孙思邈对导引地点和条件也作了进一步的说明：彭祖曰，和神导气之道，当得密室，闭户安床暖席，枕高二寸，半身偃卧，瞑目，闭气于胸中，以鸿毛著鼻上而不动，经三百息，耳无所闻，目无所见，心无所思，如此则寒暑不能侵……。另外孙思邈在《居处法》中也强调：凡人居止之室，必须周密，勿令有细隙，致有风气得入……久坐必须急避之。

（三）选择适当的时间

在时间的选择上，养生家孙思邈《千金要方·卷二十七·调气法》中说：凡调气之法，夜半后到日中前，气生得调，日中后到夜半前，气死不得调……。古人认为调气导引选择夜半后到日中前这一段时间最为合适，也就是说早晨练习为最好的时间。

四、导引养生的发展

1. 春秋战国时期导引养生理论初步形成

"导引"一词，最早见于《庄子·刻意》：吹呴呼吸，吐故纳新，熊经鸟伸，为寿而已矣；此导引之士，养形之人，彭祖寿考者之所好也。说明导引是以肢体运动为主，配合呼吸吐纳，追求长寿的一种运动方式。

早在春秋战国时期就存在"动"和"静"、"养神"和"养形"两种不同的健身方法。《黄帝内经》对"气"和"行气"的作用，已有明确的阐述。如《灵枢·脉度》说：如水之流，如日月之行不休……其溢之气，内溉藏府，外濡腠理。我国现存最早的《行气玉佩铭》，有铭文45字，讲述了行气的全过程。说明导引养生在春秋战国时期就已初步形成了一定的自然经验理论。

2. 秦汉时期导引养生理论继续发展

秦汉时期在导引养生方面仍不断地深入探索"形"与"神"之间的关系。西汉时期的《淮南子》、东汉时期的桓谭与王光，对"形"与"神"相互关系的理论有了新的发展。马王堆汉墓出土的《导引图》（图5-11-1）与华佗《五禽戏》，标志着秦汉时期的导引也有了进一步的发展。

东汉医家华佗，他继承了先秦《吕氏春秋》动则不衰之说，从理论上进一步阐述了以动养生的道理。华佗在继承整理前人导引养生术的基础上创制了《五禽戏》，在现代仍广泛流传，且发展出多种流派。据《三国志·华佗传》载，他曾对弟子吴普讲述以动养生的主张，他认为："人体欲得劳动，但不当使极尔；动摇则谷气得消，血脉流通，病不得生，譬犹户枢不朽是也；是以古之仙者为导引之事，熊颈鸱顾，引挽腰体动诸关节以求难老。"

3. 三国、两晋、南北朝时期导引养生理论丰富多彩

三国、两晋、南北朝时期导引养生理论丰富多彩，其主要代表人物是嵇康、葛洪。嵇康提出：形恃神以立，神须形以存……又呼吸吐纳，服食养生，知形神相亲，表里俱济也。嵇康认为形神是相互依存的，常做"呼吸吐纳"之气功，并配合药物治疗，就能使"身心俱健"。

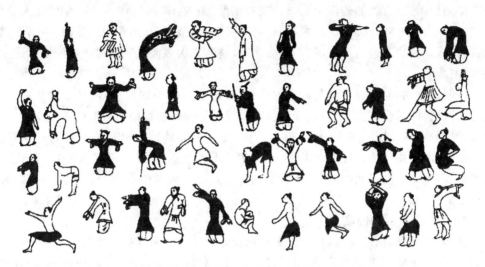

图 5-11-1 长沙马王堆三号汉墓出土的彩色帛画《导引图》

葛洪对于导引、吐纳等养生术十分重视，他在《抱朴子·释滞》中指出：行气可以治百病……或可以延年活命，其大要者，胎息而已。首次提出了"胎息"功法，并详述其要领。

4. 隋唐、五代时期导引养生理论的发展进入新阶段

隋唐、五代时期导引养生学形成了较为完整的体系。唐代孙思邈在导引理论方面也有较大的突破，他认为常练行气导引，可以增进健康、去病延年。他在《枕中方·行气》中说：行气可以治百病，可以去瘟疫……其大要者胎息而已。其方法大体与葛洪的胎息法相似。他在《枕中方·导引》中说：卧起、平气正坐，手叉掩项，目南视，上使手项与争，为之三过；屈动身体四极，反张侧掣，宜摇百关，为之各三。他认为常做这种运动，"使人精和，血脉流通，风气不入，行之不病"。

5. 宋元时期导引养生理论的盛世期

宋元时期掀起了全民导引养生的热潮。著名文学家、导引养生行家苏轼和欧阳修写了不少养生论著，如《问养生》、《养生说》、《读养生说》等。苏轼在《教战守》中，把天下之势比作一身，认为畏之太甚则脆弱，养之太娇则惰，"是故善养生者，使之能逸而能劳、步趋动作，使其四体狃于寒暑之变，然后可以刚健强力，涉险而不伤"。欧阳修也在自己的养生实践中总结出"劳其形者长年，安其乐者短命"的规律，提出"以自然之道，养自然之生"。宋代的导引养生不仅发扬了古代"动以养生"的光辉思想，而且还创编了不少行之有效的养生理论和方法。如无名氏创编的"八段锦"及道士蒲处贯创编的"小劳术"、陈希夷的"十二月坐功"等健身养生体操。

6. 明清时期导引养生理论纳新弘扬

明代以后，武术的发展和《道藏》的出版推动了导引术的进步和发展，在《遵生八笺》中载有八种导引术，除在国内广为流传外，并于 1895 年译成英文发行于国外。如明代

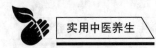

正德年间罗洪先所撰《仙传四十九方》,载录华佗"五禽图"最为详尽,并指出"凡人身体不安,作此禽兽之戏,汗出,疾即愈矣"。清乾隆时,沈金鳌于《杂病源流犀烛》一书中,卷首列有"运动规法",包括导引、气功和按摩等,这些方法多摘自明代曹士珩所撰《保生秘要》一书。

在明清时期,静功和动功与武术的结合,促进了太极拳的发展,使其以独特的风格流传于国内外,深受人们喜爱,在养生保健中发挥了积极的作用。敬慎山房主彩绘二十四幅《导引图》,将气功、导引、按摩熔为一炉,用于养心练精、补虚、防治疾病和强身益寿,有较高的实用价值。在此时期,由于武术流派的空前发展,不论道院、佛寺院,还是山寨水乡,都有练功习武的时尚,使武术健身得到了很大范围的普及,发挥了良好的健身御敌的作用。

7. 中华人民共和国成立后

中华人民共和国成立后,广大中医专家和导引气功家对导引养生疗法进行了挖掘、整理和研究,出版了很多专著,取得了可喜成果。如成立导引、气功协会或研究会,医疗机构开设导引门诊部和导引科;高等院校增设导引课程、体育院校成立按摩导引研究室。医学专家和导引专家在古代导引术的基础上,继承发展、推陈出新、整理研究出了内容丰富、流派繁多的导引养生功法。许多生理学家、考古学家和导引专家对导引气功进行了大量研究,对人体导引气功练习前、后的呼吸、心率、血液、血压、血液成分、消化机能以及中枢神经系统功能的改变等方面进行研究,提出了"生命信息"的新概念,取得了显著的成果。

8. 导引养生蓬勃发展走向世界

导引养生,源于中国,属于世界。目前已推广到日本、韩国、泰国、英国、法国、美国、澳大利亚等 60 多个国家。国际上已有 30 多万人加入导引养生队伍,导引养生事业将在亚洲、欧洲、澳洲、非洲、美洲等五大洲健康发展,它将为探索人类健康长寿之奥秘做出更大贡献。

 知识链接

养生名家——华佗

华佗(公元? —208 年),东汉名医。他精通内、外、妇、儿、针灸各科,尤专长外科。他发明了麻沸散,成为世界上首创麻醉术并成功地实施剖腹手术的外科医生。华佗还创编了"五禽戏",日日操练,令他老当益壮,活到百岁。《后汉书》载:华佗晓养生之术,年且百岁犹有壮容,时人以为仙。公元 198 年某日,学生吴普前来探访高龄的华佗。见老师耳聪目明、思维敏捷、步履轻健,忙向老师讨教养生妙术。华佗带吴普到户外旷场,亲授他创编的"五禽戏"。但见华佗先仿虎之扑动前肢,又仿鹿之伸转头颈,再仿熊之伏倒站立,继仿猿之脚尖纵跳,后仿鸟之展翅飞翔。其套路有序,姿态逼真,动作有力。华佗解释道:"摹仿五种禽兽之动作,虎,取之猛也,甩臂、踢腿要有劲;鹿,取之巧也,伸头转颈、举手投足动作要灵巧;熊,取之稳也,伏倒、起身动作求缓求沉;猿,取之跃也,跳动、攀爬要求活跃轻巧;鸟,取之飞也,要练轻功,手足轻飘而动。"末了,华佗又敦促吴普,操练"五禽戏"须天天坚持,日久方能奏效。

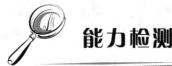

能力检测

1. 简答题
(1) 简述导引养生的概念。
(2) 简述导引养生的特色。
(3) 简述导引养生的原则。
2. 论述题
(1) 试述导引养生的理论基础。
(2) 试述导引养生的发展历程。

(陈 英)

任务 12 气功养生术

案例引导

刘某,男,39岁,汉族,已婚。腹痛、腹泻10余年。中医诊断:泄泻(脾胃虚弱型)。西医诊断:慢性肠炎。
(1) 常用气功养生术的适用人群有哪些?
(2) 你应如何指导该病人练习?
(3) 气功养生术常用的功法应怎样练习?

一、气功相关知识

"气功"一词最早见于晋代道士许逊著的《宗教净明录·功阐微》。在晋代以前的典籍中,道家称之为"导引"、"吐纳"、"炼丹",儒家称之为"修身"、"正心",佛家称之为"参禅"、"止观",医家称之为"导引"、"摄生"。在历代医籍中,以"导引"为名者较为普遍,而

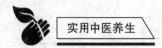

"气功"则是近代才广为应用的词。20 世纪 50 年代,刘贵珍在《气功疗法实践》一书中写到:"气"这个字,在这里代表呼吸的意思,"功"字就是不断地调整呼吸和姿势的练习……。一般认为"气功"二字从此被确定和传播开来。

气功养生是中华民族的宝贵遗产之一,是中华民族在长期与自然界及自我疾病、疲劳、衰老的斗争实践中,逐渐摸索、总结、创造出来的。气功养生以气功锻炼的三大要素为核心,它是以调身、调息、调心(神),使人体营卫气血周流全身、百脉通畅、脏腑调和、身心融为一体,以达到强身健体、抗病防老为目的的身心锻炼方法。它不仅历史悠久,而且有着广泛的群众基础,千百年来,它对中华民族的健康、繁衍起到了重要的作用。

二、气功的养生作用

(一)养生机理

气功是着眼于"精、气、神"进行锻炼的一种养生术,它是通过调身、调息、调心(神)等方法用来调整精、气、神的和谐统一。

调身是调整身体正确的姿势,或者是轻松自然的运动肢体,使经络气血周流全身、脏腑和调、调动内气,从而做到"练精化气"、"练气化神"、"练神还虚",以养形体;调息是调控呼吸,以达到均匀和缓、细、长、深,使气道畅通、柔和以养气血;调心(神)则意念专注,排除杂念,宁静以养神;通过系统的锻炼,可以使"精、气、神"三者融为一体,以强化新陈代谢的活力,使精足、气充、神全,体魄健壮,生命自然会延长而推迟衰老。

现代医学认为,在气功练习过程中,通过调身操作可以使全身的肌肉、骨骼放松,使中枢神经系统,特别是交感神经系统的紧张性下降,从而可以诱使不良情绪得到改善;通过调息操作可以使膈肌上下活动范围增加,从而加大按摩五脏六腑的深度与广度,促进脏器血液循环,增进器官自身调节功能;同时,还可以兴奋呼吸中枢,进一步影响和调节自主神经系统;通过调心(神)操作,可以增加入静时对大脑皮层的调节作用,使大脑皮层细胞得到充分的休息;同时,还可以对外感性有害刺激产生保护作用。因此,练功中出现的呼吸抑制、交感神经抑制和骨骼肌放松、血压下降和体内新陈代谢下降等,均是生理上的相对平衡,是人体新陈代谢运行最正常的时刻,可以使大脑的意识思维活动有序化,从而大大提高脑细胞的活动效率,使大脑的潜力得以进一步发挥,更好地开发人的智慧。所以说,气功养生是通过调身、调息、调心(神)达到增强体质、防病治病、益寿延年的传统身心锻炼的保健方法。

(二)练功要点

养生气功的流派众多,方法各异。从练功的形式上,可分为动、静两大类功法。所谓静功,即在练功时要求形体姿势保持不动的身、心锻炼方法,又称为内养功,如入静放松功、坐功、卧功、站功等;所谓动功,即在练功时,形体要连续做各种动作的身、心锻炼方法,又称为武术气功,即通常所说"内炼一口气,外炼筋骨皮"的锻炼方法。从练功的内容上看,主要包括调身、调息和调心(神)三个方面。无论是从练功的形式还是功法的内容上,都要遵循以下几方面的原则。

1. 调身、调息、调心(神)

调身是调整形体,使身体保持相对稳定的姿势,或者是轻松自然地运动肢体,符合练功姿势、形态的要求,强调身体放松、自然,使内气循经运行、畅通无阻,这是气功养生练习的基本要素,是调息、调心(神)的基础。它实质是通过调整形体达到气血畅达、强身健体、疏通经脉、柔筋健骨、消除疲劳的作用。

调息是调控呼吸,是在练功过程中,自觉地对呼吸的节律、频率和深度进行调控,以达到均、匀、细、长、深而和缓地呼吸。调息是调心(神)的基础。其实质是通过呼吸调控,积蓄和运行体内的气血,从而疏通经络、协调脏腑、调和阴阳,有助于身体放松、思想入静。

调心(神)是自觉地调控心理活动,又称为意识训练,是气功养生练习的较高境界。其实质是在形神松静的基础上,通过意守的方法达到入静养神的作用。

2. 身心合一,松静自然

在气功养生功法的练习中,均离不开调身、调息和调心(神)。即在正确的功法姿势要求下,用意念或气息密切配合,进入气功状态,从而达到身心合一,松静自然。这种状态是气功练习者毕生追求的目标和较高境界。

所谓松静自然,即形松、神静,是指在气功锻炼时必须强调身体的松弛和情绪的安静,要尽力避免紧张的心理状态。自然,是不受任何外在和内在环境的干扰,在一种轻松自然的情况下练功。则可达到形神合一、神气合一、整体协调的状态。

3. 循序渐进,持之以恒

养生贯穿人们生命的全过程。气功养生也不例外,是一个渐进的过程,坚持、专一练习是气功养生的法宝,切忌半途而废,随意更改功法。对于初级功法来讲,在短期内学习一些基础知识,掌握一些基本要领和方法是可能的,但要练得很好,则不是一下子就可以做到的,需要有一个过程。在练习过程中一般容易有两种偏向,一种是急于求成,在短时间内练得过多、过猛,不能坚持;另一种是松懈傲慢,放任自流,在练习过程中,不刻苦,随意性强。这两种偏向都是气功养生练习的大敌。因此,练功者在练习过程中必须培养坚韧不拔的毅力,多下苦功,克服松懈情绪,同时,也要科学地认识和理解在气功作用下的人体生理变化,依据生命发展规律,循序渐进,克服急于求成的情绪。坚信只要持之以恒,定会达到目的。

三、几种常用功法

气功养生历史悠久,流派众多,方法各异。总体可总结为以三调为纲,动静为目,即调身、调息、调心基本方法和动功、静功两大类。本书将常用的三调练功形式归纳为单式气功养生法;把动功、静功的练功形式归纳为复式气功养生法。

(一)单式气功养生法

1. 调身法之坐法、卧法和站法及动作要领

(1)坐法:①平坐法。选择适当高度的椅子、凳子或床上,臀部 1/3 或 1/2 平坐其上。两脚平行与肩同宽、水平踏地,两脚自然分开,膝关节成直角;两手十指松展,掌心向下,分别放在大腿上,两肘自然弯曲;头微前倾,口目轻闭,舌抵下腭,下颌微收;含胸拔背,沉肩坠肘,腰背正直。其要领是:保持头部、颈部、肩部、肘部、腰背部、小腿部放松,可配合调息方法进行练习。此种方法是坐法中常用方法之一,适合健康养生与慢性疾病康复期人群使用,体质虚弱者慎用此法。②自然盘坐法。上身与平坐法相同,臀部略垫高,身体微前倾;两小腿自然交叉盘起,成八字形,两足放在腿下,左右上下随意放置;两手轻握,置于腹前或放置在同侧的大腿上。其要领是,上身的要领与平坐法相同,可配合调息方法进行练习。此种方法是坐法中常用方法之一,因下肢较为紧张,从而有利于头部与上身的放松,有利于整体的入静。适合健康养生与慢性疾病康复期人群使用。

(2)卧法:①仰卧法。全身自然平卧于床上,口目轻闭,舌抵上腭,头枕端正,四肢自然伸直,两脚与肩同宽,两手放于身旁或相叠置于下腹部。其要领是:保持头部、颈部、肩部、腰背部放松,特别是颈部与腰背部的放松,可配合调息方法进行练习。此种方法是卧法中常用方法之一,适合健康养生与慢性病康复期人群使用。②侧卧法。侧身卧于床上,口目轻闭,舌抵上腭,枕高恰与肩平,颈略向胸收,上身呈含胸拔背之势;上侧的手指松开,掌心向下,轻放在髋部;下侧的手自然弯曲轻放在枕上,手心向上,距额头10～20 cm;上腿屈膝,放在自然伸直的下腿上,屈膝约成120°。此种方法左侧卧、右侧卧均可。其要领是,保持头部、颈部、肩部、腰背部放松,特别是颈部与腰背部以及四肢的放松,可配合调息方法进行练习。此种方法是卧法中常用方法之一,适合健康养生与慢性病康复期人群使用。

(3)站法:站法有多种,它包括自然站法、一步站法、两肩站法等,这里只介绍自然站法。自然站法:两脚左右平行分开,与肩同宽;两目平视或微闭,舌抵上腭。头正颈直,下颌微收,含胸拔背,两膝微屈,两臂自然抬起,虚腋,大臂、小臂自然弯曲,手指自然张开,在胸腹前作抱球状;或两手掌心向下,水平下按;或两手叠放在小腹部。

(4)动作要领:①宽衣松带。有利于调息,使身体上、下经络气血通畅。②口目微闭。可以屏除杂念、断去幻想,有利于入静和精神内守。③舌抵上腭。使舌自然微卷,轻抵上腭,以沟通任督两脉。④虚领顶颈。保持头正颈直,下颌微向胸部收回,有一种微微上顶之劲,使颈部能够放松端正,利于真气通过,疏通督脉。⑤沉肩坠肘。两肩自然放松,两肘自然下垂,微里收,有利于手三阴经与手三阳经的气血运行。⑥含胸拔背。胸部要自然内含,使脊柱正直,有一种微微绷紧之力贯于胸背部,身体要平稳,有助于督脉气血的运行。⑦腰松腹收。腰为肾之府,腹为练气之炉,腰腹又是通脉运气之要关。腰腹放松有助于练气和气血运行。⑧十趾抓地。练站式时脚要平踏,且脚趾扣地,重心落于足心,有利于身体稳定,真气自然上行。

2. 调息法之自然呼吸法、顺腹式呼吸法和逆腹式呼吸法

(1)自然呼吸法:在生理状态下,按照平常呼吸习惯而不加意念的呼吸方法。以自然胸式呼吸、腹式呼吸为主,或胸腹混合呼吸。其要领是:配合调身法,在自然呼吸的基础上,做到均、匀、细、长、深,使境界逐渐加深。此法适合初学者或初级的养生功法。

(2)顺腹式呼吸法:吸气时腹肌舒张、腹部隆起,膈肌下降;呼气时腹肌收缩、腹部回缩,膈肌上升至原来位置。在意念的引导下,加强呼吸的深度。此是常用养生功法的调息方法之一。其要领是:配合调身法,呼吸频率均匀,做到均、匀、细、长、深。

(3)逆腹式呼吸法:吸气时腹肌收缩、腹部回缩,膈肌下降;呼气时腹肌放松、腹部隆起,膈肌上升。此是养生功法的重要调息法。在意念的引导下,加强呼吸的深度。其要领是:配合调身法,呼吸频率均匀,做到均、匀、细、长、深,可促进气血运行,提升阳气,改善肠胃功能。但年老体弱、高血压、心脏病病人以及孕妇应慎用或禁用。此法难度较高,初学者不宜使用。

(4)动作要领:①调身在前,调息在后。在准确的练功姿势基础上,配合调息练习。否则会出现头昏胸闷、心悸气短等异常情况。②自然调息。在调息之前,应调身入静,而后按调息的方法缓慢自然地用意念调整呼吸。③精神内守。在长期练习的基础上,做到呼吸均、匀、细、长、深。注重入静守神,达到吐纳的最高境界。

3. 调心(神)之松静法、意守法、观念法和默念法

(1)松静法:运用意念引导身体各部位逐一放松。可配合调息练习,吸气时默念"静",呼气时意想"松",使全身各个部位从内到外、从左到右、由粗到细全部放松。这是气功养生的基本功法与要求。其要领是:要意想达到身体各个部位都如棉花样松软,配合调身、调息方法,做到松与静的辩证统一。

(2)意守法:在身心放松的情况下,把意念停留在整个身体或某一经、穴位及特定部位,专注这一部位,以达到快速入静。通过意守的锻炼,可使益气相合,调动人体"内气",促进其聚集和运行,以调整脏腑功能,达到防病健身之目的。这是调心(神)的基本方法。因意守部位不同,又分为意守丹田、意守命门、意守穴位和意守呼吸法等。其要领是:调身与调息的有机融合是意守的关键和前提,要做到二者的辩证统一。意守功法要求的部位,不要用拙力,要似想非想,使意气专注而非力量的会聚。

(3)观念法:在身心放松的情况下,集中意念想象身体内部景观或大自然的外部景观,以达到入静的状态;通过长期锻炼,可以出现"反观"现象。这也是高度入静的结果。此法是较难操作的调心(神)的方法。其要领是:调身、调息的有机融合是观念的关键和前提。观念功法要求的内容包括景色、图案及画面等,要用意气去专注,也不要用拙力,要似观非观。

(4)默念法:通过默念简短的字句,以排除杂念、敛神入静。如默念"六字诀";调整自身疾病的虚实、"身心愉快"调整自身的情绪等。其要领是:调身、调息的有机融合是默念的关键和前提,要默念功法要求的内容,默念时要轻。

(5)调心(神)的要领:①松静结合,身息结合。松静是贯穿整个练功过程的基本要求,松静结合、辩证统一是调身、调息的基础。身息结合是进入调心状态的关键和前提。进入松静状态后,身体如棉花样松开,身心轻松安宁,加之呼吸绵绵深长,气血缓缓在经脉中运行,整个身体似有似无,这便达到了身心结合的较高状态。②意气结合,心静自

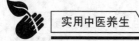

然。意念与经脉内的气血随呼吸的深入缓缓贯穿全身,身心越来越安静,进而达到调心(神)的高级境界,心境自然、充实。这种境界是实践的结果,是调身、调息、调心三者合一的共同结果,不可盲目片面追求。若偏执一方,均不能达到此状态,反而会出现头痛、头胀及精神紧张等其他症状。保持意气结合,坚持"用意不用力"的原则,是调心(神)的关键。③恬淡虚无,精神内守。调心(神)的最高境界便是"恬淡虚无,精神内守",是诸多养生家毕生追求的目标,是养生实践的精华。在气功养生锻炼中,要遵循无为而为,即意念要越来越轻,逐渐达到若有若无、似有非有的最高境界;精神要清静虚神,安泰内守而不散漫、不执著。这样才有利于"内气"的聚集、储存、发动和运行。

(二)复式气功养生法

1. 入静放松功

入静放松功属于静功范畴,又称松静功,是初学者的基础功法。《太清调气经》称之为"委身",美国杰克生称之为"渐进性放松疗法",本森称之为"松弛反应",苏联斯里皮里多诺夫称之为"自我暗示、放松训练法"。它主要是通过有意识的调身与调息相结合的,默念"松"字逐步完成调心的全过程,它能达到"入静"状态,使身体呈现经络疏通、气血流畅、脏腑协调的精、气、神自我完善的状态,从而达到健身防病、延年益寿的目的。它有补益肾气、平调阴阳之效。

练功要领:

(1)采取适合自己的调身方法,可选择坐法、卧法或站法。

(2)通常选择自然呼吸法。

(3)采用三线放松法,从头到脚,自上而下,分线放松。

三线放松法:将身体分成两侧、前面和后面三条线,自上而下依次放松。①第一条线:头部两侧→颈两侧→双肩部→双上臂→双肘关节→双前臂→双腕关节→双手→双食指。②第二条线:面部→颈前→胸部→腹部→双大腿前面→双膝关节前→双小腿前→双足背→双十趾。③第三条线:后面→后颈部→背部→腰部→双大腿后面→双腘窝→双小腿→双脚跟→双脚底。

(4)每个部位先默念"松"字,放松后进入下一个部位,依次逐线放松至最后一个部位,轻轻意守 1～2 min,当三线全部放松后,意守神阙穴 3～4 min。每次做 2～3 个循环,安静后,调整呼吸,收功。

(5)收功时,意念逐渐减轻,使气归原,左手、右手各揉腹 10 次。

(6)练功不受时间、地点及空间限制,练功前要保持精神愉快。

本功每天练 2～3 次,每次练 20～30 min,能练气生精,入静快。对神经系统、消化系统、循环系统疾病的发生,具有较好的预防作用。

2. 站桩功

站桩功源于古典养生导引法,是武术养生法的基础。由于站桩功的姿势较多,可分为提抱式、扶按式和三圆式等。

(1)提抱式:两脚与肩同宽,呈八字分开,两膝微屈,膝盖不超过足尖,全身力量落于足底。两手相对,指尖相隔15～20 cm,与脐下缘相平,掌心向上,上身保持正直,肩稍后张,虚腋,臂成半圆形,心胸开阔,呈虚灵挺拔之势,犹如抱一大气球。头正或稍后仰,目闭或微闭,口微张,舌抵上腭,全身放松而不懈,保持似笑非笑的状态。

（2）扶按式:手指分开稍弯曲向斜前方,双手位于脐旁,掌心向下,两臂稍抬起。犹如扶按漂浮在水中的大气球上,其他动作要领同提抱式。

（3）三圆式:两臂抬起与肩平,肘略低于肩,成为臂圆,如环抱树干状。两手指微张,指尖相隔30 cm左右,成为手圆,如握球状。两脚与肩同宽,足尖里扣,成为足圆。十趾抓地,腰平直,两腿微屈,含胸拔背。手圆、臂圆、足圆称为三圆。这是站功中应用最广的基本姿势之一。

练功要领:

（1）提抱式、扶按式、三圆式的口、眼、头、颈、胸背及腰的要领是一致的。

（2）选择自然呼吸法、腹式呼吸法及逆腹式呼吸法。

（3）强调动作舒展,不用拙力,注意动作与呼吸的配合。特别是下肢力量的分散。

（4）站桩功要注意动静、松紧、刚柔、虚实的关系,要做到外静内松、上松下紧、呼吸自然。要做到形、意、力三合为一。

（5）本功不受时间、地点限制,每天练1～2次,每次练10～30 min。可预防运动系统疾患的发生,对呼吸系统、消化系统等慢性疾病的康复有促进作用。

3. 动功

动功是相对静功而言的,指借助于肢体有节律的动作、击打和按摩特定穴位、部位而实现经脉气血旺盛、脏腑调和、阴阳平衡的身心锻炼方法。中国传统动功养生法内容非常丰富,如大雁功、少林内劲一指禅、鹤翔桩及举石锁等。由于功法内容复杂,篇幅有限,就不在此一一讨论了。

 知识链接

养生名家——葛洪

葛洪,东晋道教学者、著名炼丹家、医药学家,字稚川,自号抱朴子,汉族,晋丹阳郡句容(今江苏句容市)人。三国方士葛玄之侄孙,世称小仙翁。他曾受封为关内侯,后隐居罗浮山炼丹。著有《神仙传》、《抱朴子》、《肘后备急方》、《西京杂记》等。葛洪提倡的"保精行气",集中了晋以前有关气功理论之大成,在炼丹过程中,给我国药物学提供了有效的化学制药方法,在医术上也取得了较高的成就。

【任务实施】
气功养生术操作流程见表5-12-1。

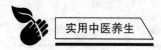

表 5-12-1　气功养生术操作流程

操作程序	操作步骤	要点说明
评估	评估体质 (1)身体情况； (2)患病情况； (3)辨证分析	☆主要评估病人属于哪一系统的慢性疾病及是否为年老体弱者 ☆询问对象患病情况如血压、心率、胃肠功能等实验室检查指标
计划	1.制订养生方案 2.选择合适的养生功法 3.准备练功的相关场地	☆制订练功养生的计划 ☆根据对象的体质、患病情况选择适当的功法 ✓健康养生者一般选用坐法、卧法 ✓慢性疾病者一般选用坐法、卧法 ✓脾胃虚弱者建议用逆腹式呼吸法 ✓神经系统、消化系统、循环系统疾病者选用放松功 ✓运动系统疾病者及慢性疾病者宜用站桩功
实施	1.沟通:向对象解释评估结果和计划内容 2.指导实施练功养生计划 (1)纠正练功不良习惯； (2)指导不同功法的练习方法； (3)告知注意事项 3.跟踪对象,了解养生效果	☆练功要领 ✓坐法要保持头部、颈部、肩部、肘部、腰背部、小腿部放松 ✓卧法要保持头部、颈部、肩部、腰背部、小腿部放松 ✓呼吸法要做到呼吸均、匀、细、长、深 ☆注意事项 ✓练功要循序渐进,持之以恒 ✓要保持心情愉快、轻松自然 ✓按照各功法动作要领进行
评价	1.对不同功法的养生功效有正确认识 2.对自身的健康状况有正确的认识 3.能够合理地运用气功养生的方法	☆评价气功养生的效果 ☆调整下一步养生计划

 能力检测

1. 简答题

(1) 气功养生的机理是什么？

(2) 入静放松功的动作要领是什么？

(3) 简述单式气功养生的方法及动作要领。

2. 论述题

(1) 何谓三圆式站桩功法？

(2) 怎样理解气功养生的三大要素及三大要素之间的关系？

3. 案例分析

刘某经医生诊断为脾胃虚寒之泄泻后，采用养生保健疗法，坚持练气功2年。每天都练逆腹式呼吸法。近日来，刘某感觉腹部舒服不痛，大便正常。

(1) 刘某目前的状况是否适合继续练气功？为什么？

(2) 如在临床上遇到前来咨询的病人：①你应如何为病人做体质评估？②如何制订养生方案？选择怎样的养生功法才合适？③如何向病人解释评估结果和计划内容？④如何指导病人实施练功养生计划？⑤如何跟踪病人，了解养生效果？

（陈 英）

任务 13 五禽戏养生术

案例引导

张某，女，54岁，教师。近日自感颈僵不适、活动受限，头、颈、肩、臂酸痛，手臂有触电样、针刺样串麻。体格检查可见颈椎棘突、横突、冈上窝、肩胛内上角和肩胛下角有压痛点，压顶试验阳性，臂丛牵拉试验阳性，X线提示生理曲度异常，椎体后缘增生，诊为颈椎病。且病人有15年颈椎病病史。

(1) 五禽戏适用人群有哪些？

(2) 你应如何指导该病人练习？

(3) 五禽戏各功法应怎样练习？

一、认识五禽戏

五禽戏是模仿五种动物的动作及神态编创出来的一套仿生功法。五禽是指虎、鹿、熊、猿、鸟；戏为嬉戏、表演之义。因此五禽戏不仅外形动作要效仿虎的威武、鹿的安闲、熊的稳健、猿的机敏、鸟的轻捷，而且要内蕴"五禽"神韵，做到形神合一，以达到舒展筋骨、调畅气血、强身健体、延年益寿的目的。

五禽戏是两千多年前的名医华佗所创。他在总结前人经验的基础上，创编了五禽戏。他不但身体力行，坚持锻炼，而且积极推广，传授给别人锻炼。因五禽戏行之有效，备受后世推崇。

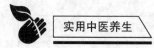

二、五禽戏的养生作用

五禽戏的五种功法各有侧重,但又是一个整体,是一套有系统的功法,如果经常练习而不间断,则具有养精神、调气血、益脏腑、通经络、活筋骨、利关节的作用。神静而气足,气足而生精,精足而化气动形,达到三元(精、气、神)合一,则可以收到祛病、健身的效果。正如华佗所说:亦以除疾,兼利蹄足。

> **小贴士:**
>
> 五禽戏是中国传统的一种健身养生方法,由模仿五种动物的动作组成。五禽戏又称"五禽操"、"五禽气功"、"百步汗戏"等。据说由东汉医家华佗创制。

五禽戏具有强壮身体的作用。经常练五禽戏的人,都会感到精神爽快、食欲增进、手脚灵活、步履矫健;五禽戏对于肺气肿、哮喘、高血压、冠心病、神经衰弱、消化不良等症有预防及防止复发的功效,尤其是对中风后遗症,能改善病人的异常步态和行走姿势,防止肌肉萎缩,提高人体的平衡能力,并对其他症状也有改善作用。另外,通过肢体关节的屈伸、舒展活动,有助于颈项部、肩背部、腰腿部病证的养生,如颈椎病、落枕、肩周炎、背阔肌筋膜炎、腰肌劳损以及腰部手术后等疾病的养生;通过手型、基本步型的习练,有助于半身不遂、脑萎缩、脑痴呆等疾病的养生;坚持习练,有助于慢性胃肠功能紊乱、慢性疲劳综合征、慢性盆腔炎等慢性疾病的养生。每日锻炼4~5次,每次10 min。在练习五禽戏时,还应选择空气新鲜、草木茂盛的场所。

三、五禽戏的练习方法

(一)五禽与五脏的关系

五禽与五脏的关系见表5-13-1。

表5-13-1　五禽与五脏的关系

五脏	肝	心	脾	肺	肾
五行	木	火	土	金	水
五禽	鹿	猿	熊	鸟	虎

(二)手型

1. 虎爪

五指张开,每个手指的第1指节、第2指节内收,虎口撑圆,形似老虎的利爪(图5-13-1)。

2. 鹿角

五指张开,中指、无名指弯曲内收(图5-13-2)。

3. 熊掌

四指并拢弯曲,拇指压在食指、中指的末端指节上,虎口撑圆(图5-13-3)。

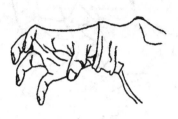

图 5-13-1　虎爪

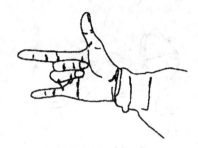

图 5-13-2　鹿角

4. 猿钩

五指撮拢于指腹,手腕下屈(图 5-13-4)。

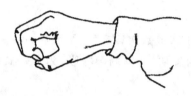

图 5-13-3　熊掌

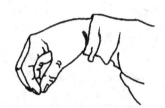

图 5-13-4　猿钩

5. 握固

拇指压在无名指掌侧指根处,其余四指屈握(图 5-13-5)。

6. 鸟翅

五指伸直并拢,拇指、食指和小指上翘,无名指、中指并拢略向下压(图 5-13-6)。

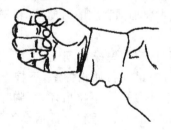

图 5-13-5　握固

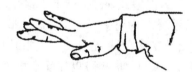

图 5-13-6　鸟翅

（三）基本步型

1. 弓步

两脚略分开,左(右)脚跟提起,向前迈步,屈膝前弓,右腿(左腿)伸直,脚跟着地,形成左(右)弓步(图 5-13-7)。

2. 虚步

右脚(左脚)向前方迈出,脚跟着地,脚尖上翘,左脚尖(右脚尖)斜向前方,脚掌着地,屈膝下蹲,重心落在左脚(图 5-13-8)。

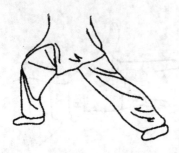

图 5-13-7　弓步

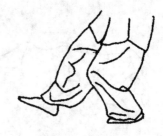

图 5-13-8　虚步

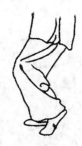

图 5-13-9　丁步

3. 丁步

两脚分开一定距离，两膝略屈，右脚(左脚)脚跟抬起，脚尖点地于左脚(右脚)脚弓处(图 5-13-9)。

(四)五禽戏动作要领

五禽戏每式可左右交换各做 1 次或数次；在每式结束后，做一至两次侧举上提吸气，下按呼气的调息动作，以调匀呼吸，为下一式做准备。

起式：两脚并拢，自然直立，两目平视前方，舌抵上腭，下颌微收，双臂自然下垂；双膝略屈，左脚横开一步，略比肩宽，松劲站立；呼吸调匀，意守丹田。掌心相对，屈肘内合，成掌心向上后，上提至膻中，随上提吸气；掌心内翻向下，缓缓下按于关元，随下按呼气；再重复上提、下按 1 次；速度均匀，动作柔和、连贯，然后两手垂于体侧。

1. 虎戏

要体现"森林之王"的威猛，动作要刚柔相济。虎戏主要加强脊柱的活动，有利于颈背腰骶部疾病的康复，可健腰固肾。

(1)虎举：掌心向下，十指撑开，由小指起依次屈指外旋握拳；拳眼朝上，上提至胸前后缓缓松拳，手掌下翻，两臂上举，手掌外翻，上臂撑展；继而再屈指握拳，下拽至胸前，松拳变掌，下按至丹田。上举时身体上拔，提胸吸气；下拽时如下拉吊环，含胸呼气(图 5-13-10)。虎举可以加强掌指关节活动，促进手部的微循环。适宜手部活动不利、循环障碍的康复。

(2)虎扑：两手握空拳，于体侧上提，身体由后仰变前伸；抬头，身体前扑，拔腰伸膝，手变虎爪；再屈膝，虎爪下按至膝部两侧；再经体侧上提，左腿上步，脚跟着地，脚尖上翘成虚步，身体向前下扑。重复时可右腿上步。演练过程由慢到快，动作由柔变刚，力贯虎爪(图 5-13-11)。虎扑动作后仰前伸，可增强脊柱的伸展度和柔韧性。

2. 鹿戏

要有鹿安闲静怡的神态，舒展轻盈的动作。鹿戏主要活动筋肉关节，可起到疏肝理气、活血柔筋的作用。

(1)鹿抵：两腿稍微屈曲，重心右移，提起左脚向左前方迈步，脚跟着地，脚尖外展

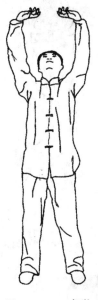
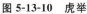

图 5-13-10　虎举

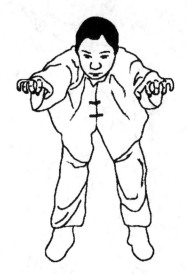

图 5-13-11　虎扑

近 90°;同时两手空拳,双臂自下而上从右侧摆起,当与肩等高时,空拳变为鹿角,身体稍前倾,左肘贴及腰侧,右臂充分伸拉,两手随腰部左转,头左转经左肩峰,目视右脚跟(图5-13-12)。鹿抵重在运动颈、腰部两侧,增强其肌肉力量和活动幅度。

(2)鹿奔:左脚跟提起,向前迈步,形成左弓步;同时两手握空拳,上肢由身体侧部自下而上划弧前伸,屈腕;重心后坐,手成鹿角,前臂内旋,手背相对,同时含胸低头,使肩背部如横弓;收腹弓背,使腰背部如竖弓;重心前移,成左弓步,手变空拳;重心后移,两手随左脚收回。左脚落地时,右脚跟提起,向前迈步,形成右弓步,重复上述动作(图5-13-13)。鹿奔动作使肩关节内旋,并充分伸展了背部肌肉,利于肩背部疾病的康复。

3. 熊戏

熊动作虽笨拙,却憨态可掬,故要有熊稳健厚实之感。熊戏主要加强中焦脾胃的运化,增进食欲。

(1)熊运:两手成熊掌垂于下腹部,两脚站稳,上体前俯内抠,如熊前掌和颈背;以腰胯为轴,顺时针转动身体,熊掌沿左—上—右—下划圈;继而逆时针转动,熊掌沿右—上—左—下划圈;手上升时吸气,下降时呼气(图5-13-14)。熊运可促进脾升胃降,增进食欲,并可加强腰背部的活动。

(2)熊晃:两手成熊掌,左髋上提,以髋带腿,左膝微屈,向左前方落步;重心前移,身体右晃,左臂前靠;身体后坐,左臂后摆,同时右臂前靠。两臂随重心前后移动,交替晃动;腰部两侧亦随重心移动交替压紧、放松(图5-13-15)。熊晃可加强肩、髋关节的活动,腰部的运动可加强中焦脏腑的运化。

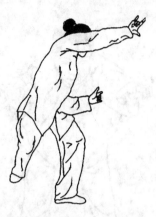

图 5-13-12　鹿抵

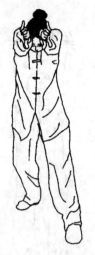

图 5-13-13　鹿奔

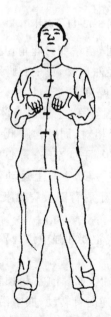

图 5-13-14　熊运

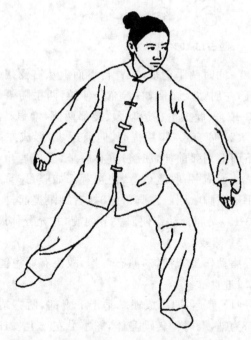

图 5-13-15　熊晃

4. 猿戏

猿生性好动,机灵敏捷,要模仿猿猴东张西望,爬树摘果的神态。猿戏可提高机体的敏捷性,有怡神醒脑之功。

(1)猿提:两手放于腹前,十指撑开,快速撮拢,垂腕成猿钩;耸肩缩脖,重心上提,两臂夹紧,手提至膻中,含胸收腹提肛,脚跟上提;头左转 90°,目随头动;头转回,松肩垂背,重心下落,放腹松肛,脚跟着地,同时两手于胸前变掌,下按于关元(图 5-13-16)。猿提可加强颈肩部位的活动,有助于颈椎病的康复。

(2)猿摘:左脚朝左后方退步,右脚随之收回为丁步;屈左肘,左手成猿钩夹于体侧;眼视右手,右手掌随头左转摆到左耳旁,而后头转向右前方;屈膝下蹲,右脚向右前方掠步,右手掌内翻,掌心朝下,随着掠步向前划弧至右前方成猿钩;左手上前摘果后成猿钩;左手由猿钩变为握固,收于头左侧,变掌托桃;右手由猿钩变掌捧桃;右腿随之收回成丁步(图 5-13-17)。猿摘需要手眼并举、四肢协调,可提高机体的反应速度,利于神经系统疾病的康复。

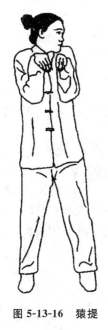

图 5-13-16 猿提

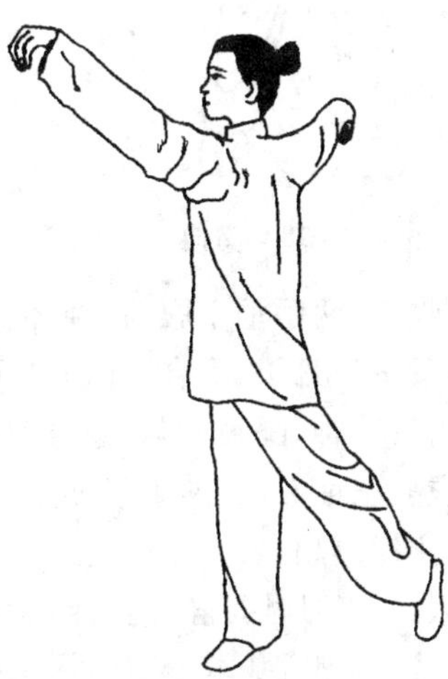

图 5-13-17 猿摘

5. 鸟戏

要有仙鹤昂首挺拔,展翅飞翔之神韵,动作要舒展大方。练习鸟戏可起到宽胸利肺的作用。

(1)鸟伸:两脚与肩同宽,双膝微屈,两手于腹前相叠;双手上举至头前上方,屈腕至手掌水平,指尖向前;身体稍前倾,耸肩缩颈,挺胸塌腰,尾骶上翘;手掌下按于腹前,双臂展开后伸,两手成鸟翅状;与此同时,抬头松颈,右脚站稳,重心右移,左腿后伸(图5-13-18)。鸟伸借助手臂上举下按,身体松紧交替,起到疏通任督二脉、协调阴阳的作用;双臂展开,金鸡独立,可锻炼平衡能力。

(2)鸟飞:两手自然下垂,于腹前相合,掌心向上;继而沉肩、起肘、抬腕,成波浪状向两侧平举,手腕略高于肩部,左腿随上肢运动屈膝提起;松肩、沉肘,两掌合于腹前,左腿随之下落,脚尖着地。两掌如前,上举至头顶,手背相对,再下落至腹前,左腿同前随手上提、下落(图5-13-19)。鸟飞动作要求上、下肢配合协调,身体保持平衡。经常练习鸟飞动作可使四肢关节灵活及身体平衡能力加强。

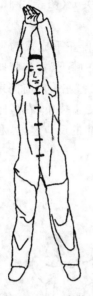

图 5-13-18　鸟伸

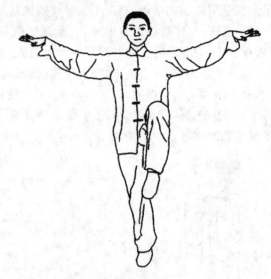

图 5-13-19　鸟飞

收势：两手垂于腹前，经体侧掌心向上举至头顶，配合吸气；变掌心向下，指尖相对，缓缓下按于丹田，配合呼气；继而两手在腹前由外向内划弧交拢，虎口交叉，叠掌于腹前；闭目养神，呼吸调匀，意守丹田，引火归元；休息片刻，缓缓睁眼，双手合掌，搓手至手心发热；玉面数次，两掌经面部、头顶、耳后、体前缓缓下落，垂于体侧，两脚收拢。

注意事项：

（1）练习时要静心安神，思想集中，呼吸自然。

（2）手型、基本步型要尽量按要求做到位，以利气血流通。

（3）动作要刚柔相济，柔和连贯，舒展大方，速度均匀，注意一招一式的练习。

 知识链接

养生名家——王充

王充（27—约 97 年），字仲任，会稽上虞（今属浙江）人，东汉时期著名哲学家，对养生保健很有研究。其代表作《论衡》是中国历史上一部不朽的无神论著作。王充在养生方面，提出了禀气的厚薄决定寿命长短的观点，在他所著的《论衡》中强调指出：若夫强弱夭寿，以百为数，不至百者，气自不足也。夫禀气渥则其体强，体强则其寿命长；气薄则其体弱，体弱则命短，命短则多病。王充还认为，生育过多，往往影响下一代健康，他指出："妇人疏字者子活，数乳者子死……字乳亟数，气薄不能成也。"所谓"疏字"是指生育较少，少生少育则禀受父母之精气强，故子女健壮而寿命亦长；反之，"数乳"者，则禀受父母之精气薄弱,故子女体衰而寿命短,因而提倡少生少育。王充的这一思想,将优生与长寿联系起来探讨,大大丰富了养生学的内容。

【任务实施】

五禽戏养生术操作流程见表5-13-2。

表 5-13-2　五禽戏养生术操作流程

操作程序	操作步骤	要点说明
评估	评估体质 (1)身体情况; (2)患病情况; (3)辨证分析	☆主要评估病人所患疾病属于运动系统、神经系统、呼吸系统、循环系统、消化系统等及其他慢性疾病 ☆询问对象患病情况如血压、心率、胃肠功能等实验室检查指标
计划	1.制订养生方案 2.选择合适的养生功法 3.准备练功的相关场地,选择空气新鲜、草木茂盛的场所	☆制订练功养生的计划 ☆根据对象的体质、患病情况选择适宜的功法 √健康养生、慢性疾病选用五禽戏操 √神经系统疾病选用猿戏 √脾胃虚弱建议用熊戏 √颈背腰骶部疾病者选用虎戏 √肺气肿哮喘疾病者宜用鸟戏
实施	1.沟通:向对象解释评估结果和计划内容 2.指导实施练功养生计划 (1)纠正练功不良习惯; (2)指导不同功法的练习方法; (3)告知注意事项 3.跟踪对象,了解养生效果	☆练功要领 √全身放松:使气血通畅、精神振奋 √呼吸均匀:呼吸平静、自然、和缓 √专注意守:要排除杂念、精神专注 √动作自然:动作自然、舒展、不拘紧 ☆注意事项 √练功要循序渐进、持之以恒 √要保持心情愉快、轻松自然
评价	1.对不同功法的养生功效有正确认识 2.对自身的健康状况有正确的认识 3.能够合理运用五禽戏养生的方法	☆评价五禽戏养生的效果 ☆调整下一步养生计划

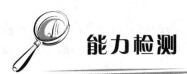

能力检测

1. 简答题

(1) 五禽戏养生的作用是什么?

（2）五禽戏的动作要领是什么？

（3）简述五禽戏养生方法。

2. 论述题

（1）何谓五禽戏功法？

（2）怎样才能练好五禽戏功法？

3. 案例分析

张某某，经医生诊断为颈椎病后采用养生保健疗法，坚持练气功3年。每天都练虎戏。近日来，张某某感觉颈部有轻微不适现象，手臂也不麻木了，体检颈部活动度大致正常。

（1）张某某目前的状况是否适合继续练虎戏功，或改练其他功？为什么？

（2）在临床上遇到前来咨询的病人：①你应如何为病人做体质评估？②如何制订养生方案？选择怎样的养生功法才合适？③如何向病人解释评估结果和计划内容？④如何指导病人实施练功养生计划？⑤如何跟踪病人以了解养生效果？

（陈　英）

任务 14　易筋经养生术

案例引导

李某，男，14岁，学生，身高1.3 m，神疲纳差，形体瘦小，头发稀疏、干枯，腹大，体瘦弱，便溏，脉细无力。中医诊断为疳证。病人2岁时曾患肠梗阻，经手术治愈后，一直脾胃功能差，有消化不良病史。

（1）易筋经适用于哪些人群锻炼？

（2）应如何指导该病人练习？

（3）易筋经应怎样练习？

一、认识易筋经

易，为改变；筋，泛指肌肉、筋骨；经，为方法。顾名思义，易筋经是一种改变肌肉、筋骨质量的特殊锻炼方法。它除锻炼肌肉、筋骨外，同时也练气和意，是一种将意念、呼吸、动作紧密结合的一种功法。

相传易筋经是中国佛教禅宗的创始者菩提达摩传授的，梁武帝萧衍时（公元5世纪），达摩北渡到了河南嵩山少林寺，向弟子们传授了易筋经。当时，只是为了缓解一下坐禅修炼的困倦和疲劳，故动作多以伸腰踢腿等通血脉、利筋骨的动作为主，其动作又多以仿效古代的各种劳动姿势为主。后来逐渐流传开来,自唐以后,历代养生书中多有记载,成为民间广为流传的健身术之一。新中国成立后,还有《易筋经》单行本出版。足见其为行之有效的方法,为人民所欢迎。

在古本十二式易筋经中,所设动作都是仿效古代的各种劳动姿势演化成的。例如,舂谷、载运、进仓、收囤等动作,均以劳动的各种动作为基础形态。易筋经以形体屈伸、俯仰、扭转为特点,活动肌肉、筋骨,使全身经络、气血通畅,达到了伸筋拔骨、增进健康、祛病延年的锻炼效果。

> **小贴士:**
>
> 易筋经源于我国古代导引术,是一种强健筋骨的方法。它是以中医阴阳气血理论为指导,经络腧穴理论为基础,通过手足的屈伸开合和脊柱的旋转俯仰,以带动四肢和内脏的运动,使全身气血流通、经络畅达,从而起到强筋健骨的作用。

二、易筋经的养生作用

易筋经重视意念、呼吸、动作的紧密结合,尤其重视意念的锻炼,活动中要求排除杂念,通过意识的专注,力求达到"动随意行,意随气行",用意念调节肌肉、筋骨的紧张力(即形体不动、肌肉"暗使劲")。其独特的"伸筋拔骨"运动形式,可使肌肉、筋骨在动势柔、缓、轻、慢的活动中,得到有意识的屈、拉、收、伸,长期练功会使肌肉、韧带富有弹性及收缩和舒张能力增强,从而使练功者营养状况得到改善。同时,使全身经络、气血通畅,五脏六腑调和,精力充沛,生命力旺盛。当然,必须长期锻炼才能收到内则五脏敷华,外则肌肤润泽、容颜光彩、耳聪目明、老当益壮的功效。

易筋经有平衡阴阳、协调脏腑、疏通经络、调畅气机的作用。通过身体充分伸展转动以达到"伸筋拔骨",利于人体气血通畅及气机升降;通过脊柱的旋转俯仰,逐节牵引屈伸,刺激督脉和膀胱经背俞穴,以振奋阳气、调节脏腑功能、增强抗病康复能力;通过手足的屈伸开合,改善关节活动功能,增强肌肉力量,起到舒利关节、强筋健骨的作用;另外,"鸣天鼓""拔耳"还有醒脑聪耳的功效。因此,对于青少年来说,这种方法可以纠正身体的不良姿态,促进肌肉、骨骼的生长发育;对于年老体弱者来讲,经常练此功法,可以防止老年性肌肉萎缩,促进血液循环,改善全身的营养状况,对慢性疾病的恢复以及延缓衰老都有很大的益处。

三、易筋经的练习方法

本任务介绍的是清代潘蔚整理编辑的《易筋经十二势》。

(一)预备桩功

自然站立,两臂下垂,左脚横开,与肩同宽,五趾并拢,掌心含蓄,双膝微屈,平视前方;两眼轻轻闭合,目若垂帘,全身自上而下头、颈、肩、臂、手、胸、腹、背、腰、臀、大腿、小腿、足各部位依次放松,四肢、躯干各关节以及内脏放松,使身无紧处;继而导气下行,做内观放松——内视泥丸,自觉头脑清新,如沐晨露;内视咽喉,自觉颈项放松、口咽滋润;

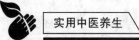

内视膻中,自觉胸怀宽阔、心旷神怡;内观脾胃,自觉中焦温通、胃脘舒适;内视关元,自觉元气充盛、腹暖融融;内视会阴,自觉下极放松;导气沿两腿内侧下行,内视涌泉,自觉从足心涌出无限生机。

（二）十二式动作要领

1. 韦驮献杵第一式

两臂向前方平举与肩相平,两掌对立,指尖朝前;屈肘回收,两掌合贴于胸前,指尖斜向前30°,掌根与膻中相平,松肩虚腋,目视前下方(图5-14-1)。口诀:立身期正直,环拱手当胸,气定神皆敛,心澄貌亦恭。

2. 韦驮献杵第二式

接上式,两肘提起,掌臂与肩相平,指尖相对,掌心向下;直肘,两掌向前平伸,然后向左右分开成"一"字;坐腕立掌,力聚掌根,目视前下(图5-14-2)。口诀:足趾柱地,两手平开,心平气静,目瞪口呆。

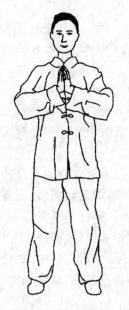

图 5-14-1 韦驮献杵第一式

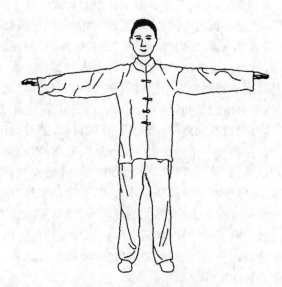

图 5-14-2 韦驮献杵第二式

3. 韦驮献杵第三式

接上式,松腕,直臂朝前划弧,屈肘,平收两掌于胸前,指尖相对,目视前下;两掌内旋,两肘外展,经耳前尽力上托,目视前下,意想通过囟会穴注视两掌,同时提起脚跟(图5-14-3)。口诀:掌托天门目上观,足尖着地立身端;力周腿胁浑如植,咬紧牙关不放松;舌可生津将腭舐,鼻能调息觉心安;两拳缓缓收回处,用力换将挟重看。

4. 摘星换斗式

接上式,脚跟缓缓着地,两手握拳,下落至侧上方;松拳变掌,掌心斜下;上体左转,微屈膝,左臂下摆于后腰,掌背轻贴命门穴,右臂经体前下摆至左髋旁"摘星",目随右掌;直膝,上体转回,右掌经体前上摆至右后上方,松腕屈肘,掌心向下,指尖向左,中指尖与肩髃垂直相对,目视右手;两臂自然平展成"一"字,掌心向下,换"右摘星换斗式",与前动作相同,方向相反(图5-14-4)。口诀:只手擎天掌覆头,更从掌内注双眸;鼻端吸气频调息,用力收回左右眸。

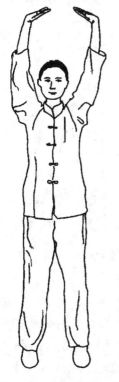

图 5-14-3 韦驮献杵第三式

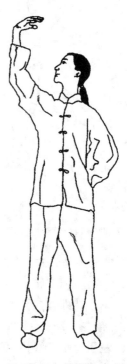

图 5-14-4 摘星换斗式

5. 倒拽九牛尾式

接上式,左手下落,重心右移,左脚向左后方撤步,右脚跟内转,屈膝成右弓步;左手内旋,手臂后伸,右手向前上方外伸,与肩相平,两掌从小指起依次屈指成拳,拳心向上,目视右拳;重心后移,左膝略屈,腰向右转,以腰带肩,以肩带肘,右臂外旋,收于右肩,左臂内旋,收于后背,目视右拳;重心前移,屈膝成弓步,腰向左转,以腰带肩,以肩带肘,两臂前后伸展,目视右拳;重复2～3次;重心前移,左脚收回,右脚尖外转,两臂自然下垂,成开立姿势,目视前下方。换"左倒拽九牛尾式",与前动作相同,方向相反(图5-14-5)。口诀:两腿后伸前屈,小腹运气放松;用力在于两膀,观原须注双瞳。

6. 出爪亮翅式

接上式,两臂侧平举,掌心向前,收臂环抱于胸前;两肘内收,五指并拢成柳叶掌立于云门穴前,指尖向上,目视前下方;扩胸夹脊,继而松肩垂肘,五指张开成荷叶掌徐徐前推,怒目圆睁;松腕屈肘,收回于云门前;重复7次(图5-14-6)。口诀:挺身兼怒目,推手向当前;用力收回处,功须七次全。

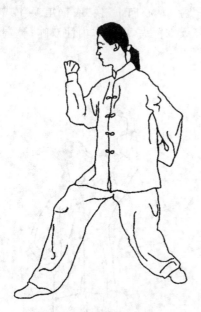

图 5-14-5　倒拽九牛尾式

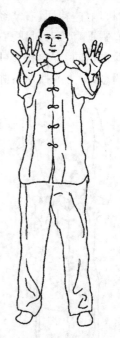

图 5-14-6　出爪亮翅式

7. 九鬼拔马刀式

接上式，上体右转，两手由立掌变为掌心上下相对，右上左下；右手内旋，经腋下向后伸展，掌心朝外，左手经右上伸展划弧至左前上方；上体左转，右手划弧摆至头前上方，屈肘，经左耳绕头，中指压住耳廓，掌心贴按玉枕穴，同时左手向左后下划弧；上体继续右转，左手背贴于脊柱，尽量上提；头右转，含胸，目视右脚跟；上体右转，两臂尽量扩胸后展，头略向右转，目视右上方；挺膝，上体转正，两臂经划弧摆动后成侧平举，掌心向下，目视前下方。换"左九鬼拔马刀式"，与前动作相同，方向相反（图 5-14-7）。口诀：侧首弯肱，抱顶及颈；自头收回，弗嫌力猛；左右相轮，身直气静。

8. 三盘落地式

左脚开步略比肩宽，沉肩坠肘，两掌逐渐加力下按于髋关节旁，指尖向外，同时屈膝下蹲，口吐"嗨"字音；翻掌肘微屈，缓缓上托起身至侧平举。重复下蹲、起身 3 次，逐渐加大下蹲深度（图 5-14-8）。口诀：上腭坚撑舌，张眸意注牙；足开蹲似踞，手按猛如拿；两掌翻齐起，千斤重有加；瞪目兼闭口，起立足无斜。

9. 青龙探爪式

接上式，左脚收回至与肩同宽，两手呈握固，屈肘回收至腰间章门穴处，拳心向上；右臂向下伸直，右拳变掌，掌心朝外，侧上举略低于肩，目随手动；右臂收肘屈腕，手变龙爪，指尖向左；上体左转 90°，龙爪随转体向左伸出，目视右手所指方向；龙爪分开变掌，身体前屈，直膝，右掌经左腿外侧下按至左脚（左膝）外侧，再由左脚（左膝）外侧划弧到右脚（右膝）外侧，手腕外旋，握固，拳眼向右；身体直立，右拳随之收回至章门穴。换"右

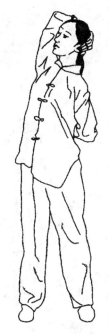

图 5-14-7　九鬼拔马刀式

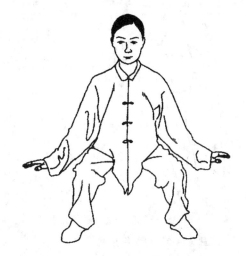

图 5-14-8　三盘落地式

青龙探爪式"，与前动作相同，方向相反(图 5-14-9)。口诀：青龙探爪，左从右出；修士效之，掌气平实；力周肩背，围收过膝；两目平注，息调心谧。

10. 卧虎扑食式

接上式，右脚尖抬起内扣 45°，并使身体左转 90°，左脚收于右脚内侧成丁字步；左脚向左前方迈出，屈膝成左弓步，两拳上提至云门穴，手腕内旋，掌变虎爪；上肢向前下划弧，如虎扑食；身体重心后移，继而前移，上臂随之由下—后—上—前环绕一周；俯身，两"爪"下按，十指尖着地，同时左脚跟略抬起，右腿屈膝，右脚跟提起，脚趾抓地；哈腰、挺胸、抬头、瞪目，目视前上方；起身，两手成握固收回至章门穴处，同时重心后移，左脚尖提起内扣约 135°；身体右转 180°，同时重心左移，右脚收于左脚内侧成丁字步。换"右卧虎扑食式"，与前动作相同，方向相反(图 5-14-10)。口诀：两足分蹲身似倾，屈伸左右腿相更；昂头胸作探前势，偃背腰还似砥平；鼻息调元均出入，指尖着地赖支撑；降龙伏虎神仙事，学得真形也卫生。

11. 打躬式

接上式，重心后移，身体转正，右脚尖回扣，脚尖向前；重心前移，左脚收回，使两腿成开立姿势；两掌随转体自然下落，继而掌心向前上移成侧平举；屈肘向后，两掌掩耳，十指贴按于后枕部，指尖相对；以食指弹拨中指叩打枕部 7 下，即鸣天鼓，俯视前下方；由头—颈—胸—腰—骶逐节向下缓缓牵动使上体前屈，直膝，俯视脚尖；再由骶—腰—胸—颈—头逐节向上缓缓牵动使上体伸直；前屈、伸直重复 3 次，逐渐加大屈度(图5-14-11)。口诀：两手齐持脑，垂腰至膝间；头惟探胯下，口更齿牙关；掩耳聪教塞，调元

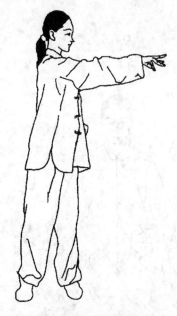

图 5-14-9　青龙探爪式

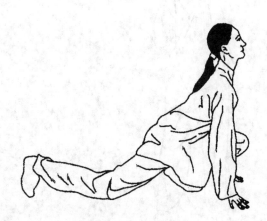

图 5-14-10　卧虎扑食式

气自闲;舌尖还抵腭,力在肘双弯。

12. 掉尾式

接上式,两手猛然离开双耳,即拔耳,两臂前伸,两掌内旋,十指交叉,掌心向内;屈肘,向外翻掌,前伸;再屈肘,旋转 90°使掌心向下,收于胸前;上体前屈,抬头,塌腰,直膝,两掌徐缓下按,目视前方;头向左后方转动,臀部向左前方扭动,目视尾闾;还原至目视前方;头向右后方转动,臀部向右前方扭动,目视尾闾;还原至目视前方;左顾右盼重复 3 次(图 5-14-12)。口诀:膝直膀伸,推手自地;瞪目昂头,凝神一志。

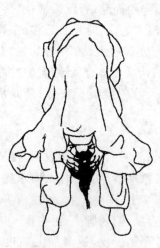

图 5-14-11　打躬式

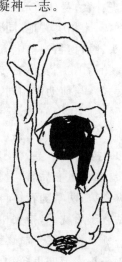

图 5-14-12　掉尾式

13. 收式

接上式,松手,手臂外旋,上身缓缓立直;两臂外展成侧平举,掌心向上;上举至头顶上方,屈肘、松肩,两臂下引,经头、面、胸至腹部丹田,掌心向下,手指含蓄,目视前下方。重复上举、下引3次,前2次意念随上肢下引至腹部后,继续下行,经涌泉穴入地;第3次略在腹部停顿,引气归原,待全身气血调和。最后两臂放松,自然垂于体侧,左脚收回,两脚并拢,目视前方。

(三)注意事项

(1)易筋经动作难度较高,某些姿势不必强求到位,视个人情况而定,做到循序渐进,量力而行。

(2)心脑血管疾病病人应有选择地练习,对于体位变化幅度较大的姿势,应慎练或忌练。

 知识链接

养生名家——武则天

武则天(624—705),女,汉族。是盛唐时期的女皇帝,杰出的政治家,又是一位高寿的皇帝。她经历了太宗、高宗、中宗、睿宗四代帝王,活了81岁。武则天的养生秘诀,就是长期参禅修心与骑马锻炼。唐代盛行佛教,武则天自幼随母亲修行打坐。在寺院里,她专心致志地修习禅定。有时,她也修数息、随息:放松全身,跏趺而坐,默数出息入息的次数,从一至十,循环不断,渐渐发觉自己似已不呼不吸,全身舒畅,这时便可停止计数,只是静静地让心思随着呼吸一出一入,长久下去,也可得到禅定。达到了补益精气、积蓄能量的养生保健的目的。武则天自幼身体强健,擅长驯马,一直保持着健康的体魄和充沛的精力。唐高宗时为皇后(655—683)、唐中宗和唐睿宗时为皇太后(683—690),后自立为武周皇帝(690—705),改国号"唐"为"周",定都洛阳,并号其为"神都"。史称"武周"或"南周",705年退位。武则天也是一位女诗人和政治家。其代表作为《臣轨》、《如意娘》。

【任务实施】
易筋经养生术操作流程见表5-14-1。

表5-14-1 易筋经养生术操作流程

操作程序	操作步骤	要点说明
评估	评估体质 (1)身体情况; (2)患病情况; (3)辨证分析	☆主要评估病人属于青少年或年老体弱及其他慢性疾病 ☆询问患病情况如血压、心率、胃肠功能等实验室检查指标

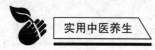

续表

操作程序	操作步骤	要点说明
计划	1.制订养生方案 2.选择合适的养生功法 3.准备练功的相关场地：选择空气新鲜、草木茂盛的场所更好	☆制订练功养生的计划 ☆根据年龄、体质、患病情况选择适当的功法 ✓健康养生慢性疾病选用易筋经 ✓青少年练习易筋经可纠正不良姿势，促进肌肉、骨骼的生长发育 ✓年老体弱者练习易筋经可防止老年性肌肉萎缩，促进血液循环，加强营养吸收，延缓衰老
实施	1.沟通：向对象解释评估结果和计划内容 2.指导实施练功养生计划 (1)纠正练功不良习惯； (2)指导不同功法的练习方法； (3)告知注意事项 3.跟踪对象，了解养生效果	☆练功要领 ✓精神清静，意守丹田 ✓舌抵上腭，呼吸匀缓，腹式呼吸 ✓松静结合，柔刚相济，动随意行，意随气行 ✓用力时使肌肉逐渐收缩达紧张状态后缓缓放松 ☆注意事项 ✓练功要循序渐进、持之以恒 ✓要保持心情愉快、轻松自然
评价	1.对不同功法的养生功效有正确的认识 2.对自身的健康状况有正确的认识 3.能够合理运用易筋经养生的方法	☆评价易筋经养生的效果 ☆调整下一步养生计划

 能力检测

1. 简答题

(1) 易筋经养生的作用是什么？

(2) 易筋经的动作要领是什么？

(3) 简述易筋经的养生方法。

2. 论述题

(1) 何谓易筋经功法？

(2) 怎样才能练好易筋经功法？

3. 案例分析

根据李某形体瘦小、神疲纳差等患病情况,采用养生保健疗法,坚持练习气功 3 年。

每天都练习易筋经。近来,李某精神好,吃饭香,体重增加了 2 kg。但有时还是会出现轻度消化不良。

（1）李某目前的状况是否适合继续练易筋经？为什么？

（2）在临床上遇到前来咨询的病人：①你应如何为病人做体质评估？②如何制订养生方案？选择怎样的养生功法才合适？③如何向病人解释评估结果和计划内容？④如何指导病人实施练功养生计划？⑤如何随访病人以了解养生效果？

（陈　英）

任务 15　八段锦养生术

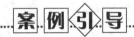

> 李某,女,55 岁,退休干部,退休后时感头晕,睡眠不踏实,浑身乏力,不欲饮食,自觉记忆力下降。该病人想通过运动锻炼来改变这种状况,请问可以选择哪些锻炼方法呢？
>
> （1）八段锦适用于哪些人群？
>
> （2）应如何指导该病人练习？
>
> （3）八段锦应怎样练习？

一、认识八段锦

八段锦是我国民间广泛流传的一种健身术,由八种不同的动作组成,故名"八段"。首见于《道枢·众妙篇》,其名最早出现在《夷坚志》中：政和七年,李似矩为起居郎……尝以夜半时起坐,嘘吸按摩,行所谓八段锦者。经过历代流传,在清末《新出保身图说·八段锦》中,才以"八段锦"为名并绘制图像,形成比较完整的动作套路。

二、八段锦的养生作用

八段锦属于古代导引法的一种,是形体活动与呼吸相结合的健身法,其动作精美华贵,如丝锦般连绵不断。活动肢体可以舒展筋骨、疏通经络,与呼吸相结合,则可行气活血、周流营卫、斡旋气机,经常练习可起到保健、防病治病的作用。现代研究证实,此功法能加强血液循环、改善神经体液的调节功能,对腹腔脏器有柔和的按摩作用,对神经系统、心血管系统、消化系统、呼吸系统及运动器官有良好的调节作用,是一种较好的强身健体的功法。

本功法适用于各种慢性病病人的治疗与康复,凡体质不太虚弱、活动无明显障碍者,都可采用。对头痛、神经衰弱、冠心病、慢性气管炎、内脏下垂、脾胃虚弱、肩周炎、慢性腰背痛等尤为适用。

三、八段锦的练习方法

(一)两手托天理三焦

两掌五指分开在腹前交叉,掌心向上,两掌慢慢上提至胸前,内旋翻掌向上托起,掌心向上,举至头顶上方;同时两腿缓缓挺膝伸直;仰头,目视掌背。然后十指慢慢分开,两臂向体侧划弧落下,两掌捧于腹前,掌心向上;两膝微屈;两手托天理三焦目视前方(图5-15-1)。

> **小贴士:**
>
> 八段锦在历代流传中形成许多练法和风格各具特色的流派。八段锦的体势有坐势和站势两种。坐势练法恬静,运动量小,适于起床前或睡觉前穿内衣锻炼;站势练法运动量大,适于各种年龄、各种身体状况的人锻炼。

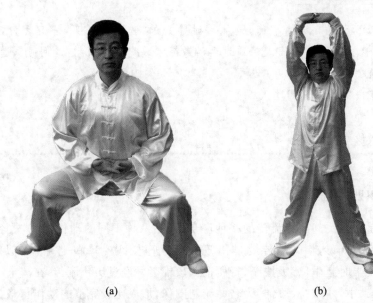

(a)   (b)

图 5-15-1   两手托天理三焦

(二)左右开弓似射雕

左脚向左侧跨一步,徐缓屈膝半蹲成马步;屈肘,两掌左外右内交叉于胸前,左手拇指、食指撑开呈八字,其余三指二、三指间关节屈曲成八字掌,左臂内旋,向左侧平推,立掌,掌心向左;同时右掌屈指成"爪",向右拉至肩前,犹如开弓射箭之势,谓"左开弓";目视左手方向。右手成掌向上、向右、向下划弧,同时左手成掌向下回落,捧于腹前;左脚收回成预备势;目视前方。左右交替,做"右开弓"(图5-15-2)。

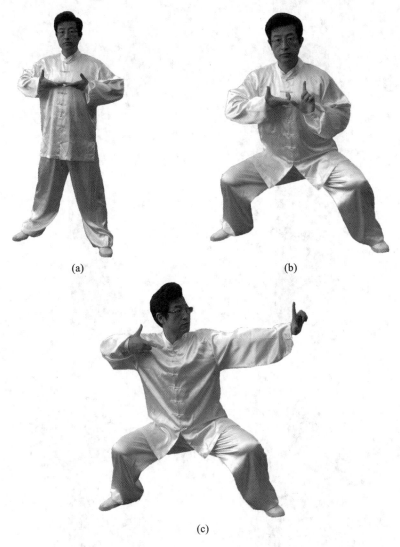

(a)   (b)

(c)

图 5-15-2　左右开弓似射雕

（三）调理脾胃须单举

开腿直立，前掌抬至胸前，掌心向内，左臂外旋翻掌上托，过面部后，左臂内旋上举至头顶左上方，肘微屈，掌心向上，指尖朝右；同时右臂内旋翻掌下按，至右髋外侧，肘微屈，掌心向下，指尖朝前，目视前方，谓"左举手"；然后两臂收回，两掌捧于腹前；左右交替，做"右举手"（图 5-15-3）。

（四）五劳七伤往后瞧

开腿直立，两臂伸直下垂，掌心向后，指尖向下，目视前方。两臂充分外旋，掌心向外；头慢慢向左后转，目视左后方；然后，两臂内旋，目视前方，复原；再做右转头（图5-15-4）。

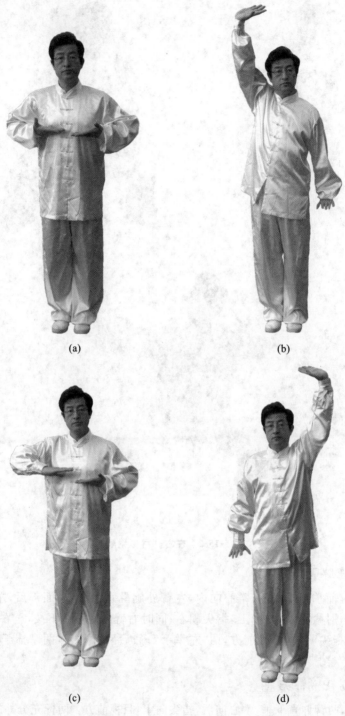

(a)

(b)

(c)

(d)

图 5-15-3　调脾理胃须单举

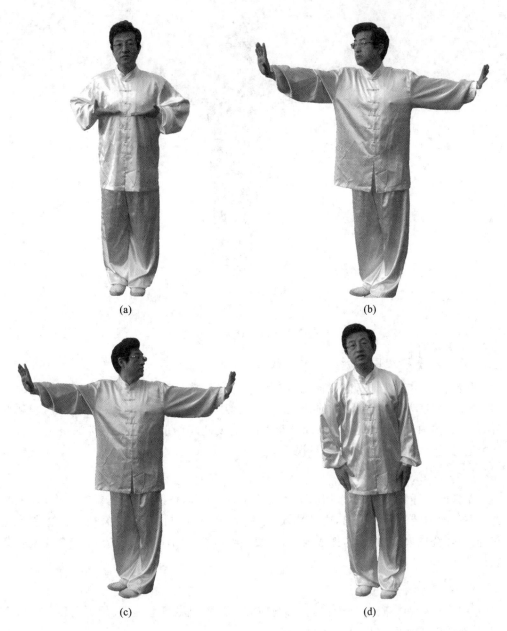

(a)   (b)

(c)   (d)

图 5-15-4 五劳七伤往后瞧

（五）摇头摆尾去心火

开步直立，比肩膀略宽，两掌内旋上托至头顶，微屈肘，掌心向上，指尖相对，目视前方。两腿慢慢屈膝半蹲成马步；两掌向外侧下落，两掌扶按于膝上，肘微屈，拇指侧向后。上身先向右弧形摆动，随之俯身，目视右脚。然后上身由右向前、向左、向后弧形摇动，目视右脚。上身右移成马步，目视前方。左右交替，做摇摆（图 5-15-5）。

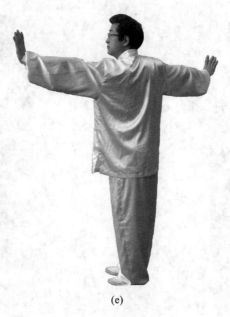

(e)

续图 5-15-4

（六）两手攀足固肾腰

开步直立，与肩同宽；两臂向前、向上举至头顶，掌心向前；目视前方。两臂外旋至掌心相对，屈肘，两掌下按于胸前，掌心向下，指尖相对；目视前方。两臂外旋，两掌顺腋后插，掌心向内，沿后背两侧向下摩运至臀部；上身再慢慢前屈弯腰，两掌随之沿腿后向下摩运，至脚面抓握片刻；抬头，目视前下方（图 5-15-6）。

（七）攒拳怒目增气力

左脚向左开步，两腿缓慢屈膝下蹲成马步；两拳握固，抱于腰侧，拳心向上；目视前方。左拳向前缓慢用力击出，左臂内旋，掌眼朝上，与肩同高；瞪目怒视前方。左拳变掌，向左环绕成掌心向上后，抓握成拳，再缓慢收抱于腰侧；目视前方。左右交替做攒拳怒目（图 5-15-7）。

（八）背后七颠百病消

并步直立，两掌自然垂于体侧；目视前方。两脚跟尽量上提，头用力上顶。然后两脚跟下落，轻震地面（图 5-15-8）。

练习八段锦，动作要舒展大方，用力轻缓，顺其自然，呼吸平稳，腹式呼吸，精神放松，意守下丹田。每式动作的重复次数，应按体质强弱灵活掌握。一般宜渐次增多，不可突然作超负荷锻炼。对于高血压、心脏病、肝硬化等及重病恢复期病人，尤应注意。眩晕症发作期，不宜采用"往后瞧"及"摇头摆尾"等动作；直立性低血压者慎用"托天""单举""背后七颠"等动作。

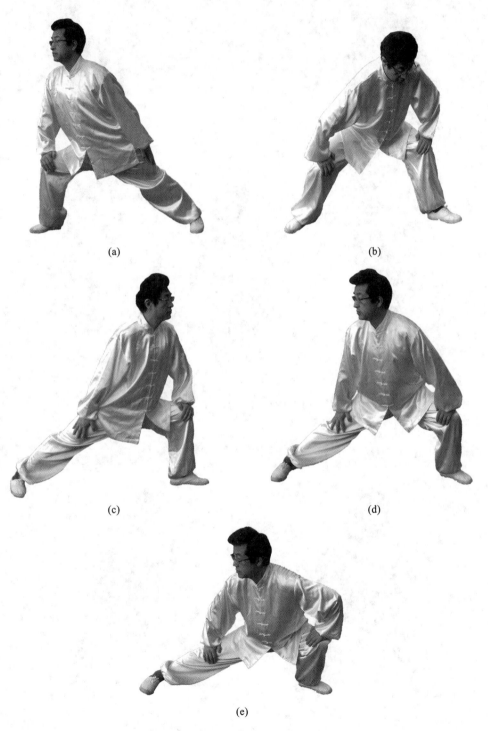

(a)

(b)

(c)

(d)

(e)

图 5-15-5　摇头摆尾去心火

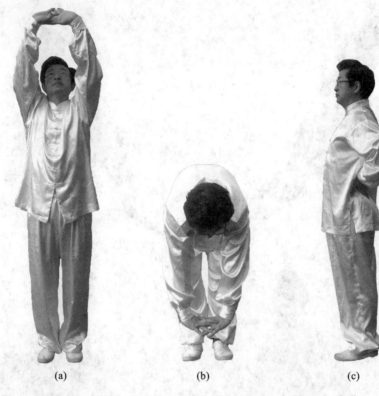

(a)   (b)   (c)

图 5-15-6　两手攀足固肾腰

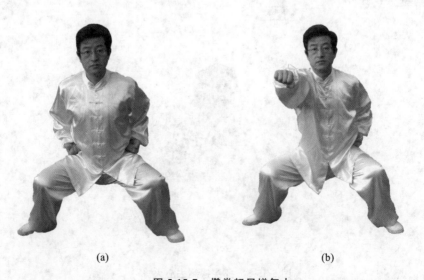

(a)   (b)

图 5-15-7　攒拳怒目增气力

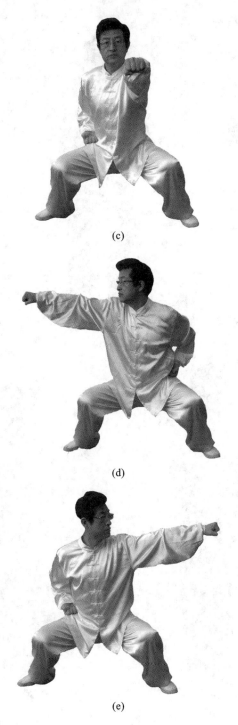

(c)

(d)

(e)

续图 5-15-7

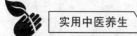

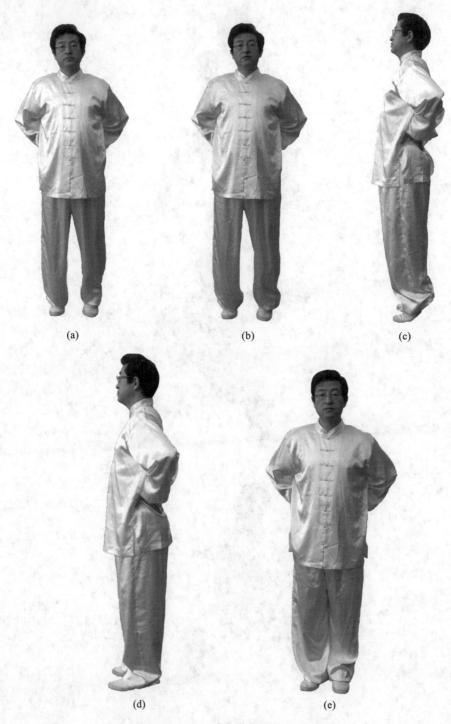

(a)　　　　　　　　　　(b)　　　　　　　　　　(c)

(d)　　　　　　　　　　(e)

图 5-15-8　背后七巅百病消

知识链接

养生名家、趣事:孙思邈

孙思邈,男,生于581(541)年,卒于682年,活了102岁(也有说活到141岁),是中国古代著名医药学家,亦是养生的实践家。他百余岁时犹视听不衰,神采甚茂,可谓古之聪明博达长寿者也。

孙思邈长寿心得必有过人之处。但事实上幼时的孙思邈体弱多病,为筹汤药之资而几罄家产。七岁就读,十岁时即攻读经史诸子之学,在钻研黄老之学说的基础上,对医药学产生了浓厚的兴趣,十八岁时立志于医,勤搜博采而有悟,试之于亲朋与己身而每获良验。三十岁时为了丰富自己的才学更长途跋涉,四处拜师钻研。后又隐居太白山与释道宣高僧交游,虚心探求医学奥秘。无论切脉诊候、采药合和、服饵节度、将息避慎,有一事长于己者,他不远十里,不惜百金,伏膺取决,以丰富自己的医药卫生理论与医疗技术经验。四十岁时他已是闻名遐迩、享誉朝野的医药学家。但他在半个多世纪的四处访觅、勤求搜寻、博采群经以及不断的临床实践中,鉴于古医方散乱浩繁,乃删裁繁复,以求简易,编写了两部医学巨著——《千金要方》和《千金翼方》。

流传至今的孙思邈养生十三法是:发常梳,目常运,齿常叩,漱玉津,耳常鼓,腰常摆,腹常揉,摄谷道(即提肛),膝常扭,脚常搓。

【任务实施】

八段锦养生术操作流程见表5-15-1。

表5-15-1 八段锦养生术操作流程

操作程序	操作步骤	要点说明
评估	评估体质 (1)基本情况; (2)患病情况; (3)辨证分析	☆主要评估病人属于青少年或年老体弱及其他慢性疾病 ☆询问患病情况如血糖、血压、心功能等实验室检查指标
计划	1.制订养生方案 2.选择合适的养生功法 3.准备练功的相关场地:选择空气新鲜、草木茂盛的场所更好	☆制订练功养生的计划 ☆根据年龄、体质、患病情况选择适当的功法 ✓加强营养吸收,延缓衰老 ✓本法适合于健康人群及各种慢性病病人的治疗与康复

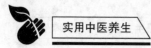

续表

操作程序	操作步骤	要点说明
实施	1.沟通:向对象解释评估结果和计划内容 2.指导实施练功养生计划 (1)纠正练功的不良习惯; (2)指导不同功法的练习方法; (3)告知注意事项 3.跟踪对象,了解养生效果	☆练功要领 　✓精神清静,意守丹田 　✓舌抵上腭,呼吸匀缓,腹式呼吸 　✓松静结合,柔刚相济,动随意行,意随气行 　✓用力时使肌肉逐渐收缩达到紧张状态后缓缓放松 ☆注意事项 　✓练习要循序渐进、持之以恒 　✓要保持心情愉快、轻松自然 　✓高血压、心脏病、肝硬化等及重病恢复期病人,尤应注意
评价	1.对不同功法的养生功效有正确的认识 2.对自身的健康状况有正确的认识 3.能够合理运用八段锦养生的方法	☆评价八段锦养生的效果 ☆调整下一步的养生计划

 能力检测

1. 简答题

(1) 八段锦养生的作用是什么?

(2) 八段锦的动作要领是什么?

2. 论述题

(1) 什么是八段锦功法?

(2) 怎样才能练好八段锦功法?

3. 案例分析

王某,男,48岁,工人,形体消瘦,神疲纳差,腰膝酸软,小腹少温,入夜盗汗,心烦少寐,舌淡苔薄白,脉沉细弦。根据病人形体消瘦,神疲纳差,心烦少寐等症状,根据患病情况,请思考下列问题:①你应如何为病人作体质评估? ②该病人的养生方案应如何制订? 选择怎样的养生功法才合适? ③如何向病人解释评估结果和计划内容? ④如何指导病人实施练功养生计划? ⑤如何随访病人以了解养生效果。

(李迎红)

任务 16　太极拳养生术

案例引导

刘某,女,70 岁,患有关节炎,每次不能走得太远,走的时间稍长,浑身上下的关节就痛得厉害。该病人平素热爱运动,想找一种合适的运动方法来改善这种状况,请问可以选择什么锻炼方法呢?

(1)太极拳适用于哪些人群练习?

(2)应如何指导该病人练习太极拳?

一、认识太极拳

太极拳是中华民族辩证的理论思维与武术、艺术、引导术的完美结合,是高层次的人体文化。其拳理来源于《易经》《黄帝内经》《黄庭经》《纪效新书》等中国传统哲学、医术、武术等经典著作,并在其长期的发展过程中吸收了道、儒等文化的合理内容,故太极拳被称为"国粹"。太极拳是一种技击术。其特点是以柔克刚,以静待动,以圆化直,以小胜大,以弱胜强。

本节主要介绍 24 式太极拳。24 式太极拳也叫简化太极拳,是原国家体委(现为国家体育总局)于 1956 年组织太极拳专家汲取杨氏太极拳之精华编写而成的。尽管它只有 24 个动作,但相比传统的太极拳套路来讲,其内容更显精练,动作更显规范,并且也更能充分体现太极拳的运动特点。

> **小贴士**
>
> 太极拳最早起源于明末清初河南温县陈家沟,由陈王廷所创,故称为陈式太极拳,迄今已有近 400 年的历史。又有后人将陈式太极拳发展成现在流传较广的陈、杨、吴、孙、武等各式太极拳。中华人民共和国成立后,原国家体委为了普及和推广太极拳,从 20 世纪 50 年代起,先后编写了 24 式太极拳及 48 式太极拳,后又编写了各式太极拳与太极剑的竞赛套路。

二、太极拳的养生作用

太极拳的运动特点是:中正安舒、轻灵圆活、松柔慢匀、开合有序、刚柔相济,动如"行云流水,连绵不断",这种运动既自然又高雅,可让人体会到音乐的韵律、哲学的内涵、美的造型、诗的意境。在高级的享受中,使疾病消失、身心健康。目前,很多科研部门对太极拳正在进行研究。通过从生理、生化、解剖、心理、力学等多学科的研究中证明,太极拳对防治老年摔跤、高血压、心脏病、肺病、肝炎、关节病、胃肠病、神经衰弱等慢

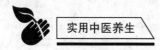

性病均有很好的疗效。并且,24 式太极拳动作简练,浓缩了传统太极拳的精华,老少皆宜。

三、24 式太极拳的练习方法

(一) 起势

(1) 身体自然直立,两脚开立,与肩同宽,脚尖向前;两臂自然下垂,两手放在大腿外侧;眼平看前方。要点:头颈正直,下颏微向后收,不要故意挺胸或收腹;精神要集中;起势由立正姿势开始,然后左脚向左分开,成开立步。

(2) 两臂慢慢向前平举,两手高与肩平,与肩同宽,手心向下。

(3) 上体保持正直,两腿屈膝下蹲;同时两掌轻轻下按,两肘下垂与两膝相对;眼平看前方。要点:两肩下沉,两肘松垂,手指自然微屈;屈膝松腰,臀部不可凸出,身体重心落于两腿中间;两臂下落和身体下蹲的动作要协调一致。见图 5-16-1。

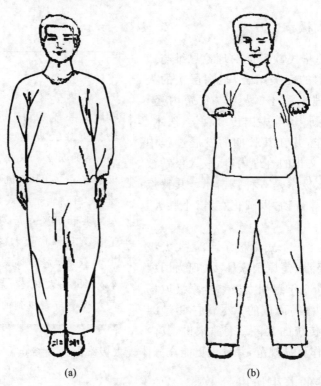

(a)   (b)

图 5-16-1　起势

(二) 左右野马分鬃

(1) 预备姿势:两脚开立,与肩同宽,膝部稍微弯曲;双手自然下垂,放在身体两侧。

(2) 抱手收脚:上体右转,重心移至右腿;两手掌心相对,右上左下,右手大体与肩平,在右胸前做出"抱球"的姿势。接着左脚跟抬起,转向右侧,眼看右手。

（3）转体上步：上体左转，左脚向左前方上一步，脚跟轻着地，重心仍在右腿，两脚保持约 20 cm 距离。

（4）弓步分手：上体挺直，继续左转，重心移至左腿，屈膝前弓，右腿自然蹬直，成左弓步；同时两手前后分别向左上和右下两个方向分开，左手高与眼平，手心斜向上，右手按至右胯旁，手心向下，指尖向前，两臂微屈，眼看左手。

以上是左野马分鬃动作，右侧动作同理。见图 5-16-2。

（三）白鹤亮翅

（1）跟步抱球：上体稍左转，右脚向前跟步，左手翻掌向下，左臂平屈于胸前，右手向左上划弧，手心转向上，与左手成抱球状；眼看左手。

（2）后坐转体：重心后移，右脚踏实，上体后坐并向右转，两手开始交错分开，右手上举，左手下落；眼看右手。

（3）虚步分手：左脚稍向前移，前脚掌着地，成左虚步；两手随转体慢慢向右上左下分开，右手上提停于右额前，手心向左后方，左手按至左胯前，手心向下，指尖向前；上体转正，眼平视前方。

完成姿势胸不要挺出，两臂上下都要保持半圆形，左膝要微屈。身体重心后移，右手上提、左手下按要一致。见图 5-16-3。

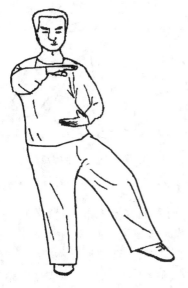
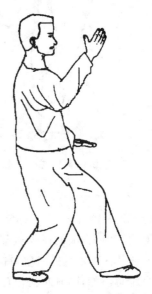

图 5-16-2　左右野马分鬃　　　　　　　　图 5-16-3　白鹤亮翅

（四）左右搂膝拗步

左搂膝拗步：向左前方迈左脚，重心前移。意在左手，向左后捋出，同时右掌向前推击。右侧动作同理。见图 5-16-4。

（五）手挥琵琶

重心渐渐全部移于右腿，随着重心后移，使右脚踏实，坐实右腿；同时腰微右转；左

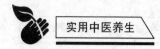
脚随坐实右腿随提起向前迈半步,以脚跟着地,脚尖微翘,膝微弓,成左虚步;左手随转腰臂外旋随向上抄,掌心向右,指尖向前侧上,高与肩平;右手同时也随转腰臂外旋随向下采,掌心向左,指尖朝前侧上,高与腹齐;眼神顾及两掌向前平视。

　　练习本式时注意:重心一前一后的虚实转换,要求上体正直,不可前俯后仰。右手向下采时要以肩带肘,以肘带手。左手向上抄时,要以肩催肘,以肘催手;两掌一起一收,均要随腰转动,要松肩、坠肘、沉腕,不能耸肩;两手合抱时,要随着松腰拔背,两臂微向前送,有意气下沉、劲往前发之势。见图 5-16-5。

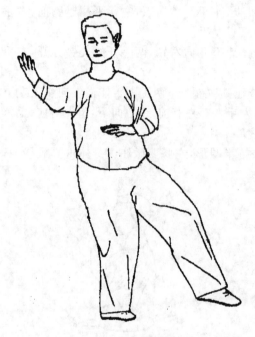

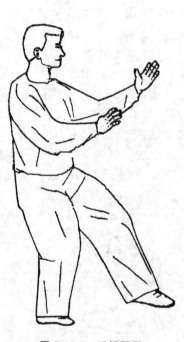

图 5-16-4　左右搂膝拗步　　　　　　　　　图 5-16-5　手挥琵琶

（六）左右倒卷肱

　　（1）上体右转,右手翻掌(手心向上)经腹前由下向后上方划弧平举,臂微屈,左手随即翻掌向上;眼的视线随着向右转体先向右看、再转向前方看左手。

　　（2）右臂屈肘折向前,右手由耳侧向前推出,手心向前,左臂屈肘后撤,手心向上,撤至左肋外侧;同时左腿轻轻提起向后(偏左)退一步,脚掌先着地,然后全脚慢慢踏实,身体重心移到左腿上,成右虚步,右脚随转体以脚掌为轴扭正;眼看右手。

　　（3）上体微向左转,同时左手随转体向后上方划弧平举,手心向上,右手随即翻掌,掌心向上;眼随转体先向左看,再转向前方看右手。

　　练习本式时注意:前推的手不要伸直,后撤手也不可直向回抽,随转体仍走弧线。前推时,要转腰松胯,两手的速度要一致,避免动作僵硬。退步时,脚掌先着地,再慢慢全脚踏实,同时,前脚随转体以脚掌为轴扭正。遇左脚略向左后斜,退右脚略向右后斜,避免使两脚落在一条直线上。后退时,眼神随转体动作先向左右看,然后再转看前手。

最后退右脚时,脚尖外撇的角度略大些,便于接着做左揽雀尾的动作。见图 5-16-6。

（七）左揽雀尾

（1）身体继续向右转,左手自然下落逐渐翻掌经腹前划弧至左肋前,手心向上;左臂屈肘,手心转向下,收至右胸前,两手相对成抱球状;同时身体重心落在右腿上,左脚收到右脚内侧,脚尖点地;眼看右手。

（2）上体微向左转,左脚向左前方迈出,上体继续向左转,右腿自然蹬直,左腿屈膝,成左弓步;同时左臂向左前方掤出（即左臂平屈成弓形,用前臂外侧和手背向前方推出）,高与肩平,手心向后;右手向右下落于右胯旁,手心向下,指尖向前;眼看左前臂。要点:掤出时,两臂前后均保持弧形。分手、松腰、弓腿三者必须协调一致。揽雀尾弓步时,两脚跟横向距离上超过10 cm。

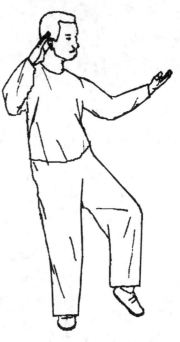

图 5-16-6　左右倒卷肱

（3）身体微向左转,左手随即前伸翻掌向下,右手翻掌向上,经腹前向上,向前伸至左前臂下方;然后两手下捋,即上体向右转,两手经腹前向右后上方划弧,直至右手手心向上,高与肩齐,左臂平屈于胸前,手心向后;同时身体重心移至右腿;眼看右手。要点:下捋时,上体不可前倾,臀部不要凸出;两臂下捋须随腰旋转,仍走弧线;左脚全掌着地。

（4）上体微向左转,右臂屈肘折回,右手附于左手腕里侧（相距约 5 cm）,上体继续向左转,双手同时向前慢慢挤出,左手心向右,右手心向前,左前臂保持半圆;同时身体重心逐渐前移变成弓步;眼看左手腕部。要点:向前挤时,上体要正直;挤的动作要与松腰、弓腿相一致。

（5）左手翻掌,手心向下,右手经左腕上方向前、向右伸出,高与左手齐,手心向下,两手左右分开,宽与肩同;然后右腿屈膝,上体慢慢后坐,身体重心移至右腿上,左脚尖翘起;同时两手屈肘回收至腹前,手心均向前下方;眼向前平看。

（6）上式不停,身体重心慢慢前移,同时两手向前、向上按出,掌心向前;左腿前弓成左弓步;眼平看前方。要点:向前按时,两手须走曲线,腕高与肩平,两肘微屈。见图5-16-7。

（八）右揽雀尾

上体后坐并向右转,身体重心移至右腿,左脚尖里扣;右手向右平行划弧至左肋前,手心向上;左臂平屈胸前,左手掌心向下与右手成抱球状;同时身体重心再移至左腿上,右脚收至左脚内侧,脚尖点地;眼看左手。见图5-16-8。

实用中医养生

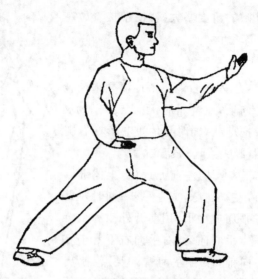

图 5-16-7 左揽雀尾

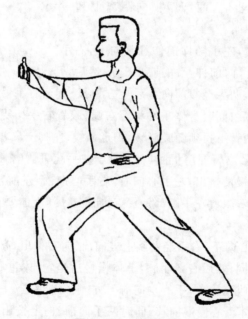

图 5-16-8 右揽雀尾

（九）单鞭

（1）上体后坐，身体重心逐渐移至左腿上，右脚尖里扣；同时上体左转，两手（左高右低）向左弧形运转，直至左臂平举，伸于身体左侧，手心向左，右手经腹前运至左肋前，手心向后上方；眼看左手。

（2）身体重心再逐渐移至右腿上，上体右转，左脚向右脚靠拢，脚尖点地；同时右手向右上方划弧（手心由里转向外），至右侧方时变为勾手，臂与肩平；左手向下经腹前向

162

下划弧停于右肩前,手心向里;眼看左手。

(3)上体微向左转,左脚向左前侧方迈出,右脚跟后蹬,成左弓步;在身体重心向左腿的同时,左掌随上体的继续左转慢慢翻转向前推出,手心向前,手指与眼齐平,臂微屈;眼看左手。

练习本式时注意:上体保持正直,松腰。完成式时,右肘稍下垂,左肘与左膝上下相对,两肩下沉。左手向外翻掌前推时,要随转体边翻边推出,不要翻掌太快或最后突然翻掌。全部过渡动作,上下要协调一致。如面向南起势,单鞭的方向(左脚尖)应向东偏北(大约15°)。见图5-16-9。

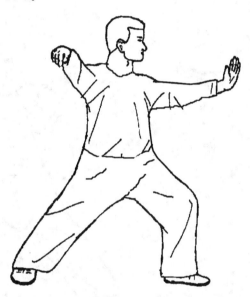

图 5-16-9　单鞭

(十)云手

(1)预备式:马步开手,站好右侧马步,眼睛注视右前方,左手叉腰,左肘微前下合,右手向右前方采挤展开,肘微沉,右臂稍弯曲,掌心斜向右前下方,手指高度约在肩和眉之间,右手和右脚,上下呼应。

(2)收肘缠手:眼睛注视右前方,内气微松沉,腰胯走提塌劲,身体左转,右肘向右肋收转,右手同时顺缠收转。掌心斜向右前方,手指高度约在肩和肘之间。手指领劲不丢,肘不许夹紧,要松垂。

(3)合手挤靠:眼睛继续注视右前方,身体继续左转,肘微沉右手顺缠收转到胸前10 cm左右的位置。掌心不过身体中线,斜向左后上方,手指领劲不丢。这时右肩肘要出挤靠劲,身体保持中正。

(4)右转挤按:眼睛继续注视右前方,身体右转,肘微沉右手逆缠,右手的位置大约在右肩前外20～30 cm处。掌心斜向前下方,手指领劲不丢。这时右肘要松沉、发挤靠劲,手掌外侧意在其右上方,身体保持中正。

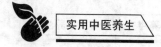

（5）右转挤采：眼睛继续注视右前方，身体继续右转，右手逆缠，右手的位置大约在右肩前外侧 5 cm 处。掌心斜向右前下方，手指领劲不丢，手指尖与右脚趾相合。右前臂和掌腕走挤采劲，身体保持中正。

练习本式时注意：眼睛注视右前方，出手时"手领肘"，收手时"肘领手"，上下开合协调，既放松，内劲还要不丢不顶，呈阴阳相济状态。右正云手的动势是顺时针的轨迹，整个路线是斜向的外大内小的"鸭蛋网"。见图 5-16-10。

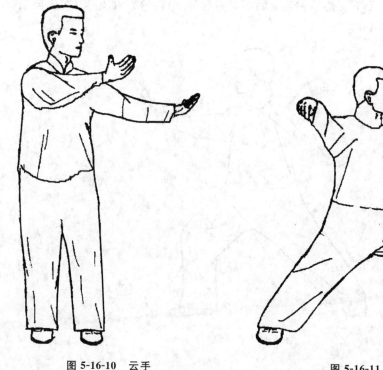

图 5-16-10　云手　　　　　　　　　　图 5-16-11　单鞭

（十一）单鞭

（1）上体向右转，右手随之向右运转，至右侧方时变成勾手；左手经腹前向右上划弧至右肩前，手心向内；身体重心落在右腿上，左脚尖点地；眼看左手。

（2）上体微向左转，左脚向左前侧方迈出，右脚跟后蹬，成左弓步；在身体重心移向左腿的同时，上体继续左转，左掌慢慢翻转向前推出，成"单鞭"式。见图 5-16-11。

（十二）高探马

（1）右脚跟进半步，身体重心逐渐后移至右腿上；右手变掌，两手心翻转向上，两肘微屈；同时身体微向右转，左脚跟渐渐离地；眼看左前方。

（2）上体微向左转，面向前方；右掌经右耳旁向前推出，手心向前，手指与眼同高；左手收至左侧腰前，手心向上；同时左脚微向前移，脚尖点地，成左虚步；眼看右手。

练习本式时注意：上体自然正直，双肩要下沉，右肘微下垂；跟步移换重心时，身体不要有起伏。见图5-16-12。

（十三）右蹬脚

（1）左手手心向上，前伸至右腕背面，两手相互交叉，随即向两侧分开并向下划弧，手心斜向下；同时左脚提起向左前侧方进步（脚尖略外撇）；身体重心前移，右腿自然蹬直，成左弓步；眼看前方。

（2）两手由外圈向里圈划弧，两手交叉合抱于胸前，右手在外，手心均向后；同时右脚向左脚靠拢，脚尖点地；眼平看右前方。

（3）两臂左右划弧分开平举，肘部微屈，手心均向外；同时右腿屈膝担起，右脚向右前方慢慢蹬出；眼看右手。

练习本式时注意：身体要稳定，不可前俯后仰。两手分开时，腕部与肩齐平。蹬脚时，左腿微屈，右脚尖回勾，劲使在脚跟。分手和蹬脚须协调一致。右臂和右腿上下相对。如面向南起势，蹬脚方向应为正东偏南（约30°）。见图5-16-13。

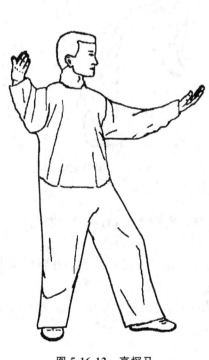

图5-16-12　高探马

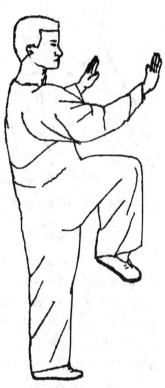

图5-16-13　右蹬脚

（十四）双峰贯耳

（1）右腿收回，屈膝平举，左手由后向上、向前下落至体前，两手心均翻转向上，两手同时向下划弧分落于右膝两侧；眼看前方。

（2）右脚向右前方落下，身体重心渐渐前移，成右弓步，面向右前方；同时两手下

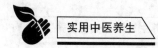
落,慢慢变拳,分别从两侧向上、向前划弧至面部前方,成钳形状,两拳相对,高与耳齐,拳眼都斜向下(两拳中间距离 10~20 cm);眼看右拳。

练习本式时注意:完成式时,头颈正直,松腰松胯,两拳松握,沉肩垂肘,两臂均保持弧形。双峰贯耳式的弓步和身体方向与右蹬脚方向相同。见图 5-16-14。

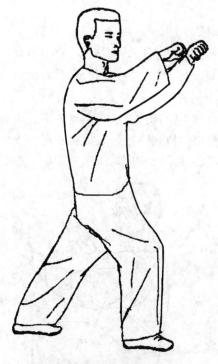

图 5-16-14 双峰贯耳

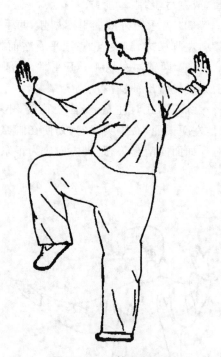

图 5-16-15 转身左蹬脚

(十五) 转身左蹬脚

(1) 左腿屈膝后坐,身体重心移至左腿,上体左转,右脚尖里扣;同时两拳变掌,由上向左右划弧分开平举,手心向前;眼看左手。

(2) 身体重心再移至右腿,左脚收到右脚内侧,脚尖点地;同时两手由外圈向里圈划弧合抱于胸前,左手在外,手心均向后;眼平看左方。

(3) 两臂左右划弧分开平举,肘部微屈,手心均向外;同时左腿屈膝提起,左脚向左前方慢慢蹬出;眼看左手。见图 5-16-15。

(十六) 左下势独立

(1) 左腿收回平屈,上体右转;右掌变成勾手,左掌向上、向右划弧下落,落于右肩前,掌心斜向后;眼看右手。

(2) 右腿慢慢屈膝下蹲,左腿由里向左侧(偏后)伸出,成左仆步;左掌下落(掌心向外)向左下顺左腿内侧向前穿出;眼看左手。要点:右腿全蹲时,上体不可过于前倾;左腿伸直,左脚尖须向里扣,两脚脚掌全部着地;左脚尖与右脚跟踏在中轴线上。

（3）身体重心前移，左脚跟为轴，脚尖尽量向外撇，左脚前弓，右腿后蹬，右脚尖里扣，上体微向左转并向前起身；同时左臂继续向前伸出（立掌），掌心向右，右勾手下落，钩尖向后；眼看左手。

（4）右腿慢慢提起平屈，成左独立势；同时右手变掌，并由后下方顺右腿外侧向前弧形摆出，屈臂立于右腿上方，肘与膝相对，手心向左；左手立于左胯旁，手心向下，指尖向前；眼看右手。要点：上体要正直，独立的腿要微屈，由腿提起时脚尖自然下垂。见图5-16-16。

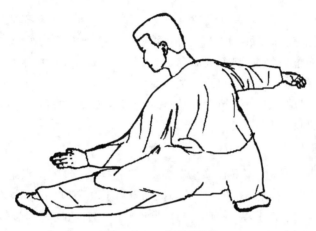

图 5-16-16　左下势独立

（十七）右下势独立

右脚下落于左脚前，脚掌着地；然后左脚前掌为轴，脚跟转动，身体随之左转同时左手向后平举变成勾手，右掌随着转体向左侧划弧，立于左肩前，掌心斜向后；眼看左手。

练习本式时注意：右脚尖触地后必须稍微提起，然后再向下扑腿，其他均与"左下独立势"相同，只是左右相反。见图5-16-17。

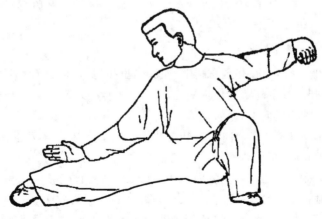

图 5-16-17　右下势独立

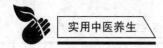

（十八）左右穿梭

（1）身体微向左转，左脚向前落地，脚尖外撇，右脚跟离地，两腿屈膝成半坐盘式；同时两手在左胸前成抱球状（左上右下）；然后右脚收到左脚的内侧，脚尖点地；眼看左前臂。

（2）身体右转，右脚向右前方迈出，屈膝弓腿，成右弓步；同时右手由脸前向上举并翻掌停在右额前，手心斜向上；左手先向左下再经体前向前推出，高与鼻尖平，手心向前；眼看左手。

（3）身体重心略向后移，右脚尖稍向外撇，随即身体重心再移至右腿，左脚跟进，停于右脚内侧，脚尖点地；同时两手在右胸前成抱球状（右上左下）；眼看左前臂。

练习本式时注意：完成姿势面向斜前方（如面向南起势，左右穿梭方向分别为正本偏北和正偏南，均约 30°）；手推出后，上体不可前俯；手向上举时，防止引肩上耸；一手上举一手前推，要与弓腿松腰上下协调一致；做弓步时，两脚跟的距离同搂膝拗步式，保持在 30 cm 左右。见图 5-16-18。

（十九）海底针

右脚向前跟进半步，身体重心移至右腿，左脚稍向前移，脚尖点地，成左虚步；同时身体稍向右转，右手下落经体前向后、向上提抽至肩上耳旁，再随身体左转，由右耳旁斜向前下方插出，掌心向左，指尖斜向下；与此同时，左手向前、向下划弧落于左胯旁，手心向下，指尖向前；眼看前下方。见图 5-16-19。

（二十）闪通臂

上体稍向右转，左脚向前迈出，屈膝弓腿成左弓步；同时右手由体前上提，屈臂上举，停于右额前上方，掌心翻转斜向上，拇指朝下；左手上起经胸前向前推出，高与鼻尖平，手心向前；眼看左手。

练习本式时注意：完成姿势时上体应自然正直、松腰、松胯；左臂不要完全伸直，背部肌肉要伸展开；推掌、举掌和弓腿动作要协调一致；弓步时，两脚跟横向距离同"揽雀尾"式（不超过 10 cm）。见图 5-16-20。

（二十一）转身搬拦捶

（1）上体后坐，身体重心移至右腿上，左脚尖里扣，身体向后转，然后身体重心再移至左腿上；与此同时，右手随着转体向右、向下（变拳）经腹前划弧至左肋旁，拳心向下；左掌上举于头前，掌心斜向上；眼看前方。

（2）向右转体，右拳经胸前向前翻转撇出，拳心向上；左手落于胯旁，掌心向下，指尖向前；同时右脚收回后（不要停顿或脚尖点地）即向前迈出，脚尖外撇；眼看右拳。

（3）身体重心移至右腿上，左脚向前迈一步；左手上起经左侧向前上划弧拦出，掌心向前下方；同时右拳向右划弧收到右腰旁，拳心向上；眼看左手。

（4）左腿前弓成左弓步，同时右拳向前打出，拳眼向上，高与胸平，左手附于右前臂里侧；眼看右拳。

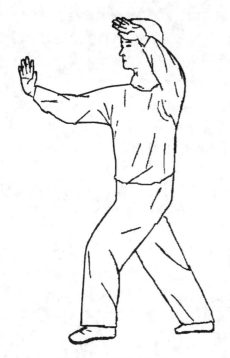

图 5-16-18　左右穿梭

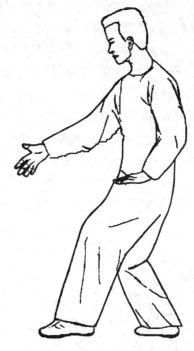

图 5-16-19　海底针

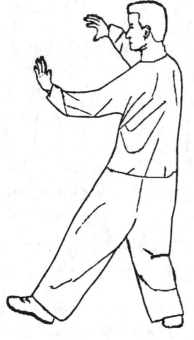

图 5-16-20　闪通臂

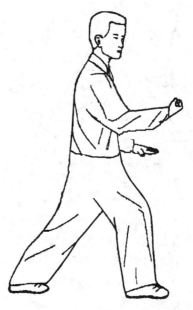

图 5-16-21　转身搬栏捶

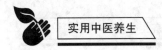

练习本式时注意：右拳不要握得太紧。右拳回收时，前臂要慢慢内旋划弧，然后再外旋停于右腰旁，拳心向上。向前打拳时，右肩随拳略向前引伸，沉肩垂肘，右臂要微屈。弓步时，两脚横向距离同"揽雀尾"式。见图5-16-21。

（二十二）如封似闭

（1）左手由右腕下向前伸出，右拳变掌，两手手心逐渐翻转向上并慢慢分开回收；同时身体后坐，左脚尖翘起，身体重心移至右腿；眼看前方。

（2）两手在胸前翻掌，向下经腹前再向上、向前推出，腕部与肩平，手心向前；同时左腿前弓成左弓步；眼看前方。

练习本式时注意：身体后坐时，避免后仰，臀部不可凸出。两臂随身体回收时，肩、肘部略向外松开，不要直着抽回。两手推出宽度不要超过两肩。见图5-16-22。

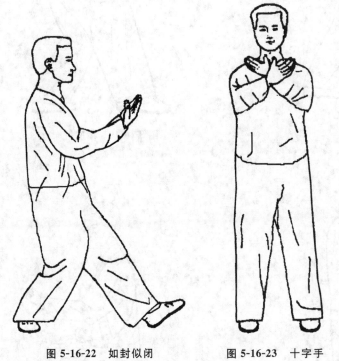
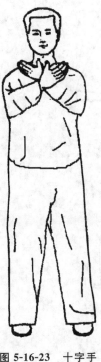
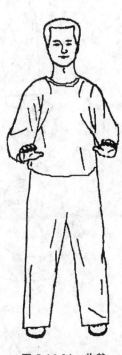

图5-16-22　如封似闭　　　　图5-16-23　十字手　　　　图5-16-24　收势

（二十三）十字手

（1）屈膝后坐，身体重心移向左腿，左脚尖里扣，向右转体；右手随着转体动作向右平摆划弧，与左手成两臂侧平举，掌心向前，肘部微屈；同时右脚尖随着转体稍向外撇，成右侧弓步；眼看右手。

（2）身体重心慢慢移至左腿，右脚尖里押，随即向左收回，两脚距离与肩同宽，两腿逐渐蹬直，成开立步；同时两手向下经腹前向上划弧交叉合抱于胸前，两臂撑圆，腕高与肩平，右手在外，成十字手，手心均向后；眼看前方。

练习本式时注意:两手分开和合抱时,上体不要前俯。站起后,身体自然正直,头要微向上顶,下颏稍向后收。两臂环抱时须圆满舒适,沉肩垂肘。见图 5-16-23。

(二十四) 收势

两手向外翻掌,手心向下,两臂慢慢下落,停于身体两侧;眼看前方。

本式为太极拳 24 式中最后一式,练习本式时注意:两手左右分开下落时,要注意全身放松,同时气也徐徐下沉(呼气略加长)。呼吸平稳后,把左脚收到右脚旁,再走动休息。见图 5-16-24。

知识链接

1. 养生名家、趣事:刘纯

刘纯,明朝太医,生于公元 1340 年,卒于公元 1412 年,享年 72 岁。著有《医经小学》、《玉机微义》、《杂病治例》、《伤寒治例》、《太素脉诀》及《寿亲养老补遗》等书,刘纯指出:经曰,正气存内,邪不可干。夫正气衰者有三:过饱,气恼,不劳。故而养生者以十条克之。

第一条:"晨起胃气最弱,故而饮凉水以激胃气,此为养生第一。"

第二条:"午时喝保元汤勿食肉,进补而避肉毒,又进粗食小菜以裹肠毒,谓之七分饱。此为养生第二。"

第三条:"饭后小憩,以养精神,此为养生第三。"

第四条:"小憩之后喝果汁,以滋血脉,此为养生第四。"

第五条:"申时,动而汗出,喊叫为乐,此为养生第五。"

第六条:"过午不食,去肥气而养胃气,此为养生第六。"

第七条:"临睡烫脚,温经络以升清气,清气升而不死。此为养生第七。"

第八条:"信佛而通达,通达而知足,知足不恼,不恼而常乐,常乐而不病,故佛乃上工。此为养生第八。"

第九条:"独睡而养精气。精气足而长寿。房事每月一次足矣。此为养生第九。"

第十条:"人欲长生,肠要常清。逢月圆而清肠,泻污浊而去毒。此为养生第十。"

2. 太极拳流派介绍

(1) 陈式太极拳 由著名拳师陈王廷创始于明末清初,所创老架路五套,陈式世代传习、演化,又增新架路二套。经过精心编排,动作速度和强度、身法劲道也有所不同。第一路动作简单,柔多刚少,以"棚捋挤按"四正劲的运用为主,以"採挒肘靠"四隅手的运用为辅。柔中寓刚,行气运动,以缠丝劲的锻炼为主、发劲为辅。陈式太极拳的锻炼原则和练法还要求:意、气、身三者密切配合,以意行气,旋腰转脊,节节贯穿。

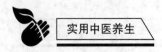

（2）杨式太极拳　由河北永年人杨露禅从学于河南温县陈家沟陈长兴，与其子杨健侯、其孙杨澄甫等人在陈式老架太极拳的基础上，创编发展了"杨式太极拳"。其拳路逐渐删改了陈式老架中原有的纵跳、震足、发劲等动作，由杨健侯修订为中架子，又经杨澄甫一再修订逐渐定为杨式大架子，即现在广为流行的杨式太极拳。

杨式太极拳拳架舒展简洁，结构严谨，身法中正，动作和顺，刚柔相济，轻松自然，轻灵沉着兼而有之。姿势开展，平正朴实，练法简易，由松入柔，积柔成刚，刚柔相济。正如杨澄甫所说：太极拳是柔中寓刚，绵里藏针的艺术。架势有高、中、低之分。

（3）武式太极拳　清末河北永年人武禹襄在杨露禅从陈家沟返乡后，深爱其术，从学杨于陈式老架太极拳，后又从陈清平学赵堡架，经过修改，创造了"武式太极拳"。武式太极拳既不同于陈式老架和新架，亦不同于杨式大架和小架，学而化之，自成一派。

（4）吴式太极拳　吴式太极拳以柔化著称，动作轻松自然，连续不断，循规蹈矩，松静自然，独具静态之妙。拳架虽然小巧，但具有大架功底，它在紧凑中舒展，不显拘束。推手时，端正严密，细腻熨帖，守静而不妄动，以善化见长。

（5）孙式太极拳　河北完县人孙禄堂，自幼酷爱武术，从师李魁垣学形意拳，继而学于李之师郭云深，又从师程廷华学八卦掌。经多年研练，功夫深厚。后又从师郝为真学太极拳，参合八卦、形意、太极三家拳术的精义，融合一体而创"孙式太极拳"。孙式太极拳的特点是：进退相随，迈步必跟，退步必撤。

【任务实施】

太极拳养生术操作流程见表5-16-1。

表5-16-1　太极拳养生术操作流程

操作程序	操作步骤	要点说明
评估	评估体质 (1)基本情况； (2)患病情况； (3)辨证分析	☆主要评估病人属于青少年、年老体弱还是其他慢性疾病 ☆询问患病情况如血糖、血压、心功能等实验室检查指标
计划	1.制订养生方案 2.选择合适的养生功法 3.准备练功的相关场地：选择空气新鲜、草木茂盛的场所更好	☆制订练功养生的计划 ☆根据年龄、体质、患病情况选择适当的功法 √本法适合于健康人群及各种慢性病病人的治疗与康复

续表

操作程序	操作步骤	要点说明
实施	1.沟通:向对象解释评估结果和计划内容 2.指导实施练功养生计划 (1)纠正练功不良的习惯; (2)指导不同功法的练习方法; (3)告知注意事项 3.跟踪对象,了解养生效果	☆练功要领 √用意不用力 √以意识引导动作,做到"意领身随" √动静有常,势势均匀 √势势相连,绵绵不断 √势要圆,无使有凹凸 √心要静,无使有杂念 ☆注意事项 √塑形,即重视基本功与基本技术的训练; √重劲,由松入柔,由柔入沉,由方入圆; √求意,求内(神聚)、气质、神采、韵味等
评价	1.对不同功法的养生功效有正确认识 2.对自身的健康状况有正确的认识 3.能够合理运用太极拳养生的方法	☆评价太极拳养生的效果 ☆调整下一步养生计划

 能力检测

1. 简答题

(1) 太极拳养生的作用是什么?

(2) 24 式太极拳的动作要领是什么?

2. 论述题

(1) 什么是太极拳功法?

(2) 怎样才能练好太极拳功法?

3. 案例分析

张某,男,45 岁,工人。1 年前无明显原因出现两侧腰骶部酸痛。受寒、劳累后加重,热敷、休息后减轻,未经治疗。现症见双侧腰骶部酸痛,下肢活动正常。直腿抬高试验阴性。腰部 CT、X 线检查均正常。请根据病人患病情况思考下列问题:①该病人的养生方案应如何制订? 选择怎样的养生功法才合适? ②如何指导病人实施练功养生计划? ③如何随访病人以了解养生效果。

(李迎红)

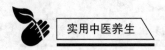

 项目小结

　　导引养生术的养生方法,就是在中医理论指导下,根据病人病情特点,运用我国传统的运动形式,来帮助病人养生、治疗疾病及康复。它是我国中医养生的重要手段之一。

　　祖国医学把精、气、神视为人体生命的三大要素,导引养生术就是"导气令和,引体令柔",使"骨正筋柔,气血以流",把精、气、神融入其中。通过运形体以蓄精,理呼吸以练气,调意识以养神,使人体意气相随,形神兼备。本项目所介绍气功、五禽戏、易筋经、八段锦、太极拳均为常用的徒手锻炼身体的养生方法。这些方法,在理论上自成体系,疗效上各有侧重,动作上各具特色,形成了独特、完整的套路。故同学们在练习中,应严格掌握其练习方法及练功要领,熟悉其注意事项,在临床上结合病人的症状、体征,制订正确的养生方案,选择合适的养生功法,指导病人进行规范练习,从而达到养生、治疗疾病及康复的目的。

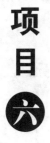

项目六

通经活络的养生方法——经络养生术

学习目标

1. 技术能力要求：会按摩、经络拍打、艾灸、刮痧等基本经络养生的操作，能运用适当的经络养生手法进行系统、规范的养生保健或指导病人进行经络养生；

2. 方法能力要求：能对不同体质进行辨证，以指导经络养生，并能运用现代手段查阅、研究经络养生的新方法、新手段；

3. 社会能力要求：具有针对保健人群进行经络养生的宣教能力和较好的沟通能力，具有实施经络养生的职业素养。

经络养生术在我国传统文化和医学中有悠久的历史，在我国古代上至帝王，下至百姓，无论是从医者还是文人墨客均热衷于经络养生。经络养生最早是《易经》的阴阳五行原理在人体的应用，在经络养生术的不断发展和更新中，又加入了新的内容，使经络养生术日趋成熟。

经络是经脉与络脉的总称，"经"有路径之意，是人体经气直行的主干；"络"即网络之意，是经气运行的分支。经络构成了周身气血运行的通道。其中五脏六腑各有一条经脉，加上任督二脉，共有十四经脉，并且根据五脏属阴、六腑属阳的规律，二十经脉也有阴经、阳经之分。人体的健康在于"阴平阳秘"，人体疾病发生的根本原因就是"阴阳失调"，《黄帝内经》也载：经脉者，人之所以生，病之所以成，人之所以治，病之所以起。并有"决生死，处百病，调虚实，不可不通"的特点。据此理论推理，通过通经活络可以达到养生健体之目的。

常用的经络养生术包括按摩养生术、经络拍打养生术、灸法养生术及刮痧养生术，另外还有针刺养生术。本项目重点介绍前四种养生术。

任务 17　按摩养生术

案例引导

保健医师张医生到社区开展保健咨询和诊疗活动，社区老人中有阴虚体质、湿热体质、气虚体质、阳虚体质、痰湿体质、血瘀体质。针对不同的体质，张医生应该怎样制订按摩保健的方案和手法呢？

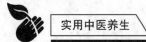

（1）针对上述不同体质应该选择怎样的按摩保健方法？

（2）按摩养生保健操作应注意哪些问题？

（3）为什么自我按摩可以调理脏腑、疏通经络，达到养生目的？

一、按摩养生的认知

1. 概念

按摩是以中医的脏腑、经络学说为理论基础，并结合西医的解剖知识和病理诊断，而用手法作用于人体体表的特定部位以调节机体生理、病理状况，达到理疗目的的方法。按摩，又称推拿，古称按硗、案杌等。但部分专家认为用于治疗疾病的手法称为推拿，而用于身体保健和养生的手法称为按摩，推拿与按摩在手法动作上有很多相同之处，主要在力度和运用方式上有区别。按摩手法的特点是动作轻柔，运用灵活，便于操作，使用范围甚广，不论男女老幼、体质强弱、有无疾病，均可采用不同的施术手法，进行保健按摩。

2. 按摩养生的发展

按摩在我国已经有近两千年的历史，我国最早运用按摩的时代可追溯到原始社会。我们的祖先在生活和劳动中，身体常会因受到外伤而出现疼痛，人类会很自然地用手或木棒按摩或轻叩受损部位，达到消肿止痛的效果。在这种经验的积累下，我们的祖先把本能性的抚摸或按摩演变成了系统的治疗和养生方法。

但按摩作为一门技能，初在商代有文字记载。证据可从商代殷墟出土的甲骨文中找到。在甲骨文卜辞中有"拊"字记载，《说文解字》注明："拊，揗也""揗，摩也"。并且甲骨文中还记载了按摩的形式和准备工作以及按摩师的名字。再则从古代文献《史记·扁鹊仓公列传》中也可得到印证。其中记载说：上古之时，医有俞跗，治病不以汤药……而以桥引、案杌、毒熨等法。这些记载中的"案杌""桥引"都指的是按摩。

按摩正式成为我国医学的一部分并在医疗活动和养生保健中得到运用是在春秋时期。我们可从该时期出现的《黄帝内经》中找到记载。在该书《素问》9篇及《灵枢》5篇均有对按摩的论述。该书记载了按摩的起源、作用及适应证，同时对具体的按摩手法也有详细的记载。如《素问·血气形志》曰：形数惊恐，经络不通，病生于不仁，治之以按摩、醪酒。这篇论述指出人体经络不通、气血不畅时机体就会出现病痛，在治疗上可以运用按摩手法以疏通经络气血，达到治疗的目的。以按摩治疗疾病的案例，在《周礼疏》中有记载，该书记载了扁鹊治愈虢太子尸厥的医案，从这个医案中充分说明了按摩在临床应用中的重要作用。至于按摩用于养生的记载可见于《庄子》、《老子》、《荀子》、《墨子》等著作。这些著作中对按摩养生有系统的介绍，也为后代人们的按摩养生提供了基础。

随着人们对按摩的运用和认识的提高，按摩医疗和养生进入快速发展及理论成熟时期，该时期主要包括隋唐至宋元时期。主要表现在医疗机构设置按摩科，并建立了按摩医政。在《隋书·五官志》《旧唐书·职官志》中有按摩博士、保健按摩师、按摩工、按摩生等岗位的记载,并对按摩的医疗流程有严格的规定。该时期关于按摩的相关书籍和专著也相继问世,如该时期的《按摩导引经十卷》为按摩专门著作,还有隋代的《诸病源候论》《千金要方》中均有按摩医疗和养生的论述,并把按摩运用到儿科疾病和小儿养生保健中。在宋、金、元时期,按摩疗法又得到了进一步的发展,这时期主要表现在将按摩疗法运用到妇科催产。据相关文献记载,宋代庞安时"为人治病,率十愈八九。有民间孕妇将产,七日而子不下,百术无所效,令其家人以汤温其腰腹,自为上下抚摩,孕者觉肠胃微痛,呻吟间生一男子"。这说明当时按摩对处理难产已经积累了丰富的实践经验。

按摩发挥保健作用的关键时期是明清时期。该时期因"崇儒尊道"的封建礼教占据统治地位,认为按摩"有伤大雅"、属劳力者的"贱技"、系非"奉君之道",遂使按摩术遭到政府的冷落。在这种前提下按摩由政府转向民间,这样广大民众都可以接触和运用按摩技术,同时因为该时期民间经济萧条,人们出现看病难等问题,疗效显著而经济实惠的按摩疗法用于疾病的预防和养生保健就盛行了起来。此期用于养生保健的按摩书籍也相继问世,涉及内、外、妇、儿科的养生保健。

从新中国成立到改革开放以来,按摩作为医疗和养生保健手段进入复苏和繁荣时期,主要是因为毛泽东、周恩来等老一辈国家领导人的重视和改革开放后人们对健康的新认识,使按摩医疗和养生保健有了良性生长的土壤。主要表现在各地办起了按摩推拿学校、专科医院和经济发达区域的按摩养生机构的建立。如20世纪70年代末,上海、北京、河南、陕西、山西等省市相继恢复兴办了按摩学校,一些中医院校增设了针灸推拿系,培养了很多按摩人才。1980年,长春大学、南京中医药大学、新疆中医学院、北京联合大学,相继开办了盲人按摩大专班和本科班。1990年,中国残疾人联合会成立了中国盲人按摩中心,对盲人保健按摩和医疗按摩实施了规范化的行业管理。值得注意的是从改革开放以后,在很多大城市相继开办了按摩养生堂、按摩减肥中心,这为按摩养生的发展提供了更为广阔的天地。

总而言之,按摩在我国具有悠久的历史和可靠的疗效,并在生活节奏越来越快的今天,按摩保健已成为人们养生的重要手段之一。

二、按摩养生的作用

对于按摩养生及其治疗作用,古人早有认识,如《素问·举痛论》曰:"寒气客于背俞之脉,脉泣,血虚则痛,其俞注于心,故相引而痛。按之则热气至,热气至则痛止矣。"这一段古代经典医书说明外来寒邪侵犯了人体背部穴位之后,而导致了经络的涩滞不通,气血运行不畅,不通则痛,因故造成背部疼痛,甚至诱发心痛,推拿后可使经络疏通、气血流畅,并使局部温热,通则不痛,热则痛缓,能驱寒止痛。这充分说明古人认为按摩就是通过经络穴位来调节脏腑各组织器官间的平衡,加速新陈代谢,修复各种损伤,以达到防病治病之目的。按摩养生具体作用有以下几点。

(一)按摩对皮肤组织的作用

按摩能加强皮脂腺及汗腺的分泌,清除衰亡脱落的上皮细胞,改善皮肤代谢,软化瘢痕,增强机体的防御功能;同时按摩还能增强皮肤的光泽和弹性,延缓皮肤的衰老。

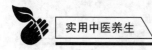

具有很好的祛皱、消斑的作用。

另外按摩不仅能使皮肤毛细血管扩张、温度升高，也可使局部深层组织的温度升高，所以按摩能软化和松解皮肤和皮下粘连的组织。如摩法、揉法、擦法、拍打法等具有较好的消除皮肤瘢痕的作用。

（二）按摩对肌肉组织的作用

人体在高强度的运动后，由于代谢的中间产物乳酸的大量产生，沉积在肌肉组织中，出现肌肉痉挛疼痛和疲劳等现象。若对疲劳肌肉进行适当的按摩，就能促进乳酸的消散和排出，使肌肉疼痛缓解、疲劳消除。

同时按摩还能增强肌肉的张力和弹性，使其收缩机能增强和肌力增加，可用于中老年人的皮肤、肌肉松弛的保健，特别是对于女性形体的改善效果更为显著。

（三）促进骨关节损伤后的康复

当骨关节损伤后，由于肌肉和关节的不活动，局部血液循环缓慢、淋巴液淤滞，组织发生水肿，渗出物纤维原形成"胶汁"，发生粘连，造成关节功能障碍，使肌肉出现废用性萎缩。适当的按摩可使血液、淋巴液循环加速，水肿消退，粘连松解，功能障碍的关节能逐渐增大活动范围，达到正常或接近正常的生理功能。所以按摩在骨关节损伤及老年性骨关节炎的预防与治疗中有重要的临床意义。

（四）按摩具有整复松解作用

按摩手法中的扳法、拔伸法、按法等手法对关节紊乱和骨折均具有很好的整复作用。如颈椎病可以通过按摩的整复手法，调整病变关节的结构，使神经、血管受压症状得到消除或缓解。又如腰椎间盘突出症病人可通过按摩手法中的拔伸法、扳法、摇法使突出的髓核回纳或改变神经根与髓核的位置关系达到消除或缓解神经根受压的症状。按摩手法在急性疼痛病人的治疗中效果也十分显著，如腰椎后关节滑膜嵌顿，病人会出现腰痛难忍的症状，按摩手法能起到立竿见影的功效。

按摩还具有松解粘连组织和缓解挛缩的功效，如因肩部肌腱粘连导致的肩周炎，可运用按摩手法中的弹拨、扳法、抖法松解粘连，恢复功能。还有因肌腱损伤或脊髓损伤甚至偏瘫的病人，往往会出现肌肉挛缩，可以用按摩中的揉、捏法使挛缩的肌腱恢复或缓解。

（五）按摩对血液循环的作用

按摩局部和特定穴位以及背部膀胱经的腧穴可以改善和调节血液循环系统的功能。实验证明，按摩能增加毛细血管的数量，增大毛细血管管径，使血液循环大大改善。同时还能促进病变组织血管网的重建，恢复血管壁的弹性，改善血管的通畅性能，降低血液流动的外摩擦力，改善心肌供氧，加强心脏功能。所以按摩是高血压、冠心病、脑供血不足等疾病的预防和治疗的重要手段之一。中医也认为按摩具有活血化瘀、散结止痛的功效。

（六）按摩可促进消化

按摩能使胃肠道平滑肌的张力、弹力、收缩力增加，从而加速胃肠蠕动；同时通过交感神经的作用,使支配内脏器官的神经兴奋,促进胃肠消化液的分泌。

有实验证明,对背部脾俞、胃俞穴按摩 1～2 min 大多能引起胃肠蠕动增强;对足三里穴按摩则大多可引起胃肠蠕动减弱。值得提出的是,按摩足三里穴对消化系统具有兴奋和抑制的双向调节作用,在胃肠蠕动增强时,按摩足三里穴往往使胃肠蠕动减弱,而当胃肠蠕动减弱时,按摩后则增强。

（七）按摩可调节神经系统

推拿可降低周围感觉神经末梢的兴奋性,故常用于止痛,如神经炎、神经痛等。较轻手法也可以刺激运动神经,提高肌肉兴奋性;重手法则用来治疗肌痉挛,亦能促进损伤功能的恢复。腹部推拿可通过自主神经的作用,刺激消化腺分泌,增进消化吸收和调节胃肠蠕动功能。

背俞穴的推拿治疗,可通过神经反射,影响脊髓和大脑的调节功能,从而使相应脏器的功能发生变化。如肺俞对呼吸系统,脾俞、胃俞对消化系统,八髎穴对泌尿生殖系统等的作用。

（八）按摩可增强免疫功能

按摩还有强身健体的功效。有实验证明在按摩后,人体红细胞有少量增加,而白细胞有明显增加,特别是白细胞的吞噬细菌的能力增强。如:小儿痢疾,通过按摩可使症状减轻或消失;小儿肺部有干、湿啰音时,按揉小横纹、掌心横纹时可在一定程度上缓解症状。有人曾在同龄组儿童中并列对照组进行保健按摩,经按摩的儿童组,发病率下降,身高、体重、食欲等皆高于对照组。综上所述,按摩具有一定的抗炎、退热、提高免疫力的作用,可增强人体的抗病能力。

（九）按摩有利于改善心理

轻柔的按摩手法能使病人情绪放松、稳定,可减轻或消除心理上对疾病的不良反应,如抑郁、焦虑等。随着按摩治疗效果的积累,病人能逐步增强信心,主动配合治疗。因此,按摩不仅对器质性病变是一种有效治疗方法,而且也是心理治疗的一种手段。

三、按摩基本手法

（一）摆动类手法

1. 一指禅推法

【操作要求】

治疗师取端坐位或直立位,坐势要求含胸拔背,腰部挺起保持上半身正直,不能弓背塌腰。双足平放踏稳与肩同宽;站势要求以丁字步为标准步态。

沉肩:肩部肌肉放松,呈自然下垂状,肩关节略向前外方伸出 15°～30°,即使腋窝能容纳一个拳头。

垂肘:肘部在肩部悬吊下和拇指的支撑下自然下沉,要求肘关节屈曲 90°～120°,肘尖指向下方,并使肘关节低于腕关节,前臂处于旋前位,掌面朝下。

悬腕:腕关节在屈曲位自然向下悬垂,要求桡骨下端与第一掌骨基底部在腕部呈 90°～110°的夹角,腕部的桡侧要略高于尺侧。

掌虚:要求除拇指外,其余四指呈自然屈曲状,手握空拳,不要捏紧。

指实:要求拇指位于食指的第二指间关节处,并盖住拳眼,以拇指的螺纹面或偏锋端稳固支撑在被治疗的穴位上,并使拇指的纵轴与治疗部位相垂直。

【动作过程】

一指禅推法操作可作以下动作分解。

第一步:姿势准备,悬腕、手握空拳,拇指自然着力。见图6-17-1。

第二步:拇指由曲变直(由屈曲位到伸直位),腕部向外摆动。见图6-17-2。

第三步:拇指由直变曲(由伸直位到屈曲位),腕部向内摆动。见图6-17-3。

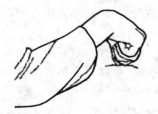 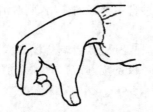 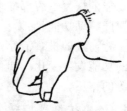

图6-17-1　一指禅推法　　图6-17-2　腕部向外摆动　　图6-17-3　腕部向内摆动

【动作要领】

本法要求的摆动频率一般在140～160次/分,内外摆动时要求动作自然、流畅、平稳,不可跳动,用力要刚柔并济,以柔和为贵,要求轻而不浮,重而不滞。在操作过程中,注意不可耸肩和夹腋,拇指与屈曲的食指不可捏紧,其余四指不能用力握拳,摆动时腕部和拇指不可旋转,拇指始终要"吸定"在治疗部位上,不能在皮肤表面拖曳或摩擦,达到"端平吸定"的要求。

【临床运用】

本法适用于全身各部位,尤以头腹最为常用。常用于冠心病、胃脘痛、头痛、面瘫、近视、月经不调、颈椎病、关节炎等疾病的治疗和保健。

2. 滚法

【操作要求】

(1)手指自然弯曲,用第5掌指关节背侧吸定于治疗部位或穴位上。

(2)以肘关节为支点,前臂做主动摆动,带动腕关节的屈伸以及前臂的旋转运动。

(3)医者肩关节放松,并前屈,外展,使上臂肘部与胸臂相隔约15 cm,距离过近或过远均不利于手法操作与用力。

(4)肘关节屈曲,成120°～150°,角度过大不利于前臂的旋转运动。

(5)腕关节放松,伸屈幅度要大,手法滚动幅度控制在120°左右,腕关节屈为80°～90°。

(6)第5掌指关节要吸定,小鱼际及手掌背侧要吸附于治疗部位,不可拖动、跳动与滑动。

滚法如图6-17-4所示。

【动作过程】

滚法操作可作以下动作分解。

第一步:姿势准备,肩臂放松,沉肩垂肘,肘关节微屈约130°,置于身体侧前方。

第二步:手背滚动时幅度控制在120°左右,即腕关节屈曲时前臂外旋向外滚动约80°。如图6-17-5所示。

第三步:腕关节伸展时前臂内旋向内滚动约40°。如图6-17-6所示。

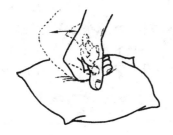 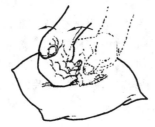 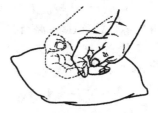

图 6-17-4　滚法　　　　图 6-17-5　腕屈曲前臂外旋　　　图 6-17-6　腕伸展前臂内旋

【动作要领】

滚法操作时手腕放松,掌握空拳,滚动时,小鱼际及掌背着力,与施治部位相互紧贴,不可跳跃、拖辗、摩擦,应紧滚慢移,即滚动要快,而移动要慢,移动幅度要小。动作要均匀协调,轻重缓急适宜。频率为每分钟140次左右。

3. 揉法

揉法可分为指揉法、掌揉法、掌根揉法、鱼际揉法、肘揉法,具体见图6-17-7、图6-17-8、图6-17-9、图6-17-10。

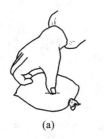

(a)　　　　　(b)

图 6-17-7　指揉法

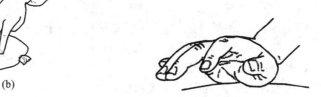

图 6-17-8　掌根揉法

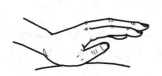

图 6-17-9　大鱼际揉法

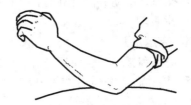

图 6-17-10　肘揉法

【操作要求】

(1)沉肩,垂肘,上肢放松置于身体前侧,肘关节微屈约120°。

(2)以肘关节为支点,前臂主动摆动,带动腕、手部做轻柔、缓和的回旋运动。

(3)手指指面、掌根或鱼际着力于施治部位并吸定,术中不可滑动和摩擦。

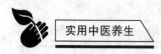

【动作要领】

揉法特别注重"吸定",操作要稳,要求"肉动皮不动"即使皮下组织运动。动作要均匀协调,轻重缓急适宜,手法频率每分钟 120～160 次。根据临床需要,揉动幅度可大可小,亦可由小到大。用力宜轻快柔和,均匀深透,不可下压,不可漂浮。

【临床运用】

揉法特点是轻快柔和,均匀深透,适用于全身各部,常和按法、捏法、搓法等结合使用。具有舒筋通络、温经散寒、活血散瘀、消肿止痛、宽胸理气、健脾和胃、调节胃肠蠕动等作用。其中,指揉法多用于头面、胸腹、颈项、四肢关节及全身穴位;掌揉法多用于肩背、腰臀及下肢;鱼际揉法多用于头面、颈项、胸腹及四肢。

(二)摩擦类手法

1. 摩法

摩法可分为掌摩法、指摩法,见图 6-17-11、图 6-17-12。

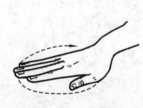

图 6-17-11　掌摩法

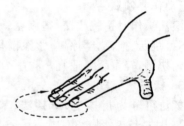

图 6-17-12　指摩法

【操作要求】

(1)沉肩,垂肘,肘关节微屈,腕关节放松。

(2)掌摩时,手指自然伸直,手掌掌面附着于体表。

(3)指摩时,腕、掌指部微屈,以食指、中指、无名指三指指腹附着于体表。

【动作要领】

本法要求腕部连同前臂做缓和协调的环旋运动,不带动该处的皮下组织。手法频率为每分钟 120 次左右,动作轻快、柔和,用力平稳、均匀,一般先轻后重,由浅入深,不可按压推捏。摩动方向可顺时针和逆时针,一般顺时针摩为补,逆时针摩为泻,顺逆各半为平补平泻。

【临床运用】

本法可和推法结合使用,适用于全身各部。具有益气和中、调理肠胃、温通气血、活血散积、消肿止痛等作用。其中,掌摩法多用于脘腹、腰背及四肢部;指摩法多用于胸腹、头面部。

2. 拇指推法

【操作要求】

(1)上肢放松,肘关节微屈,腕关节悬屈。

(2)手指自然伸直,拇指在后,以桡侧偏峰附着于所推经穴的起点,余四指在前,指尖吸定所推经穴的终点,然后虎口快速一合一张,见图 6-17-13。

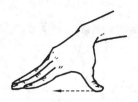

图 6-17-13　拇指推法

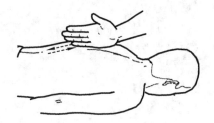

图 6-17-14　小鱼际擦法

【动作要领】

(1) 拇指作单方向轻快的直线推动。

(2) 频率每分钟 200～240 次。

(3) 动作轻柔、缓和,用力均匀,以施治部位皮肤不变形、不发红为度,切忌重、硬、粗暴。

【临床运用】

拇指推法是压力最轻的一种推法,主要用于头面及胸腹部,具有醒脑开窍、通络止痛功效。临床操作时,常需蘸姜汁、清水、松节油等介质,以提高治疗效果。

3. 擦法

擦法可分为掌擦法、大鱼际擦法、小鱼际擦法,小鱼际擦法,见图 6-17-14。

【操作要求】

(1) 沉肩,屈肘,腕关节伸直,与前臂平行,手指自然伸直或微屈。

(2) 上臂发力,以肩关节为支点,带动前臂手掌作前后或上下往返运动。

【动作要领】

(1) 术者气沉丹田,呼吸均匀自然,不可屏气。

(2) 用力平稳着实,均匀连续,一般出去时的力量稍大,回来时稍小。

(3) 擦法移动速度较快,频率每分钟 100～120 次。移动幅度较大,根据治疗部位的不同,移动幅度尽量加大。

(4) 施术前可在局部涂抹适量的按摩介质,既可保护皮肤免受损伤,又可使热量深透,提高治疗效果。

(5) 术毕局部皮肤可有轻度发红等现象,故不宜再用其他手法治疗。

【临床运用】

擦法柔和温热,可用于全身各部较为平坦处。其中,掌擦法适于肩背、胸腹及胁肋部,具有温经通络、调理脾胃、宽胸理气等作用;大鱼际擦法多用于四肢各部,具有活血通络、消肿止痛等作用;小鱼际擦法温热作用较强,适用于背腰臀及小腹部,具有温经活血、散寒解表、壮腰健肾等作用。

4. 抹法

摩法分为掌抹法(图 6-17-15)和拇指抹法。

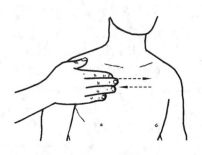

图 6-17-15　掌抹法

【操作要求】

（1）沉肩，垂肘，单手或双手掌面、拇指指面紧贴皮肤。

（2）上臂发力，以肩关节为支点，带动前臂手掌或拇指指面做左右、上下或弧形曲线往返移动。

【动作要领】

用力要均匀、柔和、平稳、着实，不可忽轻忽重，不可用力按压。

【临床运用】

抹法是一种辅助手法，常作为按摩治疗的起始手法或结束手法。抹法具有开窍醒脑、明目安神、舒筋活血、散瘀消肿、通络止痛等作用。其中，掌抹法适用于胸腹、腰背部；拇指抹法适用于头面、颈项及手掌部。

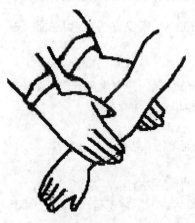

图 6-17-16　搓上肢法

5. 搓法

【操作要求】

（1）沉肩，垂肘，悬腕，用双手掌面或掌指部挟持施治部位。

（2）前臂发力，通过腕部带动双手进行快速盘旋搓揉，同时自上而下或自下而上缓慢移动，如图6-17-16所示。

【动作要领】

（1）用力宜均匀、柔和，由轻渐重，速度由慢到快。

（2）动作轻快协调、连贯有节律，快搓慢移，上下来回3～5遍。

【临床运用】

搓法可和揉法结合使用，常作为结束手法使用，适用四肢、胁肋及腰部。该法具有疏经通络、调和气血、松解痉挛等作用。

（三）挤压类手法

1. 按法

【操作要求】

（1）掌按法：术者伸臂沉肩，腕背伸，上身略前倾，蓄力于施术之上肢部，以单手掌或双手掌叠放于施治部位，用掌根着力下按，得气后减轻压力，然后再重复以上动作（图6-17-17（a））。

（2）指按法：术者单手握拳，拇指伸直，以拇指指腹着力于施治部位，用腕、臂的力量由轻而重逐渐向下按压，待刺激达组织深部后，逐渐减轻压力，然后再重复以上动作（图 6-17-17（b））。

【动作要领】

（1）术者全身应自然放松，沉肩，肘部自然弯曲，以腕部活动带动手掌或手指，对施术部位或穴位进行有节奏的

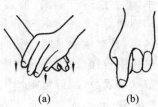

(a)　　　(b)

图 6-17-17　按法

一起一落的平稳按压。

（2）指按法取穴要准,拇指与施治部位垂直,施力和缓,不可晃动。

（3）掌按法年老体弱者慎用,小儿禁用。在胸部操作时,用力过大可引起肋骨骨折,故忌用暴力。在腹部操作时,术者手掌应随病人的呼吸而起伏,即呼气时徐徐按下,吸气时缓缓放松。

【临床运用】

指按法接触面小、力量集中、刺激较强,适用于全身经穴,具有较强的止痛作用;掌按法接触面大,压力亦大,适用于腰背及院腹部,具有理筋整复、活血止痛、开通闭塞、温里散寒、回阳救逆等作用。

2. 点法

【操作要求】

（1）中指点法:沉肩,微屈肘,拇、食、中指自然伸直,拇指置于中指掌侧,食指置于中指背侧,挟持中指,助之以力。肩、臂、腕协同发力,力集中指端,由轻渐重,施力点按穴位,使局部酸胀得气,再将手指轻轻抬起。

（2）剑指点法:食、中二指伸直成剑指状,其余动作要领同中指点法,利用肩、臂、腕的力量,以食、中二指指端相并点按穴位。

（3）拇指屈指点法:术者握拳,腕部稍尺偏,拇指指腹紧靠食指中节背侧,以屈曲的拇指指间关节突起部点按穴位,又称握拳点法,如图 6-17-18 所示。

（4）食指屈指点法:术者握拳,用拇指尺侧缘抵住食指端,以屈曲的食指近端指间关节突起部点按穴位,如图 6-17-19 所示。

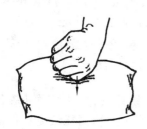

图 6-17-18 　拇指屈指点法

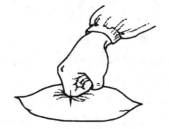

图 6-17-19 　食指屈指点法

【动作要领】

（1）操作时应着力固定,不得滑移。力量由轻渐重,再渐减力,切忌暴力戳按。

（2）临床上应视病人的体质、病情而选择施术手法和施力大小,一般以局部酸胀为宜。

【临床运用】

点法较按法刺激强而持续时间短,其特点是刚柔相济、轻巧有力、深透性强,临床应用广泛,适用于全身各部穴位,具有开通闭塞、补泻经气、调和阴阳、通络止痛等作用。

3. 压法

【操作要求】

（1）指压法:以拇指(图 6-17-20(a))或食、中、无名三指指腹(图 6-17-20(b))着力于施治部位,沉肩,屈肘,悬腕,以肩、臂、腕发力达指腹,由轻渐重深压而抑之,压而不动,提则轻缓。

（2）掌压法:以单手或双手掌叠放于施治部位,上身前倾,合腕臂之力出轻渐重深压而抑之,压而不动,提之轻缓（图 6-17-21）。

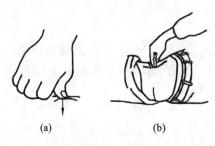

（a）　　　　　（b）

图 6-17-20　指压法

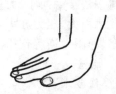

图 6-17-21　掌压法

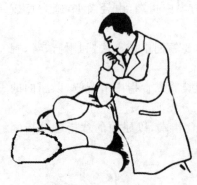

图 6-17-22　肘压法

（3）肘压法:术者上身前倾,沉肩,屈肘约 140°,以肘尖尺骨鹰嘴突部着力于体表,躯干和上肢协同发力,垂直向下按压,压而不动,使力透筋骨（图 6-17-22）。

【动作要领】

（1）着力部位应吸定,不可滑动,力宜深沉,均匀持久,忌用暴力、蛮力。

（2）胸壁禁用单指压法,可用掌压法和多指压法,力量不宜太大,以免损伤软组织或造成肋骨骨折。

（3）肘压法刺激强烈,多用于身体强壮者、肌肉丰厚处,年老体弱者及小儿禁用。

【临床运用】

压法具有疏经通络、开通闭塞、活血止痛、解痉展筋、镇惊安神、祛风散寒等作用。其中,指压法多用于全身经穴;掌压法多用于腰背、胸胁及脘腹部;肘压法主要用于腰、臀及大腿部。

4. 掐法

【操作要求】

（1）沉肩,屈肘,腕关节伸直,虎口张开,拇指指间关节屈曲约 90°或伸直。

（2）前臂静止用力,拇指爪甲着力,掐压施治部位。

【动作要领】

（1）用力持续、平稳,由浅入深,由轻渐重,不可使用暴力。施术时不可揉动,以免损伤皮肤。

（2）若用于急救,则要突然用力,快速掐取,至病人恢复神志为止。

【临床运用】

掐法属强刺激手法,适用于头面部及四肢经穴,如人中、素髎、内关、老龙等穴位。本法具有开窍醒脑、回阳救逆、镇惊安神、行气通络等作用,主治昏迷、惊厥、休克、中暑、惊风、瘛病、癫痫发作等危急重病。

5. 捏法

【操作要求】

（1）拇食指捏法：术者虚掌，将两手食指屈曲，以食指中节背侧紧触皮肤，拇指在前与食指相对捏起皮肤，随捏随提并捻转，两手交替循序前移（图6-17-23）。

（2）拇食中指捏法：术者将两手拇指桡侧偏峰紧贴皮肤，与食、中指相对捏起皮肤，随捏随提，捻动前移（图6-17-24）。

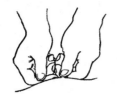
图6-17-23 拇食指捏法

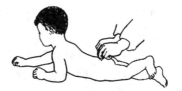
图6-17-24 拇食中指捏法

【动作要领】

（1）着力均匀柔和，持续连贯，中途不可停顿，不可斜行，以防动伤别经。

（2）在头颈部操作时，一般不作捻转移动，仅提捏一些穴位。

【临床运用】

捏法是一种较为柔和的手法，适用于头颈、背腰及四肢，以小儿脊柱两侧为多用，称为捏脊。本法具有调和阴阳、培补元气、健脾和胃、疏通经络、行气活血等作用，也常用于小儿保健按摩。

6. 拿法

拿法分为二指拿法（图6-17-25(a)）、三指拿法和五指拿法（图6-17-25(b)）。

【操作要求】

（1）沉肩，垂肘，肘关节微屈，腕关节自然掌屈。

（2）以拇指和食、中二指或其余四指指腹相对着力，前臂静止性发力，以腕关节和掌指关节的协调活动为主，拇指和其余手指对称用力，进行提拿（图6-17-26）。

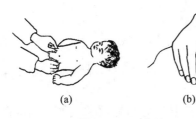
(a)　　　　　(b)
图6-17-25 拿法

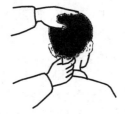
图6-17-26 拿颈项

【动作要领】

（1）不可屈曲指间关节，而以指端用力，避免钳子样动作。

（2）动作沉稳、缓和、均匀、有节律，力度适中，由轻渐重。

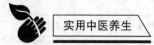

【临床运用】

拿法刺激较强,适用于颈项、肩背、腰臀及四肢肌肉丰厚处,具有疏经通络、宣通气血、祛风散寒、解痉止痛、开窍醒神等作用。如拿肩井可宣通上下气血,重拿可使病人微微汗出,以发汗解表。

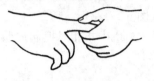

图 6-17-27　捻法

7. 捻法

【操作要求】

用拇指和食指指腹相对夹捏一定部位的皮肉肌筋或关节部位,以两指的合力对称搓揉捻动,上下往返,捻而滑动(图 6-17-27)。

【动作要领】

(1) 动作灵活有节律,着力均匀和缓,速度适中。

(2) 施术时可借助按摩介质以润滑皮肤,避免损伤。

【临床运用】

捻法刺激较轻,适用于手指、足趾小关节及浅表肌肤处,具有疏通皮肤、通经活络、行气理血、通利关节、祛风止痛及软坚化结等功效。本法可用于治疗关节损伤、局部皮神经炎、局部麻木酸痛、局部粘连及肌肉萎缩等病症。

8. 弹拨法

【操作要求】

以拇指指端着力,其余四指附着于施治部位,亦可以食、中二指着力(图 6-17-28)。将着力的指端深按于施治的肌筋缝隙之间或肌筋的起止点,先轻后重,均匀、有力地弹而拨之,如弹拨琴弦。

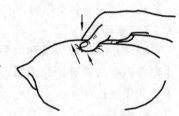

图 6-17-28　食中指弹拨法

【动作要领】

(1) 手法深沉有力,以病人能耐受为度。

(2) 本法刺激较大,不可反复使用,术后应用轻柔手法以松弛肌肉。伤筋部位禁用。

【临床运用】

弹拨法刺激较大,适用于全身肌筋丰厚处,具有舒展肌筋、松弛痉挛、行气活血、松解粘连、消炎镇痛、通经活络等作用。

9. 踩跷法

【操作要求】

(1) 病人俯卧或仰卧于特制的踩床上,适当部位垫以软垫,术者双臂或腋部架于特制的踩床横梁上,以控制自身重量(图 6-17-29)。

(2) 术者双脚或单脚根据不同的治疗部位,控制用力的轻重和变换不同的踩踏术势,先轻后重地在治疗部位上进行踩压。

(3) 踩跷法是以脚进行操作的一种手法,根据用脚部位和着力方式的不同可分为拇点法、跟蹬法、跟踩法、足心蹉法、沉压法、顿按法、足振法等数十种术势,各式动作与相应手法相似,可根据术者的操作需要和习惯选择使用。

【动作要领】

（1）本法刺激量较大，操作时应避免暴力踩踏。

（2）应根据病人的病情和体质选择不同的操作部位、踩踏术势、操作顺序和施力大小。

【临床运用】

踩跷法刺激量较大，多用于体格强壮者，适用于腰背及四肢部。踩跷法具有舒筋通络、行气活血、解痉止痛、破瘀散结等作用。

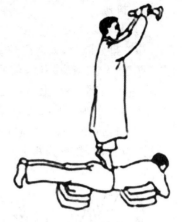

图 6-17-29　踩跷法

（四）振动类手法

1. 振法

振法分为指振法（图 6-17-30（a））和掌振法（图 6-17-30(b)）。

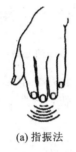
(a) 指振法

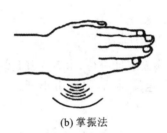
(b) 掌振法

图 6-17-30　振法

【操作要求】

（1）沉肩，屈肘，肩关节略外展，以食、中二指指端或掌面附着于体表。

（2）前臂及手部的肌肉作强有力的静止性收缩用力，使功力集中于指端或手掌，从而形成快速而强烈的颤动，使施治部位随之产生振动。

【操作要点】

（1）施术时着力要大，力要渗透到深部，使施治部位的深层有温暖舒适感。

（2）手法频率要快，每分钟可达 300 次左右，一般作用 2～5 min。

（3）术者呼吸均匀自然，不可憋气，不可用蛮劲，不可抖动手臂。

（4）指振法因施治部位的不同，压力可大可小；掌振法仅手掌轻触肌肤，不可有明显的压力。

【临床运用】

振法刺激温和轻柔，作用深透，具有和中温阳、养血安神、消积导滞、温经止痛等作用，常用于内、妇、儿科疾病及其他杂病的治疗。其中指振法多用于头面、胸腹及四肢关节的穴位上；掌振法多用于腰背及胸腹部的穴位上。

临床实践证明，本法对肠粘连、肠扭转、肠套叠等均有缓解作用。此外，还可促进胃肠手术后恢复，防止术后粘连及消除肌肉痉挛等。

2. 抖法

【操作要求】

(1) 抖上肢:病人取坐位或仰卧位,上肢自然放松,术者立其前外侧,双手或单手握住患肢腕部,在患肩外展、前屈位稍用力作小幅度上下连续抖动,使振动上传至前臂、肘、上臂及肩部,整个上肢产生明显的舒松感。频率由慢渐快,每分钟 200～300 次,抖动幅度由大渐小(图 6-17-31)。

(2) 抖腕:术者双手握持前臂下端,自上而下作小幅度的连续抖动,使腕、掌及手指随之连续振动,频率为每分钟约 150 次(图 6-17-32)。

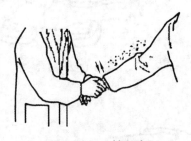
图 6-17-31　抖上肢

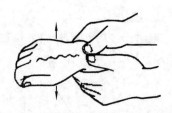
图 6-17-32　抖腕

(3) 抖下肢:病人取仰卧位,术者立其足端,双手紧握患侧踝部,在患肢伸直略抬高位做小幅度的上下连续抖动,幅度由小渐大,频率由慢到快,一般每分钟 120～150 次(图 6-17-33)。

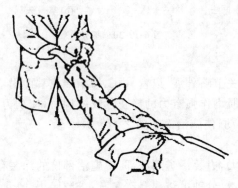
图 6-17-33　抖下肢

(4) 抖腰:病人取俯卧位,助手稍用力挟持其腋部,使其上半身固定,术者双手握持双踝,身体略后仰,逐渐用力牵拉拔伸,持续约 2 min 后,在牵弓的状态下左右摇转病人下肢,待其腰部放松后再突然用力上下抖动数次,如此反复操作 2～3 遍。

【动作要领】

(1) 动作快速均匀,使力量持续不断地向远端传递,宜用巧劲,忌用蛮劲暴力。

(2) 操作时不可使病人身体前后或左右晃动。

【临床运用】

抖法刺激温和,常作为结束手法使用,适用于四肢及腰部,具有理筋整复、疏通经络、松解粘连、滑利关节等作用,主治四肢、腰部的筋伤错位。

（五）运动关节类手法

1. 摇法

【动作要领】

（1）颈部摇法:病人取坐位,术者立其身后,一手托住下颌部,另一手扶住后枕部,治疗师双手相对用力做前后左右的环转摇动(图 6-17-34)。

（2）肩部摇法:病人取坐位,术者立其患侧,一手扶持患侧肩部,另一手握其手腕部或肘部,治疗师双手相对用力做顺时针或逆时针方向的肩关节环形运动(图 6-17-35、图 6-17-36)。

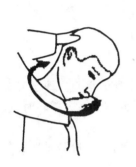

图 6-17-34 颈部摇法

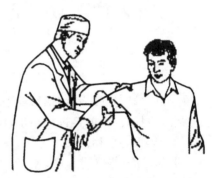

图 6-17-35 握腕摇肩法

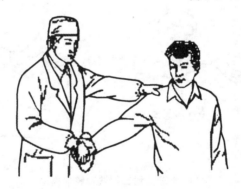

图 6-17-36 托肘摇肩法

（3）大幅度摇肩法:受术者取坐位或站立位,两上肢自然下垂并放松。术者于其前外方,两足前后开立呈前弓步,令其一侧上肢向前外上方抬起,以一手反掌托于其腕部,另一手扶压其上呈挟持状(图 6-17-37(a))。操作步骤是先将其上肢慢慢向前外上方托起,位于下方的一手应逐渐翻掌,当上举至 160°左右时,即可自虎口向下握住其腕部(图 6-17-37(b)),另一手随上举之势由腕部沿前臂、上臂外侧滑移至其肩关节上方,略停之后,两手协调用力,使按于肩部的一手将肩关节略向下方按压并予以固定,握腕一手则略上提,使肩关节伸展,随即握腕一手握腕摇向后下方,经下方至前外方 45°位稍停,此时扶按肩部一手已随势沿其上臂、前臂滑落于腕部,呈两手挟持其腕部状,然后将其手臂上抬经术者胸前运转至初始位,此过程中握腕一手应逐渐变成手掌托腕,另一手则经其腕部的下方交叉滑移回返至其腕关节的上方。此为肩关节大幅度的摇转一周,可反复摇转数次。

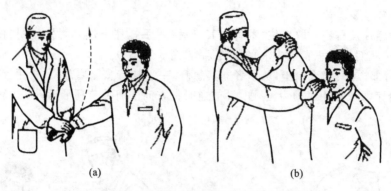

(a)　　　　　　　　　　　　(b)

图 6-17-37　大幅度摇肩法

注意:在大幅度摇转肩关节时,要配合脚步的移动,以调节身体重心。即当肩关节向上、向后外方摇转时,前足进一小步,身体重心在前;当向下、向前外下方摇转时,前足退一小步,身体重心后移。

(4) 肘部摇法:体位同上,术者一手握待患肢腕上部,另一手托其肘部,做肘关节的小幅度环转运动(图 6-17-38(a))。

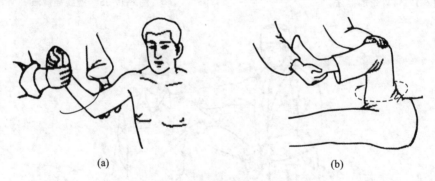

(a)　　　　　　　　　　　　(b)

图 6-17-38　肘部摇法和髋部摇法

(5) 腕部摇法:体位同上,术者一手握持患肢腕上部,另一手握持手掌部,做腕关节的小幅度环转运动或左右摇动。

(6) 髋部摇法:病人取仰卧位,术者立其患侧,一手按持膝部,另一手托持足跟,两手协调用力,作髋关节自前向后或自后向前的大幅度旋转运动(图 6-17-38(b))。

(7) 膝部摇法:术式基本同上,以术者托持足跟的手为主做环转活动,小幅度摇动膝关节(图 6-17-39)。

(8) 踝部摇法:体位同上,术者一手托持足跟部,另一手握住足掌部,做踝关节的小幅度环转运动(图 6-17-40)。

(9) 腰部摇法:包括仰卧位摇腰法,坐位摇腰法和俯卧位摇腰法三种。

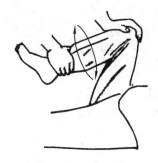

图 6-17-39 膝部摇法

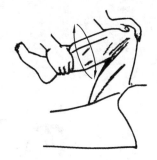

图 6-17-40 踝部摇法

① 仰卧位摇腰法：受术者取仰卧位，两下肢并拢，屈髋屈膝。术者双手分按其两膝部或一手按膝，另一手按于足踝部，两手臂协调用力，做环形摇转运动（图 6-17-41）。

② 坐位摇腰法：受术者取坐位，两下肢伸直。术者一手按压其腰部，另一手托抱住双肩关节稍上方，两手臂协调施力，做环形摇转运动（图 6-17-42）。

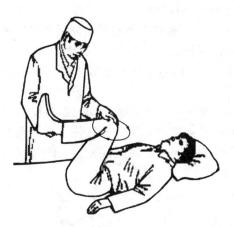

图 6-17-41 仰卧位摇腰法

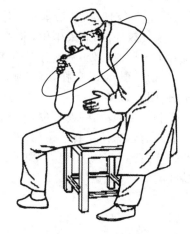

图 6-17-42 坐位摇腰法

③ 俯卧位摇腰法：受术者取俯卧位，两下肢伸直。术者一手按压其腰部，另一手托抱住双下肢膝关节稍上方，两手臂协调施力，做环形摇转运动（图 6-17-43）。

【动作要领】

（1）摇转的幅度应控制在人体生理活动范围内，由小到大，逐渐增加。由于人体各关节的活动度不同，故各关节的摇转幅度亦不同。

（2）摇转的速度宜慢，尤其是在开始操作时更宜缓慢，可随摇转次数的增加及病人的逐渐适应适当增快速度。

（3）摇转方向可以按顺时针方向或按逆时针方向，一般情况下是顺逆时针方向各半。

（4）摇动时施力要协调、稳定，除被摇关节肢体运动外，其他部位应尽量保持稳定。

（5）对习惯性关节脱位、椎动脉型颈椎病、颈部外伤、颈椎骨折等疾病病人禁止使用患处关节摇法。

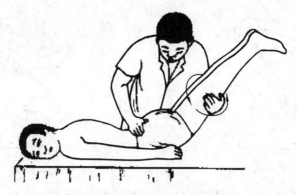

图 6-17-43 俯卧位摇腰法

2. 拔伸法

拔伸法又名"牵引法""牵拉法""拉法",包括全身各部位关节、半关节的拔伸牵引。

【操作方法】

（1）颈椎拔伸法：包括掌托拔伸法,肘托拔伸法和仰卧位拔伸法三种。

①掌托拔伸法：病人坐位,术者站于其后。以双手拇指端和螺纹面分别顶按住其两侧枕骨下方风池穴处,两掌分置于两侧下颌部以托挟助力。然后掌指及臂部同时协调用力,拇指上顶,双掌上托,缓慢地向上拔伸 1～2 min,以使颈椎在较短时间内得到持续牵引（图 6-17-44）。

②肘托拔伸法：病人坐位,术者站于其后方,以一手扶于其枕后部以固定助力,另一侧上肢的肘弯部托住其下颏部,手掌则扶住对侧颜面以加强固定。托住其下颏部的肘臂与扶枕后部一手协调用力,向上缓慢地拔伸 1～2 min,以使颈椎在较短的时间内得到持续的牵引（图 6-17-45）。

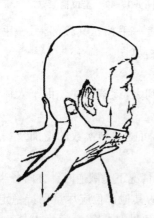

图 6-17-44 颈部掌托拔伸法

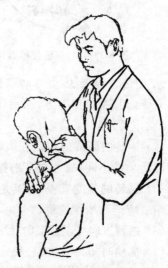

图 6-17-45 颈部肘托拔伸法

③仰卧位拔伸法：病人仰卧位，术者置方凳坐于其头端。以一手托扶其枕后部，另一手扶托下颌部。双手臂协调施力，向其头端缓慢拔伸，拔伸时可根据病情需要而定，使颈椎得到持续的水平位牵引(图 6-17-46)。

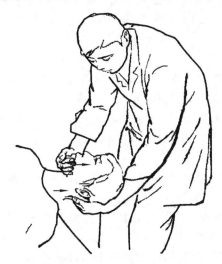

图 6-17-46　颈部仰卧位拔伸法

（2）指间关节拔伸法：以一手握住病人腕部，另一手捏住患指末节，两手同时施力，向相反方向拔伸。

【动作要领】

（1）拔伸动作稳而缓，用力均匀而持续，方向相反。

（2）在拔伸的开始阶段，用力由小到大，逐渐增加，拔伸到一定程度后，则需要一个稳定的持续牵引力。

【注意事项】

（1）不可用突发性的暴力进行拔伸，以免造成牵拉损伤。

（2）要注意拔伸的角度和方向。

（3）不可在疼痛、痉挛较重的情况下进行拔伸。

【临床应用】

（1）适用部位：本法适用于颈椎、腰椎以及四肢关节。

（2）作用：具有整复关节及松解软组织粘连、挛缩等功能。

（3）应用：多用于四肢关节伤筋、错位、脱臼以及颈椎关节、腰椎关节、椎间盘的病变。

四、常用按摩养生的套路

按摩养生操作需要持续性，主要是以保健养生人群的自我按摩为主，主要介绍自我按摩养生的套路。其操作总体顺序依次为头面部→胸腹部→上肢部→下肢部→背腰部，每个部位均有特有的操作方法和功效。

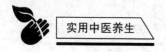

（一）头面部按摩套路

1. 养生作用

头面部自我按摩可以增加面部血液循环,减少皱纹,消除疲劳,美容面部。对高血压、眩晕、头痛、面瘫、耳鸣、近视、口腔溃疡等均有较好的疗效。

2. 操作方法

（1）头发:

第一步:用双手四肢微微并拢,分推头部两侧鬓角,自耳前发际推搓至耳根,向后方经耳尖,再向后至发际风池穴,反复推搓20～30次。

第二步:然后两手五指微屈,用手指端着力,从前发际开始,向后快速有节奏地梳抓,并顺带按压或轻掐头顶,反复操作15次左右。

（2）面部:

第一步:取坐位或卧位,四肢微并拢,双手四肢横放于前额部,由上至下擦5～6遍,然后双手食指分别指揉两侧太阳、睛明、四白穴5 min。

第二步:先把两手掌擦热、并拢,食、中、无名指先放于下颌部,反复向上推至鼻下20～30次,再从鼻旁推至耳前。

第三步:两手拇指背屈,以拇指桡侧放置于额前正中处,由内向外沿眉弓上方推至鬓角发际处,反复数分钟。

（3）眼睛:

第一步:用双手食指指腹在眼周围的腧穴按揉,先后按摩睛明、攒竹、鱼腰、丝竹空、承泣、球后、瞳子髎、太阳、四白穴,反复5～6次。

第二步:两手食指指腹从睛明穴开始,沿目眶的下缘,缓缓向目外角分推,然后再沿着目眶上缘缓缓推回至睛明穴。如此反复推摩20次,双手揉掐耳垂30次。

（4）鼻部:

第一步:以一手中指从鼻部向上沿鼻梁推至两眉之间的印堂穴,反复推动40次,先以一手拇食指分置鼻翼两旁的迎香穴,然后指掐10次左右,最后按揉10次。

第二步:以自己拇、中指捏拿鼻翼50次,并配合用力呼吸。

（5）耳部:

第一步:四指并拢,贴住耳部,由耳前擦至耳后,以耳部发热为度。

第二步:双手拇指和食指捏揉耳部,沿三角窝、耳甲庭、耳甲腔、耳轮、耳垂轻轻揉捏,有热感即可,稍停,再用力向下牵拉耳垂20次。

第三步:以两手食指分别插入两耳的外耳道,向上、下、左、右摇动数次后,骤然拔出,可听到嗡嗡响声。

（6）口腔（叩齿法）:

第一步:先闭口,上下牙齿紧贴不抬,用力咬牙,以腮部酸痛为度,随后上下对齐叩击,先叩两侧大牙（磨牙）各20～30次,再叩门牙20～30次,要求动作由慢到快,由轻到重,以津液满口为度。

第二步:将津液鼓漱36次,然后用力咽下,咽下时用思想诱导唾液慢慢到达丹田,此法可使胃肠液分泌增强,改善消化功能,增进食欲,促进营养吸收。

（二）躯干部的按摩套路

1. 养生作用

颈部按摩可缓解颈部肌肉疲劳和紧张，用于颈椎病、落枕等病的预防和治疗；胸部按摩可宽胸理气，健脾和胃，用于胸闷、胸痛、心烦、胃痛、消化不良的预防和治疗；腰部按摩可强腰补肾，用于腰痛、腰酸无力、阳痿等疾病的预防和治疗。

2. 操作方法

（1）颈部：

第一步：以食指、中指、无名指并拢，分别从后发际脊柱侧缘及耳旁自上而下捏拿对侧斜方肌、胸锁乳突肌，左右交替进行各 20 次。

第二步：以中指指腹揉按对侧风池穴及拿按颈旁，左右交替进行各 2～3 min。

第三步：双手掌反复交替搓颈项部，以温热感为度。

第四步：做颈部主动前屈、后伸、侧屈活动各 10 次。

（2）胸部：

左手四指并拢一掌根放于胸骨中上段，左手拇指放于右锁骨上，自左横线来回擦动，直擦至乳头上方水平，往返 20～30 次，左右交替进行。

（3）腹部：

第一步：以拇指指腹自鸠尾穴沿任脉向下缓缓推至曲骨穴。

第二步：手掌放于中脘穴，逆时针按摩 50 次，再换右手顺时针摩 50～100 次，摩至腹部有热感为度。双手拇指揉天枢、气海穴各 30～50 次。

（4）背腰部：

第一步：用拇指指掌关节紧按于腰部凹陷处，用力做旋转按揉 5～10 min。

第二步：两手叉腰，双足分开，身体先前后俯仰 40 次左右，然后做旋转活动，向左、向右各 30～50 次。

（三）四肢部的按摩套路

1. 养生作用

本部按摩适用于手指麻木、中风偏瘫、类风湿关节炎等。

2. 操作方法

（1）肘部：

第一步：自我按摩肩部。两手分别拿揉肩井穴 1～3 min，点按中府、云门穴。

第二步：自我按摩上肢部。点揉天井、曲池、尺泽、曲泽、手三里、合谷等穴，轻轻屈肘，使手指搭至肩部。一屈一放，反复 10～20 次。

（2）腕部：

第一步：拇指轻揉前臂各肌腱数分钟，后用小鱼际揉前臂肌肉至舒适感为度。

第二步：按阳溪、阳池、阳谷、神门、大陵、太渊穴各 1 min，做腕关节屈伸、侧屈、环转主动运动各 10 次。

（3）手部：

第一步：点揉合谷、阳溪、阳池、阳谷、腕骨、劳宫、少府、鱼际、大陵等各穴 1 min

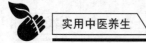

左右。

第二步:以一手食指与中指挟住另一手拇指两侧,自掌指关节开始向外牵拔,各指依次操作。

(4)肩部:

第一步:做耸肩动做 20～30 次。

第二步:双肘屈曲,掌心对着侧胸,然后上臂做展收运动 5 min,幅度由小到大,速度由快到慢。

第三步:上臂做环转轮臂动作,先顺时针后逆时针,左右交替进行,幅度由小到大,速度由慢到快,共 20～30 次。

(5)髋部:

双手掌摩双侧臀部肌肉数次,双手直推或分推臀部软组织 5～10 次,双手握拳,分别按揉环跳穴 1～3 min。

(6)膝部:

第一步:两手掌揉按股四头肌,对摇大腿两侧 3～5 min,最后自大腿根部向膝部推 3～5 次,两手挟大腿后群肌肉,拿揉至舒适感为度。

第二步:点按期门、血海、风市、鹤顶等穴各 1 min。双手拇指分别按压住髌骨上缘,然后用力推至髌骨下缘,反复操作 15 次左右。

(7)踝部:

第一步:用五指揉踝关节及其周围组织(如足跟、跟腱等)各 1～2 min,使局部有热感,以食、中、无名指推揉内外踝关节各约 2 min。

第二步:一手握住足前掌,一手扶踝关节上部,分别向左右缓慢旋转,摇动关节 10～20 次,然后双手手掌夹持内外踝部,缓慢搓动数分钟。

(四)其他常用按摩养生套路

在日常生活中还有一些简便易行的自我按摩养生方法,可不受时间、地点的限制,随时都可进行操作。

1. 面部美容自我按摩法

(1)养生作用:具有祛皱、美白、消除眼袋、光滑面部皮肤的作用,同时也利于面部浮肿的消散。

(2)操作方法:

第一步:将两手摩擦至温热,为面部自我按摩做准备。

第二步:右手掌从额往右颊摩擦18次,右手掌从右上额往下额摩擦18次。

第三步:左手掌从额往左颊摩擦18次,左手掌从左上额往下额摩擦18次。

第四步:右手掌从右眼、右颊摩擦18次,再从右眼往下颚摩擦18次。

第五步:左手掌从左眼、左颊摩擦18次,再从左眼往下颚摩擦18次。

(3)操作要求:以上整套要求早晚必做一次。此外只要有时间,也可以多做几次,女性一定要在卸妆后再操作。

2. 强身健体按摩套路

（1）养生作用：本法具有强身健体、通调心肾、宁静心神、壮盛肾气的功效，可治疗因气虚或心肾不交所致疾病，如心烦、失眠、心悸不安、眩晕、耳鸣、健忘、五心烦热、咽干口燥、腰膝酸软、遗精带下、舌红、脉细数等疾病。它也可有效治疗神经官能症和慢性虚弱病人。

（2）操作方法：

第一步：按揉足三里：用一手拇指按揉对侧足三里5 min，两手交替按摩，每天按揉2～3次。

第二步：搓揉涌泉：用左手中、食指擦右足心100次，再用右手中、食指擦左足心100次，然后双手摩擦至温热，用手心劳宫穴搓脚心涌泉穴。因劳宫是心经穴，涌泉是肾经穴，故此法是心肾相交的互导之法，有水火相济的寓意和疗效。

3. 鸣天鼓操作套路

（1）养生作用：本法具有补肾健脑、疏通经络、健脑醒神、消除疲劳、清肝泻火、解郁散结的功效。

（2）操作方法：见图6-17-47。

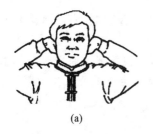 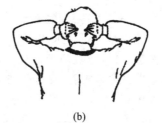 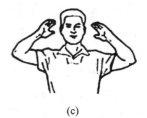

(a)   (b)   (c)

图 6-17-47 鸣天鼓按摩操作

注：(a) 耳廓前后对折，紧按耳孔；(b) 食、中指轻击风池穴；(c) 掌心掩按耳孔后骤然抬离。

第一步：先以两手掌根使耳廓前后对折，再紧按耳孔，两手食指、中指轮流轻击枕骨下部风池穴处20～30次，主要适用肾阴虚体质，如腰膝酸软、两腿无力、眩晕耳鸣、失眠多梦、形体消瘦、潮热盗汗、五心烦热、咽干颧红、溲黄便干、舌红少津、消渴。也用于男子阳强易举或阳痿、遗精，妇女经少经闭的自我保健按摩。

第二步：用自己掌心掩按耳孔后骤然抬离，如此反复开闭10～20次。适用于健忘、失眠、头昏、疲倦的自我保健按摩。

第三步：用自己两手食指插入耳孔内转动3次，再骤然拔出，如此反复3～5次。主要适用于肝气郁结、肝火偏旺的自我保健按摩。

第四步：两手掌同时摩擦两耳廓20～30次，两手食指屈曲以第二指关节摩耳轮20～30次。适用于脏腑不和，经络不通导致的痞闷或疼痛的自我保健按摩。

第五步：两手食指指面同时按揉两侧耳廓的耳甲庭10～20次，然后再按揉耳甲腔10～20次，两手拇指、食指同时向下分别牵拉两侧耳垂20～30次，再同时向上提拉耳轮20～30次，主要适用于健忘、失眠、多梦、头昏的自我保健按摩。

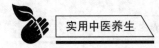

4. 腰功的操作套路

第一步:先以两手搓热后紧按肾俞穴位,稍定片刻后用力向下搓到尾骨部,两手一上一下往返搓 50～100 次,可以调和气血、疏经通络、补肾益精。

第二步:两手叉腰,用拇指面紧按腰眼,做旋转按揉动作(以酸胀为宜),可以温经散寒、调和脏腑。

第三步:用右掌心按在命门穴位上,做上下搓动 20～30 次,可以补肾培元、强身益寿。

5. 翕周的操作套路

(1) 养生作用:具有滋阴降火、补肾壮腰的功效。

(2) 操作方法:收缩肛门,吸气时收紧肛门,呼气时放松,一收一松为 1 次,连续 50 次。

 知识链接

养生名家、趣事

刘几(1008—1088),字伯寿,号玉华庵主。他善于自我按摩以暖外肾(睾丸),还精补脑,年过古稀,精神不衰;宋代苏东坡精于足心按摩而得以长寿。古今皆知,摩面浴头,可使面色光泽,防高血压;按摩肋部,能疏理肝胆经气,对防腹胀有特效。按摩虽有较好的养生作用,但是严格规范操作尤为重要,在自我按摩养生中要做到以下几点。

(1) 身心放松:按摩时除思想应集中外,尤其要心平气和,全身也不要紧张,要求做到身心都放松。

(2) 取穴准确:掌握常用穴位的取穴方法和操作手法,以求取穴准确,手法正确。

(3) 用力恰当:因为过小起不到应有的刺激作用,过大易产生疲劳,且易损伤皮肤。

(4) 循序渐进:推拿手法的次数要由少到多,推拿力量由轻逐渐加重,推拿穴位可逐渐增加。

(5) 持之以恒:无论用按摩来养生或治疗慢性病,都不是一天两天就能收效的,一般都需积时日,才逐渐显出效果来,所以应有信心、耐心和恒心。

【任务实施】

按摩养生术操作流程见表 6-17-1。

表 6-17-1　按摩养生术操作流程

操作程序	操作步骤	要点说明
评估	评估体质 (1)身体基本情况; (2)健康状况; (3)辨证分析	☆主要评估属于阳性或阴性体质(详见体质养生项目) ☆询问对象患病情况

操作程序	操 作 步 骤	要 点 说 明
计划	1．制订养生方案 2．选择合适的按摩手法 3．选择自我按摩的时间和地点	☆制订按摩养生的计划 ☆根据对象的体质、患病情况选择合适的按摩养生方法 　✓阳虚体质一般选用腰部自我按摩法和腰功手法，可酌情加按摩气海、足三里、涌泉等穴位。 　✓阴虚体质一般选用翕周手法，加按揉三阴交、复溜、公孙等穴位。 　✓气虚体质选用强身健体按摩保健法，加按揉脾俞、胃俞、关元、中极、摩腹等穴位。 　✓易肝火上炎、耳鸣者选用鸣天鼓和胸部按摩手法，加按揉章门、期门等穴位。 　✓高血压病人选用面部和颈部保健按摩手法。
实施	1．向对象解释评估结果和计划内容 2．指导实施按摩养生计划 （1）纠正错误的按摩认识及方法； （2）指导不同体质者的按摩养生方法； （3）告知注意事项 3．跟踪对象，了解养生效果	☆按摩养生操作 　✓先做全身保健按摩，按照从头面、胸腹、上肢、下肢、背腰的顺序操作。 　✓根据对象体质选择重点按摩手法。 ☆注意事项 　✓按摩保健要每天做两次，分别在晨起和睡前操作。 　✓每次操作至少 20 min。 　✓在过饥、过饱、酗酒或过度疲劳时，不宜做保健推拿。 　✓做保健按摩时宜穿背心短裤，手尽量直接接触皮肤。 　✓若局部皮肤破损、溃疡、骨折、结核、肿瘤、出血等，禁止在相应部位进行推拿保健。 　✓为了加强疗效，防止皮肤破损，在施推拿术时可选用一定的药物作为润滑剂，如滑石粉、香油、按摩乳等。 　✓推拿后有出汗现象时，应注意避风，以免感冒
评价	1．对不同按摩的养生功效有正确的认识 2．对自身的健康状况有正确的认识 3．能够合理地运用按摩养生的方法	评价按摩养生的效果 调整下一步养生计划

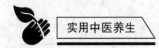
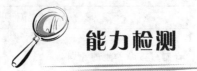

1. 简答题

(1) 简述腹部常用自我按摩养生的操作方法。

(2) 简述鸣天鼓的操作方法。

2. 案例分析

张某,男,51 岁,形体消瘦。近一年来自觉腰膝酸软、两腿无力、眩晕耳鸣、失眠多梦、潮热盗汗、五心烦热、咽干颧红,小便黄,大便秘结,舌红少津,脉细数。

(1) 该病人应用哪些自我按摩养生法比较合适?

(2) 请制订出该病人具体的按摩养生计划。

(叶新强)

任务 18 拍打养生术

案例引导

刘医生是一位中医养生专家,一日清晨到公园晨练,看到公园里很多人用同一种方法拍打养生,便上前对晨练者进行解说,指出不同的体质、不同疾病应使用不同经络拍打方法才有疗效。

(1) 经络与疾病的对应关系是怎样的?

(2) 为什么经络拍打可以养生?

一、概念

拍打养生是以手指、掌、拳等手法通过对体表相关部位、经络和穴位的刺激,使人体产生一系列病理生理变化,从而达到以强身祛病为目的的一种养生方法。其中轻者为拍,重者为打。

二、拍打的养生作用

1. 疏通经络,调和气血

拍打养生法主要沿经络循行路线拍打,通过拍打刺激激活了经络之气,气血运行于经络之中,从而疏通经络,调和气血,调理机体阴阳、虚实,达到祛病防病的作用。

2. 滑利关节,提高运动能力

在拍打经络的同时,十二经筋也受到拍打和刺激。十二经筋是十二经气结聚于体内关节的体系,是其外周的连属部分,循行走向均从四肢末端走向头身,行于体表,不入内脏,结聚于关节骨骼处。故可以约束骨骼、滑利关节、提高机体运动能力。

3. 提高免疫能力,增进健康

十二皮部是十二经脉的功能反映于体表的部位,是经脉之气散布的部位,具有保卫机体、抵御外邪的功能。通过拍打刺激十二皮部,可以增强人体卫气,提高免疫能力。

4. 消除疲劳,解痉镇痛

通过拍打经络,使气血通畅,古人云"痛则不通,通则不痛",故拍打经络具有解痉止痛的功效。

三、经络拍打的操作要求

拍打养生术在操作上有较为严格的要求,在拍打准备、施力大小及技巧、拍打顺序等方面有科学的操作规范。主要要求有以下几个。

1. 拍打前的准备

拍打前要求身心放松,做到"体松、肩松、臂松、指松",两脚自然踏地,分开与肩同宽。

2. 用力要柔和、均匀、渗透、有力

"柔和"是指拍打时做到"轻而不浮,重而不滞,柔中带刚",起到拍打时表皮无痛苦,而身体内有温热快热的作用;"均匀"是指动作具有节奏性,速度快慢一致,压力不可时轻时重;"有力"是指拍打力量要适中,太轻不起作用,太重对机体造成伤害,应是一种能产生良好治疗和保健作用的力。

3. 拍打要持久

持久的含义有两层:一是每次拍打要持续一段时间,以双手不感到疲劳和酸痛为度;二是针对某一种养生方案,经络拍打应有疗程,要持续拍打一段时间方能奏效,而不是间断拍打或一两次即见效。

4. 拍打路线应清晰

根据养生方案按照经络循行路线拍打,同时也可遵循先头后躯干或先上后下的规律拍打。

5. 拍打手法要有弹性

双手拍打时应具有弹性,力量不应全部施加于体表,应有回收力量,要顺着肌肉的弹性来操作,切忌生硬击打。

6. 拍打常用的工具

拍打可以用手握成空心掌或空心锤状施行,也可用工具,一般用木槌、木杵等,或用石袋、沙袋或五谷袋等。

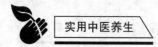
四、常用的拍打手法

(一) 拍法

拍法可分为全掌拍、掌心拍、四指拍、手背拍、虚掌拍及五指撒拍等。

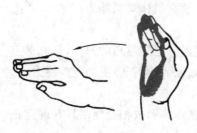

图 6-18-1　拍法

【操作要求】

(1) 肩、肘、腕放松,以掌指部着力,五指并拢微屈。

(2) 以手腕发力,虚掌拍打施治部位,着力轻巧而有弹性(图 6-18-1)。

【动作要领】

动作协调灵活,用力均匀,视病人体质、病情及部位决定用力大小,频率每分钟 80～140 次。

【临床运用】

拍法刺激小而浅表,适用于全身各部位,常用于胸部、背部、腰部、臀部及四肢,具有调和气血、疏松腠理、引邪达表、解痉止痛、舒松筋骨等作用。临床上常用于治疗四肢肌肉麻木、表皮神经麻痹、半身不遂、肌肉萎缩、风湿性酸痛、局部知觉迟钝及肌肉痉挛等疾病。

(二) 叩法

【操作要求】

(1) 肩、肘、腕放松,以腕部发力,指端、掌侧或空拳着力(图 6-18-2)。

(2) 用力要均匀、轻巧而有弹性。

【动作要领】

叩击时用力要稳、轻巧而有弹性,动作协调灵活,均匀有节律,频率每分钟 100～200 次。

【临床运用】

叩法刺激小而浅表,适用于全身各部位,常用于头

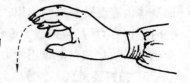

图 6-18-2　叩法

部、肩部、背部、胸部及四肢,具有疏经通络、疏松腠理、滑利关节、开窍醒脑、振奋阳气、消除疲劳等作用。

(三) 击法

【操作要求】

(1) 拳击法:术者单手或双手握拳,以拳掌侧或背侧为着力部位,前臂摆动,带动腕关节屈伸击打治疗部位,动作轻快有节律,双手可交替进行(图 6-18-3)。

(2) 掌击法:手指自然伸直,腕关节微背伸,以掌根部施力于体表,一起一落有节奏地击打。

(3) 侧击法:手指和腕关节自然伸直,以双侧或单侧小鱼际击打体表施治部位,击打要有节律(图 6-18-4)。

(4) 指尖击法:单手或双手五指分开,屈曲呈爪状,指端垂直,力集中于指端,以腕

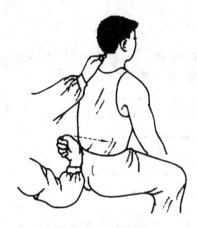

图 6-18-3　拳击法

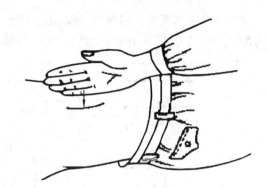

图 6-18-4　侧击法

关节的屈伸带动指端在施治部位着力叩击,动作轻巧灵活,着力均匀有节律。

（5）棒击法:用桑枝棒击打体表施治部位,击打要有节律,快速而急促(图6-18-5)。

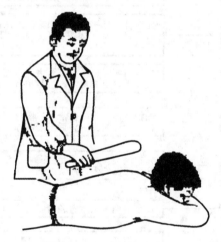

图 6-18-5　棒击法

【动作要领】

（1）击打时接触体表时间要短,用力大小应视病人体质、施治部位而定。

（2）拳击法和棒击法刺激量较大,用力应先轻后重,不可用暴力,棒击时不可有拖抽动作。

（3）年老体弱者及小儿禁用,有精神性疾病和心脏病者慎用。

【临床运用】

击法的刺激量视着力部位不同而大小有异,拳击法和棒击法刺激较大,而掌击法、侧击法和指尖击法刺激较小,适用于全身各部位。击法具有活血通络、调和气血、祛风散寒、镇静安神、解痉止痛等作用。

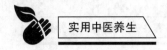

五、拍打操作流程

拍打养生术既是一门学科,同时也是一门技术,在操作上有相对统一的操作流程,为便于学生学习,下文介绍相对统一的操作顺序及流程,具体见图 6-18-6。

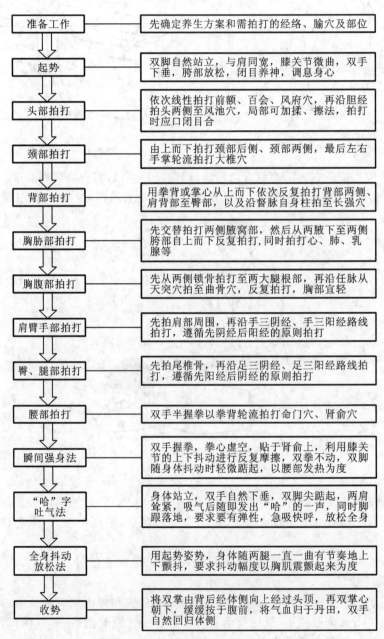

准备工作	先确定养生方案和需拍打的经络、腧穴及部位
起势	双脚自然站立,与肩同宽,膝关节微曲,双手下垂,胯部放松,闭目养神,调息身心
头部拍打	依次线性拍打前额、百会、风府穴,再沿胆经拍头两侧至风池穴,局部可加揉、擦法,拍打时应口闭目合
颈部拍打	由上而下拍打颈部后侧、颈部两侧,最后左右手掌轮流拍打大椎穴
背部拍打	用拳背或掌心从上而下依次反复拍打背部两侧、肩背部至臀部,以及沿督脉自身柱拍至长强穴
胸胁部拍打	先交替拍打两侧腋窝部,然后从两腋下至两侧胯部自上而下反复拍打,同时拍打心、肺、乳腺等
胸腹部拍打	先从两侧锁骨拍打至两大腿根部,再沿任脉从天突穴拍至曲骨穴,反复拍打,胸部宜轻
肩臂手部拍打	先拍肩部周围,再沿手三阴经、手三阳经路线拍打,遵循先阴经后阳经的原则拍打
臀、腿部拍打	先拍尾椎骨,再沿足三阴经、足三阳经路线拍打,遵循先阳经后阴经的原则拍打
腰部拍打	双手半握拳以拳背轮流拍打命门穴、肾俞穴
瞬间强身法	双手握拳,拳心虚空,贴于肾俞上,利用膝关节的上下抖动进行反复摩擦,双拳不动,双脚随身体抖动时轻微跷起,以腰部发热为度
"哈"字吐气法	身体站立,双手自然下垂,双脚尖跷起,两肩耸紧,吸气后随即发出"哈"的一声,同时脚跟落地,要求要有弹性,急吸快呼,放松全身
全身抖动放松法	用起势姿势,身体随两腿一直一曲有节奏地上下颤抖,要求抖动幅度以胸肌震颤起来为度
收势	将双掌由背后经体侧向上经过头顶,再双掌心朝下,缓缓按于腹前,将气血归于丹田,双手自然回归体侧

图 6-18-6 拍打养生操作流程图

六、常用拍打养生套路

（一）头部拍打套路

（1）用手掌（右手或左手）拍打头顶百会穴，一般拍打 36 下左右。

（2）用手掌（右手或左手）拍打额头上星穴、神庭穴，一般拍打 36 下左右。

（3）双手同时拍打头部正面，即额头至头顶部分，一般拍打 36 下左右。

（4）双手同时拍打头部两侧，一般拍打 36 下左右。

（5）双手同时从头部两侧拍打至头后风池穴，采用从上至下顺拍方法，一般拍打 5 遍。

（6）用手掌（右手或左手）从头顶拍打至头后风府穴，采用从上至下顺拍方法，一般拍打 5 遍。头部拍打时宜口目合闭。

（7）拍打和摩擦（干浴面）面部，可在拍打全部结束后进行。干浴面的方法，搓热两手，两掌心紧按两腮下部，两手四指并拢沿鼻梁两侧向上推，经双眼到上额时，一直推到前额，两掌左右分开，然后顺着两侧眉横骨，掌根经太阳穴耳前向下拉，回到原位，反复 1 min。

（二）颈部拍打套路

（1）用手掌（右手或左手）拍打颈部后侧，从风府穴起拍至颈后处。拍打时，头和脖子略微前倾，便于拍打，一般拍打 5 遍。

（2）用左手拍打颈部左侧，从风池穴起拍至肩颈处。拍打时，头和脖子略微向右前侧倾斜，便于拍打，然后用右手拍打颈部右侧，方法同上，采用由上而下顺拍，一般拍打 5 遍。

（3）搓摩颈部，下颌仰起，用手掌（右手或左手）从下颌经过颈部至颈项处天突穴，搓摩颈部一般 36 下左右。

（三）大椎拍打法

用手掌（右手或左手）拍打大椎，先右手拍打再换左手轮流拍打，一般拍打 36 下左右。

（四）背部拍打套路

1. 扭摆拍打后背

以腰为轴带动两臂，左手手掌绕至体后用掌背拍击后背部，同时右臂绕过体前用掌心拍击左侧后背部（以手能尽量拍到为佳），然后再反方向左右轮换拍打。右手内旋向右下方绕至背后，屈肘用掌背拍打后背部，左臂同时向左绕过体前用掌心拍打右肩部，如此反复拍打，一般拍打 4～8 下。拍打时动作要协调，利用肩背及腰部转动时的惯性。两臂摆动时肩、肘、腕关节要灵活，拍打力度要适宜。

2. 拍打背部两侧膀胱经

用右掌背或掌心拍打背部左侧至臀部，以手能尽量拍到为佳，然后用左手拍打背部右侧至臀部，方法同上，可顺拍亦可上下反复拍打，一般拍打 5～8 遍。

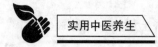

3. 用掌背拍打背部中央即督脉以及华佗夹脊

拍打背部督脉及华佗夹脊时,由背部正中上方(以手能尽量拍到为佳)拍打至长强穴,可顺拍亦可上下反复拍打,一般拍打 5~8 遍。拍打后背时,臂应尽量向后上屈,使自己不易接触的背部得到拍击锻炼。如此不断地扭身、摆臂,两手交替进行拍打,拍打次数自定。

(五)胸胁部拍打套路

(1)拍打左侧腋窝,左臂上举,用右手掌拍打左侧腋窝,一般拍打 36 下左右,然后顺势拍打左侧肋部,由上而下、由下而上反复拍打左侧肋部,拍打肋部时,由腋下拍打至侧胯部,再由侧胯部拍打至腋下,一般上下来回拍打 2~3 遍。

(2)用左手拍打右侧腋窝和右侧胁部,方法同第一步。心脏、肺、乳腺病人尤其要多拍此处。

(六)胸腹部拍打套路

(1)双掌同时轻拍胸腹部两侧,由两侧锁骨处拍打至两大腿根部,可顺拍亦可上下反复拍打,一般拍打 5~8 遍。

(2)拍打胸部中央即任脉(宜轻拍),从颈下天突穴拍打至腹下曲骨穴,可顺拍亦可上下反复拍打,一般拍打 5~8 遍。

(七)肩部及上臂拍打套路

(1)用右手掌拍打左肩四周,然后顺势拍打左臂内侧,沿着左肩、前臂、上臂、肘部、手腕、手心。

(2)上接第一步,翻转手臂,拍打左臂外侧,即从手背、手腕外侧、前臂、上臂外侧、肘部外侧、回到肩部,手臂一般来回拍打 2~3 遍。

(3)左手掌拍打右肩四周,然后顺势拍打右臂,方法同上。

(八)尾椎、腰骶部拍打套路

(1)用双掌掌背轮流反复拍打尾椎骨,一般拍打 36 下左右。

(2)用双掌掌背轮流拍打腰骶部(即八髎穴),一般拍打 36 下左右。

(九)臀部和腿部拍打套路

(1)用双掌掌背或掌心轮流反复拍打臀部后侧,一般拍打 36 下左右。

(2)双掌同时拍打臀部两侧以及双腿外侧,从环跳穴起拍,沿着臀部外侧、腿部外侧(包括风市穴、阳陵泉穴等)、膝盖外侧至脚踝部。

(3)拍打双腿内侧,双脚稍外撇成外八字形,便于拍打,接着上面第二步从脚踝部拍打起,沿着双腿内侧(包括三阴交穴、阴陵泉穴)、膝盖内侧(包括血海穴),回拍到大腿根部。

(4)拍打双腿前面(侧),此时,双脚外八字再转回来,接着上面第三步从大腿根拍打至脚面处,包括髀关、膝盖前面。

(5)拍打双腿后面(侧),接着上面第四步从脚跟部拍起回到臀部,包括承山、委中、委阳、承扶等穴。总之,双腿的外内侧、前部、双腿的后内侧、后部及双腿的外内侧中部都要拍打到,腿部一般来回拍打 2~3 遍。拍打腿部,应先阳经后阴经,即先拍打腿部外侧,后拍打腿部内侧。

七、拍打部位的作用和功效

1. 头部

拍打头部具有醒脑开窍、解除疲劳的功效,可用于头痛、头晕、耳鸣、耳聋、视力减退、失眠、健忘、面瘫、中风偏瘫、脑瘫、脱发、感冒等疾病的预防与治疗。

2. 面部

面部拍打与干浴具有益神醒脑、调护五官的功效。用轻柔的叩击手法拍打面部或摩擦、干浴面部,可促进面部新陈代谢,消皱祛斑,保持颜面红润光泽和皮肤弹性。用稍重手法拍打还可用于面瘫、视力减退、斜视、耳鸣耳聋、鼻炎、鼻塞、牙痛、失眠、头痛等疾病的辅助治疗。

3. 颈部

颈部拍打具有调理气机,舒筋活络,滑利关节,解痉止痛之功效,常用于治疗颈椎病、落枕、头痛、头晕等症的预防与治疗。

4. 大椎

拍打大椎具有清热解表、宽胸理气、疏通经络之功效,可用于感冒发热、咳嗽气喘、上肢麻痹、自汗、盗汗、腰腿痛、颈椎病、背部筋膜炎、脊上韧带炎、急慢性咽喉炎、落枕及各种躯干四肢疼痛性疾病的预防与治疗。

5. 脊背

拍打脊背膀胱经及华佗夹脊穴具有调节脏腑、疏通经络、增强脊柱功能之功效,常用于腰腿痛、五脏功能失调、机体抵抗力下降的预防与治疗。

6. 腋下和胁部

拍打腋窝和胁部具有宽胸理气、疏通经络之功效,用于胸胁胀满、臂不举和腰、胁、腹疼痛及腋下肿痛等疾病的预防与治疗。

7. 胸部和腹部

拍打胸腹部具有行气止痛、疏肝解郁、健脾和中、行气利尿之功效,可用于冠心病、肺气肿、胸闷、心慌、气急、肋痛、消化不良、脘腹胀满、小便不利等疾病的预防与治疗。

8. 肩部及手臂

拍打肩部和手臂具有疏通气血、滑利关节之功效,可用于肩周炎,手臂麻木、头、颈、肩部疼痛、感冒和网球肘等疾病的预防与治疗。

9. 尾椎及腰骶部

拍打尾椎及腰骶部具有通经活络、强健机体的功效,可用于妇女月经不调、痛经、小便不利和男子遗精、阳痿等及妇科病、肛肠疾病的预防与治疗。

10. 臀及腿部

拍打臀及腿部具有通经活络、补肾利水的功效,可用于腰臀部疼痛、坐骨神经痛、泌尿及生殖系统疾病的预防与治疗。

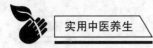

八、经络拍打

经络拍打是沿着经络循行路线拍打，以达到疏通经络，治疗和预防疾病的目的。但应注意，在拍打前应辨明体质和疾病性质，以及疾病与经络的对应关系。十二经脉及任督二脉的循行路线、主治规律如下。

（一）肺经

1. 体表循行

从胸前壁外上方，沿上肢内侧前缘下行，止于拇指桡侧端。支脉从腕后到食指桡侧端，与手阳明大肠经相接（图 6-18-7）。

2. 体内循行

起于中焦，下络大肠，返循胃口，上膈属肺。

3. 功效主治

拍打肺经可治疗咳嗽、喘促、咳血、胸满腹胀、伤风鼻塞、咽喉肿痛、缺盆及手臂内侧前缘疼痛等疾病。

（二）大肠经

1. 体表循行

从食指桡侧端沿上肢外侧前缘上行，经肩颈上颜面，在人中沟交叉到对侧，在鼻翼旁与足阳明胃经相接（图 6-18-8）。

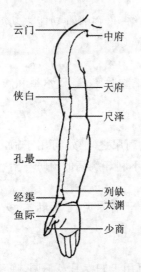

图 6-18-7 肺经体表循行示意图　　　　图 6-18-8 大肠经体表循行示意图

2. 体内循行

络肺，属大肠。面部支脉进入下齿龈，绕上唇。

3．功效主治

拍打大肠经可治疗腹痛、肠鸣、泄泻、便秘、痢疾、咽喉肿痛、齿痛、鼻流清涕及鼻出血，同时还可预防及治疗本经循行部位的疼痛、热肿、麻木、不遂等疾病。

（三）胃经

1．体表循行

起于鼻翼旁，上行眼眶下缘，折回下行口角，在下颌角前分成两支，一支上额角，另一支下沿颈前外下行缺盆，循乳中，夹脐旁两寸，经下肢前缘下行，止于足次趾外侧端。胫部支脉从膝下三寸至中趾外侧，跗部支脉从足背至足大趾内侧端，与足太阴脾经相接（图 6-18-9）。

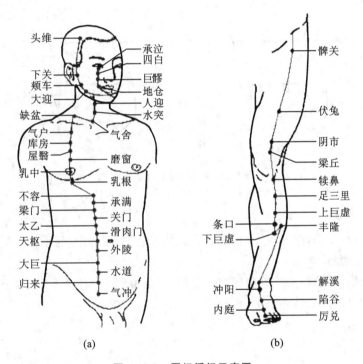

图 6-18-9 胃经循行示意图

注：（a）胃经躯干、头颈部循行图；（b）胃经下肢部循行图。

2．体内循行

属胃，络脾。入上齿龈。

3．功效主治

拍打胃经可预防和治疗肠鸣、腹胀、水肿、胃痛、呕吐、消谷善饥、口渴、鼻出血、咽喉肿痛、热病、发狂及胸、膝部本经所经过部位的疾病。

（四）脾经

1．体表循行

起于足大趾内侧端，沿足内侧、小腿内侧胫骨后缘上行，在内踝上 8 寸交到足厥阴

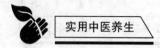

肝经之前,上行于小腿及大腿内侧前缘,经腹部(前正中线旁开 4 寸)和胸部(前正中线旁开 6 寸)上行,止于腋下第六肋间(图 6-18-10)。

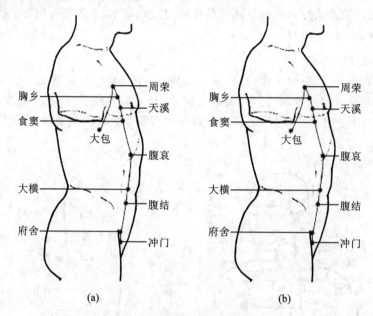

图 6-18-10 脾经循行示意图

注:(a) 脾经下肢循行图;(b) 脾经躯干循行图。

2. 体内循行

属脾,络胃,挟咽,连舌本,散舌下。支脉从胃上膈,注心中,与手少阴心经相接。

3. 功效主治

拍打脾经可预防和治疗胃脘痛、嗳气、呕逆、腹胀便溏、身重无力、舌根强痛以及各种脾胃病、妇科诸病、前阴病、下肢内侧肿胀、厥冷等疾病。

(五) 心经

1. 体表循行

从腋窝循上肢内侧后缘下行,经手掌内后缘,至小指桡侧端与手太阳小肠经相接(图 6-18-11)。

2. 体内循行

起于心中,出属心系,下络小肠,支脉上挟咽喉,连目系。

3. 功效主治

拍打心经可预防和治疗心痛、咽干、口渴、目黄、胁痛、手心发热、上臂内侧疼痛等病症。

(六) 小肠经

1. 体表循行

起于小指尺侧端,沿上肢外侧后缘上行,经肩,绕肩胛,上颜面,过目外眦至耳屏前。

支脉从颧部至目内眦,与足太阳膀胱经相接(图 6-18-12)。

2．体内循行

络心,属小肠。

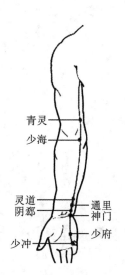

图 6-18-11　心经循行示意图

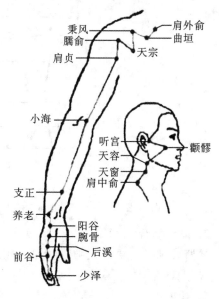

图 6-18-12　小肠经循行示意图

3．功效主治

拍打小肠经可预防和治疗少腹痛、腰脊牵引睾丸痛、耳聋、目黄、颊肿、咽喉肿痛、肩臂外侧后缘疼痛等疾病。

（七）膀胱经

1．体表循行

起于目内眦,上额,循头顶,夹督脉下行,分成两支,沿脊柱旁开 1.5 寸及 3 寸,大腿后侧下行,汇合于腘窝正中,沿小腿后侧、足外侧下行,在小趾外侧端与足少阴肾经相接。

2．体内循行

络肾,属膀胱,联络脑。

3．功效主治

拍打膀胱经可预防和治疗小便不通、遗尿、癫狂、疟疾、目痛、迎风流泪、鼻塞多涕、鼻出血、头痛及项、背、腰、臀、下肢后侧等部位的疼痛。

（八）肾经

1．体表循行

起于小趾下,斜走足心,循内踝,沿下肢内侧后缘上行,经腹胸第一侧线,止于锁骨下(图6-18-13)。

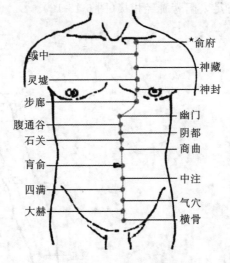

图 6-18-13　肾经循行示意图

2. 体内循行

属肾,络膀胱,贯肝入肺,循咽喉,挟舌本,支脉从肺联络心脏,流注胸中,与手厥阴心包经相接。

3. 功效主治

拍打肾经可预防和治疗咳血、气喘、舌干、咽喉肿痛、水肿、便秘、泄泻、腰痛、足心热、腰膝无力、脊股内后侧痛等疾病。

（九）心包经

1. 体表循行

从胸部抵腋下,沿上肢内侧正中下行,止于中指端。支脉从掌中至无名指尺侧端,与手少阳三焦经相接（图 6-18-14）。

2. 体内循行

起于胸中,属心包,络三焦。

3. 功效主治

拍打心包经可治疗心痛、胸闷、心悸、心烦、癫狂、臃肿、肘臂挛急、掌心发热等疾病。

（十）三焦经

1. 体表循行

起于无名指尺侧端,沿上肢外侧正中上行,经肩、颈,绕耳,止于眉梢,支脉在目外眦与足少阳胆经相接（图 6-18-15）。

2. 体内循行

属三焦,络心包,支脉到额角、面颊、目眶下和耳内。

3. 功效主治

拍打三焦经可预防和治疗腹胀、水肿、遗尿、小便不利、耳聋、耳鸣、咽喉肿痛、目赤

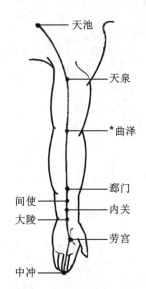

图 6-18-14 心包经循行示意图

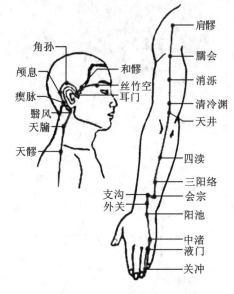

图 6-18-15 三焦经循行示意图

肿痛、颊肿、耳后及肩臂肘部外侧疼痛等疾病。

（十一）胆经

1. 体表循行

起于目外眦，经耳前、耳后、颞部、肩，沿胸、腹、下肢外侧下行，止于足第四趾外侧端。支脉从足背至足大趾外侧端，与足厥阴肝经相接（图 6-18-16）。

2. 体内循行

络肝，属胆。

3. 功效主治

拍打胆经可预防和治疗口苦、目疾、疟疾、头痛、颔肿、目外眦痛、缺盆部肿痛，发热及胸、胁、股下肢外侧、足外侧痛等症。

（十二）肝经

1. 体表循行

起于足大趾外侧端，从足背经内踝前，沿胫骨内侧上行，在内踝上 8 寸交到脾经的后面，再沿大腿内侧中间上行，绕阴器，经小腹，止于乳头下第六肋间（图 6-18-17）。

2. 体内循行

属肝，络胆，连目系，与督脉会于巅顶。支脉从目系下颊部，环口唇。肝部支脉上膈，注入肺中。

3. 功效主治

拍打肝经可预防和治疗腰痛、胸满、呃逆、遗尿、小便不利、疝气、肝病、妇科病、少腹前阴及经脉所过部位诸病。

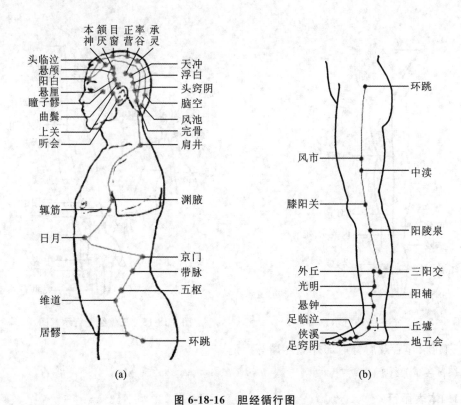

图 6-18-16　胆经循行图

注:(a) 胆经头颈躯干循行图;(b) 胆经下肢循行图。

（十三）任脉

1. 体表循行

从会阴沿腹、胸、颈正中至口唇下。支脉环绕口唇,经面部入目眶下。

2. 体内循行

起于小腹内,出会阴。

3. 功效主治

拍打任脉可预防和治疗疝气、带下、腹中痞块等疾病。

（十四）督脉

1. 循行

起于小腹内,出会阴,经长强沿骶、腰、背、项正中上至风府,入属于脑。上巅顶,下前额,经鼻柱,止于上唇内。

2. 体内

起于小腹内,出会阴。

3. 功效主治

拍打督脉可预防和治疗神志病、热病和头项腰背部诸病。

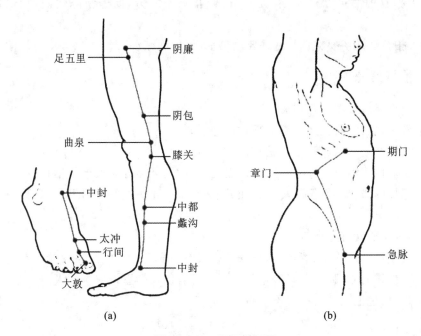

图 6-18-17　肝经循行图

注：(a) 肝经下肢循行图；(b) 肝经胸部循行图。

九、拍打注意事项

（1）拍打应遵循自上而下，从左至右，从外到内的顺序进行，拍打要一下挨一下，不可遗漏，如有遗漏，不可回拍补打。

（2）拍打时一般采用实心掌或空拳姿势。拍打前做好手腕的准备工作，比如手腕抖动、转动及握空拳等。

（3）上肢内侧拍打应由上而下，上肢外侧拍打应从下而上；下肢外侧拍打应自上而下，下肢内侧拍打应从下往上，与上肢顺序相反。

（4）肩背部拍打时要求以腰为轴带动两臂先向左侧转腰抡臂，右臂屈肘以手掌拍打左肩背部肩井、大椎穴；左臂屈肘以手背拍打腰背部脾俞、肾俞、胃俞、命门、大肠俞一直至骶骨部，然后向右侧转腰抡臂，方法同左。最后应用手掌背拍打督脉。

（5）拍打后，积滞严重者，可选用热敷或药酒轻揉，不宜用冷水。

（6）同一部位如果痧未退，不要带痧拍打，待淤滞之状消失后再进行拍打。

（7）拍打时应避风，不可用电扇或空调直吹，以免风寒之邪通过开泄的汗孔进入体内，引起新的疾病。

（8）遇心慌、心悸、发热、炎症、出血、疮疖等病症时，可暂停拍打。

（9）如出现烦躁不安、面色发白，或冷汗，或脉搏过快等反应，应立即停止拍打，可平卧并喝一些温热的糖水或盐水。

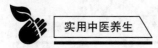

（10）拍打前后可饮热水，补充水分，防止头晕疲劳，促进新陈代谢，加快代谢物排出。

（11）拍打后洗浴要在 3 h 后并要用热水，不可用凉水。

十、拍打禁忌

（1）对疼痛过敏者，不宜拍打。

（2）昏迷、急性创伤、严重感染部位，不宜拍打。

（3）女性经期、妊娠期，不宜拍打。

（4）出血性疾病，如血小板减少、白血病、过敏性紫癜等病人严禁拍打。

（5）恶性肿瘤、结核病病人和骨质疏松病人及乳头、肚脐、原因不明肿块者严禁拍打。

（6）孕妇，妇女月经期者。

（7）皮肤局部有化脓、感染者，皮肤外伤或有明显炎症、红肿、渗液溃烂者。

（8）有严重的心、肺、肝、肾等重要脏器损害者以及严重糖尿病病人。

（9）过饥、过饱及酒后神志不清者。

 知识链接

养生名家趣事——陈立夫

陈立夫先生是国民党元老，他于 1900 年出生，享年 103 岁。据《陈立夫回忆录》记载，他三十五年如一日，每早起床后就做"内八段锦"，"内八段锦"是经络养生的一种方法。由此可见，陈老先生的长寿与自我经络养生是息息相关的。

【任务实施】

拍打养生术操作流程见表 6-18-1。

表 6-18-1　拍打养生术操作流程

操作程序	操作步骤	要点说明
评估	评估体质 （1）身体基本情况； （2）健康状况； （3）辨证分析	☆主要评估属于阳性或阴性体质（详见体质养生项目） ☆询问对象患病情况；

操作程序	操 作 步 骤	要 点 说 明
计划	1. 制订养生方案 2. 选择合适的拍打手法 3. 选择自我拍打的经络路线	☆制订拍打养生的计划 ✓根据对象的体质、患病情况选择适应的拍打养生方法和拍打的经络路线。特别应注意疾病和经络之间的关系 ✓分部位拍打时按上述部位拍打与症状对应关系选择 ✓肺系疾病、肩背痛、肘臂挛痛、手腕痛选择拍打肺经 ✓头面五官病、热病、瘰疬,肩臂痛,上肢不遂选择拍打大肠经 ✓脾胃病、前阴病、乳痈、膝痛、下肢痿痹、脚气选择拍打脾胃经 ✓心胸病、神志病、肘臂痛,掌心热选择拍打心经及心包经 ✓头面五官病、热病、肘臂痛、肩背痛、颈项强痛选择拍打小肠经 ✓脏腑病、神志病、头痛、目疾、项强、背腰痛、下肢痿痹选择拍打膀胱经 ✓肾虚证、妇科、前阴病、足心热、下肢痿痹、股内后侧痛选择拍打肾经 ✓偏头痛、耳聋、便秘、感冒发热选择拍打三焦经 ✓肝胆病、热病、妇科病、下肢外侧疼痛、下肢痿痹、巅顶痛选择拍打肝胆经 ✓神志病、热病、脱肛、项背痛、腰骶痛选择拍打督脉 ✓上、中、下三焦疾病、失语、口眼歪斜、齿痛等症选择拍打任脉
实施	1. 沟通:向对象解释评估结果和计划内容 2. 指导实施拍打养生计划 (1)纠正错误的拍打养生方法; (2)指导不同体质、不同疾病的拍打养生方法; (3)告知注意事项 3. 跟踪对象,了解养生效果	☆拍打养生操作 ✓拍打前做到身心放松,两脚与肩同宽 ✓根据体质和疾病与经络对应情况选择拍打的经络 ✓按照拍打的流程操作 ☆注意事项 ✓注意拍打力量的轻重和渗透性 ✓经络拍打时应沿经络循行路线逐一拍打,不可遗漏,更不可回拍

续表

操作程序	操 作 步 骤	要 点 说 明
评价	1. 对不同拍打养生功效的正确认识 2. 对自身的健康状况有正确的认识 3. 能够合理地运用拍打养生方法	☆评价拍打养生的效果 ☆调整下一步养生计划

能力检测

1. 简答题

（1）简述并操作头部拍打养生法。

（2）拍打养生的禁忌证有哪些？

2. 案例分析

1）王某，男，42 岁，病人自诉阳痿及会阴部隐痛 4 年，平时腰痛、尿频、尿后余沥不尽，大便时尿道口常有黏液滴出。病人形瘦神疲、气弱懒言、面色苍白、汗出肢冷、下肢轻度浮肿、食欲差、大便稀，脉沉迟无力，舌质淡胖，苔白润。

（1）该病人应如何制订经络拍打养生方案？

（2）该病人具体用哪些拍打养生方法来调养？

2）龚某，女，28 岁，未婚，因三年前经期受寒而出现痛经，腹痛剧烈时，伴有面色苍白、出冷汗、手足发凉，甚至产生晕厥、虚脱等症状。同时伴有腰酸，经期加重，经来量少且不畅，夹有紫血块。脉象沉细而带弦，舌苔薄白。

（1）该病人是哪条经络出现问题？

（2）请为该病人制订经络拍打方案及具体实施方法。

（叶新强）

任务 19　灸法养生术

案例引导

　　于某,男,28岁,自述前几天晚上睡觉没睡到枕头上,夜晚气温骤降,醒来时感到颈项部拘紧麻木、活动不利、头项强痛、转侧困难有 3 天。经检查项背处压痛明显,未见肿胀,舌淡、苔薄白、脉弦紧。经过 4 次艾灸调理后,疼痛减轻,颈项活动较前灵活。

　　(1) 什么是灸法?

　　(2) 怎样用灸法来消除该病人的疼痛?

一、概念

　　灸法,是利用艾绒及其他易燃灸材或利用某种药物放置在体表的穴位或患处进行烧灼、熏熨、贴敷,借灸火的温和热力及药物的作用,以刺激身体的一定穴位、患病部位,通过经络的传导,起到温和气血、扶正祛邪、平衡阴阳、调理脏腑功能并达到防病治病、养生保健、延年益寿作用的一种外治方法。

二、灸法的养生作用

　　灸法能疏通经络、调和营卫、补益气血、调和阴阳、协调脏腑,从而达到预防、强身、抗衰老和治疗的目的。

(一)温通经脉　行气活血

　　《灵枢·本藏》说:"经脉者,所以行气血、营阴阳、濡筋骨、利关节者也。"气血运行循经脉流行,方可营运周身,濡养机体,而灸法其性温热,可温通经络,促进血液运行。《素问·刺节真邪论》说:"脉中之血,凝而留止,弗之火调,弗能取之。"气血运行具有遇温则散、遇寒则凝的特点,艾灸则以温热通经脉而行血气。

(二)培补元气,预防疾病

　　灸法有强壮元阳、防治疾病的作用,《扁鹊心书》曰:"夫人之真元,乃一身之主宰,真气壮则人强,真气虚则人病,真气脱则人死,保命之法,艾灸第一。"艾为辛温阳热之药,以火助之,两阳相得,可补阳壮阳,其元充足,则人体健壮,"正气存内,邪不可干",故知艾灸有培补元气、预防疾病之作用。

(三)健脾益胃,培补后天

　　灸法对脾胃有着明显的强壮作用,《针灸资生经》中云:"凡饮食不思,心腹膨胀,面

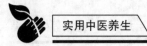

色萎黄,世谓之脾肾病者,宜灸中脘。"在中脘施灸,可以温运脾阳,补中益气。常灸足三里,不但能使消化系统功能旺盛,增加人体对营养物质的吸收,濡养全身,而且还可达到防病治病,抗衰老和延年益寿的功效。

（四）升举阳气,密固肤表

《素问·经脉篇》云:"陷下则灸之"。常施灸法,可以升举阳气、密固肌表、抵御外邪、调和营卫,起到健身益体、防病治病的作用。

三、常用灸法养生方法

（一）灸法分类

灸法根据施灸材料的不同主要分为艾灸法和非艾灸法两大类。我国自春秋战国时期就开始采用艾绒作为施灸材料,一直沿用至今,艾成了施灸的主要材料,而艾灸法也是最常用、最普及的保健养生灸法,这里主要介绍艾灸法。

（二）艾叶及艾绒

> **小贴士:**
>
> 艾叶为菊科多年生草本植物,味苦性温,归脾、肝、肾经,生长于全国各地,以湖北蕲州出产的艾最好,又称蕲艾。
>
> 《本草从新》记载"艾叶苦辛,生温熟热,纯阳之性,能回垂绝之阳,通十二经,走三阴,理气血,逐寒湿——以之灸火,能透诸经而除百病",《本草纲目》记载艾叶能灸治百病。
>
> 艾叶气味芳香,一般在农历4～5月间,叶盛花未开之时,采收新鲜肥厚的艾叶,晒干备用。

1. 艾叶的性能和作用

艾叶气味芳香,味辛、微苦,性温热,具纯阳之性。历代养生家论述,艾作为一种施灸材料,有温通经络、行气活血、散寒除湿、回阳救逆等作用。艾叶含纤维质多（66.85%）,水分少（8.98%）,还有很多可燃有机物(含氮素有机物、挥发油),是理想的施灸材料。艾叶含挥发油（0.02%）和众多的离子(钾、钙、镁、铝等8.44%),具有兴奋、解热等作用。艾叶中的挥发油具有平喘、镇咳、祛痰、抗菌、抗过敏等作用。

2. 艾绒的性能和储存

艾叶做成艾绒后便于搓捏成形,芳香易燃,燃烧时火力温和,穿透力强,深入脏腑。作用广泛,价格低廉。所以,自春秋战国以来,艾绒一直作为施灸的主要材料,广泛用于养生保健。

由于新产艾绒含挥发油较多,燃烧时火力太强,容易脱落烫伤皮肤,所以艾绒制好后必须存放一段时间,去其燥烈之性,《孟子》记载:"七年之病,求三年之艾。"艾绒其性吸水,易受潮,应密封后储存于阴凉干燥处,每年应翻晒以防霉蛀。

（三）艾炷灸

艾炷灸可以分为直接灸和间接灸两类。

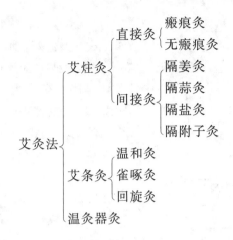

1.艾炷的制作

（1）手工制作法：小炷可先将艾绒搓成大小适合的艾团，夹在左手拇食指腹之间，食指要在上，拇指要在下，再用右手拇、食指将艾团向内向左挤压，即可将圆形艾团压缩成上尖下平之三棱形艾炷，随做随用，甚为简便。中、大炷则须将艾绒置于平板上，用拇、食、中三指边捏边旋转，将艾绒捏成上尖下平的圆锥体。要求搓捏紧实，能放置平稳，燃烧时火力由弱到强，病人易于耐受，且耐燃而不易爆。艾炷大小可随治疗需要而定。

（2）艾炷器制作法：艾炷器中铸有锥形空洞，洞下留一小孔，将艾绒放入艾炷器空洞中，另用金属制成下端适于压入洞孔的圆棒，直插孔内紧压成圆锥体，倒出即成艾炷。用艾炷器制作的艾炷，艾绒紧密，大小一致，更便于应用。

2．直接灸

直接灸是将艾炷直接放置于穴位皮肤上烧灼的方法，可分化脓灸、非化脓灸（图6-19-1）。

（1）化脓灸：又称瘢痕灸法，是用大艾炷直接放置腧穴上施灸，局部组织经灼伤后产生无菌性化脓现象的灸法。此种灼伤化脓现象，古称灸疮。

操作方法：①选取适宜体位，正确定穴后做标记；②在穴位上涂些大蒜汁或凡士林以黏附艾炷，并用线香点燃艾炷顶端；③当艾炷燃尽熄灭，除去灰烬，再重新换取一个艾炷点燃；④灸完5～7壮后，穴位局部皮

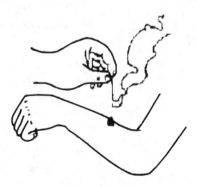

图6-19-1　直接灸

肤被烧破溃，在穴位上敷贴膏药，并用干敷料覆盖；⑤灸后5～7天，灸穴处通常会逐渐出现无菌性化脓现象，有少量分泌物，隔1～2天更换膏药及干敷料。如疮面分泌物过多，可用盐水清洗干净，以防止并发其他有菌性炎症。30～40天后灸疮结痂脱落，局部多留有瘢痕。

（2）非化脓灸：用麦粒大的小艾炷在腧穴上直接施灸，但又控制灸后不引起化脓的

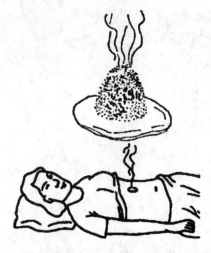

图 6-19-2　间接灸

灸法。

操作方法：①选取适宜体位，正确定穴后做标记；②在穴位上涂些大蒜汁或凡士林以黏附艾炷，将中号艾炷黏附在灸穴上，并用线香点燃艾炷顶端；③待燃烧接近皮肤时用镊子将未燃尽艾炷移开；④反复施灸 3～7 壮，穴位局部皮肤出现潮红，但不破溃。

3．间接灸

间接灸又称隔物灸、间隔灸，是在艾炷与皮肤之间衬垫某些药物而施灸的一种方法。此法具有艾灸和药物的双重作用，火力较温和，通常不易起疱（图 6-19-2、表 6-19-1）。

表 6-19-1　间接灸法简表

序号	间接灸法	操　　作	作　　用
1	隔姜灸	将鲜生姜切成厚约 0.3 cm 的生姜片，用针扎孔数个，置于施灸穴位上，用大、中艾炷点燃放在姜片中心施灸。若病人有灼痛感可将姜片提起，使之离开皮肤片刻，旋即放下，再行灸治，反复进行。以局部皮肤潮红湿润为度。一般每次施灸 5～10 壮	温中、祛寒、止呕、解表
2	隔蒜灸	有隔蒜片灸和隔蒜泥灸两种：前者是将独头大蒜横切成约 0.3 cm 的薄片，用针扎孔数个，放在患处或施灸穴位上，用大、中艾炷点燃放在蒜片中心施灸，每施灸 4～5 壮，须更换新蒜片，继续灸治；后者将大蒜捣成蒜泥状，置患处或施灸穴位上，在蒜泥上铺上艾绒或艾炷，点燃施灸。此两种隔蒜灸法，每穴每次宜灸足 7 壮，以灸处泛红为度	消肿、拔毒、散结、止痛
3	隔盐灸	将纯干燥的食盐纳入脐中，填平脐孔，上置大艾炷施灸。病人有灼痛感，即更换艾炷。亦有于盐上放置姜片施灸，待病人有灼痛时，可将姜片提起，保留余热至燃完一灸。一般可灸 3～7 壮。急性病可多灸，不限制壮数	回阳、救逆、固脱
4	隔附子灸	有附子片灸与附子饼灸两种：前者将附子用水浸透后，切成 0.3～0.5 cm 的薄片，用针扎数孔，放于施灸部位施灸（同隔姜灸）；后者取附子切细研末，用黄酒调和做饼，大小适度，厚 0.4 cm，中间用针扎孔，置穴位上，再以大艾炷点燃施灸，附子饼干焦后再换新饼，直灸至肌肤内温热、局部肌肤红晕为度。日灸 1 次	温肾壮阳

实用中医养生

224

（四）艾条灸

艾条灸是用特制的艾条在穴位上熏烤或熨烫的方法。

1. 温和灸

将艾条的一端点燃，对准应灸的腧穴部位或患处，距离皮肤 2～3 cm，进行熏烤，使病人局部有温热感而无灼痛为宜。一般每穴灸 10～15 min，至皮肤红晕为度（图6-19-3）。

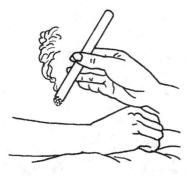

图 6-19-3　温和灸

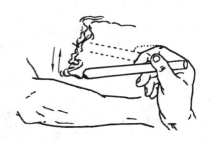

图 6-19-4　雀啄灸

2. 雀啄灸

置点燃的艾条于穴位上约 3 cm 高处，艾条一起一落，忽近忽远上下移动，如鸟雀啄食样，一般每穴灸 5 min（图 6-19-4）。

3. 回旋灸

点燃艾条，悬于施灸部位上方约 3 cm 高处。艾条在施灸部位上左右往返移动，或反复旋转进行灸治，使皮肤有温热感而不至于灼痛，一般每穴灸 10～15 min，移动范围在 3 cm 左右（图 6-19-5）。

4. 实按灸

用加药艾条施灸。因临床需要不同，艾条里掺进的药品处方亦异，又分为雷火神针、太乙神针、百发神针等。之所以称为"针"，是因为操作时，将加药艾条实按在穴位上，犹如针刺，故名。

操作时，在施灸部位铺上 6～7 层棉纸或棉布，将艾条点燃，对准穴位直按其上，稍停 1～2 s，使热气透达深部；若艾火熄灭，可再点再按。每次每穴按灸 5～7 下，至皮肤红晕为度（图 6-19-6）。

（五）温灸器灸

1. 温灸筒灸

温灸筒由内筒、外筒相套连接固定而成，用厚 2～5 mm 的白铁片或铜片制作。内、外筒四周均有孔，外筒顶端可活动取去，用于装艾；外筒中间壁安装有一手柄，便于操作。

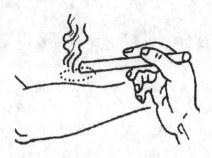

图 6-19-5　回旋灸

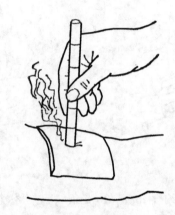

图 6-19-6　实按灸

操作方法：①装艾：揭开外筒顶盖，将艾绒装入内筒，约 2/3。②点火预热：点燃内筒中央部位的艾绒，放置室外燃着旺盛，待筒底烫手时盖上顶盖，取回施用。③施灸：在穴位上隔几层棉布，将温灸筒底放在穴位上熨烫，以热力温和不烫为度；若太热，可增加隔布层数，不热，则减少隔布层数。也可以不要隔布，手持筒柄在穴位上方回旋熏灸。

2. 温灸架灸

操作方法：①将艾条点燃烧旺，插入灸架顶孔，对准所选穴位，用橡皮带固定。②艾灸高度距穴位皮肤约 3 cm，以局部温热而不灼痛为度。③一般疾病每次每穴灸 10～15 min，可酌情取 2～3 穴；顽固疾病每次施灸 1～2 h，每天可施灸 2 次。④架内有灰烬存积时，应及时清除，以免影响疗效。⑤施灸完毕，将剩余艾条插入灭火管中。

3. 温灸盒灸

温灸盒灸是用一种特制的盒形木制灸具，内装艾卷固定在一个部位而施灸的方法，温盒按其规格分大、中、小三种。温灸盒的制作：取规格不同的木板，厚约 0.5 cm，制成长方形木盒，下面不按底，上面制作一个可随时取下的盖，与盒之外径大小相同，在盒内中下部安装铁窗纱一块，距底边 3～4 cm。

操作方法：把温灸盒安放于应灸部位的中央，点燃艾卷后，置铁纱上，盖上盒盖，放置穴位或患处，每次可灸 15～30 min（图 6-19-7）。

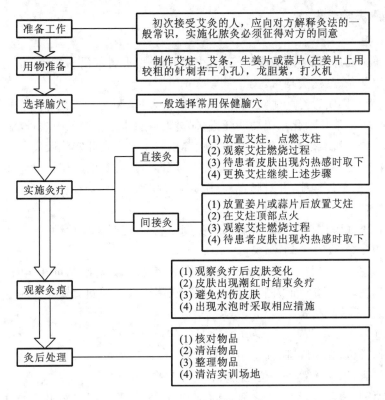

图 6-19-7　灸法实训操作流程

（六）灸法注意事项

（1）施术者应严肃认真、专心致志、精心操作。施灸前应对病人说明施灸要求,消除恐惧心理。若需进行瘢痕灸,必须先征得病人同意。应处理好灸疮,防止感染。

（2）根据病人的体质和病证施灸,取穴要准,灸穴勿过多,热力应充足,火力宜均匀,切勿乱灸暴灸。

（3）出现晕灸者罕见。一旦发生晕灸,则应按晕针处理方法行急救。

（4）施灸过程中,应防止艾火烧着衣物、被褥等。施灸完毕,必须将艾条或艾炷熄灭,以防发生火灾。对于昏迷、反应迟钝或局部感觉消失的病人,应注意勿灸过量,避免烧烫伤。

（七）灸法的禁忌

（1）禁灸疾病:无论外感或阴虚内热证,凡脉象数急者禁灸;高热、抽搐或极度衰竭、形瘦骨弱者,亦不宜灸治。

（2）禁灸部位:心脏部位、大血管处、皮薄肌少筋肉积聚部位、妊娠期妇女下腹部以及腰骶部、睾丸、乳头、阴部不可灸,颜面部不宜化脓灸,关节活动处不能进行瘢痕灸。

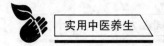

（八）灸法常用穴位

1. 足三里

定位：正坐屈膝，位于外膝眼下三寸，小腿外侧，距胫骨前沿一横指。

方法：用艾条、艾炷灸均可，灸5～10 min。

足三里为足阳明胃经的主要穴位，胃与脾相表里，脾为后天之本，气血化生之源。常灸足三里，不但能使消化系统功能旺盛，促进人体对水分精微的吸收，以濡养全身，而且可以防病治病，抗衰老和延年益寿。古代养生家主张常在此穴施瘢痕灸，使灸疮延久不愈，可以保健延年，"若要身体安，三里常不干"即指这种灸法。现代养生证明，灸足三里确可改善人的免疫功能，并对肠胃、心血管系统等有一定影响。

2. 三阴交

定位：正坐或卧位，在小腿内侧，内踝尖直上三寸，胫骨内侧后缘。

方法：用艾条、艾炷灸均可，灸5～10 min。

三阴交穴是肝、脾、肾三条阴经交会之处，故得名。常灸此穴，可补元阳、填骨髓、益精气、坚齿乌发，也可养血而补脾、肾之不足。三阴交穴还是妇女保健灸的主要穴位，常灸可预防妇科系统疾病。

3. 气海

定位：仰卧位，在下腹部，前正中线上，当脐下1.5寸处。

方法：仰卧，以艾炷置于穴位之上点燃，灸5～10 min。

气海为任脉之要穴，为诸气之海，具有益气固精、补肾助阳之作用，是全身强壮穴之一。常灸此穴，可补气强身，中老年人保健施灸，尤其适宜。

4. 神阙

定位：仰卧位，在腹中部，肚脐中央。

方法：灸炷灸7～10壮。

神阙即脐之正中，为任脉之要穴，具有补阳益气，温肾健脾的作用。《扁鹊心书》云："依法熏蒸，则荣卫调和，安魂定魄，寒暑不侵，身体开健，其中有神妙也……凡用此灸，百病顿除，益气延年。"

5. 关元

定位：仰卧，在下腹部，脐中下三寸，前正中线上。

方法：仰卧位施灸，灸7壮。

关元属任脉，为强壮要穴，对脏腑虚乏、下元虚弱者宜灸此穴。

6. 中脘

中脘属任脉，具有健脾益胃、培补后天的作用，可治疗脾、胃、肾等疾病。

定位：仰卧，在上腹部，脐中上四寸，前正中线上。

方法：灸7～15壮。

7. 涌泉

涌泉穴是足少阴肾经的穴位，具有补肾壮阳、养心安神的作用，常灸此穴，既可补肾益精、宁神开窍、疏肝理气,又可强身健体、延年益寿。

取穴:仰卧,翘足,在足底二、三趾趾缝纹头与足跟连线的前 1/3 与后 2/3 交点凹陷处

方法:灸 3～7 壮。

 知识链接

养生名家、趣事——陆游

陆游(1125—1210 年),我国南宋著名诗人,号放翁。他年轻时曾经有个目标:"从今万事具抛掷,且做人间百岁翁"(《丙寅无日》)。结果,他活了 85 年,是古代最高寿的诗人。陆游一生颠沛流离,在那缺医少药的古代,竟然能享年八十有五,不能不说是一种奇迹。陆游之所以长寿,与他别具一格的养生之道不无关系,他的养生之道有如下几点。

(1)乐观豁达:他在《夜坐》一诗中写道:"人间故多难,感慨不须深。"人世间多磨难乃是正常之事,不需要深加慨叹,更不宜牢骚太盛,而要笑迎逆境。

(2)注意饮食:陆游认为,吃饭应该"少饱则止,不必尽器",而且应主清淡,多吃蔬菜,多喝粥。

(3)坚持练气功:陆游很爱好气功,为了在练功时做到外息诸缘、内心清净,他专门找一间空房子,不让任何人打扰。"默视鼻端白,正气徐自还",眼睛微闭,意在鼻端,徐吐缓吸,引伸有序。

(4)劳逸结合:陆游好读书,常以读书为乐,同时他注意将脑力劳动与体力劳动结合起来,交替使用,使身心得到合理调整与休息,以获得用脑最佳效果。他在诗集《小园》中写道:"卧读陶诗未终卷,又乘微雨去锄瓜。"

(5)清心寡欲,生活有节制:陆游认为"妙于服食,不如寡欲"。

【任务实施】

灸法养生术操作流程见表 6-19-2。

表 6-19-2　灸法养生术操作流程

操作程序	操作步骤	要点说明
评估	健康评估 (1)身体情况; (2)患病情况; (3)辨证分析	☆主要评估体质气、血、阴、阳的虚实情况 ☆询问对象的病史情况

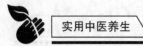
续表

操作程序	操作步骤	要点说明
计划	1.制订养生方案 2.选择合适的艾灸方法及艾灸穴位 3.准备艾灸法养生的相关用品	☆制订艾灸养生的计划 ☆根据对象的体质、患病情况选择适宜的艾灸方法及艾灸穴位： √阴虚体质一般选用艾炷、艾条灸三阴交、阴陵泉、膈俞、太溪、血海等穴 √阳虚体质一般用艾炷、艾条灸关元、气海、肾俞、命门等穴 √脾胃虚寒一般用艾炷、艾条灸足三里、中脘、胃俞、脾俞等穴 √卫气不固易感冒者用艾炷、艾条灸风门、肺俞、大椎、中府、尺泽等穴 √清脑醒神益智用艾炷、艾条灸百会、四神聪、太阳、列缺等穴 √肥胖者用艾炷、艾条灸肺俞、脾俞、肾俞、三阴交、丰隆、中脘、天枢等穴
实施	1.沟通：向对象解释评估结果和计划内容 2.指导实施艾灸养生计划 (1)指导艾炷、艾条灸的方法； (2)指导艾灸养生常用保健穴位； (3)告知注意事项 3.跟踪对象，了解养生效果	☆选择艾灸方法 √预防、治疗哮喘，慢性肠胃炎等用化脓灸 √补益气血、祛风散寒用非化脓灸和艾条灸 √温中止呕、解表祛寒用隔姜灸 √消肿止痛、拔毒散结用隔蒜灸 √温肾壮阳用隔附子灸 ☆注意事项 √施灸前应对其说明施灸要求，消除恐惧心理 √若需瘢痕灸，必须先征得本人同意 √取穴要准，火力宜均匀，切勿乱灸、暴灸 √施灸过程中，应防止艾火烧着衣物、被褥等
评价	1.对不同艾灸法的养生功效有正确认识 2.对自身的健康状况有正确的认识 3.能够合理地运用艾灸养生的方法	☆评价艾灸养生的效果 ☆调整下一步养生计划

能力检测

1. 灸法的养生作用有哪些？
2. 非化脓灸操作有哪些？
3. 案例分析：李某，男，62岁，近半年总感到头晕目眩，严重时自觉天旋地转、视物不清、不敢睁眼、耳鸣、听力下降、腰痛膝软、走路无力，平时烦躁易怒，每遇情绪激动时症状加重。舌质赤，苔白干，脉弦数。

(1) 该病人可以用哪些艾灸方法来进行调养？
(2) 该病人应选用哪些常用保健穴位进行艾灸？

(唐云峰)

任务 20　刮痧养生术

案例引导

刘某，女，35岁，近两年来经常失眠，每晚入睡困难，睡而易醒，白天精神疲惫，头晕头胀，间有胸闷、心悸、气短，舌质淡，苔厚腻，脉弦缓有力。两周前，经人介绍开始接受刮痧，两个疗程后，感到睡眠质量明显提高，晚上睡着后偶尔会醒来一两次，但很快又能入睡，原来头晕头胀的症状没有了，白天精神也好转，工作不再受到影响。

(1) 什么是刮痧法？
(2) 使用刮痧法应怎样对该病人进行调理？

一、刮痧养生概述

刮痧法是指用刮痧板(或汤匙、瓷碗、硬币)蘸香油或润滑剂于病人相应的部位轻轻上下刮动，并逐渐加重，干则再蘸、再刮，以出现红紫斑点或斑块为度。用以治疗疾病的一种外治方法，属于物理疗法。其特点简便易行，可收到立竿见影的疗效，在民间流传不衰，也被医家广泛重视。

刮痧法，起于民间，其确切的发明年代及发明人，难以考证。较早记载这一疗法的，是元代医家危亦林在公元1337年撰成的《世医得效方》。刮痧法作为一种简便而

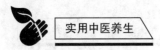

易行的外治法或物理疗法,以其有立竿见影的疗效,在民间流传不衰,也被医家广泛重视。

痧的含义主要有两个方面:一是指病理反应的痧,也就是痧象;二是指刮痧刺激后反应的痧,也就是痧痕,二者在形态、色泽上均有差异。

1. 痧象

痧象也有两方面的含义。

一是指皮肤表面出现的色红如粟的疹子,如:风疹出现的疹子叫风痧;猩红热出现的疹子叫丹痧。这是病理阳性反应物的一种,临床上很多疾病都有发痧现象,因此有"百病皆可发痧"之说。

二是指痧证,也叫痧胀、痧气,是疾病的一种,多发生于夏秋之交,因感受风、寒、暑、湿、燥、火之邪或疫疬之秽浊所出现的一些病症。临床上春季多发风痧、温痧;夏秋季多发暑痧等。这些都不是单一的一种疾病,实际上是一种毒性综合反应的临床症状。

> **小贴士:**
>
> 痧色鲜红,呈数点状,多为表证,表明病程短,病情轻,预后好;痧色暗红,呈斑片状或淤血块,多里证,表明病程长,病情重,预后差。
>
> 随着刮痧的治疗,痧象颜色由暗变红,由斑块结节变成散点,说明病情在好转,治疗是有效的。一般说来,健康人或属减肥、美容及保健刮拭者,多不易出痧或痧象不显著。

2. 痧痕

痧痕是指刮拭皮肤后所出现的各种皮肤形态和色泽的变化。常见的痧痕包括体表局部组织潮红、紫红、紫黑色瘀斑或点状紫红色小疹子,并经常伴有不同程度的热感。痧痕对疾病的诊断、治疗及预后判断有一定的临床指导意义。

总之,痧象是一切疾病在体表的病理反应,而刮痧疗法是利用特定的工具,在体表的某些特殊部位施以特定手法,使皮肤局部出现片状或点状瘀血或出血的刺激反应(痧痕),以达到防病治病目的的一种疗法。

二、刮痧的养生作用

刮痧是根据中医十二经脉及奇经八脉,遵循"急则治其标"的原则,运用手法强刺激经络,使局部皮肤发红充血,从而起到醒神救厥、解毒祛邪、清热解表、行气止痛、健脾和胃的效用。

(一)活血祛瘀

刮痧可调节肌肉的收缩和舒张,使组织间压力得到调节,以促进刮拭组织周围的血液循环,增加组织流量,从而起到活血化瘀、祛瘀生新的作用。

(二)调整阴阳

刮痧对内脏功能有明显的调整阴阳平衡的作用,如:肠蠕动亢进者,在腹部和背部等处使用刮痧手法可使亢进者受到抑制而恢复正常;反之,肠蠕动功能减退者,则可促进其蠕动恢复正常。这说明刮痧可以改善和调整脏腑功能,使脏腑阴阳得到平衡。

（三）舒筋通络

肌肉附着点和筋膜、韧带、关节囊等受损伤的软组织，可发出疼痛信号，通过神经的反射作用，使有关组织处于警觉状态。肌肉的收缩、紧张直到痉挛便是这一警觉状态的反映，其目的是为了减少肢体活动，从而减轻疼痛，这是人体自然的保护反应。此时，若不及时治疗或者治疗不彻底，损伤的组织可形成不同程度的粘连、纤维化或瘢痕化，以致不断地发出有害的冲动，加重疼痛、压痛和肌肉收缩紧张。继而又可在周围组织引起继发性疼痛病灶，形成新陈代谢障碍，进一步加重"不通则痛"的病理变化。

（四）信息调整

人体的各个脏器都有其特定的生物信息，当脏器发生病变时有关的生物信息就会发生变化，而脏器生物信息的改变可影响整个系统乃至全身的机能平衡。

（五）排除毒素

刮痧过程可使局部组织形成高度充血，血管神经受到刺激使血管扩张，血流及淋巴液增快，吞噬作用及搬运力量加强，使体内废物、毒素加速排除，组织细胞得到营养，从而使血液得到净化，增加全身抵抗力，减轻病势，促进康复。

（六）行气活血

气血(通过经络系统)的传输对人体起着濡养、温煦等作用。刮痧作用于肌表，使经络通畅，气血通达则瘀血化散，凝滞固塞得以崩解消除，全身气血通达无碍，局部疼痛得以减轻或消失。

三、常用的刮痧养生方法

（一）刮痧的用具

刮痧的工具很多，如同刮痧法一样，用具也十分简单而方便，刮痧常见的工具主要有以下两大类。

1. 刮痧板

只要是边缘比较圆滑的东西，如梳子、搪瓷杯盖等，都可以用来刮痧。当然，如果长期使用或作为治疗，应使用专为刮痧制作的正规刮痧板，如选用天然水牛角为材料制成的刮痧板。水牛角刮痧板有以下特点：①纯天然、无副作用，光滑、美观、不易损坏等，它更加体现了自然刮痧之法的特点，避免了其他类别器械所造成的疼痛、皮肤伤害、静电等不良反应；②根据人体表面生理结构特点设计，既可尽最大可能满足人体各个部位刮痧，又可作为点穴、手指关节部位点按、足底穴位按摩、全身按摩等的理想保健治疗工具，对人体无毒性刺激和化学不良反应。水牛角本身也是一种中药，具有发散行气，活血和润养作用。

刮痧板凸起的薄边可用于人体平坦部位的治疗；凹陷的厚边具有按摩作用；刮痧板的棱角可用于点按穴位，也可用于人体凹陷部位以及头部的刮拭；曲线状的凹口可用于脊柱部位的刮拭(图 6-20-1)。

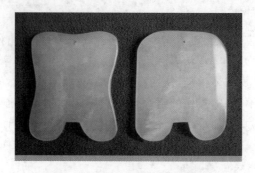

图 6-20-1　多功能水牛角刮痧板

2. 刮痧润滑剂

在开展刮痧之前,为了有效防止划破刮拭部位的皮肤,需要在皮肤表面涂一层润滑剂,如麻油、色拉油都可以作为润滑剂使用。同样也最好使用专为刮痧目的而生产的专用刮痧润滑剂。

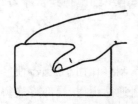

图 6-20-2　持板方法

（二）刮痧的方法

刮痧的方法根据刮拭方法的不同主要可分为刮痧法、撮痧法、挑痧法和放痧法。

1. 刮痧法

（1）持板方法　用手握住刮板,刮板的底边横靠在手掌心部位,大拇指及另外四个手指呈弯曲状,分别放在刮板两侧(图6-20-2)。

（2）刮拭方法见表 6-20-1。

表 6-20-1　刮拭方法

序号	方法	操作	应用
1	面刮法	用手持刮板,刮拭时用刮板的三分之一边缘接触皮肤,刮板向刮拭的方向倾斜 30° 至 60°,以 45° 角应用最为广泛,利用腕力多次向同一方向刮拭,有一定刮拭长度	适用于身体比较平坦部位的经络和穴位
2	角刮法	用刮板角部在穴位上自上而下刮拭,刮板面与刮拭皮肤成 45° 角倾斜	多用于肩部肩贞穴、胸部中府、云门穴
3	点按法	用刮板角与穴位成 90° 角垂直,由轻到重,逐渐加力,片刻后猛然抬起,使肌肉复原,多次重复,手法连贯	适用于无骨骼的软组织处和骨骼凹陷部位

序号	方法	操　　作	应　　用
4	拍打法	用刮板一端的平面拍打体表部位的经穴。拍打法多在四肢特别是肘窝和膝窝进行,拍打时一定要在拍打部位先涂刮痧润滑剂	治疗四肢疼痛、麻木及心肺疾病
5	按揉法	用刮板角部成20°角倾斜按压在穴位上,做柔和的旋转运动,刮板角平面始终不离开所接触的皮肤,速度较慢,按揉力度应深透至皮下组织或肌肉	常用于有强壮作用的穴位以及后颈背腰部全息穴区中痛点的治疗
6	厉刮法	用刮板角部与穴区成90°角垂直,刮板始终不离皮肤,并施以一定的压力做短距离(约1寸长)前后或左右摩擦	
7	疏理经气法	按经络走向,用刮板自下而上或自上而下循经刮拭,用力轻柔均匀,平稳和缓,连续不断	常用于治疗刮痧结束后或保健刮痧

（3）刮拭角度　进行刮痧时,一般以右手掌握刮痧用具,灵活运用腕力、臂力,切忌用蛮力。用硬质刮具刮拭时,最好与皮肤成45°角,否则会将肌肉和皮肤推起造成疼痛或损伤(图6-20-3)。

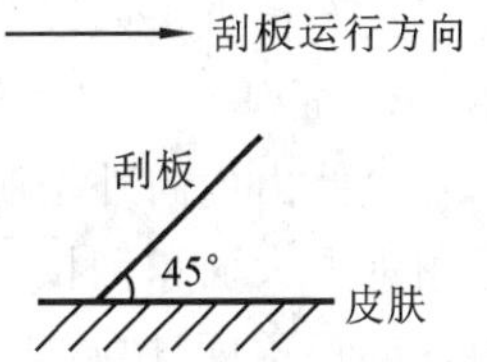

图 6-20-3　刮拭角度

（4）刮拭力度　刮痧时除向刮拭方向用力外,更重要的是要有对肌肤向下的按压力,因为经脉在人体有一定的深度,须使刮拭的作用力传导到深层组织,才有治疗作用。刮板作用力透及的深度应达到皮下组织或肌肉,若作用力大,可深达骨骼。刮痧最忌不使用按力,仅在皮肤表面摩擦,这种刮法,不但没有治疗效果,还会因反复摩擦,形成表皮水肿。但并不是按压力越大越好,根据人的体质、病情不同,治疗时按压力强度也不同。各部位的局部解剖结构不同,所能承受的压力强度也不相同,在骨骼凸起部位按压力应较其他部位适当减轻。力度大小可根据病人体质、病情及承受能力决定。正确的刮拭手法,应始终保持按压力,每次刮拭应速度均匀,力度平稳,不要忽轻忽重、头轻尾重或头重尾轻。

（5）刮拭方向　根据人体各部位的解剖特点选用刮拭方法,根据病症需要决定刮拭顺序。治疗过程中,同一部位的经穴刮拭完毕后,再进行另一部位的经穴刮拭。治疗时应使病人体位舒适,有利于配合治疗,尽量减少穿脱衣服的次数。

1) 头部

头部有头发覆盖,须在头发上面用面利法刮拭,不必涂刮痧润滑剂。为增强刮拭效果,可使用刮板薄面边缘或刮板角部刮拭,每个部位刮 30 次左右,刮至头皮有发热感为宜。

(1) 太阳穴:太阳穴用刮板角部从前向后或从上向下刮拭。

(2) 头部两侧:刮板竖放在头维穴至下鬓角处,沿耳上发际向后下方刮至后发际处(图 6-20-4)。

(3) 头顶部:头顶部以百会穴为界,向前额发际处或从前额发际处向百会穴处,由左至右依次刮拭(图 6-20-5)。

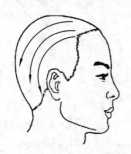

图 6-20-4　头部两侧刮拭方向

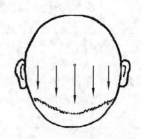

图 6-20-5　头顶部刮拭方向

(4) 后头部:后头部从百会穴向下刮至后颈部发际处,从左至右依次刮拭,风池穴处可用刮板角部刮拭(图 6-20-6)。

头部也可采取以百会穴为中心,向四周成放射状刮拭。

2) 面部

面部由内向外按肌肉走向刮拭(图 6-20-7)。面部出于美观影响,因此手法需轻柔,忌用重力大面积刮拭。眼、口腔、耳、鼻病的治疗须经本人同意,才可刮出痧。刮拭的按力、方向、角度、次数均以刮拭方便和病人局部能耐受为原则。

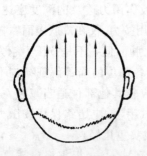

图 6-20-6　后头部刮拭方向

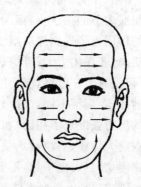

图 6-20-7　面部刮拭方向

3) 后项部

人体后项部有六条阳经通过,经常刮拭后项部,可以滋阴潜阳,补益人体之正气,从而达到防治疾病的作用(图 6-20-8)。

4)背部

背部由上向下刮拭。一般先刮后背正中线的督脉,再刮两侧的膀胱经和夹脊穴。肩部应从颈部分别向两侧肩峰处刮拭。用全息刮痧法时,先对穴区内督脉及两侧膀胱经附近的敏感压痛点采用局部按揉法,再从上向下刮拭穴区内的经脉(图 6-20-9)。

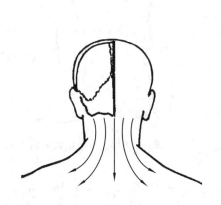

图 6-20-8　后项部刮拭方向

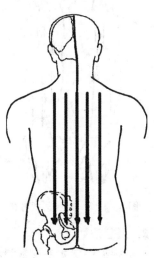

图 6-20-9　背部刮拭方向

5)胸部

胸部正中线任脉天突穴到膻中穴,用刮板角部自上向下刮拭。胸部两侧以身体前正中线任脉为界,分别向左右(先左后右)用刮板整个边缘由内向外沿肋骨走向刮拭,注意要跳过乳头部位,中府穴处宜用刮板角部从上向下刮拭(图 6-20-10)。

6)腹部

腹部由上向下刮拭。可用刮板的整个边缘或三分之一边缘,自左侧依次向右侧刮,有内脏下垂者,应由下向上刮拭(图 6-20-11)。

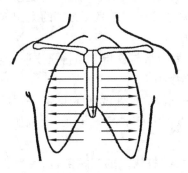

图 6-20-10　胸部刮拭方向

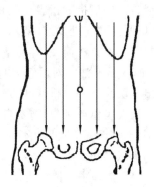

图 6-20-11　腹部刮拭方向

7) 四肢

四肢一般由近端向远端刮拭,下肢静脉曲张及下肢浮肿病人,应从肢体末端向近端刮拭,关节骨骼凸起部位应顺势减轻力度(图 6-20-12、图 6-20-13)。

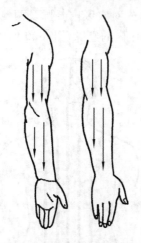

图 6-20-12　上肢刮拭方向

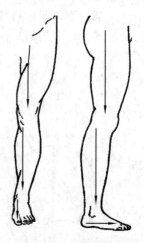

图 6-20-13　下肢刮拭方向

2. 撮痧法

(1)挟痧法　本法又称揪痧法,是指在病人的刮拭部位涂上刮痧介质,然后施术者五指屈曲,将中指和食指等弯曲如钩状,蘸刮痧介质后夹揪皮肤,把皮肤和肌肉挟起然后用力向外滑动再松开,一挟一放,反复进行,并连续发出"巴巴"的声响。在同一部位可连续操作 6～7 遍,被挟起的部位就会出现痧痕,造成局部瘀血,使皮肤出现血痕的除痧方法。

(2)扯痧法　在病人的一定部位或穴位上,用大拇指与食指用力提扯病人的皮肤,使扯痧部位表皮出现紫红色或暗红色的痧点,以达到治疗疾病的方法,称为扯痧疗法。

扯痧时病人坐位或卧位,充分暴露局部皮肤。施术者用拇指指腹和食指第二指节蘸冷水后,扯起一部分皮肤及皮下组织,并向一侧牵拉拧扯,然后急速放开还原。也可用拇、食、中三指的指腹夹扯皮肤,依上述手法连续地向一定的方向拧扯,重复往返数次,以所扯皮肤处发红(紫)为止。此法主要应用于头部、颈项、背部及面额的太阳穴和印堂穴。本方法简便,容易掌握,容易施用,效果较好。

(3)挤痧法　对因痧引起的疾患,用两手或单手大拇指与食指互相挤压皮肤,连续挤出一块块或一小排紫红痧斑的治疗方法,叫做挤痧疗法。

病人坐位或卧位,施术者用两手或单手大拇指在施治部位处做有规律、有秩序的互相挤压,直至局部皮肤出现红点为止。依病施治,红点可大可小,一般来说,大者如黄豆或小者似米粒。

(4)拍痧法　拍痧法是指用虚掌拍打或用刮痧板拍打病人的刮拭部位,一般为痛痒、胀麻的部位。

3．挑痧法

刮拭者用针挑刺病人体表的一定部位，以治疗疾病的方法。本法主要用于治疗暗痧、宿痧、郁痧、闷痧等疾病。

挑痧前须准备75％乙醇、消毒棉签和经过消毒处理的三棱针、中缝衣针1枚，或916号注射针头1个。刮拭者先用棉签消毒局部皮肤，在挑刺的部位上，用左手捏起皮肉，右手持针，轻快地刺入并向外挑。每个部位挑3下，同时用双手挤出紫暗色的瘀血，反复5～6次，最后用消毒棉球擦净。

4．放痧法

放痧法又称刺络疗法，是以针刺静脉或点刺穴位出血，用于因痧而达到治病的施治方法。

（三）刮痧的操作步骤

1．准备工具

准备齐全刮痧器具与用品，检查刮痧板有无裂纹，边缘是否光滑，边角是否钝圆，厚薄是否适中，刮痧用的润滑剂是否备好，以免伤及皮肤。

2．询问解释

向对方介绍刮痧的常识，消除其紧张恐惧心理，取得其信任和合作。询问有无刮痧的禁忌情况，根据其体质强弱和年龄的长幼，掌握刮拭的手法及力度。

3．选择体位

根据所需刮拭的部位，选择合适的体位。

4．涂润滑剂

在刮拭部位上均匀涂上刮痧润滑剂，用量宜薄。用量过多的话，会顺着皮肤流下弄脏衣服，不利于刮拭。

5．刮拭

右手持刮痧工具，灵活运用腕力、臂力，由轻到重，按一定的方向刮拭。刮具一般与皮肤成45°角，用力均匀，按压的力量要深透到深层组织，刮拭面要尽量拉长，皮下出现轻微紫红或紫黑色痧点、痧痕即可。

6．刮拭时限

每个部位刮20次左右，每次刮拭的时间以20～25 min为宜，对初次刮痧者，手法不宜重，时间不宜长。对一些出痧少或不出痧者，不可一味片面强求出痧，间隔5～7天再进行第二次刮拭。

7．刮后处理

刮痧完毕后用干净的手纸或毛巾将润滑剂擦拭干净，让其穿好衣服，给予一杯温开水或淡盐水，补充体内消化的津液，促进新陈代谢，加速代谢产物的排出，休息15～20 min即可离开（图6-20-14）。

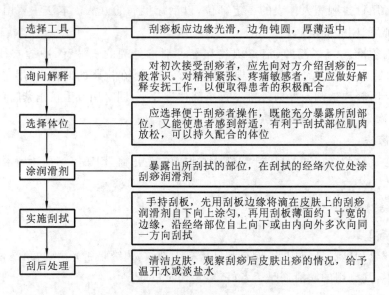

图 6-20-14　刮痧法的操作流程图

（四）注意事项

1. 刮痧治疗时应避风和注意保暖

刮痧治疗时应避风，注意保暖。室温较低时应尽量减少暴露部位，夏季高温时不可在电扇处或有对流风处刮痧。因刮痧时皮肤汗孔开泄，如遇风寒之邪，邪气可通过开泄的毛孔直接入里，不但影响刮痧的疗效，还会因感受风寒引发新的疾病。

2. 刮痧治疗后饮热水一杯

刮痧治疗使汗孔排泄，邪气外排，要消耗部分体内的津液，刮痧后饮热水一杯，不但可以补充消耗部分，还能促进新陈代谢，加速代谢产物的排出。

3. 刮痧治疗后洗浴的时间

刮痧治疗后，为避免风寒之邪侵袭，需待皮肤毛孔闭合恢复原状后，方可洗浴，一般约 3 h 左右。但在洗浴过程中，水渍未干时，可以刮痧。因洗浴时毛孔微微开泄，此时刮痧用时少，效果显著，但应注意保暖。

4. 不可片面追求出痧

刮痧治疗时，不可过分追求痧的出现。因为出痧多少受多方面因素的影响。病人体质、病情、寒热虚实状态、平时服用药物多少及室内的温度等都是影响出痧的因素。一般情况下，血瘀之证出痧多；虚证出痧少；实证、热证比虚证、寒证容易出痧；服药多者特别是服用激素类药物后，不易出痧；肥胖之人与肌肉丰满发达者不易出痧；阴经和阳经比较，阴经不易出痧；室温较低时不易出痧。出痧多少与治疗效果并不完全成正比，一般实证、热证出痧多少与疗效关系密切。

知识链接

养生名家、趣事——苏轼

苏轼(1037—1101),又名苏东坡,四川眉山人,是我国北宋著名的诗人、书画家。他对养生之术也颇有研究,一生写过《问养生》《书养生后论》《养生说》《续养生说》《养生偈》等二十余篇与养生有关的文章。清代康熙年间的学者王如锡,将苏东坡有关养生的信札、论著汇集成《东坡养生集》,全书共十二卷,共列一千四十多条。苏轼提出的四个秘方对养生颇有见地:"一曰无事以当贵,二曰早寝以当富,三曰安步以当车,四曰晚食以当肉。"

"无事以当贵"是指人不要把功名利禄、荣辱得失考虑得太多,如能在情志上任性逍遥,随遇而安,无事以求,比大贵能使人终其天年。

"早寝以当富"是指对于老年人来说,养成良好的起居习惯,尤其是早睡早起,比获得任何财富都更加富有。

"安步以当车"是指人不要过于讲求安逸,而应多以步行来代替骑马乘车,多运动才可以强健肢体,通畅气血。

"晚食以当肉"是指人应该用已饥方食,未饱先止来代替对美味佳肴的贪吃无厌。

苏东坡的这四句话,实际上可归纳为有关情志、睡眠、运动、饮食的养生要方。

【任务实施】

刮痧养生术操作流程见表6-20-2。

表6-20-2 刮痧养生术操作流程

操作程序	操作步骤	要点说明
评估	健康评估 (1)身体情况; (2)患病情况; (3)辨证分析	☆主要评估机体气、血、阴、阳的虚实情况 ☆询问对象病史情况
计划	1.制订养生方案 2.选择合适的刮拭方法 3.准备刮痧用的相关工具	☆制订刮痧养生的计划 ☆根据对象的体质、患病情况选择适宜的刮痧内容 　√刮拭方式 　√刮拭部位、方向 　√刮拭力度 　√刮拭选用的体位 　√刮拭时限

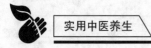

操作程序	操作步骤	要点说明

实施	1.沟通:向对象解释评估结果和计划内容
	2.指导实施刮痧养生计划
	(1)指导选用合适的刮痧方法;
	(2)指导选用合适的刮拭方式;
	(3)告知注意事项
	3.跟踪对象,了解养生效果
		☆选择刮痧方法
		✓刮痧法,适用于全身各部位
		  ✓撮痧法,适用于暑痧、寒痧、头风痧、脘痛痧等
		  ✓挑痧法,适用于暗痧、宿痧、郁痧、闷痧等情况
		  ✓放痧法,适用于肘窝、腘窝浅表静脉处及四肢末端穴位,常用于治疗中暑、急性腰扭伤、急性淋巴炎等
		☆选择刮痧方式
		  ✓面刮法适用于身体比较平坦部位的经络和穴位
		  ✓角刮法多用于肩部肩贞穴、胸部中府、云门穴等
		  ✓点按法适用于无骨骼的软组织处和骨骼凹陷部位等
		  ✓拍打法适用于治疗四肢疼痛、麻木及心肺疾病等
		☆注意事项
		  ✓刮痧前应对病人说明刮痧要求,消除恐惧心理
		  ✓刮痧后注意保暖,不宜立即沐浴
		  ✓刮痧后宜喝一杯饮料或白开水,补充体内水分
		  ✓不可片面强求出痧,以免损伤皮肤

评价	1.对刮痧法的养生功效有正确认识 2.对自身的健康状况有正确的认识 3.能够合理地运用刮痧养生的方法	☆评价刮痧养生的效果 ☆调整下一步养生计划

 能力检测

1. 刮痧的养生作用有哪些?
2. 刮痧的操作步骤有哪些?
3. 案例分析
张某,男,42岁,从事销售工作多年,生活饮食没有规律,近三年来开始出现经常性腹泻,伴有腹痛,遇寒加重,得温则减轻,每天大便 4～5 次,大便稀薄,夹杂有未消化的实物,疲乏无力,食欲不振。

(1)该病人可以用哪些刮痧方法来调养?

(2)该病人应选用哪些部位进行刮痧?

(唐云峰)

项目小结

经络养生以人体经络为基础,通过常用的经络养生方法如按摩、拍打、艾灸、刮痧等,调整经络运行状态,经络运行正常后再调整人体全身各组织,使人体五脏六腑更加协调,从而达到治病、防病、养颜益寿的养生目的。其中灸法是借助艾火热力,灸灼、熏熨穴位,以达到温通经络、调养脏腑的效果;按摩是用手对人体经络穴位进行按、拿、点、推、揉、拍等手法,起到运行气血、健身祛病的作用;拍打是用手或特制的桑木棒沿经络走向拍打,起到疏通经络、行气活血、调理脏腑的养生作用。

随着人们生活水平的提高,对健康也愈加重视,经络养生是现代人首选的养生方式。但要运用好经络养生,必须了解经络、脏腑与时辰的关系,即古人发明的"子午流注",尽量按照什么时辰调理哪条经络,如午时(11 点至 13 点)心经旺。因"心主神明,开窍于舌,其华在面"。心气推动血液运行,养神、养气、养筋。所以人在午时能睡片刻,对于养心大有好处,可使下午至晚上精力充沛。又如,早上 7 点起来,最好就是大便排毒。上午 7 至 9 点胃经旺,在此时按摩、艾灸、拍打胃经对于调理肠胃效果会更好。具体经络、脏腑与时辰的对应关系是

23:00—1:00 子时　胆;	1:00—3:00 丑时　肝;
3:00—5:00 寅时　肺;	5:00—7:00 卯时　大肠;
7:00—9:00 辰时　胃;	9:00—11:00 巳时　脾;
11:00—13:00 午时　心;	13:00—15:00 未时　小肠;
15:00—17:00 申时　膀胱;	17:00—19:00 酉时　肾;
19:00—21:00 戌时　心包;	21:00—23:00 亥时　三焦

值得引起重视的是,要了解中医经络养生疗法与普通疗法的区别,其区别在于:第一,从手法上,普通的洗脚、按摩治疗只能到达皮、脉、肉,而经络疗法则可在此基础上深达筋、骨;第二,从疗效上,普通的按摩只能达到放松效果,而经络疗法则可达到医疗效果,有病治病,无病防病。

调理阴阳的养生方法
——中药养生术

1. 技术能力要求：会基本的药膳养生术、药膏养生术、药浴养生术的操作。

2. 方法能力要求：能针对不同人群进行中药养生术的指导，并能运用现代手段查阅中药养生的研究进展。

3. 社会能力要求：具有针对养生人群进行中药养生术的宣教能力和较好的沟通能力，具有实施按中药养生的职业素养。

通过使用中药对身体进行调养，并借以延缓衰老、延年益寿的方法，称为中药养生术。自古以来，我国就非常重视选用中药以保健身体和延缓老化，发明了众多的药物养生方法，如药膳、药浴、药枕、药物敷贴等。

一、渊源

中药养生始记于《山海经》，记载了当时我国名山、大川及其出产的动物、植物、矿物等，书中也收录有 126 种中药。

我国医学文献经典《黄帝内经》中即有《汤液醪醴论》专篇，醪和醴都是酒类。《素问·血气形态篇》载："经络不通，病生于不仁，治之以按摩醪药。"由此可见，在很早以前我国古代医家就开始用药酒来治疗疾病了。

《神农本草经》是我国最早的一部中药经典著作。书中共收录药物 365 种，其中具有延年益寿功效的药物有 38 种。

汉代张华撰《博物志》十卷，在该书中记述了一些抗老化药物，如"太阳之草，名曰黄精，饵而食之可以长生"。东汉末年著名医家张仲景研制肾气丸（《金匮要略·血痹虚劳篇》），成为后世补肾抗老化的祖方，这些都对中药养生有一定的贡献。东汉的华佗、晋代的葛洪、南朝的陶弘景、唐代的孙思邈都分别有专著记载了具有养生作用的中药及其用法。

至唐代，对采用中药延缓老化有了明显的进步。《新修本草》一书是我国历史上第一部由政府颁发的药典，也是世界上第一部国家药典。全书共五十四卷，收载药物 850种，其中有明确强身延寿作用的药物 235 种、有健脾养胃作用的药物 109 种、有补肾作用的药物 116 种。

《太平圣惠方》是宋代王怀隐等编写的方书，载方 16 834 首。其中药物养生的内容颇多,如"神仙方疗"谓"复性命之根源,益精气之户牖,倘永专于服饵,可自得于神仙"。《圣济总录》是北宋末年在《太平圣惠方》基础上,广泛收集当时民间的药方,结合内府所藏的秘方,加以整理而成的,书中记载了许多养生治病的药方。

明代,是养生中药发展的鼎盛时期,也是内容创新最多、发展速度最快的时期。例如,李时珍的《本草纲目》,书中载有"耐老、增年"的药物共 237 种,"轻身"、"益寿"、"延年"的医方约 390 多首,长寿案例数十则。

清代,对于中药养生的理论有了进一步的阐述,具体方式方法日趋完善。赵学敏著《本草纲目拾遗》,书中所载 921 种药物中具有补益健身的中药约有 90 种,比较明确记载"食之延年"、"益寿轻身"的中药约 40 种,有些是首次收载的,如有补肾助阳作用的冬虫夏草、鹿胎、海龙、鲍鱼、海参等,至今在临床上仍有很高的实用价值。

综观古今,中药养生疗法,既是中药学宝库中的一块灿烂艳丽的瑰宝,又是养生学宝库中的一颗光辉夺目的明珠,源远流长。

二、慎医药

慎医药,即谨慎地对待医药。

药物是防治疾病的武器,药物作用的发生和发展必须从多个方面进行研究,全面了解和分析各种状态,掌握影响药物作用的有关因素。非正确的药物选择、滥用等现象,都会造成药源性疾病。因此,非医务工作者要使用最好是在医生的指导下选用适合自己的药物。

古人云:"是药三分毒"。我国最早的医学专著《黄帝内经》对如何用药十分讲究,将药物分为大毒、常毒、小毒、无毒。治疗疾病要求大毒治病,十去其六;常毒治病,十去其七;小毒治病,十去其八;无毒治病,十去其九。当今很多人认为中药大多数源出于天然的动植物,比化学药品的药性平和且安全,认为中药不会发生药物毒副作用。其实不然,如果任意滥用,乱投药石,同样会有毒副作用。

有人说:"补药无害,多多益善,有病治病,无病强身"。这其实是一种误解,如人参、党参、黄芪等滋补药,如果滥用乱服同样也可导致毒副作用。"虚不受补",药不可以乱吃,任何药长时间服用都会有副作用。为此,中草药也要注意合理用药,不滥用,不贪多,要遵医嘱服用,只要善于辨证施治就能收到药到病除的预期效果。

目前已发现能致死的中草药达 20 多种,如有大毒的专治类风湿关节炎的雷公藤,有中等毒性的驱蛔虫中药苦楝皮,有毒的息风止痉的中药蜈蚣等。在中草药中有一些药物不仅具有毒性,甚至是剧毒,如水银、斑蝥、红砒石、白砒石等。有的生药的毒性还是较大的,如生附子、生半夏、马钱子、生草乌、马豆、生南星等。这些药物经过炮制后,虽然毒性可大为降低,但若滥用或药量过大,仍然会发生毒副作用,或出现中毒甚至死亡。所以在应用时,应严格掌握剂量。例如,甘草,药性平和,能调和诸药,有健胃之功,具有补中益气、泻火解毒、缓和药性、和中缓急之效,但若无故久服,就能影响脾胃气机,有碍消化功能。

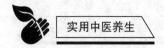

任务 21　药膳养生术

案例引导

　　某女,50岁,年轻时腿部受凉,年纪大了膝盖就经常疼痛,有时候疼得睡不着觉,走路都要人扶。经多方诊治效果不佳,后经人介绍采用羊乳鸡蛋羹、甲鱼补肾汤、甲鱼猪髓汤、羊肾黑豆杜仲汤等进行治疗,取得了不错的效果。

　　(1)病人通过食用相应的药膳,为什么可以取得一定的临床疗效?

　　(2)通过上述案例,你知道药膳有哪些种类吗?

　　(3)食用药膳的注意事项有哪些?

一、概述

　　药膳源于我国传统的饮食和中医食疗文化,药膳是在中医学、烹饪学和营养学理论指导下,严格按药膳配方,将中药与某些具有药用价值的食物相配伍,采用我国独特的饮食烹调技术和现代科学方法制作而成的具有一定色、香、味、形的美味食品。简言之,药膳即药材与食材相配伍而做成的美食。药膳是中国传统的医学知识与烹调经验相结合的产物。药膳"寓医于食",既将药物作为食物,又将食物赋以药用,药借食力,食助药威,二者相辅相成,相得益彰;既具有较高的营养价值,又可防病治病、保健强身、延年益寿。

　　人类的祖先为了生存的需要,不得不在自然界到处觅食;久而久之,也就发现了某些动物、植物不但可以作为食物充饥,而且还具有某种药用价值。在人类社会的原始阶段,人们还没有能力把食物与药物分开,这种把食物与药物合二为一的现象就形成了药膳的源头和雏形。也许正是基于这样一种情况,中国的传统医学才有所谓的"药食同源"。现代考古学家已发现不少原始时代的药性食物,现代民族学也发现了一些处在原始时代的民族会制作具有药物作用的食物。

(一)药膳的特点

1. 注重整体,辨证施食

所谓"注重整体"、"辨证施食",即在运用药膳时,首先要全面分析病人的体质、健康状况、患病性质、季节时令、地理环境等多方面情况,判断其基本证型;然后再确定相应的食疗原则,给予适当的药膳治疗。

2. 防治兼宜,效果显著

药膳既可治病,又可强身防病,这是有别于药物治疗的特点之一。药膳多是平和之品,但其防治疾病和健身养生的效果却是比较显著的。

3. 良药可口,服食方便

由于中药汤剂多有苦味,故民间有"良药苦口"之说。有些人特别是儿童多畏其苦而拒绝服药。而药膳使用的多为药、食两用之品,且有食品的色、香、味等特性;即使加入了部分药材,由于注意了药物性味的选择,并通过与食物的调配及精细的烹调,仍可制成美味可口的药膳,故曰"良药可口,服食方便"。

（二）药膳的分类

人类的食物主要是植物和动物,而且需要加工处理。由于人们的饮食习惯与爱好及特殊需要,经过不同的配制和加工,制成形态、风格、营养价值不同,花色繁多的加工品。药膳的传统制作是以中医辨证论治理论为指导,将中药与食物相配伍,经过加工,制成色、香、味、形俱佳的具有保健和治疗作用的一种特殊食物。

纵观古代医籍文献中的分类方法,结合现代药膳加工、烹调技术引入药膳后所产生的影响,按药膳食物的治疗作用、制作方法和应用及药膳食物原料等方面进行如下分类。

1. 按药膳的食物形态分类

（1）流体类:

① 汁类:由新鲜并含有丰富汁液的植物果实、茎、叶和块根,经捣烂、压榨后所得到的汁液。制作时常用鲜品,例如:热病后烦渴——西瓜汁、雪梨汁;噎嗝饮食难下之气阴两虚——五汁饮;血热出血——鲜荷叶汁。

② 饮类:将作为药膳原料的药物或食物经粉碎加工制成粗末,服用时以沸水冲泡。其特点是不用煎煮,省时方便,有时可加入茶叶一起冲泡而制成茶饮,如:急性肠胃病——姜茶饮;风寒感冒——姜糖饮。

③ 汤类:将要做药膳的药物或食物经过一定的炮制加工,放入锅内,加清水用文火煎煮,取汁而成。这是药膳应用中最广泛的一种剂型。食用汤液多是一煎而成,所煮的食料亦可食用,如:神经衰弱、病后体虚——葱枣汤;肾虚腰痛、骨软——地黄田鸡汤;消化道出血——双荷汤。

④ 酒类:将药物加入一定量的白酒,经过一定时间的浸泡而成,如:风湿病——虎骨酒;补肾助阳——鹿茸酒。

⑤ 羹类:以肉、蛋、奶或海产品等为主要原料加入药材而制成的较为稠厚的汤液,如:补肾益气、散寒止痛——羊肉羹;壮元阳、强筋骨——什锦鹿茸羹。

（2）半流体类:

① 膏类:亦称膏滋。将药材和食物加水一同煎煮,去渣,浓缩后加糖或炼蜜制成半流体状的稠膏。具有滋补、润燥之功,适用于久病体虚、病后调养、养生保健者长期调制服用,如:补髓填精——羊肉膏;须发早白或脱发——乌发蜜膏。

② 粥类:以大米、小米、秫米、大麦、小麦等富于淀粉的粮食,加入一些具有保健和医疗作用的食物或药物,在加入水一同煮熬而成半液体的食物。中医历来就有"糜粥自

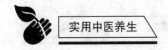

养"之说,故粥尤其适用于年老体弱、病后、产后等脾胃虚弱之人,如:清肝热、降血压——芹菜粥;健脾、开胃、止泻——鲜藕粥。

③ 糊类:由富含淀粉的食料细粉,或配以可药食两用的药材经炒、炙、蒸、煮等处理水解加工后制成的干燥品。内含糊精和糖类成分较多,开水冲调成糊状即可食用,如:补肾乌发——黑芝麻糊;润肺止咳——杏仁粉。

(3) 固体类:

① 饭食类:以稻米、糯米、小麦面粉等为基本材料,加入具有补益且性味平和的药物制成的米饭和面食类食品。分为米饭、糕、卷、饼等种类,如:益脾胃、涩精气——山药茯苓包子;健脾利湿——芸豆卷;益气养血——参枣米饭。

② 糖果类:以糖为原料,加入药粉或药汁,兑水熬制成固态或半固态的食品,如:健脾和胃、祛痰止咳——姜汁糖;清热、润肺、化痰——柿霜糖。

③ 粉散类:将作为药膳的中药细粉加入米粉或面粉之中,用温水冲开即可食用,如:补中益气——糯米粉;醒脾和胃、理气止呕——砂仁藕粉。

2. 按药膳的制作方法分类

(1) 炖类:此类药膳是将药物和食物同时下锅,加水适量置于武火上煮沸,去浮沫,再置文火上炖烂而制成。

(2) 焖类:此类药膳是将药物和食物同时放入锅内,加适量的调味品和汤汁,盖紧锅盖,用文火焖熟。

(3) 煨类:此类药膳是将药物与食物置于文火上或余热的柴草灰内,进行煨制而成。

(4) 蒸类:此类药膳是将药膳原料和调料拌好,装入碗中置蒸笼内,用蒸气蒸熟。

(5) 煮类:此类药膳是将药物与食物放在锅内,加入水和调料,置武火上煮沸,再用文火煮熟。

(6) 熬类:此类药膳是将药物与食物倒入锅内,加入水和调料,置武火上煮沸,再用文火煮至汁稠、味浓。

(7) 炒类:此类药膳是先用武火将油锅烧热,再下油,然后下药膳原料炒熟。

(8) 熘类:这是一种与炒类相似的药膳,主要区别是需放淀粉勾芡。

(9) 卤类:此类药膳是将药膳原料加工后,放入卤汁中,用文火逐步加热烹制,使其渗透卤汁而制成。

(10) 烧类:此类药膳是将食物经煸、煎等方法处理后,再调味、调色,然后加入药物、汤汁,用武火烧滚,文火焖至卤汁浓稠而制成。

(11) 炸类:此类药膳是将药膳原料放入油锅中炸熟而成。

3. 按药膳的功用分类

(1) 养生保健延寿类:

① 补益气血药膳:适用于体质素虚或病后气血亏虚者,如十全大补汤、八珍糕等。

② 调补阴阳药膳:适用于机体阴阳失衡者,如具有补阴作用的桑椹膏、具有补阳作用的冬虫夏草鸭等。

③ 调理五脏药膳:适用于心、肝、脾、肺、肾五脏虚弱、功能低下者,用酸、苦、甘、辛、咸来补养肝、心、脾、肺、肾五脏,如健脾膏、补肾膏等。

④ 益智药膳:适用于老年智力低下,以及各种原因所导致的记忆力减退者,如酸枣仁粥、柏子仁炖猪心等。

⑤ 明目药膳:适用于视力低下、视物昏花者,如黄连羊肝丸、决明子鸡肝汤等。

⑥ 聪耳药膳:适用于老年耳聋、耳鸣以及各种原因所致的听力减退者,如磁石粥等。

⑦ 延年益寿药膳:适用于老年平素调养、强身健体、养生防病者,如清宫寿桃丸、茯苓夹饼等。

(2) 美容美发类:

① 增白祛斑药膳:适用于皮肤上有黑点、黑斑、色素沉着者,如白芷茯苓粥、珍珠拌平菇等,以美容增白。

② 润肤美颜药膳:适用于老年皮肤老化、松弛,面色无华者,具有美容抗衰老的功效,如沙苑甲鱼汤、笋烧海参等。

③ 减肥瘦身药膳:适用于肥胖者,如荷叶减肥茶、参芪鸡丝冬瓜汤等。

④ 乌发生发药膳:适用于脱发、白发以及头发稀少者,如黑芝麻山药米糕、《积善堂经验方》中的乌发蜜膏等。

⑤ 固齿药膳:适用于老年体虚、牙齿松动、掉牙者,如滋肾固齿八宝鸭、金髓煎等。

(3) 祛邪治病类:

① 解表药膳:具有发汗、解肌透邪的功效,适用于感冒及外感病的初期,如葱豉汤、香薷饮等。

② 清热药膳:具有清热解毒、生津止渴的功效,适用于机体热毒内蕴或余热未清者,如白虎汤、清暑益气汤等。

③ 祛寒药膳:具有温阳散寒的功效,适用于机体外寒入侵或虚寒内生的疾病,如当归生姜羊肉汤、五加皮饮等。

④ 消导药膳:具有健脾开胃、消食化积的功效,适用于消化不良、食积内停、腹胀等疾病,如山楂糕、五香槟榔等。

⑤ 通便药膳:具有润肠通便的功效,适用于大便干燥者,如麻仁润肠丸、蜂蜜香油汤等。

⑥ 利水药膳:具有利水祛湿、通利小便的功效,适用于尿少浮肿、小便不利等疾病,如赤小豆鲤鱼汤、茯苓包子等。

⑦ 活血药膳:具有活血化瘀、消肿止痛之功,适用于瘀血内停、跌打损伤等疾病,如益母草膏、当归鸡等。

⑧ 理气药膳:具有行气、理气、止痛功效,适用于肝气郁结、胀痛不舒及气滞血瘀等疾病,如陈皮饮、佛手酒等。

⑨ 止咳平喘祛痰药膳:具有祛痰止咳、宣肺止咳平喘之功,如梨膏糖、瓜蒌饼、川贝

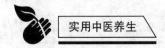

蒸白梨、糖橘饼、丝瓜花蜜饮、柿霜糖等。

⑩ 安神药膳：具有养血补心、镇静安神的功效，适用于失眠多梦、心悸怔忡等疾病，如柏仁粥、酸枣仁汤等。

（三）药膳的注意事项

（1）运用药膳疗法时，应注意食物与药物的禁忌，如：黄连、甘草、乌梅、桔梗忌猪肉；鳖肉忌薄荷、苋菜；鸡肉忌黄鳝；蜜忌葱；天门冬忌鲤鱼；白术忌大蒜、桃、李；人参忌萝卜等。

（2）由高血压、冠心病及严重心、肝、肾脏疾病引起水肿者，在配制药膳时应少放盐，宜清淡。

（3）对体质肥胖，患有动脉粥样硬化性疾病的病人，宜服低脂肪（尤其是动物脂肪）药膳。

（4）糖尿病病人慎用或不用以淀粉类或糖类烹调的药膳。

（5）中药与食物配伍禁忌：无论是古代和现代都十分严格，现根据历代医家用药经验，将中药与食物配伍禁忌、服药食忌、食物忌食、食物相反等内容简要介绍如下。

① 猪肉：反乌梅、桔梗、黄连；合苍术食，令人动风；合荞麦食，令人落毛发，患风病；合鸽肉、鲫鱼、黄豆食，令人滞气。

② 猪血：忌地黄、何首乌；合黄豆食，令人气滞。

③ 猪心：忌吴茱萸。

④ 猪肝：同荞麦、豆酱食，令人发痼疾；合鲤鱼肠子食，令人伤神；合鱼肉食，令人生痈疽。

⑤ 羊肉：反半夏、菖蒲；忌铜、丹砂和醋。

⑥ 狗肉：反商陆；忌杏仁。

⑦ 鲫鱼：反厚朴；忌麦门冬、芥菜、猪肝。

⑧ 鲤鱼：忌朱砂、狗肉。

⑨ 龟肉：忌酒、果、苋菜。

⑩ 鳝鱼：忌狗肉、狗血。

⑪ 鸭蛋：忌李子、桑椹子。

以上中药与食物配伍禁忌，是古人的经验，值得重视，所以在烹调药膳时，应当加以注意。至于这些中药与食物的配伍禁忌的科学道理，有待今后进一步研究。

（6）服药食忌：药物与食物配伍禁忌是古人的经验，后人应多遵从。其中有些虽无科学证据，但在没有得出可靠的结论以前还是应参照传统说法，以慎重为宜。

（7）药膳的药物配伍禁忌：遵循中药本草学理论，一般参考"十八反"和"十九畏"。"十八反"的具体内容如下：甘草反甘遂、大戟、海藻、芫花；乌头反贝母、瓜蒌、半夏、白蔹、白及；藜芦反人参、沙参、丹参、玄参、苦参、细辛、芍药。"十九畏"的具体内容如下：硫黄畏朴硝，水银畏砒霜，狼毒畏密陀僧，巴豆畏牵牛，丁香畏郁金，川乌、草乌畏犀角，牙硝畏三棱，肉桂畏赤石脂，人参畏五灵脂。

（8）病人忌口：主要包括三类。一类是某种病忌某类食物，如：肝病忌辛辣；心病忌咸；水肿忌盐、质硬、固体、油煎、生冷等食物；骨病忌酸甘；胆病忌油腻；寒病忌瓜果；疮疖忌鱼虾；肝阳、肝风、癫痫、过敏、抽风病人忌食发物；头晕、失眠忌胡椒、辣椒、茶等。另一类是指某类病忌某种食物，如：阴虚内热、痰火内盛、津液耗伤的病人，忌食姜、椒、羊肉等温燥发热之品；外感未除、喉疾、目疾、疮疡、痧痘之后的病人，忌食芥、蒜、蟹、鸡蛋等助风动气之品；湿热内盛之人，忌食饴糖、猪肉、酪酥、米酒等助湿生热之品；中寒脾虚、大病、产后之人，西瓜、李子、田螺、蟹、蚌等积冷损之品当忌之；各种失血、痔疮之人及孕妇忌食慈姑、胡椒等动血之品，妊娠禁用破血通经、剧毒、催吐及辛热、滑利之品。还有一类是服药后应忌食某些食物，如：服发汗药忌食醋和生冷食物；服补药忌食茶叶、萝卜。忌口之说有些已被证明是有道理的，有些则不合实际，在药膳应用中可供参考。

二、药膳的作用

（一）治疗疾病

（1）以药膳为主治疗疾病　某些疾病或疾病中的某个阶段可以用药膳或食物为主加以治疗。如：桂枝汤就是食疗方，是治疗外感风寒、营卫不和的主方；《金匮要略》中的甘麦大枣汤以治妇人脏躁等，都是以食疗方为主治病的实例。

（2）药食结合以辅助治疗疾病　《黄帝内经》提出"药以祛之，食以随之"，食物疗法是综合疗法中一种重要而不可缺少的内容。古代医家主张在病邪炽盛阶段依靠药物，一旦病邪已衰，在用药治疗的同时，饮食营养亦须及时跟上，以恢复正气，增强其抗病能力。金元四大家张从正主张攻邪居先，食养善后，这是典型的药食结合。

（3）辨证施膳治疗疾病　辨证施膳是从辨证论治发展而来的。它是根据食性理论，以食物的四气、五味、归经、阴阳属性等与人体的生理密切相关的理论和经验作为指导，针对病人的症候，根据"五味相调，性味相连"的原则，以及"寒者热之，热者寒之，虚则补之，实则泻之"的法则，应用相关的食物和药膳治疗调养病人，以达到治病康复的目的。病人的膳食基本上分为温补、清补、平补、专病食谱四大类。

（二）养生保健

药膳用于保健养生方面数量多、范围广。近代出现的健康食品和保健食品，是指以增进健康为目的的补养食品。

（三）丰富人们的饮食生活

日常饮食中健身养生防病的食品和美味佳肴深受群众欢迎。由于药膳食品具有东方特色，富有饮食文化艺术内涵，可用于居家、休息、饮宴、娱乐交际、接待宾客、旅游、疗养活动中。药膳在丰富饮食保健内容、改进烹调技术、美化人民生活、弘扬中国饮食文化等诸多方面产生了良好而深远的影响。

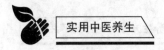

三、药膳常用中药

(一) 人参

人参为五加科植物人参的干燥根及根茎,别名土精、棒槌、神草等。

【性味归经】甘、微苦,性平;归脾、肺、心经。

【功能主治】大补元气、生津止渴、安神益智、延年益寿。用于身体虚弱、四肢发冷、脾虚食少、津伤口渴、久病体虚、惊悸失眠等疾病。

【用法用量】煎服,3～9 g,另煎,兑入汤剂服。

【注意事项】

(1) 人参反藜芦,畏五灵脂,故不宜同用。

(2) 患有急性病、发热、急性冠状动脉血栓形成或有出血倾向的人禁用人参。

(3) 此外,50 岁以下的健康人,精力充沛、易激动、精神紧张、癔症、躁狂、精神分裂症的病人不宜使用人参。

(二) 黄芪

黄芪为豆科多年生草本植物黄芪的根,别名蜀脂、羊肉、王孙等。

【性味归经】温,甘,归脾、肺经。

【功能主治】补气固表,解毒排脓,利尿生肌。用于气虚乏力、久泻脱肛、时常出虚汗、子宫脱垂、慢性肾炎蛋白尿、糖尿病和疮疡溃后不敛等疾病。

【用法用量】煎服 6～15 g,大剂量可用到 60 g。

【注意事项】

(1) 本品功偏温补,易助火,凡气滞湿阻、肝气郁结、消化不良、外疡初起、表实邪盛者,均不宜使用。久服助火,可配知母、玄参等清热之品以化解。

(2) 蜜炙可增强其补中益气作用,其他生用。

(三) 党参

党参为桔梗科植物党参、素花党参或川党参的干燥根。别名台参、潞党参等。

【性味归经】平、甘,归脾、肺经。

【功能主治】补中益气,养血生津。用于脾肺虚弱、气短心悸、食少便稀、四肢倦怠等疾病。党参是重要的平补保健之佳品,功效同于人参,但是力量缓弱,临床上常作为人参的替代品使用。

【用法用量】煎服,3～9 g。重病或急病时可以用到 30 g。

【注意事项】

(1) 不可与藜芦同用。

(2) 大剂量使用时,最好不要超过 60 g,超过 60 g 可能导致心前区不适或心律不齐。

(3) 实证、热证不宜单独使用。

人参、党参、黄芪三药,皆具有补气、生津、补血之功效,且常相须为用,能相互增强疗效。但人参作用较强,被誉为补气第一要药,并具有益气救脱、安神增智、补气助阳之功。党参补气之力较为平和,专于补益脾肺之气,兼能补血。黄芪补益元气之力虽不及人参,但长于补气升阳、益卫固表、托疮生肌、利水消肿,尤宜于脾虚气陷及表虚自汗等疾病。

(四)山药

山药为薯蓣科植物薯蓣的干燥根茎,别名薯蓣、修脆、山芋等。

【性味归经】甘、平,归肺、脾、肾经。

【功能主治】补脾养胃,生津益肺,补肾涩精。主治脾胃虚弱、食欲不振、倦怠乏力、久泻久痢、肺气虚燥、消渴尿频、带下白浊、肥胖等疾病。本品既可以补气,又可以养阴,不滞不腻,是清补之佳品,常人均可以使用。

【用法用量】煎服,15～30 g,大剂量 60～250 g。滋阴宜生用,健脾止泻宜炒黄用。

【注意事项】

(1)山药最好炖煮食用,油炸或爆炒时营养成分破坏较多。

(2)山药能助湿,故湿盛或有积滞者忌用。

(3)山药忌与碱性药物同用。

(五)大枣

大枣为鼠李科木本植物枣的成熟果实,别名御枣、扑落酥、百益红等。

【性味归经】甘、温,归脾、胃经。

【功能主治】补中益气,养血安神,保健益寿,缓和药性。主治脾胃虚弱,中气不足,体倦无力,食少便溏;用于血虚萎黄、消瘦,或妇女脏躁,精神不安者。大枣配伍阿胶,有养血、补气、止血之功效,用于治疗气血不足之出血证;大枣配伍浮小麦、甘草,有益气养心健脾、养血安神之功效,用于治疗忧思过度、心脾两虚所致的心神恍惚、睡眠不安等。

【用法用量】10～30 g 或 3～12 枚。

【注意事项】

(1)大枣不与葱同用,否则五脏不和。

(2)痰浊偏盛,腹部胀满,舌苔厚腻,肥胖病者忌多食常食。

(3)急性肝炎湿热内盛者忌食;小儿疳积和寄生虫病儿忌食;齿病疼痛者亦忌。

(4)糖尿病病人切忌多食。

(六)当归

当归为伞形科植物当归的干燥根。别名薜荔、秦归、白蕲等。

【性味归经】温、甘、辛,归心、肝、脾经。

【功能主治】补血调经,活血止痛,润肠通便。主治一切血虚之证。当归既能补血,又能调经,为妇科常用药,用于血虚或血虚而有瘀滞的月经病等。现代证明,当归可以用于治疗冠心病、血栓闭塞性脉管炎等疾病。此外当归还有养血润肠之功,可以用于血

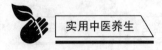

虚肠燥便秘。

【用法用量】煎服,5~15 g。一般生用,酒炒加强其活血之功。

【注意事项】

(1) 通常情况下,当归身有补血之功,当归尾有活血之功,全当归有补血、活血之功。

(2) 湿盛中满、泄泻者忌服。

（七）熟地黄

熟地黄为玄参科植物地黄的根茎,经过加工蒸晒而成,别名酒壶花、山烟、山白菜等。

【性味归经】甘、微温,归肝、肾经。

【功能主治】补血养阴,填精益髓。凡肝血亏虚、妇女崩漏、肾阴不调,骨蒸潮热、盗汗遗精、精血两亏、须发早白均可使用。现在临床上常用于治疗阴虚型慢性肾炎、高血压、糖尿病和神经衰弱等肝血亏虚的病症。此外,久服地黄可以起到延年益寿的功效。

【用法用量】水煎,10~30 g。

【注意事项】本品性质黏腻,较生地黄更甚,有碍消化,凡气滞痰多、脘腹胀痛、食少便溏者忌服。重用久服宜与陈皮、炒仁等同用,防止黏腻碍胃。

（八）阿胶

阿胶为马科动物驴的干燥皮或鲜皮经煎煮,浓缩制成的固体胶,别名傅致胶、盆覆胶等。

【性味归经】平、甘,归肺、肝、肾经。

【功能主治】补血止血,滋阴润燥。阿胶含有动物胶、氮、明胶蛋白、钙、硫和十多种氨基酸,具有滋阴补血、止血安胎之功效。阿胶是血肉之精,滋阴润燥,为治疗血虚、养血之要药。其补肝血、滋肾水、润肺燥的作用甚佳,可用于阴虚血少、虚火妄动、胎动不安、肺虚咳嗽和各种阴虚出血之证。

【用法用量】烊化,5~10 g。

【注意事项】

(1) 止血宜加炒蒲黄。

(2) 本品性质黏腻,有碍消化,脾胃虚弱、食少便溏者不宜使用。

(3) 实热瘀滞者不宜使用。

（九）龙眼肉

龙眼肉为无患子科植物龙眼树的假种皮,别名桂圆、羊眼、益智等。

【性味归经】甘、温,归心、脾经。

【功能主治】补益心脾,养血安神。用于治疗脾胃虚弱、食欲不振,或气血不足、体虚乏力、心脾血虚、失眠健忘、惊悸不安等疾病。本品可单用煎水代茶饮,对于老年人气血不足有良好的补益功效。本品补而不腻,为滋补佳品。

【用法用量】生食,煎汤,熬膏,或浸酒服,6～10 g。

【注意事项】痰火郁结,咳嗽痰黏者不宜。

（十）枸杞子

枸杞子为茄科植物宁夏枸杞的成熟果实,别名狗牙子、牛右力、红珠仔刺等。

【性味归经】甘、平,归肝、肾经。

【功能主治】滋补肝肾,益精明目。用于肝肾阴虚及早衰证。本品能滋肝肾之阴,为平补肾精肝血之品。治疗精血不足所致的视力减退、内障目昏、头晕目眩、腰膝酸软、遗精滑泄、耳聋、牙齿松动、须发早白、失眠多梦等疾病,在肝肾阴虚、潮热盗汗、消渴等证的方中,本品颇为常用。本品可单用,或与补肝肾、益精补血之品配伍,如《寿世保元》枸杞膏单用本品熬膏服。

【用法用量】水煎服,亦可入丸散。9～12 g,大剂量可达 60 g。

【注意事项】外邪实热,脾虚有湿及泄泻者忌服。

（十一）百合

百合为百合科植物卷丹、百合或细叶百合的干燥肉质鳞叶,别名中庭、摩罗、夜合花等。

【性味归经】甘、寒,归心、肺经。

【功能主治】养阴润肺,清心安神。用于阴虚久咳,痰中带血,虚烦惊悸,失眠多梦,精神恍惚。

【用法用量】水煎服,10～30 g。

【注意事项】清心宜生用,润肺宜炙用;风寒咳嗽、脾虚便溏者忌用。

（十二）冬虫夏草

冬虫夏草为麦角菌科真菌冬虫夏草寄生在蝙蝠蛾科昆虫的蝙蝠蛾幼虫上的子座及幼虫尸体的复合体,别名冬虫草、虫草等。

【性味归经】甘、平,归肺、肾经。

【功能主治】补肾益肺,止血化痰,用于老年慢性支气管炎、肺气肿、肺结核、支气管哮喘、咳嗽气短、虚喘咯血者;体虚多汗、自汗、盗汗者宜食;病后虚弱、久虚不复,或衰老体弱及各种慢性消耗性病人宜食;肾气不足、腰膝酸痛、阳痿遗精者宜食;癌症病人及放疗化疗后宜食;糖尿病、红斑狼疮、慢性肾炎及再生障碍性贫血和白细胞减少者宜食。

【用法用量】水煎服,5～10 g,研末吞服 1.5～3 g。

【注意事项】有表证肺热咳血者忌用;少年儿童、体质强壮者慎用。

四、常用药膳举例

（一）人参麦冬五味饮

人参 6 g,麦冬 15 g,五味子 10 g,冰糖 20 g。将人参洗净、润透、切片,与麦冬、五味子一同煎汤,先后两次滤出,将两次滤液兑在一起,加入冰糖,搅匀即可饮用。可大补元

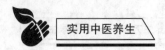

气、固脱生津、宁心安神,适用于惊悸、阴虚气喘、自汗、盗汗等疾病。

（二）党参鸡汤

党参 30 g,老母鸡 1 只,姜、葱、料酒、盐、胡椒粉各适量。宰杀鸡,去毛、内脏及爪,将鸡、姜、葱、料酒一同放入锅内,加水。武火煮沸,文火慢炖,至鸡熟透后,加入盐、胡椒粉,即可食用。可补中益气、生津养血,适用于脾胃虚弱、中气不足、精神倦怠、食少便溏等疾病。

（三）黄芪鸡煲

黄芪 30 g,红枣 8 个,鸡 1 只,姜、葱、料酒、盐、胡椒粉、味精各适量。鸡宰杀,去毛、内脏及爪,洗净切块,与黄芪、姜、葱、红枣、料酒一同放入锅内,加水。武火煮沸,文火慢炖,至鸡熟透后,加入盐、胡椒粉和味精,搅匀即可食用。可补中益气,适用于内伤劳倦、脾虚泄泻、脱肛、气虚、崩漏等疾病。

（四）山药胡萝卜鸡煲

山药 20 g,胡萝卜、鲜藕各 100 g,鸡 1 只,姜、葱、料酒、盐、胡椒粉、味精各适量。鸡宰杀,去毛、内脏及爪,洗净切块。将鸡、山药（切块）、胡萝卜（切块）、鲜藕（拍破）、姜片、葱段、料酒一同放入锅内,加水。武火煮沸,文火慢炖,至鸡熟透后,加入盐、胡椒粉和味精,搅匀即可。可补脾胃,益气血。

（五）归芪乌鸡汤

当归 20 g,黄芪 30 g,乌鸡 1 只,姜、葱、料酒、盐、胡椒粉各适量。乌鸡宰杀,去毛、内脏及爪,洗净切块。与当归、黄芪、姜片、葱段、料酒一同放入锅内,加水。武火煮沸,文火慢炖,至乌鸡熟透后,加入盐、胡椒粉,搅匀即可食用。

（六）枸杞山药甲鱼汤

甲鱼 1 只,枸杞子 30 g,山药 30 g,女贞子 15 g,熟地黄 15 g,精盐与各种佐料若干。甲鱼宰杀,淋出血液,去头、足及内脏,清洗干净。与枸杞子、山药、女贞子、熟地黄一同放入锅内,加精盐及各种佐料,用文火炖至烂熟,即可食用。可滋补肝肾,适用于肝肾阴虚所致的疾病。

 知识链接

养生名家、趣事——扁鹊

相传扁鹊是战国时代的名医,家住渤海郡（今河北任丘市）,姓秦名越人。有一天,扁鹊来到河北邯郸,见一个病危者,家人叫不醒他,就以为死了。扁鹊为他把脉,发现是假死,就开了个食疗方——人参麦冬五味子（这就是大名鼎鼎的"生脉散"）,给病人喂下后,病人不多久就苏醒过来了。所以人们称扁鹊能"起死回生"。

【任务实施】

药膳养生术操作流程见表7-21-1。

表 7-21-1 药膳养生术操作流程

操作程序	操作步骤	要点说明
评估	评估病症 (1)身体基本情况; (2)健康状况; (3)辨证分析	☆资料要全面系统、真实可靠,要反映出病人的特征 √望:观察面色、舌质等; √闻:听声息; √问:询问症状; √切:摸脉象等
计划	1. 制订药膳养生方案 2. 根据评估结果,选择合适的药膳 3. 准备制作药膳需要的药物及用具	☆制订药膳养生的计划: √根据对象的体质、患病情况选择适宜的药膳 √平素体质尚虚或病后气血亏虚者用补益气血药膳 √机体阴阳失衡者用于调补阴阳药膳 √心、肝、脾、肺、肾五脏虚弱、功能低下者用于调理五脏药膳 √老年智力低下及记忆力减退者用于益智药膳 √视力低下、视物昏花者用于明目药膳 √老年耳聋、耳鸣以及听力减退者用于聪耳药膳 √老年平素调养,强身健体,养生防病者用于延年益寿药膳 √皮肤上有黑点、黑斑、色素沉着者用于增白祛斑药膳 √老年皮肤老化、松弛,面色无华者用于润肤美颜药膳 √肥胖者用于减肥瘦身药膳 √脱发、白发以及头发稀少者用于乌发生发药膳 √老年体虚、牙齿松动、掉牙者用于固齿药膳 √感冒以及外感病的初期用于解表药膳 √机体热毒内蕴,余热未清者用于清热药膳 √机体外寒入侵或虚寒内生者用于祛寒药膳 √消化不良、食积内停、腹胀者用于消导药膳 √大便干燥者用于通便药膳 √尿少浮肿、小便不利者用于利水药膳 √瘀血内停,跌打损伤者用于活血药膳 √失眠多梦者用于安神药膳

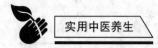

续表

操作程序	操作步骤	要点说明
施膳	1.沟通:解释评估结果和计划内容 2. 指导实施养生计划 3. 跟踪对象,了解养生效果	☆实施过程中向病人说明注意事项: ✓用药膳疗法时,应注意食物与药物的禁忌 ✓由高血压、冠心病及严重心、肝、肾脏疾病引起水肿者,在配制药膳时应少放盐,宜清淡 ✓体质肥胖,患有动脉粥样硬化性疾病病人,宜服低脂肪(尤其是动物脂肪)食物的药膳 ✓糖尿病病人慎用或不用以淀粉类或糖类烹调的药膳 ✓注意配伍禁忌和服药忌食
评价	1.对不同药膳的养生功效有正确的认识 2.对自身的健康状况有正确的认识 3.能够合理地运用药膳养生的方法	☆评价药膳养生的效果 ☆调整下一步养生计划

 能力检测

1. 简述药膳的特点。

2. 人参、党参、黄芪三味常用的中药在功能主治方面有何异同?

3. 按照药膳的功能,药膳可以分为哪几类?

4. 简述药膳养生术的注意事项。

5. 案例分析:某男,38岁,节目主持人。因工作关系他平时衣装整洁,特别注意形象。可他对脸上时不时冒出来的油脂没有办法,为什么都快40岁的人了,脸上还长那么多"痘痘"呢?除了脸上出油,他平时特别容易出汗,口干、口苦,小便常有灼热感,大便经常黏腻不爽。运动出汗后,常会把白色T恤衫染成黄色的。后来在营养师的建议下,采用泥鳅炖豆腐、绿豆莲藕进行药膳调养,效果明显。

通过上述案例,分析他所使用的药膳属于哪一类型,起到了什么作用。

(罗清平　叶泾翔)

任务 22 药膏养生术

案例引导

病人,女,45岁,初诊日期为2002年12月10日,诊断为"慢性乙型肝炎"。初诊主要临床表现如下:腰酸腿软,关节酸楚,头昏眼花,夜寐梦多,面色欠华,有乙型肝炎家族史,乙型肝炎全套检查示乙型肝炎小三阳,舌质淡,苔薄白,脉细弱,辨证属肝肾阴亏、肝气失疏、气滞血瘀,先拟杞菊地黄汤合香砂六君子汤加减,浓煎三次取汁,另加冬虫夏草,煎取浓汁冲入调匀,取阿胶、鳖甲胶烊化收膏,早晚各1匙,冲服,经一段时间治疗后症状减轻,复查多次乙型肝炎表面抗原阴性。

(1) 药膏养生术具有哪几个方面的作用?

(2) 你觉得药膏养生术适用于什么样的人群?

一、概述

药膏养生术又称为膏方养生术,是利用药膏来达到养生目的的一种养生方法。

药膏具有营养滋补和治疗、预防综合作用。药膏俗称膏滋,属于中医丸、散、膏、丹、酒、露、汤、锭八种剂型之一。它融中药、滋补品和相关食品于一炉,按照一人一方、一人一锅而制作,克服了中成药、保健品千人一方的缺点,实行量身定做、对症下药。

(一)药膏的起源与发展

1. 药膏渊源 内服药膏是由汤药(煎剂)浓缩演变发展而来,凡汤丸之有效者,皆可熬膏服用。早在《五十二病方》中就有膏剂30余方,制作时加用膏糊剂而称为"膏滋"。

2. 历代药膏特色

(1)汉唐时期膏煎同义 凡称膏者,一般含有动物类药,但亦有用枣肉等烂如腻膏之物的。而煎的范围较广,凡煎煮黏稠度较高的药物,如蜜、酥、饴糖、滋腻药汁、枣膏、动物脂肪及皮骨等都可称为煎。

《黄帝内经》记载了豕膏、马膏。东汉末年,张仲景《金匮要略》中的大乌头煎(乌头、蜜)、猪膏发煎(猪膏、头发),其制法类似现代膏滋的制法,也是将膏滋作为内服的最早记录。晋代葛洪《肘后备急方》收载的药膏用苦酒(即醋)与猪油作为溶剂,药膏制成后,既可外用以抹病处,又可内服。南北朝时陈延之的《小品方》中有地黄煎(生地黄),是单独一味作为膏方。唐代孙思邈的《备急千金要方》中药膏的制作方法是水煎去渣,取汁,浓缩成膏,供内服。王焘的《外台秘要》载"古今诸家煎方六首",这些煎(膏)方均强调作

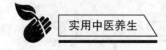

滋补强壮剂。

唐朝以前称膏者，有内服也有外用，作用以治疗为主；称煎者多作内服，除用于治疗外，亦作为药饵补剂用于养生。

（2）宋元时期药膏承袭遗风 到了宋朝，煎则逐渐为膏所代替。宋元时期之膏方，基本沿袭了唐代的风格，用途日趋广泛。例如，南宋时《洪氏集验方》收载的琼玉膏，是一首著名的膏方，时至今日，仍被广为沿用。膏方中含有动物类药的习惯也自然流传下来。

（3）明清时期药膏更趋成熟 膏方发展至明清时期，已进入成熟阶段。其标志为：正规命名，规范制作，数量繁多，运用广泛。膏方的名称多采用"某某膏"的方式命名。同时膏剂逐渐偏向补益，膏滋备受欢迎，医家更是撷取膏滋之长，加以辨证处方，调治体弱之人，从而出现了因人而制的膏方，由于疗效显著，不断得到发展，成为中医药剂中的一大剂型。

明代王肯堂《证治准绳》所载通声膏；明代《景岳全书》所载两仪膏；明代朱谟著《本草汇言》，内载柿饼膏等多种膏方；韩天爵著《韩氏医通》，收录的有霞天膏；龚廷贤著《寿世保元》集抗衰老膏方，如茯苓膏、银叶膏等，亦多佳效。洪基著《摄生总要》，从壮阳填精法立论，纂辑了如龟鹿二仙膏（鹿角、龟板、枸杞子、人参）等著名的抗衰老膏方，至今仍在临床上得到广泛使用。清代叶天士《临证指南医案》中载有膏方医案，《叶氏医案存真》中，治精血五液衰夺，阳化内风之证，治咳甚呕血吐食，均"进膏滋药"。吴尚先著《理瀹骈文》，载有内服膏方，吴氏制方，基于外治与内治相通之理，主要取辨证论治之内服汤丸制作药膏。

（4）近代药膏 近代，膏方续有发展，历史悠久的中药店，如北京同仁堂、杭州胡庆余堂、上海雷允上、上海童涵春堂等均自制膏滋，如首乌延寿膏、八仙长寿膏、葆春膏、参鹿补膏等，其制作方法，皆有独特之处，在临床上被广泛应用，在国内外都享有一定的声誉。许多著名中医专家，均有配制和应用膏滋防治疾病的经验体会，例如：秦伯未在运用膏方上卓有成效；蒲辅周在调理慢性病时，喜用膏丸缓图，临床治验甚多；近代名家丁甘仁亦擅长以膏论治，颇具影响。

（二）药膏的功能作用

1. 补虚扶弱 凡气血不足、五脏亏损、体质虚弱或因外科手术、产后及患重病、慢性消耗性疾病恢复期出现各种虚弱证者，无论是因虚致病，还是因病致虚，均宜冬令进补膏滋：能有效促使虚弱者恢复健康，增强体质，改善生活质量。

2. 抗衰延年 老年人气血衰退、精力不足、脏腑功能低下者，可以在冬令进补膏滋，以抗衰延年。中年人由于机体各脏器功能随着年龄增加逐渐下降，而工作压力和家庭负担、生活变故等社会、心理因素的压力都在上升，容易未老先衰，如头发早白、头晕目眩、耳鸣眼花、腰疼腿软、神疲乏力、心悸失眠、记忆力衰退等，亦可冬令进补膏滋，以增强体质，防止早衰。

3. 纠正亚健康状态 药膏以补为主，纠偏祛病，对调节阴阳平衡，纠正亚健康状态,使人体恢复到最佳状态的作用最为显著。也能使长期在节奏快、压力大的环境中工作,精力有所"透支"而出现头晕腰酸、疲倦乏力、头发早白的亚健康状态的年轻"白领"恢复常态,防患于未然。

4. 防病治病 众所周知,枇杷膏能治痰热咳嗽,益母草膏能治妇女月经不调,夏枯草膏能治甲状腺肿大,十全大补膏治疗贫血有效。针对病人不同病证开列的膏方确能防病治病,尤其对处于康复期的癌症病人,在冬令服食扶正膏滋,不仅能提高免疫功能,而且能在体内贮存丰富的营养物质,有助于来年防复发、抗转移,对防止癌症复发大有裨益。此外,膏滋还有美容、养颜、益智等作用。

(三)药膏适宜人群

1. 慢性疾病的治疗 常用于治疗慢性支气管炎、支气管哮喘、高血压、冠心病、高脂血症、功能性胃肠病、慢性乙型肝炎、肝硬化、慢性肾炎、慢性泌尿系统感染、贫血、类风湿关节炎、夜尿增多症、腰腿痛、性功能障碍、不孕症等。

2. 病后、术后、产后的调理 药膏不仅营养丰富,而且容易吸收,又能补充能量,能促进机体尽快康复。

3. 亚健康人群 没有器质性病变,但出现精神不振、反应迟钝、失眠多梦、记忆力减退、烦躁、焦虑、易受惊吓等症状,生理上表现为疲劳、乏力,活动时气短、出汗等人群。

4. 老年人 老年人各项生理功能都趋向衰退,冬令进补,能增强体质和延缓衰老。

5. 女性的进补 特别适用于面部色素沉着者(如黑眼圈、黄褐斑、蝴蝶斑等)、月经不调等人群。

6. 儿童的进补 小儿根据生长需要可适当选用药膏进补,尤其是对有反复呼吸道感染、厌食、贫血等症的体虚患儿较为适宜。儿童在冬季通过合理的膏方调补,能增强体质,开发智力,增进食欲,助长发育。但儿童的进补必须严格按照小儿的生理、病理特点,因人因病因体质进补。

二、药膏常用中药

药膏组方中最重要的组成部分是补益药。根据各人的体质差异进行调整,针对脏腑之虚和阴阳气血进行补益平衡,最终达到阴平阳秘、气血调和、脏腑健旺的目的。前已经介绍了人参、黄芪、党参、山药、大枣、当归、熟地黄、阿胶、龙眼肉、枸杞子、百合、冬虫夏草等补益类中药。下面介绍几种在药膏中常用的中药。

(一)西洋参

西洋参为五加科植物西洋参的干燥根,均为栽培品,秋季采挖,洗净,晒干或低温干燥。别名有花旗参、洋参、美国人参等。

【性味归经】甘、微苦、凉,归心、肺、肾经。

【功能主治】补气养阴,清热生津。用于气虚阴亏,内热,咳喘痰血,虚热烦倦,消渴,口燥咽干。西洋参有抗疲劳、抗氧化、抗应激、抑制血小板聚集、降低血液凝固性的作用,另外,对糖尿病病人还有调节血糖的作用。

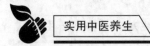

【用法用量】内服,煎汤(另煎兑服),3～6 g;入丸散每次 0.5～1 g。

【注意事项】不宜与藜芦同用。

（二）太子参

太子参为石竹科多年生草本植物异叶假繁缕的块根,被卫生部(现更名为国家卫生和计划生育委员会)列入"可用于保健食品的中药材名单"。别名为孩儿参、童参。

【性味归经】甘、微苦、微温,归肺、脾、心经。

【功能主治】补益脾肺,益气生津。用于肺虚咳嗽,脾虚食少,心悸,怔忡,水肿,消渴,精神疲乏。

【用法用量】内服,煎汤,10～30 g。

【注意事项】表实邪盛者不宜用。

（三）白术

白术为菊科植物白术的干燥根茎。别名于白术、于潜术、烟术。

【性味归经】苦、甘、温,归脾、胃经。

【功能主治】健脾益气,燥湿利水,止汗,安胎。用于脾虚食少,腹胀泄泻,痰饮,水肿,自汗,胎动不安。

【用法用量】内服,煎汤,6～12 g。

【注意事项】阴虚燥渴,气滞胀闷者忌服。置阴凉干燥处,防蛀。

（四）黄精

黄精为百合科植物滇黄精、黄精或多花黄精的干燥根茎。别名老虎姜、鸡头参等。

【性味归经】甘、平,归肺、脾、肾经。

【功能主治】滋肾润肺,补脾益气。用于阴虚肺燥,干咳少痰及肺肾阴虚的劳嗽久咳;肾虚精亏的头晕,腰膝酸软,须发早白及消渴等。

【用法用量】煎服,10～30 g。

【注意事项】中寒泄泻,痰湿痞满气滞者忌服。

（五）北沙参

北沙参为伞形科植物珊瑚菜的根。别名莱阳参、海沙参、银沙参、辽沙参。

【性味归经】微寒、甘、微苦,归肺、脾经。

【功能主治】养阴清肺,祛痰止咳。用于肺热燥咳,虚痨久咳,阴伤咽干、口渴。

【用法用量】内服,煎汤,4.5～9 g;亦可熬膏或入丸剂。

【注意事项】风寒咳嗽及肺胃虚寒者忌服。

（六）麦门冬

麦门冬为百合科植物沿阶草的块根。别名麦冬、不死药。

【性味归经】甘、微苦、寒,归肺、胃、心经。

【功能主治】养阴润肺,清心除烦,益胃生津。用于肺燥干咳,吐血,咯血,肺痿,肺痈,虚劳烦热,消渴,热病津伤,咽干口燥,便秘。

【用法用量】内服,煎汤,6～12 g;或入丸、散。

【注意事项】凡脾胃虚寒泄泻,胃有痰饮湿浊及暴感风寒咳嗽者均忌服。

(七) 桑椹

桑椹为桑科植物桑的干燥果穗。别名桑果、桑枣。

【性味归经】甘、酸,寒,归心、肝、肾经。

【功能主治】补血滋阴,生津润燥。用于眩晕耳鸣,心悸失眠,须发早白,津伤口渴,内热消渴,血虚便秘。补肝,益肾,熄风,滋液。治肝肾阴亏,消渴,便秘,目暗,耳鸣,瘰疬,关节不利。

【用法用量】内服,煎汤,9～15 g。

【注意事项】脾胃虚寒便溏者禁服。

(八) 巴戟天

巴戟天为双子叶植物茜草科巴戟天的干燥根。别名鸡肠风、鸡眼藤、黑藤钻、兔仔肠、三角藤、糠藤等。

【性味归经】辛、甘、温,归肝、肾经。

【功能主治】补肾阳,壮筋骨,祛风湿,用于肾虚兼风湿痹证,腰膝疼痛,筋骨痿软无力。治阳痿,少腹冷痛,小便不禁,子宫虚冷,风寒湿痹,腰膝酸痛。

【用法用量】内服,熬汤,3～9 g;入丸、散,亦可浸酒或熬膏。

【注意事项】阴虚火旺者忌服。

(九) 锁阳

锁阳为肉质寄生草本,寄生于白刺的根上。别名锈铁锤、地毛球、锁燕、不老药。

【性味归经】甘、温,归脾、肾、大肠经。

【功能主治】补肾壮阳,益精强筋,润肠通便。用于肾虚阳痿,遗精早泄,腰膝痿软,下肢无力,阳虚精亏便秘。

【用法用量】内服,煎汤,5～9 g;入丸、散或熬膏。

【注意事项】阴虚火旺、脾虚泄泻及实热便秘者禁服。

(十) 覆盆子

覆盆子为蔷薇科悬钩子属木本植物的果。别名悬钩子、覆盆莓、树莓、野莓、木莓等。

【性味归经】甘、酸、平,归肝、肾经。

【功能主治】补肝益肾,固精缩尿,明目。用于阳痿早泄,遗精滑精,宫冷不孕,带下清稀,尿频遗溺,目昏暗,须发早白。

【用法用量】内服,煎汤,5～10 g;或入丸、散,亦可浸酒或熬膏。

【注意事项】肾虚有火,小便短涩者慎服。

(十一) 淫羊藿

淫羊藿为小檗科植物淫羊藿、箭叶淫羊藿、柔毛淫羊藿或朝鲜淫羊藿的干燥叶。别

名仙灵脾,淫羊藿一般指的是植物的地上部分,而仙灵脾指的是植物的地下干燥根茎。

【性味归经】辛、甘、温,归肝、肾经。

【功能主治】补肾阳,强筋骨,祛风湿。用于阳痿遗精,筋骨痿软,风湿痹痛,麻木拘挛;更年期高血压。

【用法用量】内服,煎汤,3~9 g;浸熬膏或入丸、散。

【注意事项】阴虚而相火易动者忌服。

(十二) 肉苁蓉

肉苁蓉为列当科濒危种,别名大芸、寸芸、苁蓉、查干告亚(蒙语)。分布于内蒙古、宁夏、甘肃和新疆地区,素有"沙漠人参"之美誉,具有极高的药用价值,是我国传统的名贵中药材。

【性味归经】甘、咸、温,归肾、大肠经。

【功能主治】补肾阳,益精血,润肠通便。用于肾阳虚衰,精血亏损,阳痿,遗精,腰膝冷痛,耳鸣目花,带浊,尿频,月经愆期,崩漏,不孕不育,肠燥便秘。

【用法用量】内服,煎汤,6~9 g;或入膏滋、浸酒等。

【注意事项】阴虚火旺及大便泄泻者忌服。

三、药膏的制作与使用

(一) 制作

药膏的制作经过浸泡、煎煮、浓缩、收膏、存放等几道工序。

1. 浸泡　先将配齐的药料检查一遍,把胶类药拣出另放。然后把其他药物统统放入容量相当的洁净砂锅内,加适量的水浸润药料,令其充分吸收膨胀,稍后再加水以高出药面 10 cm 左右,浸泡 24 h。

2. 煎煮　把浸泡后的药料上火煎煮。先用大火煮沸,再用小火煮 1 h 左右,转为微火以沸为度,约 3 h,此时药汁渐浓,即可用纱布过滤出头道药汁,再加清水浸润原来的药渣后即可上火煎煮,煎法同前,此为二煎,待至三煎时,气味已淡薄,滤净药汁后即将药渣倒弃(如药汁尚浓时,还可再煎一次)。将前三煎所得药汁混合,静置沉淀后过滤,以药渣愈少愈佳。

3. 浓缩　过滤的药汁倒入锅中,进行浓缩,可以先用大火煎熬,加速水分蒸发,并随时撇去浮沫,让药汁慢慢变得稠厚,再改用小火进一步浓缩,此时应不断搅拌,因为药汁转厚时极易黏底烧焦,浓缩至药汁滴在纸上不散开来为度。这就是经过浓缩而成的清膏。

4. 收膏　把蒸烊化开的胶类药与糖(以冰糖和蜂蜜为佳)倒入清膏中,放在小火上慢慢熬炼,不断用铲搅拌,直至能扯拉成旗或滴水成珠(将膏汁滴入清水中凝结成珠而不散)即可。

5. 存放　待收好的膏冷却后,装入清洁干净的瓷质容器内,先不加盖,用干净纱布将容器口遮盖上,放置一夜,待完全冷却后,再加盖,放阴凉处。

（二）使用

1. 药膏的保存方法 药膏服用的时间比较长，要求放入冰箱，防止霉变；配备专用调羹：舀之前不用水冲洗，防止沾到膏方里霉变。

2. 药膏的服用方法 药膏一般在冬至前一周至立春前服用。用少量开水烊化，早晨空腹服用，1周后改为2次/天，早晨与晚上睡前1 h空腹服用。根据病症需要也可用温热黄酒冲服。成人每次服1汤匙，约30 g。少年减半；儿童、婴儿禁服。

3. 药膏的服用禁忌 感冒、发热、伤食期间暂停服，急性病或慢性病活动期可暂缓服。"急则治其标，缓则治其本"，新近患病之人，须先祛邪外出，然后以药膏缓图治本，否则闭门留寇，不利于疾病治疗。

四、常用药膏举例

（一）王会仍膏方

西党参（研末）250 g、黄芪250 g、白术120 g、茯苓120 g、甘草50 g、熟地黄150 g、全当归120 g、川芎60 g、白芍120 g、桂枝60 g、淮山药150 g、陈萸肉120 g、枸杞子120 g、灵芝150 g、陈皮60 g、五味子60 g、制黄精200 g、玉竹120 g、麦冬120 g、巴戟肉120 g、牡丹皮90 g、杜仲120 g、补骨脂120 g、薏苡仁300 g、龙眼肉60 g、胡桃肉（研末）60 g、阿胶250 g、鹿角胶250 g、黄酒250 mL、冰糖250 g。主治：亚健康、术后、病后体虚未复。

（二）小儿固本克喘膏

太子参150 g、天冬120 g、熟地黄30 g、炙冬花90 g、黄芪120 g、补骨脂90 g、丹参90 g、椒目45 g、炙甘草50 g、红枣150 g、冰糖160 g、阿胶120 g、黄酒100 mL、川贝粉30 g。可预防哮喘反复发作，有良好的抗哮喘复发作用。

（三）十全大补膏

人参90 g，肉桂90 g，白术150 g，茯苓150 g，黄芪150 g，炙甘草60 g，当归150 g，白芍150 g，川芎90 g，熟地黄150 g。可温补气血，适用于五劳七伤，诸虚不足，潮热骨疼，不思饮食，面色萎黄，夜梦遗精，脚膝无力，脾肾气弱，五心烦闷，忧虑伤血气，喘嗽中满，及病后未复等症。

（四）胡庆余堂膏方

太子参300 g、百合300 g、生地黄200 g、当归150 g、仙茅150 g、仙灵脾150 g、珍珠母400 g、白芍300 g、川芎150 g、知柏各150 g、酸枣仁200 g、紫丹参200 g、茯苓300 g、枸杞子250 g、菟丝子250 g、煅龙骨200 g、煅牡蛎200 g、桑寄生250 g、川断250 g、巴戟天200 g、覆盆子200 g、薏苡仁300 g、炒白术200 g、胡桃200 g、蜂蜜250 g、阿胶250 g。适用于更年期综合征。

（五）润肤莹肌如玉膏

楮实150 g，白及30 g，升麻250 g，甘松21 g，白芷、白丁香、砂仁各15 g，糯米末

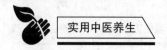

600 g，山柰 9 g，绿豆 150 g，皂角 900 g（去弦及子）。常用敷脸，可润泽肌肤，去垢除斑。

 知识链接

一、养生名家趣事——康熙皇帝

康熙皇帝是清代初期杰出的政治家，也是历史上著名的"康乾盛世"的缔造者。他生于公元 1654 年，卒于 1722 年，7 岁登基，做了 61 年皇帝，这在我国甚至在世界上都是首屈一指的。康熙认为，要使身体健康，关键在于饮食得宜。在平时，要注意选择那些有营养的食品，并注意各种食品之间的搭配，不能有所偏嗜，更不能暴饮暴食。康熙身为"九五之尊"，自然有无数人极力向他献媚邀宠。他爱吃水果，于是各地官员争先恐后地采摘鲜果进贡，但他从不多吃，总是品尝一点儿就够了。康熙每次出巡，总是拒绝那些尽是山珍海味的宴席，而专吃当地所产的时令菜。康熙对饮水的要求是很高的。一般要把水加热煮沸，取蒸馏水饮用。每当夏日大雨倾盆或洪水暴发之际，他绝不饮用河水，他认为这时的河水喝了易生病，因为洪水容易把地表有害的矿物质、粪便甚至腐败的动物尸体冲刷下来，杂于河水之中，这当然是很不卫生的。康熙从不追求长生不老，他认为死亡是一个自然过程，是不可遏止的。因而人只能顺应自然，多加保养，以求在一定范围内延长寿命。

二、养生保健格言

1. 摄养可以延年　人活百年并不难，养生保健是关键。昧用者寿短，善用者延年。惜未危之命，治未病之病。勿以小益而不修，勿以小损而不防。

2. 运动按摩保健　劳其形者长寿，安其乐者命短。静以养神，动以练形。能动能静，可以长生。若要健，天天练。早起练长跑，老年变少年。懒惰催人老，勤劳可延年。一勤生百巧，一懒生百病。手指常动，百脉皆通。手舞足蹈，九十不老……

3. 饮食保健　食宜早些、食宜暖些、食宜少些、食宜淡些、食宜缓些、食宜软些。多吃五谷杂粮，胜服人参鹿茸。米能养脾，麦能补心。一日三餐，二米一面。饮食有节度，强身又增寿……

4. 心理保健　百病起于情，情轻病亦轻。练功不修德，必定要着魔。修德神自明，神明法自得。积德行善，可以延年。笑一笑，十年少。愁一愁，白了头……

5. 起居保健　食取称意，衣取合体。身宜常浴，衣宜勤洗。带宜松，鞋宜宽。心宜静，神宜安。坐如钟，卧如弓……

【任务实施】
药膏养生术操作流程见表 7-22-1。

表 7-22-1 药膏养生术操作流程

操作程序	操作步骤	要点说明
评估	1.病症评估 (1)身体基本情况; (2)健康状况; (3)辨证分型	☆主要评估病人的辨证分型 ☆询问对象患病情况
计划	1.结合病人病症情况选择合适药膏 2.准备制作药膏需要的药物及用具 灶具、配制的药物、砂锅或陶瓷类器皿、搅拌棒等	☆制订药膏养生的计划 ☆对症下药,"量身定做"药膏 　√亚健康、术后、病后体虚未复可用王会仍膏方 　√小儿哮喘可用小儿固本克喘膏 　√五劳七伤,诸虚不足及病后未复者可用十全大补膏 　√肌肤美白、美容可用润肤莹肌如玉膏
实施	1.沟通:解释评估结果和计划内容 2.药膏养生实施 3.跟踪对象,了解养生效果	√制作方法 浸泡→煎煮→浓缩→收膏→存放 　☆向病人充分说明注意事项 　√药膏的保存方法 　√药膏的服用方法 　√药膏的服用禁忌
评价	1.对不同药膏养生功效有正确的认识 2.对自身的健康状况有正确的认识 3.能够合理运用药膏养生的方法	☆评价药膏养生的效果 ☆调整下一步养生计划

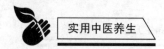

能力检测

1. 简述药膏的功能作用。

2. 简述药膏的制作程序。

3. 案例分析：某女士,36 岁。病人精神疲乏,头晕且痛,脱发颇甚,竟致全脱,心烦,夜寐不安,月经提前,舌质尖红苔薄白,脉细缓。综合脉证,属心肾两虚,肝肾失调。治宜养心安神,滋补肝肾,调理气血。丹参,郁金,炒枣仁,天麻,茯神,制首乌,元参,山栀 100 g,枸杞子,黑大豆,桑椹,连翘,菊花,豆衣,五味子,生地黄,熟地黄,山茱萸,木香,珍珠母,黄芪,夜交藤,女贞子,合欢皮,陈皮,石斛。上药煎 3 次,取汁。加阿胶(烊化),冰糖收膏。随访:服药膏 3 个月后脱发之处已生新发,精神渐振,夜寐得安。

结合所学中医基础理论和药膏养生术,回答为什么病人服用此药膏后可治愈。

（罗清平　叶泾翔）

任务 23　药浴养生术

案例引导

被称为"哀世之君"的清朝光绪帝,在其短暂的 38 年人生历程中,列强入侵,国运衰败,太后专权,皇位虚有,因而多灾多难,导致肝气郁结,脾胃不和,百病缠身,健康状况甚差。为使他摆脱疾病的折磨,太医们用尽了各种医疗方法。大量"洗药方"尤其引人注目。其中用于治疗光绪帝肩背腰腿筋骨疼痛的"舒筋止痛洗药方",由当归、赤芍、牡丹皮、防风、防己、秦艽、木瓜等组成。用水煎煮,沐浴。

（1）为何药浴能够达到养生的目的?

（2）药浴养生术的种类包括哪几种?

（3）在使用药浴养生时要注意什么?

一、概述

药浴并不神秘,古代宫廷中就有以麝香、沉香或者其他药物配伍煎汤,倒入浴桶中进行香汤沐浴,起提神醒脑、消除疲劳之效,杨贵妃沐浴华清池及慈禧每日牛奶浴身就是著名的史例。民间常用菖蒲、艾叶等煎水给小孩洗浴,以防疫保健。时下流行的温泉疗养,其中也吸收了中药浴的内容。

（一）概念

所谓药浴养生术,是指在中医理论指导下,选配一定的中草药加工制成中药浴液,进行全身、半身沐浴或局部浸浴(如坐浴、足浴、手臂浴、面浴等)的一种外治法。药浴作用机制为药物作用于全身肌表、局部患处,经吸收、循行经络血脉,内达脏腑,由表及里,发挥疏通经络、活血化瘀、祛风散寒、清热解毒、消肿止痛、调整阴阳、协调脏腑、通行气血、濡养全身等功效。

（二）历史渊源

药浴养生术作为养生方法中重要的一种技术,萌发于人类早期的医疗和生活实践。早在远古时代,人类在长期生产、生活实践中,就开始了对医学现象的认知,得到了许多直接经验即感性认识。人们发现某些矿物、植物作为药物,内服或外用可以治疗疾病,其中一些药物煎汤外洗患部疗效更佳。这些经验和认识被有意识地加以运用,便形成了早期的药浴疗法。

我国现存最早的医书《五十二病方》中就记载了敷贴法、熏蒸法、熨法、药浴法、握法等 20 余种外治法。《黄帝内经》也记载了浸渍、热浴、热熨、涂敷、烟熏等外治法。《山海经》中记载有养生保健和防治疾病等作用的药物 126 种,其中外用药物达 33 种之多,并提出佩、服、浴、席、养、搽等 6 种外治法。《金匮要略》创立了多种剂型的外用药物,同时,开始运用外用药物治疗多种疾病。《肘后备急方》首次记载用生地黄(或瓜蒌根)捣烂外敷治伤。《千金要方》记载外治法共有 27 种之多,治疗病种广,尤其善治儿科疾病。《本草纲目》总结了明代以前的外治经验,详述外治施药部位。《急救广生集》是迄今为止发现最早的一部外治专著,存方 150 余首,收治病种 400 余种。吴尚先所著《理瀹骈文》对外治方药进行了系统的整理和理论探讨,完善了外治理论。明清时期,药浴成为外治疗法中的一项重要内容。大量文献都对药浴疗法有不同的探讨和论述,从不同的角度对药浴疗法的发展有所贡献。如陈文治的《疡科选粹》,顾世澄的《疡医大全》,祁坤的《外科大成》,高秉钧的《疡科心得集》,冯兆张的《外科精要》等。

（三）药浴的种类与方法

药浴疗法是根据各种具体病症,在中医辨证或辨病的基础上选取适当的药物,组成药浴方剂。

1. 药浴液的制备方法

（1）将药物加水适量,煎煮为液。

（2）将药物放入溶液中浸泡数日制成浴液。

（3）将药物研细过筛,制成散剂或丸剂保存,用时加热水溶解而成浴液。

（4）将药液进行有效成分提取,加入皮肤吸收促进剂,调成药浴液。

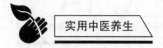

2. 药浴的用法

药浴可分为全身沐浴和局部洗浴两大类型。

（1）全身沐浴　本法是借浴水的温热之力及药物本身的功效，使周身腠理疏通，毛窍开放，起到发汗退热、祛风除湿、温经散寒、疏通经络、调和气血、消肿止痛、祛瘀生新等作用。将中药浴液倒入清洁消毒后的浴盆或浴缸里，加入热水，然后把水调到适当的温度，即可洗浴。

（2）局部洗浴　本法是借助热力和药物的综合作用，直透局部皮肤腠理，而发挥清热解毒、消肿除湿、祛风杀虫、止痒、活血行气、软化角质、祛腐生肌等功效，从而达到治疗目的。

① 头面浴：主要是将中药浴液倒入清洁消毒的脸盆中，待浴液温度适宜，进行沐发、洗头、洗面。该浴法在面部皮肤美容及护发美发方面具有显著的疗效，同时对头面部疾病也有治疗作用。注意事项：沐发洗面时要注意避风寒，同时也要注意防止浴后受风，面部急性炎症性渗出明显的皮肤病者应该慎用。

② 眼浴：将煎剂滤清后淋洗患眼，洗眼时，可用消毒纱布或棉球渍水，不断淋洗眼部；亦可用消毒眼杯盛药液半杯，先俯首，使眼杯与眼窝缘紧紧靠贴，然后仰首，并频频瞬目，进行眼浴，每日 2～3 次，每次 20 min。临床上往往多是先熏后洗，这种方法除药物直接作用于眼部，达到疏通经络，退红消肿，收泪止痒等效果外，尚有由于药液的温热作用，使眼部气血流畅。该法使用时要注意药液温度不宜过高，以免烫伤，洗剂必须过滤，以免药渣进入眼内，同时，一切器皿、纱布、棉球及手指必须消毒，尤其是有陷翳者，用洗法时更须慎重；眼部有新鲜出血或患有恶疮者，忌用本法。

③ 手足浴：临床上常用的治病护肤的方法。手部洗浴除治疗皮肤病、软组织损伤等外，还具有护肤保健作用。洁净、细嫩和滋润的手具有美感，适度地洗浴手部，不仅能清洁皮肤，而且还有防止皮肤老化的作用。洗浴足部要用温水，而不能使用冷水，洗完或泡好后要擦干，防止受凉。四肢洗浴要根据患病部位的不同，来决定药液量的多少，洗浴的方法可分别为浸泡、淋洗或半身沐浴。若治疗癣类皮肤病，可将药物浸泡在醋液中，或煎汤后加醋，制成药液进行洗浴。治疗股癣，浸洗液浓度不能过高。

④ 坐浴：用药物煮汤置盆中，让病人坐浴，使药液直接浸入肛门或阴部，以预防、治疗某些疾病，如痔疮、阴部瘙痒等。坐浴可使药液较长时间地直接作用于病变部位，并借助热力，促使皮肤黏膜吸收，从而发挥清热除湿、杀虫止痒、活血化瘀、收涩固脱的效果。药液温度要适宜，坐浴时不可太热，以免烫伤皮肤或黏膜，也不可太冷，以免产生不良刺激，一般以 40～50 ℃为宜。

（四）注意事项

（1）浴室既要通风良好，又要保暖，沐浴者应避免风吹而受寒感冒。浴后应立即用温清水冲洗干净，拭干皮肤，及时穿衣服。浴后还宜适当饮水或喝些饮料，以补充水分。

（2）饭前不宜药浴，以防大量出汗致虚脱及低血糖休克；饭后半小时，也不要立即浸泡药浴,一般应在1h后进行,以免热水扩张周围肢体血管,使胃肠道血液量减少,影响食物的消化和吸收,引起恶心、呕吐。

(3)剧烈运动或功能锻炼之后、长途旅行及酗酒后不可马上泡药浴,以免引发事故。

(4)传染病病人不宜在公共浴池药浴。

(5)高热大汗、高血压病、主动脉瘤、冠心病、心功能不全及有出血倾向等病人不宜使用。

(6)年老者和心血管、呼吸、神经系统疾病病人不宜单独洗浴,应有家属助浴,洗浴的时间不宜过长。

二、药浴常用中药

（一）艾叶

艾叶为菊科植物艾的干燥叶。别名冰台、艾蒿、灸草、蕲艾、萎蒿等。

【性味归经】辛、苦、温,归肝、脾、肾经。

【功能主治】散寒止痛,温经止血。用于少腹冷痛,经寒不调,宫冷不孕,吐血,衄血,崩漏经多,妊娠下血;外治皮肤瘙痒,脱皮。醋艾炭温经止血。用于虚寒性出血。

【用法用量】内服,煎汤,5～15 g;入丸、散或捣汁;外用,捣绒作炷或制成艾条熏灸、捣敷、煎水熏洗或炒热温熨。

【注意事项】阴干后,置于阴凉干燥、通风处。

（二）薄荷

薄荷为唇形科植物薄荷或家薄荷的全草或叶。别名夜息香、水益母、接骨草等。

【性味归经】辛、凉,归肺、肝经。

【功能主治】疏散风热,清利头目,利咽透疹,疏肝行气。用于外感风热,头痛,目赤,咽喉肿痛,食滞气胀,口疮,牙痛,疮疥,瘾疹。

【用法用量】内服,煎汤(不宜久煎),4～10 g;或入丸、散。外用,捣汁或煎汁涂。

【注意事项】阴虚血燥,肝阳偏亢,表虚汗多者忌服。

（三）白芷

白芷为伞形科植物禹白芷、兴安白芷、川白芷、杭白芷或云南牛防风的根。别名芳香、泽芬、白臣、香棒等。

【性味归经】辛、温,归肺、脾、胃经。

【功能主治】祛风湿,活血排脓,生肌止痛。用于头痛、牙痛、鼻渊、肠风痔漏、赤白带下、痈疽疮疡、皮肤瘙痒。

【用法用量】内服,煎汤,4～10 g;或入丸、散。外用,研末撒或调敷。

【注意事项】阴虚血热者忌服。

（四）防风

防风为伞形科多年生草本植物防风的根。别称铜芸、回云、回草、百枝、百种。

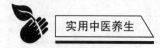

【性味归经】辛、甘、微温,归膀胱、肝、脾经。

【功能主治】祛风解表,胜湿止痛,止痉定搐。用于外感表证、风疹瘙痒、风湿痹痛、破伤风。

【用法用量】内服,煎汤,5~10 g;或入丸、散。外用,适量,煎水熏洗。

【注意事项】置阴凉干燥处,防蛀。

（五）金银花

金银花为忍冬科忍冬属植物忍冬及同属植物干燥花蕾或带初开的花,又称忍冬花、二花等。

【性味归经】甘、寒,归肺、胃经。

【功能主治】清热解毒。用于温病发热、热毒血痢、痈肿疔疮、喉痹及多种感染性疾病。

【用法用量】内服,煎汤,10~20 g;或入丸散;外用,适量,捣敷。

【注意事项】脾胃虚寒及气虚疮疡脓清者忌服。

（六）苦参

苦参为多年生落叶亚灌木植物苦参的根。

【性味归经】苦、寒,归肝、肾、大肠、小肠、膀胱及心经。

【功能主治】清热燥湿,祛风杀虫。用于湿热泻痢,肠风便血,黄疸,小便不利,水肿,带下,阴痒,疥癣,麻风,皮肤瘙痒,湿毒疮疡。

【用法用量】内服,煎汤,3~10 g;或入丸、散。外用,适量煎水熏洗或研末敷。

【注意事项】

（1）脾胃虚寒者忌服。

（2）《医学入门》:胃弱者慎用。

（3）《本草经疏》:久服能损肾气,肝、肾虚而无大热者勿服。

（七）千年健

千年健为天南星科平丝芋属植物千年健干燥根茎。别名一包针、千颗针、千年见、丝棱线。

【性味归经】辛、温,归肝、肾、胃经。

【功能主治】祛风湿,舒筋活络,止痛,消肿。用于风湿痹痛、肢节酸痛、筋骨痿软、跌打损伤、胃痛、痈疽疮肿。

【用法用量】内服,煎汤,9~15 g;或浸酒。外用,适量,研末调敷。

【注意事项】

（1）有报道病人服用千年健组成的复方药后,出现恶心、呕吐、眩晕、全身抽搐、不省人事、大小便失禁、角弓反张、呼吸困难。临床使用该药应注意用量及药后反应。

（2）不能应用于风湿痹痛属热证者。

（3）阴虚内热者慎服,阴虚内热体质者不宜久服该药。

（4）《柑园小识》:"忌莱菔。"

三、常用药浴方

(一) 皮肤护养

玫瑰花、茉莉花、枸杞子各适量,倒入浴盆中,加水洗澡,每天 1 次,能使皮肤柔嫩润滑,同时,还能预防夏秋季皮肤病。

(二) 健发美容

零陵香 30 g,玫瑰花、辛夷各 15 g,细辛、公丁香、山奈各 10 g,白芷 90 g,檀香 20 g,甘草 12 g。共研细末,用苏合油 10 g 拌匀入汤浴头,可预防脱发和白发,使秀发常年乌黑亮泽。

(三) 缓解疲劳

适量的松树叶和柏树叶,加水煮汁后沐浴;或用鲜薄荷 200 g 或干薄荷叶 50 g,水煎煮后洗浴。

(四) 银屑病

花椒、枯矾各 120 g,野菊花 250 g,朴硝 500 g,煎后全身泡浴;或用黄芩、苦参、薄荷、败酱草、牡丹皮、白藓皮、天冬、赤芍、连翘各 9 g,将两副药加水煎煮后,浸洗全身 30 min。

(五) 骨质增生

防风、荆芥、川芎、黄柏、甘草各 6 g,全当归、苍术、丹参各 10 g,煎汤沐浴。

(六) 成人湿疹或者疮毒

苦参、白藓皮、野菊花各 30 g,黄柏、蛇床子各 15 g,煎取两次煎液,倒入浴盆中,加温水到能够浸渍患处为度,水温适中,每天洗浴 1 次,每次浸泡 30 min。

(七) 婴幼儿痱子

金银花 10 g、连翘 30 g,煎取两次煎液倒入浴盆中,加温水 3～4 面盆,使水温在 35～40 ℃。让婴幼儿洗浴,每次浸泡 30 min,一剂药可以洗浴 2 次。

(八) 腋臭

芙蓉叶、藿香、青蒿各 30 g,煎取两次煎液,倒入浴盆中,加温水适量洗浴,同时用药液敷擦两侧腋窝。隔天洗浴 1 次,每次 30 min,能减轻或者消除腋臭。

(九) 关节疼痛

丝瓜络、千年健、海风藤、桑枝、五加皮、透骨草、虎杖各 12 g,煎取两次煎液,倒入浴盆中,加热水至能够浸没患处为度。水温应该保持在 45～50 ℃,每天洗浴 1 次,每次浸沐擦浴 30 min。适用于腰背部以及各个大关节的风湿宿伤疼痛。

【任务实施】

药浴养生术操作流程见表 7-23-1。

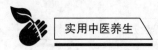实用中医养生

表 7-23-1　药浴养生术操作流程

操作程序	操作步骤	要点说明
评估	病症评估 (1)身体基本情况; (2)健康状况; (3)辨证分型	☆当前主要症状、临床表现、既往史及药物过敏史 ☆体质及熏洗部位皮肤情况 ☆女性病人评估胎、产、经、带情况; ☆心理状况
计划	1.结合病人病症选择合适的药浴方 2.准备药浴相应的药物及所需用具 药液、浴巾、拖鞋、衣裤等	☆制订药浴养生的计划 ☆对症下药、"量身定做"药浴方
实施	1.沟通:解释评估结果和计划内容 2.药浴实施 (1)遵医嘱配制药液于浴盆内; (2)浴室内温度适宜,待药液温度适宜时,脱去外衣,将躯体及四肢浸泡于药液中; (3)药浴过程中,随时调节药温或停止洗浴; (4)药浴完毕后,用温水冲去药液,擦干,协助病人穿衣,卧床休息; (5)清理用物,做好记录并签字 3.跟踪对象,了解养生效果	☆药浴的制作方法(四种) 　√将药物加水适量,煎煮为液 　√将药物放入溶液中浸泡数日制成浴液 　√将药物研细过筛、制成散剂或丸剂保存,用时加热水溶解而成浴液 　√将药液进行有效成分提取,加入皮肤吸收促进剂,调成药浴液 ☆用法 　√病症范围广泛者可选用全身药浴 　√面部美容及护发美发可选头面浴 　√眼疾可选眼浴 　√手足病症及美容可选手足浴 　√肛周病症可选坐浴 ☆注意事项 　√浴室既要通风良好,又要保暖 　√饭前不宜药浴,饭后半小时也不要立即浸泡药浴 　√剧烈运动或功能锻炼之后,长途旅行及酗酒后不可马上泡药浴 　√传染病病人不宜在公共浴池药浴 　√高热大汗、高血压病、主动脉瘤、冠心病、心功能不全及有出血倾向等病人不宜使用药浴 　√年老者和心血管、呼吸、神经系统疾病病人不宜单独洗浴,洗浴的时间不宜过长
评价	1.对不同药浴养生功效有正确的认识 2.对自身的健康状况有正确的认识 3.能够合理地运用药浴养生的方法	☆评价药浴养生的效果 ☆调整下一步养生计划

274

能力检测

案例分析:某男,一大型食品公司的冷库调货员,因工作关系,每天进出于冷库内外,且大多数上班时间都是在零下几度的环境中度过。除平时全身有困重感外,身体并没有其他特别的不适。但是自从去年结婚后,才发现自己在性功能方面出了问题。遂赴医院就诊,经医生诊察之后,给病人用了温经散寒、助阳通脉的中药。但服用两周后,虽感有些好转,但阴部寒冷还是没有太多减少。于是,在服上药的基础上,建议病人使用中药(小茴香、仙灵脾、制乌药、韭菜子、蛇床子、桂枝、巴戟天、木通、路路通、花椒等,水煎趁热熏洗阴部,每天1剂,每次约20 min)外洗来辅助治疗,内外兼顾,以加快治愈的进程。

1. 为什么病人通过中药熏洗可以加快治愈疾病?
2. 简述药浴的用法。
3. 简述药浴的注意事项。

(罗清平　叶泾翔)

任务 24　药物敷贴养生术

案例引导

何某,女,6岁,2005年8月12日就诊。患儿自4岁起经常尿床,为防止患儿尿床,家人每天晚上控制其饮食,夜间定时唤醒起来撒尿,稍有懈怠,即出现尿床。虽几经治疗,效果却不理想。诊见:患儿体瘦,面色无华,神气虚怯,舌苔薄白,脉沉细。证属脾肾阳虚,膀胱摄约无力。给予硫黄6 g、五倍子12 g、益智仁6 g、大葱30 g研末,调拌麻油,敷贴患儿脐部(神阙穴),外用纱布固定。2天换药1次,7天为1个疗程。贴敷1个疗程后,患儿遗尿次数明显减少,2个疗程后遗尿消失。随访至今,未见复发。

(1) 药物敷贴养生时药理作用是通过什么途径发挥的?
(2) 药物敷贴养生术有何特点?

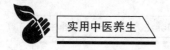

一、概述

药物敷贴养生术是将药物熬成膏药、油膏或将药物赋形做成药饼,粘贴于施治部位,以防治疾病的一种养生方法。

(一)历史渊源

早在 1300 年前的甲骨文中,就有大量有关中医外治的经验体会。在《周礼·天官》中就记载了治疗疮疡常用的外敷药物法、药物腐蚀法等;在我国现存最早的临床医学文献《五十二病方》中,疮口外敷有"傅"、"涂"、"封安"之法。

春秋战国时期,《黄帝内经》有用白酒和桂心涂治风中血脉等记载,被后世誉为膏药之始。到了周秦时期,药物敷贴无论是基础理论还是具体方法,虽无完整体系和专著出现,但其治疗思想已经形成,晋朝葛洪《肘后备急方》中首次记载了用生地黄或栝蒌根捣烂外敷治伤;用软膏剂敷贴疗金疮,并收录了大量外用膏药,如续断膏、丹参膏、雄黄膏等,注明了具体的制用方法。随着中药外治方法的不断改进和创新,晋、唐之后已出现药物敷贴和其他学科相互渗透与结合的应用。李时珍《本草纲目》中就记载了不少穴位敷药疗法,并为后人所熟知和广泛采用。

清代,可以说是中药外治方法较为成熟的阶段。其中以《急救广生集》、《理瀹骈文》等中药外治专著的问世为代表,以较为完整的理论体系为药物敷贴成熟的标志。《急救广生集》在公元 1805 年问世,是第一部中医外治方面的专著。举世闻名的《理瀹骈文》一书,把贴敷疗法治愈疾病的范围推广到内、外、妇、儿、皮肤、五官等科,并提出了外治法可以"统治百病"的论断,为后世应用中药贴敷法开拓了"法门"。

新中国成立以来,由于社会的发展和科学进步,专家学者们对历代的文献进行考证、研究和整理。大大提高了药物敷贴在临床应用上的实用价值。新中国成立后出现的中药硬膏剂,是对中医传统敷贴的发展,由橡胶及配合剂组成基质,再加上中药提炼的挥发油或浸膏制成。现代生活中,人们将药物敷贴与日常生活用品结合起来,制造出药物背心、内衣、胸罩、腰带、护肩、护膝等药物保健品,在市场上备受青睐。

(二)特点

1. 途径直接 途径直接,作用迅速,药物敷贴通过药物直接作用于患处,并通过透皮吸收,使局部药物浓度明显高于其他部位,作用较为直接,直达病所,直接发挥药效,作用较强。

2. 用药安全 敷贴是以透皮吸收发挥作用的药物,较其他给药途径用药较为安全,同时也增大了用药的范围,尤其是外用给药方法历经漫长岁月的临床验证,其方药组成已不计其数,其治疗范围已涉及内科、外科、妇科、儿科等多种学科多种疾病,具有较高的医疗和保健价值。

3. 使用简便 敷贴药物的制作可简可繁,家庭多用较简单的药物配伍及制作,易学易用,经简单学习就可掌握要领,不需高、精、尖或特殊的医疗设备,无论是医生还是病人或者家属,多可兼学并用、随学随用。

4. 药源广泛　敷贴用的药物取材多较简单,甚至有一部分来自于生活用品(如葱、姜、蒜等),随地取材,无需耗费过多金钱,且敷贴药方组成多来自于临床经验,疗效显著,在疾病的初期即自行解决,可节省大量人力财力。

5. 稳定可靠,副作用少　敷贴是药物施于体表,而达到治病的目的。便于随时观察、了解病情变化,随时加减更换,很少发生副作用,具有稳定可靠的特点。

（三）适应证

药物敷贴养生术是在辨证的前提下,根据病症的特点,选择适当的药物,进行施治的。主要适用于体虚易感冒、咳嗽、哮喘、厌食、腮腺炎、小儿疳积、小儿遗尿等。

药物敷贴养生术应用虽广,但并非万能,有一定的局限性。对某些单纯的疾病或疾病的某一阶段,可以起到主要的治疗作用而无需内服药物;对某些较复杂的急性、慢性疾病,也可针对某些突出的症状对症治疗,防止病情的发展。

（四）注意事项

（1）凡用水、酒、醋、鲜药汁进行药物调敷时,或者用姜、葱、蒜等制作药饼时,需随调配随使用,以防蒸发,并按时更换。

（2）使用膏剂敷贴时,要注意膏的软硬度,以防药膏干燥裂伤皮肤,引起疼痛或溃烂;温化药膏时,应该掌握好温度,并及时敷贴,勿致烫伤或贴不住。

（3）敷贴后勿过分活动以免药物移动脱落。个别病人可能局部会起小水疱,一般不需特殊处理,但需预防感染,保持皮肤干燥、清洁。

（4）敷贴前,详细询问病人的病史,对胶布过敏者,可改用其他的封固方法。

（5）敷药后,应密切关注药物的过敏反应,一旦出现过敏现象,应立即停用并及时处理。

（6）应掌握剧毒及峻烈药的使用方法,严禁入口,用后需妥善处理。

（7）敷贴后禁食生冷、肥甘、厚味、海鲜及辛辣等刺激食品。

二、敷贴常用中药

（一）冰片

冰片为龙脑香科植物龙脑香的树脂和挥发油加工品提取获得的结晶,又名片脑、橘片、龙脑香、梅花冰片、羯布罗香、梅花脑、冰片脑、梅冰等。

【性味归经】辛、苦、微寒,归心、肺经。

【功能主治】通诸窍,散郁火,去翳明目,消肿止痛。用于中风口噤,热病神昏,惊痫痰迷,气闭耳聋,喉痹,口疮,中耳炎,痈肿,痔疮,目亦翳膜,蛲虫病。

【用法用量】内服,入丸、散,0.03～0.1 g。外用,研末撒或调敷。

【注意事项】阴虚阳亢、脾虚腹泻、肝肾虚亏、目疾者忌服,孕妇慎服。

（二）麝香

麝香为鹿科动物麝的雄性香腺囊中的分泌物干燥而成。别名当门子、脐香、麝脐

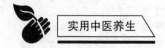
实用中医养生

香、四味臭、臭子、腊子、香脐子。

【性味归经】辛、温,归心、脾经。

【功能主治】开窍醒神,活血通经,止痛,催产。用于闭证神昏,疮疡肿毒,咽喉肿痛,血瘀经闭,心腹暴痛,跌打损伤,风寒湿痹,难产,死胎,胞衣不下等证。

【用法用量】入丸散,每次 0.06～0.1 g;外用适量。

【注意事项】不宜入煎剂。

（三）丁香

丁香为桃金娘科蒲桃属植物丁香,以花蕾和其果实入药。花蕾称公丁香或雄丁香,果实称母丁香或雌丁香。别名丁子香、雄丁香、公丁香、鸡舌香。

【性味归经】辛、温,归胃、脾、肾经。

【功能主治】温中、暖肾、降逆。用于呃逆,呕吐,反胃,痢疾,心腹冷痛,疝气,癣症。

【用法用量】内服,煎汤,1.5～5 g;或入丸、散。外用,研末调敷。

【注意事项】胃热引起的呃逆或兼有口渴、口苦、口干者不宜食用;热性病及阴虚内热者忌食。

（四）肉桂

肉桂为樟科植物肉桂的树皮,别名玉桂、牡桂、菌桂、筒桂、大桂、辣桂、桂。

【性味归经】大热、辛、甘,归肾、脾、心、肝经。

【功能主治】补火助阳,引火归源,散寒止痛,活血通经。用于阳痿、宫冷、心腹冷痛、虚寒吐泻、经闭、痛经。

【用法用量】煎服,1～4.5 g;研末冲服,每次 1～2 g;外用研末敷贴。

【注意事项】阴虚火旺,里有实热,血热妄行出血及孕妇均禁服。畏赤石脂。

（五）细辛

细辛为马兜铃科植物辽细辛、细辛及汉城细辛的带根全草。别名小辛、细草、少辛、细条等。

【性味归经】辛、温,归肺、肾经。

【功能主治】祛风,散寒,行水,开窍。用于风冷头痛,鼻渊,齿痛,痰饮咳逆,风湿痹痛。

【用法用量】内服,煎汤,1～3 g;散剂每次 0.5～1 g。外用,适量,研末吹鼻、塞耳、敷脐;或煎水含漱。

【注意事项】气虚多汗,血虚头痛,阴虚咳嗽等忌服。细辛有小毒,故临床用量不宜过大,细辛作单味或散末内服不可过钱（3 g）,如入汤剂便可不拘泥于此。细辛在煎煮 30 min 后,其毒性成分黄樟醚的含量能大大下降,不足以引起中毒。

（六）白芥子

白芥子为十字花科一年或二年生草本植物,别名辣菜子。

【性味归经】辛、热,归肺经。

2

【功能主治】温肺豁痰利气,散结通络止痛。用于寒痰喘咳,胸胁胀痛,痰滞经络,关节麻木、疼痛,痰湿流注,阴疽肿毒。

【用法用量】内服,煎汤,3～10 g;或入丸、散。外用适量,研末调敷;或整粒敷穴位。

【注意事项】本品辛温走散,耗气伤阴,久咳肺虚及阴虚火旺者忌用;消化道溃疡、出血者及皮肤过敏者忌用。用量不宜过大。外用对皮肤有一定刺激,容易起水疱,需注意敷贴时间。

(七)大黄

大黄为多种蓼科大黄属的多年生植物的合称,也是中药材的名称。在中国一些地区的文献里,"大黄"指的往往是马蹄大黄。别名将军、黄良、蜀大黄、锦纹大黄、牛舌大黄等。

【性味归经】苦、寒,归胃、大肠、肝、脾经。

【功能主治】泻热通肠,凉血解毒,逐瘀通经。用于实热便秘,积滞腹痛,泻痢不爽,湿热黄疸,血热吐衄,目赤,咽肿,肠痈腹痛,痈肿疔疮,瘀血经闭,跌打损伤,外治水火烫伤;上消化道出血。

【用法用量】内服:煎汤,3～12 g;泻下通便,宜后下,不可久煎;或用开水泡渍后取汁饮;研末,0.5～2 g;或入丸、散。外用:适量,研末调敷或煎水洗、涂。煎液亦可作灌肠用。大黄生用泻下作用较强,熟用则泻下作用较缓而长于泻火解毒,清利湿热;酒制功擅活血,且善清上焦血分之热;炒炭常用于凉血止血。

【注意事项】

(1)本品苦寒,易伤胃气,脾胃虚弱者慎用。

(2)妇女怀孕、月经期、哺乳期应忌用。

(3)生大黄内服可能发生恶心、呕吐、腹痛等副反应,一般停药后即可缓解。

(八)陈皮

陈皮为芸香科植物橘及其栽培变种的成熟果皮。别名橘皮、贵老、红皮、黄橘皮、广橘皮、新会皮、柑皮、广陈皮。

【性味归经】辛、苦、温,归脾、胃、肺经。

【功能主治】理气健脾,燥湿化痰。用于胸脘胀满,食少吐泻,咳嗽痰多。

【用法用量】内服:煎汤,6～10 g,或入丸、散。

【注意事项】气虚体燥、阴虚燥咳、吐血及内有实热者慎服。

(九)半夏

半夏为天南星科植物半夏的块茎。别名三叶半夏、半月莲、三步跳、地八豆等。

【性味归经】辛、温、有毒,归脾、胃、肺经。

【功能主治】燥湿化痰,降逆止呕,消痞散结。用于咳喘痰多,呕吐反胃,胸脘痞满,头痛眩晕,夜卧不安,瘿瘤痰核,痈疽肿毒。

【用法用量】内服:煎汤,3～9 g;入丸、散。外用:适量,生品研末,水调敷,或用酒、

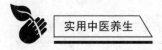实用中医养生

醋调敷。

【注意事项】

（1）阴虚燥咳、津伤口渴、血证及燥痰者禁服，孕妇慎服。

（2）半夏使用不当可引起中毒，表现为口舌咽喉痒痛麻木，声音嘶哑，言语不清，流涎，味觉消失，恶心呕吐，胸闷。腹痛、腹泻严重者可出现喉头痉挛，呼吸困难，四肢麻痹，血压下降，肝肾功能损害等，最后可因呼吸中枢麻痹而死亡。

（十）莱菔子

莱菔子为十字花科植物萝卜的成熟种子，别名萝卜子、萝白子、菜头子等。

【性味归经】平、辛、甘。归脾、胃、肺经。

【功能主治】消食除胀，降气化痰。用于饮食停滞、脘腹胀痛、大便秘结、积滞泻痢、痰壅喘咳。

【用法用量】煎服，6～10 g，生用吐风痰，炒用消食下气化痰。

【注意事项】该品辛散耗气，故气虚无食积、痰滞者慎用；不宜与人参同用。

（十一）川芎

川芎为伞形科植物川芎的根茎，别名山鞠穷、香果、胡䓖、马衔、雀脑芎、京芎、贯芎等。

【性味归经】辛、温，归肝、胆、心包经。

【功能主治】活血行气，祛风止痛。用于安抚神经，正头风头痛，癥瘕腹痛，胸胁刺痛，跌仆肿痛，头痛，风湿痹痛。

【用法用量】内服：煎汤，3～10 g；研末，每次 1～1.5 g；或入丸、散。外用：适量，研末撒；或煎汤漱口。

【注意事项】阴虚火旺，上盛下虚及气弱之人忌服。

三、敷贴常用剂型

（一）散剂

散剂是敷贴中最基本的剂型。根据辨证选药配方，将药物碾成极细的粉末，过80～100目细筛，药末可直接敷在穴位上或用水等溶剂调和成团贴敷，外用纱布、胶布固定，或将药末撒布在普通黑膏药中间敷贴穴位。散剂制法简便。剂量可以随意变换，药物可以对证加减，且稳定性较高，储存方便。药物粉碎后，接触面较大，刺激性增强，故易于发挥作用，疗效迅速。

（二）糊剂

糊剂是指将散剂加入赋形剂，如酒、醋、姜汁、鸡蛋清等调成糊状敷涂在穴位上。外盖消毒纱布，胶布固定。糊剂可使药物缓慢释放，延长药效，缓和药物的毒性。再加上赋形剂本身所具有的作用，可提高疗效。

（三）膏剂

膏剂有硬膏和软膏两种，其制法不同。硬膏是将药物放入植物油内浸泡 1～2 天后，加热，过滤，药油再加热煎熬至滴水成珠，加入广丹收膏，摊贴穴位。硬膏易于保存且作用持久，用法简便。软膏是将药物粉碎为末过筛后，加入醋或酒，入锅加热，熬成膏状，用时摊贴穴位，定时换药。也可将适量药末加入葱汁、姜汁、蜜、凡士林等调成软膏，摊贴穴位。软膏渗透性较强，药物作用迅速。有黏着性和扩展性。

（四）丸剂

将药物研成细末，以蜜、水或米糊、酒、醋等调和制成圆形固体剂型。丸剂贴敷通常选择小丸药。丸者缓也，可使药物缓慢发生作用，药力持久。丸剂便于贮存使用。

（五）饼剂

将药物粉碎过筛后，加入适量面粉拌糊压成饼状，放笼上蒸 30 min，待稍凉后摊贴穴位。

（六）锭剂

将敷贴药物粉碎过筛后，加水及面糊适量，制成锭剂，晾干，用时以水或醋磨糊，涂布穴位。本剂型多用于慢性病，可减少配制麻烦，便于随时使用。

四、常用敷贴方

（一）老年便秘

气秘选用大黄、枳实、木香、陈皮；热秘选用大黄、芒硝、皂角；虚秘选用党参、黄芪、芒硝、皂角、生地黄。将上述药物混合碾碎加入蜂蜜和醋制成糊状药膏，敷在脐部，用胶布固定，隔日换药一次，14 天为 1 个疗程。

（二）小儿哮喘

白芥子、延胡索各 2 份，甘遂、细辛各 1 份，肉桂 0.5 份。将上药研细末，加入凡士林调成膏状，做成直径 1 cm 的药饼，用胶布固定于双侧肺俞、心俞、膈俞穴。每隔 3 天敷 1 次，每次 2～3 h，敷时或敷后局部皮肤出现烧灼疼痛、红肿、起疱等，可减少敷贴时间。10 次为 1 个疗程。

（三）老年高血压

肝阳上亢证用天麻、菊花、牛膝、水蛭、磁石；痰湿阻滞证用白芥子、半夏、莱菔子、白术、牡蛎；气虚血瘀证用党参、丹参、川芎、黄芪、当归。分别将上述各组方药研成粉末，干燥备用，用时用醋调成糊膏状。选取神阙穴、双侧涌泉穴三个特定穴位进行敷贴，贴药前用碘伏消毒，待干后，将药膏敷于穴位上。用橡皮胶固定。每次 5 g，每日 1 次，间断时间不超过 24 h，观察 1 个月后的血压变化和主要临床症状的改善情况。

（四）小儿厌食症

九香虫、丁香、白术、砂仁各 6 g，甘松 10 g，莱菔子、槟榔、藿香各 12 g，胡黄连、苍术

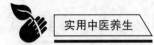

各 15 g。将诸药研为细末,混匀,密闭保存备用。用时每次取 3～6 g 以食醋调为糊状,制成直径约 5 cm 药饼,敷于脐上,盖上纱布,用大胶布固定。每天换药 1 次,7 天为 1 个疗程,一般用 2～3 个疗程。

【任务实施】

药物敷贴养生术操作流程见表 7-24-1。

表 7-24-1　药物敷贴养生术操作流程

操作程序	操作步骤	要点说明
评估	病症评估 (1)身体基本情况; (2)健康状况; (3)辨证分型	☆当前主要症状、临床表现、既往史及药物过敏史 ☆病人体质及敷药部位的皮肤情况 ☆对疼痛的耐受程度 ☆心理状况
计划	1.结合病人病症选择合适的敷贴方 2.准备敷贴相应的药物及所需用具 ✓治疗盘、遵医嘱配制药物、0.9%生理盐水棉球、油膏刀、无菌棉垫或纱布、棉纸、胶布等	☆制订敷贴养生的计划 ☆对症下药、"量身定做"敷贴方
实施	1.沟通:解释评估结果和计划内容 2.药物敷贴实施 ✓备齐用物至床旁,做好解释,核对 ✓协助病人取合适体位,暴露敷贴部位 ✓0.9%生理盐水棉球擦洗皮肤上药迹,观察疮面情况及敷贴效果 ✓使用已配制的药物并根据敷贴面积,取大小合适的棉纸或薄胶纸,用油膏刀将所需药物均匀地平摊于棉纸上,厚薄适中 ✓将摊好药物的棉纸四周反折后敷于患处,以免药物受热溢出而污染衣被,加盖敷料或棉垫,以胶布或绷带固定,松紧适宜 ✓敷药完毕,协助病人整理衣着,安排舒适体位,整理床单位 ✓清理物品,做好记录并签字 3.跟踪对象,了解养生效果	☆向病人说明敷贴过程中的注意事项 ✓用水、酒、醋、鲜药汁进行药物调敷时,或者用姜、葱、蒜等制作药饼时,需随调配随使用,以防蒸发,并按时更换 ✓使用膏剂敷贴时,要注意膏的软硬度;温化药膏时,应该掌握好温度 ✓敷贴后勿过分活动以免药物移动脱落 ✓敷贴前,详细询问病人的病史,对胶布过敏者,可改用其他的封固方法 ✓敷药后,应密切关注药物的过敏反应 ✓应掌握剧毒及峻烈药的使用方法,严禁入口,用后需妥善处理 ✓敷贴后禁食生冷、肥甘、厚味、海鲜及辛辣刺激之品 ☆告知病人养生的目标 ☆告知病人局部可能出现丘疹、水疱等,油膏类或新鲜中草药捣烂敷至局部者,有污染衣物的可能
评价	1.对敷贴养生功效有正确认识 2.对自身的健康状况有正确的认识 3.能够合理地运用敷贴养生的方法	☆评价敷贴养生的效果 ☆调整下一步养生计划

知识链接

"狗皮膏药"名称的由来

传说彰德府(今河南安阳)有一家做膏药的王掌柜,乐善好施,不管贫富,只要有人生了疮,就给他治,名声不错。一天,王掌柜带了一些膏药去赶庙会,半路碰上了一个瘸腿乞丐,浑身破烂。乞丐见了王掌柜,伸开瘸腿,腿上长了个小疗疮,请王掌柜给治治。王掌柜一看,取出一帖膏药贴在小疮上,说道:"明天准好。"第二天,王掌柜又碰上了瘸腿乞丐,忙问:"好了吗?"乞丐说"不好,疼得更厉害了。"王掌柜揭开膏药一看,果然疮更大了,就说:"我给你换一帖药力大的,再不好,你到我家找我。"于是给乞丐又换了一帖。到了第三天,一大早王掌柜要出门,刚迈出大门,就见那个瘸腿乞丐在门边等着呢;没等王掌柜开口,瘸子就大骂起来;"你真坑人! 彰德府的膏药——净是假货!"王掌柜揭开一看,不得了,腿疮变得碗口大了。王掌柜挺过意不去,说"我再给你配帖好膏药。"说着扶起乞丐走进家去。刚一进院,一条大黄狗扑了过来,咬住了乞丐的腿,王掌柜一看急抄起乞丐手中的木棍,一棍将狗打死。乞丐笑了:"今天有狗肉吃了。"王掌柜跑到后院,找出几味名贵药材,给乞丐配好了一帖膏药。过来一看,乞丐正吃着烤狗肉,旁边摊着几块狗皮。乞丐接过配好的药,往腿上一按,又拿起一块狗皮,也捂到了上面。功夫不大,乞丐把狗皮膏一揭,碗口大的脓疮不见了,真是神奇。王掌柜接过狗皮膏,感慨万分,这时瘸腿乞丐忽然不见了,他这才明白是拐仙——铁拐李前来传授仙方。

能力检测

1. 简述药物敷贴养生术的注意事项。

2. 中药敷贴养生术的常用剂型有哪几种?

3. 案例分析:李某某,男性,48 岁,病人有多年哮喘病史,经年不愈,尤以每年冬季气候变化之时更易发病。2003 年夏天始接受中药敷贴法治疗,以大椎、肺俞、涌泉为主穴。同时嘱病人注重预防,病人每年"三伏天"均按时到医院行中药敷贴疗法,并积极预防感冒,随访至今,除有少许咳嗽、咳痰的症状时常发作之外,喉间痰鸣、喘息之症未再发作。

上述案例中病人所使用的是哪种中药敷贴的剂型? 该剂型是如何制作的?

(罗清平　叶泾翔)

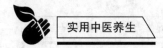

项目小结

　　本项目主要介绍了药膳养生、药膏养生、药浴养生以及药物敷贴养生四种常用的中药养生术。

　　药膳养生术部分介绍了其概念、特点、分类、注意事项和作用,重点介绍了药膳养生术中常用的中药及药膳方;药膏养生术部分介绍了其定义、起源与发展、作用、适用人群,重点介绍了药膏养生术中常用的中药以及药膏的制作和适用方法;药浴养生术部分介绍了其定义、历史渊源、种类与方法、注意事项,重点介绍了药浴中常用中药以及常用药浴方;药物敷贴养生术部分介绍了其定义、历史渊源、特点、适应证和注意事项,重点介绍了敷贴常用中药及剂型、常用敷贴方等。

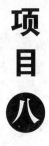

项目
八

日常生活中的养生方法
——起居养生术

1. 技术能力要求：能运用睡眠养生术、二便养生术、沐浴养生术、房事养生术进行系统规范的养生保健或指导病人进行起居养生。

2. 方法能力要求：能对不同体质或疾病进行辨证，指导睡眠养生、二便养生、沐浴养生、房事养生，并能运用现代手段查阅、研究起居养生的新方法、新手段。

3. 社会能力要求：具有针对保健人群进行睡眠养生、二便养生、沐浴养生、房事养生的宣教能力和较好的沟通能力，具有实施起居养生的职业素养。

中医提倡"未病先防"与"上工治未病"，强调提高正气与抗病能力为主的养生观点，"正气存内，邪不可干"，通过调节日常生活，可以养生防病。日常生活的养生方法，即起居养生术，主要是指合理地安排日常生活，妥善处理生活细节，保持良好习惯，建立符合自然规律和生理常度的活动规律，以保证身心健康。延年益寿的方法涉及睡眠养生、二便养生、洗浴养生、房事养生等内容。起居养生的原则，《黄帝内经》谓之"起居有常"，也就是说对日常生活各个方面科学安排及采取相应的健身措施，这样才有利于身心健康。

任务 25　睡眠养生术

案例引导

有一位著名漫画家，由于年轻时工作不注意休息，在五十岁左右就疾病缠身，不得不中断其漫画创作。就诊于中医后，大夫在开药方的同时，告诉他好好睡觉。于是，漫画家坚持正常作息两年后，身体状况大大改善。

(1) 睡眠作用有哪些？

(2) 如何为不同的人群选择合适的卧具、睡姿，指导环境的布置、时间的安排、按摩方法、睡眠宜忌等？

(3) 你能否指导漫画家"好好睡觉"？

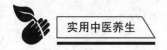

实用中医养生

一、概述

人的一生中约有 1/3 的时间是在睡眠中度过的,它为其余 2/3 时间的活动提供可靠保证。如果一个人活到 75 岁的话,那他就要睡 25 年之久,这实在是一个令人吃惊的数字,由此可见睡眠对于人的重要性。我国历代医家和养生家非常重视睡眠养生。如清代养生家李渔云:"养生之诀,当以睡眠居先",亦有养生家云:"眠食二者,为养生之要务"。随着科学的发展,人们对有关睡眠的问题有了更清晰的认识。

1. 睡眠机制 中医学宝库中关于睡眠机制的经典条文有很多,都是以阴阳学说为基础的,一般来说,阴代表夜间、静止、休息、恢复过程等;阳代表白昼、活动、兴奋过程等。中医认为睡眠是阴阳交错的结果,阴气盛则寐(入眠),阳气盛则寤(醒来)。如《灵枢·大惑论》云:"故阳气尽则卧,阴气尽则寤。"《灵枢·口问》又云:"阳气尽,阴气盛,则目瞑;阴气尽,阳气盛,则寤矣。"人们经过一天的学习、工作或劳动,黑夜到来,阳入于阴,阳衰阴盛,需要休息,进入睡眠状态,身体各组织器官大多处于休整状态,气血主要灌注于心、肝、脾、肺、肾五脏,使其得到补充和修复;黎明时分,阴气交尽而阳气始盛,这时开始兴奋,周而复始,每天如此。

近年来,根据脑电图的观察,人们发现正常人在睡眠过程中存在两种互相交替的波形,先是一种振幅大、频率慢的波,此时睡眠称为慢波睡眠,睡眠浅,呼吸较慢而均匀,脉搏、血压稳定,脑垂体分泌的生长素增加,促进体内的合成代谢,使体力得到恢复,所以,有人称之为"身体的睡眠"。这种睡眠持续约 90 min 后,脑电图出现频率快的波形,此时的睡眠称为快波睡眠,睡眠深,不易叫醒,全身骨骼肌的紧张度极度降低,甚至肌张力消失,眼球快速运动,脑血管扩张,脑血流量比慢波睡眠时多 30%～50%,脑细胞代谢旺盛,使脑力得到恢复,所以,有人称之为"脑的睡眠"。这一状态持续十几分钟至半小时后,又转入慢波睡眠。两者如此反复交替进行,交替一次为一个睡眠周期,一夜有 4～5 个睡眠周期。慢快波睡眠期的正常比例是保证睡眠顺利进行的条件。但正常情况下不同年龄的慢快波睡眠期的比例是有差异的,成年人快波睡眠,约占整个睡眠的 1/4;老年人所占比例减少;小儿快波睡眠,所占比例可达 1/2,所以,对脑的发育有利。梦多在快波睡眠时出现,如

小贴士:

仰卧位时,枕头过高和过低,过软和过硬,均可能导致颈椎部劳损,甚至形成颈椎病。如果枕头过低,椎体前方肌肉和韧带容易疲劳,椎管内容物增多,椎管内压力加大,容易出现头昏、眩晕等症状;如果枕头过高,颈椎后方的小关节和肌肉韧带被过度牵伸,可导致慢性缺血以及钙化等现象,颈椎间盘也会因剪力而向后突出,压迫脊髓和神经。如果已经有椎体后缘的骨质增生,或椎管狭窄,症状的出现就更为明显;如果枕头太硬,使头颈与枕接触部位压强增加,造成头部不适;如果枕头太软,则枕难以维持正常高度,头颈部得不到足够支持而产生疲劳。

从快波睡眠中醒来,多数可以记得自己做了什么梦;如从慢波睡眠中醒来,大多数人记不得自己做什么梦。

2. 睡眠作用 人的生命过程从一开始就离不开睡眠。因为睡眠是人体阴阳自我调节的一种表现,也是生命活动的需要,健康的保证。古代养生家云:"能眠者,能食,能长生。"随着生活节奏的加快,竞争压力的日增,"夜不安寐"之人日趋增加,睡眠养生更显重要。大量的生活实践和案例证实了睡眠对于人体健康的作用和重要性,那位著名漫画家的案例就是其中之一,醒着的时候阳气在活动,是阳气消耗的过程,长期剥夺睡眠时间,阳气则会过度消耗,人体阴阳失衡,疾病将会发生。他由于遵照医嘱保证睡眠,阴阳又处于相对平衡状态,重新拥有了健康。《素问·生气通天论》云:"阴平阳秘,精神乃治;阴阳离决,精气乃绝。"清代养生家李渔说"睡能还精,睡能养气,睡能健脾益胃,睡能坚骨强筋",并提出睡乃"治百病,救万民,无试不验之神药。"由此可见,睡眠是平衡人体阴阳的重要手段。良好的睡眠可以保证人的高质量睡眠,既是消除疲劳、恢复体力的主要形式,又是调节各种生理功能、促进生长发育、稳定神经系统、增强免疫能力、保证皮肤美容、防止癌症发生的重要环节,有利于人体健康,延年益寿,享受和谐幸福的生活,故有"睡眠是天然的补药"及"华山处士如容见,不求仙方觅睡方"的说法。所以掌握睡眠养生要领,便可踏上简单易行的养生之道。

二、卧具选择

(一) 枕头

枕头的使用有一定要求,一般来说,仰卧时枕应放在头肩之间的项部,使颈椎生理前凸得以维持,侧卧时,枕应放置于头下,使颈椎与整个脊柱保持水平位置。枕过高影响肝脉疏泄,易形成脑缺氧、打鼾和落枕;枕过低则影响肺气宣降,使头部充血,易造成眼睑和颜面水肿。此外,枕的弹性应适当,枕头弹性过强,则头部不断受到外加的弹力作用,产生肌肉的疲劳和损伤。颈椎病形成与枕头过高和过低以及过软和过硬有一定关系。

因此,合适的枕头应该具备以下几点要素。

1. 枕高 枕高以稍低于肩到同侧颈部距离为宜,在 10 cm 左右。需要注意的是,对于喜欢仰卧的人来说,最好选择低一些的枕头,在 6～9 cm 较为适合;喜欢侧卧的人,则适合使用高一些的枕头,在 9～12 cm 较为适合。

2. 枕的软硬度 适度,稍有弹性,枕内容物可以维持颈椎正常的生理弧度。

3. 枕的长度和宽度 长度应够睡眠翻一个身后的位置,稍长不妨。若枕头中部是凹陷的更好,除了维持颈椎弧度外,还可以限制睡眠中颈椎的异常活动,避免落枕。宽度以 15～20 cm 为好,过宽易对头颈部关节肌肉造成被动紧张。

中医有使用药枕养生的习惯。根据中医辨证原则,以不同的药物加工制成的枕芯做成的枕头称为药枕,它既有治疗作用,又有保健作用。药枕的保健原理在于枕内的中药不断挥发,中药微粒子借头温和头上毛窍孔吸收作用透入体内,通过经络疏通气血,

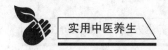

调整阴阳；另一途径为通过鼻腔吸入，经过肺的气血交换进入体内，此所谓"闻香治病"的道理。药枕的使用要贯彻辨证的原则，即根据不同的年龄、体质、疾病和季节环境变化来选用枕头。如失眠者可用黑豆、磁石粉枕，夏季可选用薄荷枕防暑降温。

（二）卧床和被褥

要注意卧床宜高低适度、稍宽大、软硬适宜。主张床的高度以略高于就寝者膝盖水平为好，为 40～50 cm，这样的高度便于上下床，避免产生紧张感而影响睡眠，也避免受潮和吸到较多灰尘、二氧化碳；床铺宜长于就寝者身长 20～30 cm，宽于就寝者身宽 40～50 cm，对于运动员应用特制的床，使长宽达到要求，婴儿床除要求一定宽度和长度外，宜在床周加栏，以防婴儿坠地；标准的软硬度以木板床上一般铺 10 cm 厚的软褥为宜，随天气冷暖变化加减。其他的床，如南方的竹榻、藤床、棕绷床也较符合养生要求。现代的弹簧钢丝床、沙发床、席梦思有弹性过大、过软的缺点，对此可采用软床铺硬垫的办法纠正。软硬适中的床可保证脊椎维持正常生理曲线，使肌肉放松，从而保证睡眠舒适。而过软的床则能使脊椎周围韧带和拉关节负荷增加，肌肉被动紧张，久则引起腰背酸痛。

被褥的被里宜选用棉布、细麻布等，不宜用腈纶等带静电的化纤品；被胎宜选棉花、丝绵、羽绒。被宜轻不宜重，否则会使身体处在一定的压力之下，有碍人体放松休息。被宜宽大，以利于翻身转侧，使用舒适。起床不宜先叠被，便于被子受潮和被化学污染情况得以改善。冬天要勤洗勤晒被褥，可避免潮湿；阳光中的紫外线有强烈的杀菌消毒作用；经日光曝晒后的被褥也会更加蓬松、柔软。

（三）睡衣、睡帽等

睡眠时换睡衣为好。睡衣宜宽大无领无扣，选料以天然织品为好，秋冬宜选棉绒、毛巾布为料，春夏宜选用丝绸、薄纱为料。睡眠时忌穿紧身衣裤，否则会影响睡眠。老人冬日睡卧宜戴棉布睡帽，以能遮盖住整个头顶为宜；不论冬夏，睡卧时宜戴肚兜，对70 岁以上老人更应如此。

三、睡眠方向

（一）睡眠方位

关于睡觉的方位，有不同的说法，令人困惑。有研究指出，由于地球磁场的影响，人睡觉时采取头北脚南的方位，使磁力线平稳地穿过人体，可以最大限度地减少地球磁场的干扰。而我国古代养生学家却认为，人的睡觉方向应该随春、夏、秋、冬四季的交替而改变。唐代著名医家孙思邈在《千金要方》中提到："凡人卧，春夏向东，秋冬向西。"这就是考虑到"应四时所旺之气而卧"的缘故，因中医的五季与五方相应，有春东、夏南、长夏中、秋西、冬北之说，因此睡眠的方位也与当时节气相应。在实际生活中受房屋朝向和家居布局的影响，而存在一定局限性，其实不必太过拘泥于这些理论，而导致不必要的担心。

（二）睡眠姿势

睡眠姿势主要有仰卧、侧卧、俯卧,不同因素下所宜选择的睡姿可能会不同。

1. 常人宜选用右侧卧位　一般都主张向右侧卧,微屈双腿,全身自然放松,一手屈肘平放,一手自然放在大腿上。这样,心脏位置较高,有利于心脏排血,并减轻负担,同时,由于肝脏位于右侧较低,右侧卧可使肝脏获得较多供血,有利于促进新陈代谢,还有,右侧卧时胃及十二指肠的出口均在下方,有利于胃肠内容物的排空。在长寿者调查中,许多长寿老人都自述以右侧弓形卧位最多。古谚也说:"站如松、坐如钟、卧如弓","屈股侧卧益人气力"。

2. 孕妇宜选用左侧卧位　左侧卧位对胎儿生长最有利,可以大大减少妊娠并发症。若取右侧卧位,会压迫腹部下腔静脉,影响血液回流,将不利于胎儿发育和分娩。

3. 婴幼儿睡姿　婴幼儿宜在大人帮助下经常地变换体位,每隔1~2 h翻一次身。若长时间采取一种体位睡眠,易使头颅发育不对称,或面部五官畸形。

4. 病人睡姿　心力衰竭病人及哮喘发作病人宜选用半侧位或半坐位,同时将枕和后背垫高;肺部疾病造成的胸腔积液病人宜选用患侧卧位;有瘀血症状的心脏病病人一般不宜选用左侧卧位或俯卧位;不宜选用头低脚高位,易得肾脏疾病。

5. 其他

（1）伏案睡姿:有时候午睡条件有限或图方便,有些人会选择伏案睡姿,醒后会出现暂时性的视力模糊,长此下去视力会受到损害。

（2）俯卧睡姿:俯卧睡眠中好流口水的人倒是个不错的姿势。但是,俯卧睡姿的弊端是对心脏构成压迫,以及可能发生胸部憋闷。睡觉时可以采取高枕位,保证心脏气血顺畅。

（3）蜷身睡姿:蜷缩着身子睡觉会对背部和颈部带来伤害。

（4）枕臂睡姿:枕着手臂入睡,一睡就是几个小时一动不动,这会直接使人上臂的桡神经受到压迫性伤害,导致前臂、手腕、手指麻痹。这正是中医"通则不痛,不通则痛"的道理。

四、睡眠环境

1. 安静　安静的环境是帮助入睡的基本条件之一。嘈杂的环境使人烦躁不安,难以安眠。因而卧室选择重在避声,窗口应远离街道闹市或装上隔音玻璃,室内不宜通过音响设备播放声音。

2. 黑暗　灯光中入睡,睡眠会不安稳,浅睡期增多,因此睡前必须关灯。窗帘以冷色为佳,最好在窗帘上加个遮光层,关掉所有带亮光的电器,让卧室彻底黑暗。住房面积有限,没有专用卧室者,应将床铺设在室中幽暗角落,并以屏风或隔帘与活动范围隔开。或者换个方式,睡觉的时候带上眼罩或蒙上深色的布,都能有效促进入睡并提高睡眠质量。

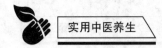

3. 空气新鲜　人每时每刻都在呼吸,睡眠时也不例外,所以卧室应保证白天阳光充足,空气流通,以免潮湿之气、秽浊之气滞留。在睡前、睡后及午间宜开窗换气。在睡觉时也不宜全部关闭门窗,应将窗开个缝隙。氧气充足不仅利于大脑细胞消除疲劳,而且利于表皮的呼吸功能。此外,应注意不要在卧室内用餐、烧炉子,以防蚊蝇孳生和中毒的发生,卧室内也要保持清洁,不宜堆积杂物,以减少室内空气的污染。

4. 温湿度适宜　卧室内要保证温湿度相对恒定,室温以 20 ℃左右为好,湿度以40％左右为宜。卧室内家具越少越好,可置兰花、荷花、仙人掌等植物一盆,利于温湿度调节。

五、睡眠时间

(一) 子午觉

怎样做才拥有健康睡眠呢? 古人提倡睡眠养生方法之一——坚持睡子午觉。子午觉是提高睡眠质量的法宝之一,能保证适当、足够的睡眠时间,"子、午"是人体经气"合阴"及"合阳"的时候,有利于养阴及养阳。在古代的养生之道中,"三寒两倒七分饱"的理念最为世人称道。而所谓"两倒",就是指要睡好"子午觉",古人甚至把这称为百年养生的三大法宝之一。

子午觉,分为"子觉"和"午觉"。简单地说,就是要求在每天的子时、午时两次按时入睡,其主要原则是"子时大睡,午时小憩"。

1. 子觉　依据《黄帝内经》的睡眠理论,夜半子时为阴阳大会,水火交泰之际,称为"合阴",是一天中阴气最盛、阳气衰弱之时,阴主静,所以夜晚应该在子时以前(21—23点)上床,在子时(23 点到凌晨 1 点)进入最佳睡眠状态,此时最能养阴,睡眠质量也最高,往往可以起到事半功倍的效果。若子时过后仍不睡觉,就容易损阴耗津。所以,避免阴虚火旺型失眠的最有效方法,是有规律的生活起居,养成定时入睡与定时起床的习惯。从现代医学角度来讲,睡眠高峰到来时,免疫系统自我修复的能力最强。如不能在23 点前入睡,易导致免疫力下降从而诱发疾病。

2. 午觉　午时(11 点至 13 点)是阴阳交接之时,称为"合阳",是一天中阳气最盛,阴气衰弱之时,"阴气尽则寐",此时养阳最好,所以午时也应睡觉。不过,阳气盛时通常工作效率最高,所以午觉以"小憩"为主,最好在饭后 20 min 再休息,睡眠时间只要 30 min 即可。午间不管多么忙,都应休息一会儿,即使只是打个盹儿也好,有助于提高大脑效率,增强注意力,还可以帮助人们消除疲劳,提高午后的工作效率。但时间不宜太长,否则会扰乱人体生物钟,影响晚上睡眠。午睡后用冷水洗脸,唤醒身体。

睡子午觉要注意以下几点。

(1)午睡时应避免受较强的外界刺激。因入睡后肌肉松弛、毛细血管扩张、汗孔张大,易患感冒或其他疾病,还应注意免受风寒,天气再热也要在肚子上盖一点东西。

（2）午餐后不宜立即躺下午睡。午餐后大量的血液流向胃,血压下降,大脑供氧及营养明显下降,易引起大脑供血不足。一般应食后休息 20 min 再午睡。

（3）不要随遇而安乱午睡。午睡不能随便在走廊下、树荫下、草地上、水泥地面上就地躺下就睡,不要在有穿堂风或风口的地方午睡。因为人在睡眠中体温调节中枢功能减退,重者受凉感冒,轻者醒后身体不适。

（4）睡前最好不要吃太油腻的东西,不要吃得太饱,因为这样会增加血液黏稠度,加重冠状动脉病变,加重胃消化负担。

（5）午觉虽是打个盹,但也不可太随便,不要坐位及伏案睡觉,这会影响头部血液供应,使人醒后出现头昏、眼花、乏力等一系列大脑缺血缺氧的症状,有的人用手当枕头,伏在桌上午休,这样会使眼球受压,久而久之易诱发眼部疾病。另外,伏卧桌上会压迫胸部,影响呼吸,也影响血液循环和神经传导,使双臂、双手发麻、刺痛。长期形成此习惯,极不利于身体健康。午觉姿势应该是舒服地躺下,平卧或侧卧,常人最好的睡姿是头高脚低、右侧卧位。

（6）午睡时间不是越长越好,以半小时至一小时为宜,睡眠时间过长由于进入深睡眠,醒来后会感到很不舒服。

（7）不是人人都需要午睡。只要身体好,夜间睡眠充足者,不午睡一般不会影响身体健康。但是,对于脑力劳动者、大中小学生、体弱多病者或老人,午睡是十分必要的。

（8）醒后轻度活动。午睡后要慢慢站起,再喝一杯水,以补充血容量,稀释血液黏稠度。不要马上从事复杂和危险的工作,因初醒时常使人产生恍惚感。

（二）与睡眠时间有关的因素

每个人每天睡眠时间的长短,要根据不同的年龄、性别、体质、性格、环境因素等而定。

1. 年龄性别因素 一般年龄越小,睡眠时间越长,次数也越多。不同年龄所需睡眠时间大致如下:新生儿,每天应睡 18～22 h;1 岁以上,每天应睡 14～18 h;成人的实际睡眠时间要保证 7～8 h,这只是一个平均数,其实睡眠时间是因人而异的。老年人每天睡眠 6 h 即可。睡眠时间多少还与性别有关,一般女性比男性睡眠时间长,现代研究认为这可能与性激素分泌有关。

2. 体质因素 由于睡眠与体质有关,睡眠也因人而异。一般来说,阳盛型、阴虚型睡眠时间较少;痰湿型、血瘀型睡眠时间相对多。按五行体质分类,金型、火型睡眠时间相对少,而水型、土型睡眠时间较多。按体型肥瘦分类,肥人较瘦人睡眠时间多,与卫气多寡不同有关。

3. 昼夜季节因素 睡眠要符合自然界阳气消长的规律及人体的生理常规,其中最重要的是昼夜节律。中医学的时空观认为,昼为阳,夜为阴,阴阳消长呈周而复始的节律变化。人的睡眠习惯应顺应昼夜阴阳变化的规律,才有利于身心健康。否则,会引起早衰与损寿。随着春生、夏长、秋收、冬藏四季的变化,人体必然与之相适应,故有"四时养生"之说。古代养生家认为,一年有四季,四季有节律,人体的阴阳消长与其相应也有明显的节律。春季应"夜卧早起,广步于庭,被发缓形,以使志生";夏季应"夜卧早起,无厌于日,使志无怒,使华成秀";秋季应"早卧早起,与鸡俱兴,使志安宁,以缓秋刑";冬季应"早卧晚起,必待日光,使志若伏若匿,若有私意,若有所得"。即春天万物复苏,人们应当晚睡早起,逐渐复苏;夏日万物争荣,人们也应晚睡早起,努力拼搏;秋季草木凋零,阳气收敛,人们应效仿鸡的作息,早睡早起;寒冬阳气下沉,人们应早睡晚起,不要过度消耗体内阳气。因此春夏宜养阳,秋冬宜养阴,这样顺应四季阴阳变化的作息,会给我们健康带来很大的收益,可以帮助我们远离疾病的困扰。

4. 性格因素 有研究发现,睡眠时间与性格有关。外向、活泼开朗、好动的人,睡眠时间短一些;内向、沉静、思维类型的人,睡眠时间长一些。

5. 其他因素 睡眠还同生活习惯、体温周期变化、健康状况、劳动强度、营养条件、工作环境、精神因素等有关。

六、睡眠宜忌

（一）睡前宜忌

1. 中医认为"胃不和则卧不安" 睡眠与饮食有关,与晚饭进食多少有关,不少人深有体会,特别是有胃病或晚饭吃得过多的人都知道,夜间很难有舒适酣畅的睡眠。中医讲,胃主降,胃降则和。有胃病或晚饭吃得过多的人,胃气上逆,则使其无法安卧而影响睡眠。所以,为了更好地睡觉,晚饭不宜过饱。睡前半小时不吃东西。如果晚上觉得饥饿,提前1~2 h吃少量夜宵,如喝牛奶。若饭后即睡,易引起心口灼热及消化不良,还会导致发胖。晚上不要喝大量水,睡前去卫生间,避免起夜的干扰。但之前可吃一点养心阴的东西,如冰糖百合莲子羹、小米红枣粥等,因为人睡觉后,心脏仍在辛苦地工作,在五脏中,心脏最辛苦,所以适当地补益心阴将有助于健康。另外,下午5点后也不宜吃刺激性和兴奋性食物,如咖啡、茶、可乐、可可等,晚上不要吃巧克力。

2. 烧汤洗足眠 "烧汤"就是烧洗足水。睡前用温水泡脚,可以促进心肾相交。心肾相交意味着水火相济,对阴阳相合有促进作用,阴阳合抱,睡眠当然达到最佳境界。宋代大文豪苏东坡云:"主人劝我洗足眠,倒床不复闻钟鼓。"就阐明了睡前足浴有利于养生的道理。现代医学研究表明,人的衰老从足开始,经常足浴,不但能刺激神经末梢,调节自主神经和内分泌系统,有益于延缓大脑衰老,而且可使足部血管扩张,改善血液循环,消除疲劳,足部穴位较多,热水的刺激能起到很好的保健作用,易于入睡,益寿延年。具体操作:烧大半盆热水。水的多少,以能埋足于踝关节以上为宜;烫的程度,以能忍受为佳。洗足时,先将双足泡于水中至少5 min,然后用手指(或毛巾)将双足全面搓摩。先搓足趾,再搓足掌,后搓足跟,接着搓摩足内侧、足外侧;最后搓摩足背,到舒适为止。搓摩足掌时,要将涌泉穴按足少阴肾经的流通方向(从小趾往内踝的方向)各搓摩16次。

3. 睡前洗个热水澡 温水浴能使全身的肌肉、关节松弛,血液循环加快,有助于安然入睡。

4. 按摩(包括耳压法) 按摩有助于睡眠,睡前不妨进行自我按摩,如按摩头皮或梳头可起到促进头皮血液循环,松弛神经,消除疲劳,改善头部营养和氧气供应之功效,这对防治白发、脱发均有良好效果。按摩脸部有助于除去皮肤陈旧老化的角质层,加速新陈代谢。按摩腹部有助于胃肠消化及脂肪的代谢,预防腹部"发福",每次按摩花时不多,日久必见效。最好每天睡前半小时能足底按摩或赤足在鹅卵石铺就的路面上(也可选购简便的塑料健康路)走 5~10 min。亦可做耳压法,所选部位包括神门、枕、皮质下、心、耳垂,先将油菜子置于剪好的胶布中央,用 75% 酒精棉签消毒或擦洗耳廓,然后将胶布对准穴位贴压好,耳穴贴压时要稍施加压力。每贴压 1 次,可在耳穴上放置 3~5 天,贴压期间,要每天自行按压 2~3 次,每个穴位按压 0.5~1 min。

5. 睡前不宜使情绪起伏较大 学会放松,常做深呼吸和腹式呼吸。睡前也不要做任何动脑的活动,不要谈论让人兴奋的事情。可以适当做点轻柔的活动,比如瑜伽动作,或床上体操,让大脑放松下来。睡前半小时把所有第二天要带的东西、要做的事情都准备好,怕忘的事情写在纸上。女性次日穿的衣服也提前想好,避免躺下之后又想起什么而紧张起来。

6. 经常锻炼身体 这是治疗失眠的有效办法。但睡前不应做剧烈的运动。睡前可以适当静坐、散步、看慢节奏的电视、听低缓的音乐等,从而帮助身体逐渐入静。静则生阴,阴盛则寐。

7. 尽量早休息 在固定的时间躺到床上。

8. 卧室里尽量不要放电器 不要看电视,减少电磁干扰。

(二)睡中及醒后宜忌

(1)睡眠时间过长或过短均不好。英国科学家的最新研究发现,人的睡眠时间过长或过短均不利于健康,最佳睡眠时间应控制在每日 7~8 h。如果睡眠时间减少,患心血管疾病死亡的风险有可能大幅增加;而对每日习惯睡 7~8 h 的,如果睡眠时间增加,患非心血管疾病死亡的风险有可能大幅增加。很多上班族,由于平时工作和生活的节奏很快,总感睡眠不足,认为长假是补充睡眠的机会,便在长假里长时间睡眠,会将各种生理代谢活动降到最低水平,打乱人体生物钟,造成慢性失眠,还会造成脑组织供血不足,导致消化不良,引起内脏功能紊乱,出现便秘。

(2)人在夜间入睡后会因呼吸、排尿、出汗等失水而导致血液黏滞度升高,故起床前是脑梗死发生的高危时间,因此,床前应备有水,在夜间醒来和早晨起床时及时补充水分,这样能起到保健和防病的作用。

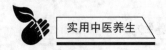

养生名家趣事：纪晓岚的生活方式与寿命

纪晓岚（1724—1805年），是清朝乾嘉年间的大才子，一生主要有两大成就：一是主持编纂了《四库全书》；另一是从66岁到75岁期间写了五部笔记小说，总称《阅微草堂笔记》。纪晓岚以83岁高龄寿终正寝，可谓备极荣华。但生活方式却与现代人提倡的卫生和健康要求大大相悖，这不能不令人称奇。在饮食上，每餐只食精肉，配以浓茶，从不吃蔬菜和米面。在卫生习惯上，却是一个大烟鬼，那时普通人用的是水烟袋，他嫌水烟袋的容量太小，而且用起来也麻烦，他用旱烟袋，而且烟锅是特别制作的，容量很大，据说那么大的烟锅在全京城找不到第二支。所以纪晓岚也被人称为"纪大烟袋"。另外，纪晓岚的性生活也很频繁。

这样的生活方式，居然活到80多岁的高龄，而且是无疾而终。可能一方面与其先天身体素质有关，另一方面与其豁达、诙谐的性格也大有关系。纪晓岚十分幽默，常能语惊四座，被戏弄之人于捧腹、喷饭之后，仍不得不为其机智和才华口服心折。纪晓岚爱笑，常常是别人未见有什么可笑之事，他却笑得不亦乐乎，甚至大笑不止，非得家人提醒甚至阻止才能停下来，往往弄得他的家人很尴尬。

【任务实施】

睡眠养生术操作流程见表8-25-1。

表8-25-1　睡眠养生术操作流程

操作程序	操 作 步 骤	要 点 说 明
评估	1.评估睡眠状态，包括子觉、午觉情况 2.评估睡眠影响因素，包括生理因素、病理因素	☆询问睡眠质量情况，有无失眠； ☆主要评估影响因素属于生理还是病理因素
计划	1.制订养生方案 2.提供睡眠养生的必要条件	☆制订睡眠养生的计划

实用中医养生

知识链接

操作程序	操作步骤	要点说明
实施	1.沟通:向对象解释评估结果和计划内容 2.指导实施睡眠养生计划 (1)纠正睡眠不良习惯; (2)指导卧具和睡姿的选择、环境的布置、时间的安排、按摩法等; (3)告知睡眠宜忌 3.跟踪对象,了解养生效果	☆若为病理因素所致,应首先采取一切有效措施解除病人的痛苦与不适 ☆枕头软硬适度,高度选择合理 　√一般高度在 10 cm 左右 　√喜欢仰卧,6~9 cm 较为适合 　√喜欢侧卧,9~12 cm 较为合适 ☆选择睡眠姿势 　√常人宜选用右侧卧位 　√孕妇宜选用左侧卧位 　√婴幼儿睡姿:宜在成人帮助下每隔 1~2 h 翻身一次 　√病人睡姿 ☆心力衰竭及哮喘发作病人宜选用半侧位或半坐位 ☆肺部疾病造成的胸腔积液病人宜选用患侧卧位 ☆有淤血症状的心脏病病人不宜选用左侧卧位或俯卧位 　√俯卧睡姿:采取高枕位 　√注意事项:不宜长期选用伏案睡姿;不宜选用头低脚高位、蜷身睡姿和枕臂睡姿 　√创建良好的睡眠环境:安静、黑暗、空气新鲜、温度及湿度适宜 ☆睡眠时间 　√子觉:应在 23 点前上床 　√午觉:饭后 20 min 再休息半个小时 ☆睡眠宜忌 　√晚饭不宜过饱,睡前半小时不吃东西,晚上不喝大量水,下午 5 点后不吃刺激性和兴奋性食物 　√睡前宜烧汤洗足 　√睡前宜洗个热水澡 　√睡前宜按摩,包括耳压法 　√睡前不宜使情绪起伏较大,学会放松,不要做动脑的活动,不要谈论让人兴奋的事情 　√经常锻炼身体,但睡前不应做剧烈的运动 　√睡眠时间过长或过短均不好 　√床前备水,夜间醒来和早晨起床时及时补充
评价	1.对睡眠的卧具、睡姿、环境、时间有正确认识 2.对自身的健康状况有正确的认识 3.能够合理地运用睡眠养生的方法	☆评价睡眠养生法的效果 ☆调整下一步养生计划

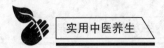

能力检测

1. 简述睡眠的作用。
2. 不同的人群如何选择合适的睡姿？
3. 睡眠与环境有何关系？
4. 睡眠时间与年龄、性别、体质、性格、环境因素等有何关系？
5. 失眠的耳压法如何操作？
6. 睡眠有何宜忌？
7. 案例分析：一大学生，近期失眠了，经医院检查未找到明显的失眠原因。

如果你是康复保健师，你能否为该学生推荐比较适合的睡眠养生方法，并且指导其具体操作方法？

（徐冬晨）

任务 26   二便养生术

案例引导

一大学生，男，21岁，无疾病，但有便秘、尿液呈深黄。

（1）大便养生法有哪些？

（2）小便养生法有哪些？

（3）你能否帮助此大学生选择合适的二便养生法？

一、概述

二便，即大小便，是人体新陈代谢中排除代谢废物的主要形式。二便正常与否，将直接影响到人体的健康。所以养成良好的二便卫生习惯，是促进人体健康长寿不可缺少的重要内容之一。

二、大便养生法

中医学认为，肠中留毒可导致早衰和疾病，而正常排便能够调节人体正常机能。正如朱丹溪所说："五味入口，即入于胃，留毒不散，积蓄既久，致伤冲和，诸病生焉。"所以保持大便通畅,对健康长寿具有重要意义。汉代著名养生学家王充指出:"欲得长生,肠中常清;欲得不死,肠中无滓。"大肠是人体内的"垃圾箱",而这些垃圾正是使人致病且减少寿命的场所。一个人的寿命要长、生命力要旺盛,必须保持"肠清",不断清理肠中的残渣浊物,使其排出体外。而"肠中常清"则说明人的一生清肠不是一次,而要经常地进行。如果大便秘结,可导致浊气上扰,气血逆乱,脏腑功能失调,诱发肠癌、痔疮、冠心病、脑血管意外等疾病。

大便方面的养生法有很多,简要介绍如下。

(一)定时排便

要"肠中常清",就要养成每天定时排便的好习惯。如晚上睡觉之前或早晨起床之后,可按时上厕所,久而久之,则可养成按时排便的习惯。

(二)顺其自然

养生家曹慈山在论述排便时说"养生之道,惟贵自然",有利于保护人体正气,预防大便不利引发的疾病。

如果"强忍",会使粪便中的毒素被肠组织黏膜吸收,危害机体;如果"强挣",会过度增高腹内压,导致血压上升,特别对高血压、动脉硬化者不利,容易诱发中风病。另外,由于腹内压增高,痔静脉充血,还容易引起痔疮、肛瘘等病。

(三)肛门卫生

在日常生活中人们对肛门卫生重视不够。俗话说:"十人九痔",说明患痔疮非常普遍。除痔疮外,肛门痈疽(肛门直肠周围脓肿)、肛瘘、肛裂、肛门瘙痒也不少。因此,要重视肛门卫生。以减少肛门疾病患病率。大便之后使用薄而柔软、褶小而均匀的手纸;保持大便通畅,日日清洗,经常热水坐浴。如果肛门已有炎症,最好用水冲洗,不要用纸擦拭,并要积极治疗,防止再引起其他疾病。尤其是老年人,更应该重视肛门卫生。

(四)饮食调理

饮食多样化,多素(如蔬菜、水果,尤其纤维素含量高的食品)少荤,粗细结合。便后还要注意调理,对身体会有很多益处。多饮水,适当食用黑芝麻、核桃、蜂蜜等润肠通便之物。

《老老恒言》说:"饱后即大便,进汤以和其气",这的确是养生经验之谈。但要注意因人而异,如有些人的主食变化情况。便后也要注意调理,若在饱食后排便,便后宜稍喝些汤或饮料,以助胃气利消化;若在饥饿时排便,为了防止便后气泄,排便时宜取坐位,便后稍进食物,还可做提肛动作3～5次,以补固正气。

(五)运动按摩

运动按摩可以起到疏畅气血,增强肠胃功能和消化排泄功能,加强大小肠的蠕动,促进新陈代谢,通畅大便的作用。平常可选用一些传统保健功法锻炼,如太极拳、气功导引养生功、腹部按摩保健法等。

此外,还要配合其他方面的综合保健,如必要时辅以药物对症治疗等。

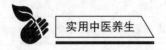

三、小便养生法

小便是津液代谢后排除糟粕的主要途径,与肺、脾、肾、膀胱等脏腑的关系极为密切。津液代谢的好坏反映了机体脏腑功能的强弱,特别是肾气是否键旺,因为肾气是新陈代谢的原动力,调节着每一环节的功能活动,有"肾主水"之称。小便通利,则人体健康,反之,则说明人体有疾病。所以古代养生家十分重视小便卫生。苏东坡在《养生杂记》中说:"要长生,小便清;要长活,小便洁。"《老老恒言·便器》亦说:"小便惟取通利。"保持小便清洁、通利,是保证人体健康的重要方面。小便养生法主要包括以下几个方面。

（一）顺其自然

《千金要方·道林养性》说:"忍尿不便,膝冷成痹。"《老老恒言·便器》指出:"欲溺便溺,不可忍,亦不可努力,愈努力则愈数而少,肾气宣塞,或致癃闭。"强忍不尿,或努力强排,都会对身体健康造成损害。如强忍小便有可能造成急性膀胱炎,出现尿频、尿痛、小腹胀痛等症状;有憋尿习惯的人患膀胱癌的可能性比一般人高5倍,所以小便应顺其自然。

（二）饮食调摄法

《素问·经脉别论》提出"通调水道",对于保证水道通调之法,清代曹慈山在《老老恒言》中提出了重在饮食调摄的四个要点"食少化速,则清浊易分,一也;薄滋味,无黏腻,则渗泄不滞,二也;食久然后饮,胃空虚则水不归脾,气达膀胱,三也;且饮必待渴,乘微燥以清化源,则水以济火,下输倍捷,四也。所谓通调水道,如是而已。如但犹不通调,则为病。然病能如是通调,亦以渐而愈。"由此可见,饮食调摄法是保证小便清利的重要方法。

（三）导引按摩法

经常进行导引和按摩保健,对于小便通利很有好处。导引按摩法主要有以下三种。

1. 导引壮肾　此法可护养肾气,增强膀胱制约能力,可以防治尿频、尿失禁等症。具体做法:晚上临睡时,或早晨起床后,调匀呼吸,舌抵上腭,眼睛视头顶上方,随吸气,缓缓做收缩肛门动作,呼气时放松,连续做8～24次,待口中津液较多时,可嗽津咽下。

2. 端坐摩腰　此法有强腰壮肾之功,有助于通调水道。具体做法:取端坐位,两手置于背后,上下推搓30～50次,上至背部,下至骶尾,以腰背部发热为佳,可在晚上就寝时和早晨起床时进行练习。

3. 仰卧摩腹　此法可益气、增强膀胱功能。对尿闭、排尿困难有一定防治作用。具体做法:取仰卧位,调匀呼吸,将掌搓热,置于下腹部,先推摩下腹部两侧,再推下腹部中央,各做30次。动作要由轻渐重,力量要和缓均匀。做功时间亦可在早晚。

（四）其他

《老老恒言》说"饱欲其遇利,饥欲其收摄也",故男子排尿时的姿势也有宜忌。现代医学中有一种"排尿性晕厥症",即在排尿时由于腹压突然降低,血管急速舒张,造成大脑一时供血不足而致突然晕倒。其发生的原因很多,但有时与体位突然改变,排尿时屏气用力过度有一定关系。

此外,情绪、房事、运动对小便的清利也有一定的影响,因此还要保持情绪乐观、节制房事和适当运动锻炼。

 知识链接

养生名家趣事:郑板桥的养生之道

郑板桥(1693—1765 年),是清代著名的书画家、诗人,在当年属于高寿之人。其为人狂放不羁,被称作"扬州八怪"中的显赫人物。他不仅"诗、书、画"三绝,而且在养生方面也有自己独到的见解,包括粗茶淡饭、生性旷达、难得糊涂、吃亏是福、书画健身。在兴化的郑板桥博物馆中有郑氏当年给自己作品明码标价的"板桥润格"(价目单),写明了大幅六两,中幅四两,小幅二两,还注明"不得赊欠,不以物代银"等字样。据说这是中国艺术家第一次为自己的作品明码标价。由此可见郑板桥的"吃亏是福"并非是真的要吃亏,而是一种超脱的处世哲学。

【任务实施】
二便养生术操作流程见表 8-26-1。

表 8-26-1 二便养生术操作流程

操作程序	操作步骤	要点说明
评估	1.评估二便 包括次数、数量、质地、排便感、颜色、气味等 2.评估排便影响因素 包括饮食、饮水、药物、排便习惯、活动、疾病、气候、心理、年龄、性别、文化等因素	☆询问对象二便有无异常改变 ☆主要评估影响因素属于生理还是病理因素
计划	1.制订养生方案 2.根据对象二便有无异常改变及其影响因素确定合适的养生方法 3.提供二便养生的必要条件	☆制订二便养生的计划

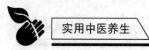

操作程序	操作步骤	要点说明
实施	1.沟通 向对象解释评估结果和计划内容 2.指导实施二便养生计划 (1)纠正二便不良习惯; (2)指导不同二便养生法的具体操作; (3)告知注意事项 3.跟踪对象,了解养生效果	☆大便养生法 　✓定时排便 　✓顺其自然:有便不强忍,大便不强挣 　✓肛门卫生:便后使用薄而柔软、褶小而均匀的手纸,日日清洗,经常热水坐浴。如果肛门已有炎症,最好用水冲洗,不要用纸擦拭,并要积极治疗 　✓饮食调理:多饮水;饮食多样化,多素少荤,粗细结合,适当食用黑芝麻、核桃、蜂蜜等润肠通便之物。若在饱食后排便,便后宜稍喝些汤或饮料;若在饥饿时排便,宜取坐位,便后稍进食物,还可做提肛动作 3～5 次 　✓腹部按摩 　✓运动:如太极拳、气功导引养生功、逛街等 ☆大便养生注意事项 　✓调摄精神,保持情绪安定 　✓对有便秘者,必要时辅以药物治疗 ☆小便养生法 　✓顺其自然:尿时要及时排出,不要用意志控制不解,无尿或尿少时也不要努力强排 　✓饮食调摄:少食、素食、食后不要立即饮水、渴而再饮水等 　✓导引按摩(三个主要方法):①导引壮肾;②端坐摩腰;③仰卧摩腹 ☆小便养生注意事项 　✓男子排尿时"凡人饥欲坐小便,若饱则立小便,慎之无病"(《千金要方·道林养性》) 　✓保持情绪乐观、节制房事和适当地进行运动锻炼
评价	1.对不同的二便养生法的作用有正确认识 2.对自身的健康状况有正确的认识 3.能够合理地运用二便养生的方法	☆评价二便养生法的效果 ☆调整下一步养生计划

能力检测

1. 如何理解保持大便通畅对健康长寿具有重要意义？
2. 大便性状的改变与大便养生法的选择有何关系？
3. 简述小便与健康的关系。
4. 导引壮肾如何操作？
5. 案例分析：一来自北方的大学生刚来南京上学不久，就出现了便秘，他采取了多喝水、多吃蔬菜水果、多运动和腹部按摩的办法，但效果不佳。

如果你是康复保健师，你认为对于该学生便秘问题还有什么因素没有考虑到？你能否帮助该学生选择比较合适的大便养生法？

（徐冬晨）

任务 27　沐浴养生术

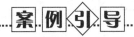

马寅初先生是我国著名的人口学家、教育学家和经济学家，原北京大学名誉校长，是活到了 101 岁的老寿星。早年在美国求学时体质孱弱，后来有幸结识了一位 93 岁但仍鹤发童颜的医生。这位医生告诉他自我健体强身的诀窍：热冷水浴。先洗 15 min 的热水澡，让周身经络通畅，然后擦干身体，休息数分钟，再快速洗几分钟的冷水浴。自从应用这种锻炼方法，马寅初身体一直非常健康，连感冒都很少得。

(1) 热、冷水浴的作用各是怎样？
(2) 热水浴之后再冷水浴，身体血管会发生怎样的变化？
(3) 为什么热冷水浴有益身体健康？

沐浴，在古时，"沐"指洗头发，"浴"指洗身体，现合为一词，包括洗头、洗身在内。沐浴有狭义与广义之分：狭义的沐浴是指利用水的温度、机械性质和水中所含的物质，将水以各种方式作用于人体，从而达到防病、治病目的一类方法的总称，包括冷水浴、热水浴、温水浴、淡水浴、海水浴、泉水浴、盐水浴、药水浴以及擦浴、冲洗浴、浸浴、淋浴等。广义的沐浴是指利用水或者其他物质的性质，将水或者其他物质以各种方式作用于人

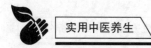

体,达到防病、治病、抗衰老、保健强身的一类方法的总称,不仅包括了前面用水洗浴的各种方法,还包括光浴、泥浴、气浴、沙浴、森林浴、蜡浴、刷浴、超声浴等。

根据沐浴的方式方法不同,传统医学认为,通过沐浴,可分别起到发汗解表、祛风除湿、行气活血、舒筋活络、调和阴阳、振奋精神等作用。现代医学认为,沐浴可促进机体体温调节,改善血液循环和神经系统的功能状态,加速各组织器官的新陈代谢,从而清洁皮肤、消除疲劳,达到美容、防病、治病、抗衰老、健身的作用。现就大众常用的沐浴方法介绍如下。

一、冷水浴

让健康锻炼者和某些疾病的病人,浸入水温低于25℃的水中,或施行擦浴、淋浴或浸浴,使身体接受寒冷水温作用的方法,称为冷水浴。冷水浴包括头面浴、擦浴、足浴、浸浴、淋浴、冬泳等多种形式。

(一)冷水浴的强身作用

总的来说,冷水浴可促进机体的新陈代谢,增强机体的耐寒能力及抗病能力,对于防治心脑血管疾病、呼吸系统疾病、消化系统疾病都有一定的好处。长期坚持冷水浴的人,在严寒的冬天不但不易患病,还能保持较高的工作效率。具体来说冷水浴有如下强身作用。

(1)使血管弹性增强,有利于预防心脑血管疾病。

(2)提高机体耐寒能力。

(3)冷水刺激时人会不自主地深吸气,接着便使呼吸暂停几秒钟,再转为深呼气。这样可吸入更多的氧,呼出更多的二氧化碳,对于防治呼吸系统疾病有一定的效果。

(4)冷水刺激后可使肠蠕动增强,有利于食物的消化吸收及大便的通畅,对于消化不良和便秘有一定的治疗作用。

(5)冷水浴还能保持皮肤清洁,适当的水流刺激,对皮肤、肌肉能起到一定的按摩作用。

(二)冷水浴的养生技术

冷水浴男女老少皆宜,四季皆可。但个人情况不同,应灵活掌握。进行冷水浴的方法有如下几种。

(1)从温到凉:冷水浴温度应从常温开始,逐渐降低。

(2)从夏到冬:冷水浴应从夏季开始,逐

> **小贴士:冷水浴——血管体操**
>
> 冷水浴作用机制一般可分为三个阶段:第一阶段,皮肤接触冷水,外周毛细血管收缩,血液流向深层血管,皮肤颜色变白;第二阶段,外周血管扩张,内脏血液反流向体表血管,皮肤发红;第三阶段,外周血管再度收缩,皮肤苍白,口唇发绀,身体寒战,出现"鸡皮"现象。冷水浴应在出现第三阶段前结束,这样在冷水浴过程中,周身血管都可受到一缩一张的锻炼。因此,人们又把冷水浴称为"血管体操"。

渐过渡到冬季,全年坚持。

(3)从局部到全身:先用冷毛巾擦头面部,再擦上肢、胸腹腰背,最后才擦下肢。

(4)宜早不宜晚:冷水浴时间最好在早晨,也可在中午或下午,不宜在睡前进行冷水浴。

(5)时间宜短:刚开始时不宜太长,一般 2～3 min 即可,以后再延长至 10～15 min,最好不要超过 15 min,也可根据个人的耐受性自行掌握。

(6)浴前准备:如做体操、打拳、活动手脚、跑步等。

(7)浴后擦红:浴后宜立即用干毛巾擦干身上的水并继续擦拭皮肤直至皮肤发红,体温恢复。

(8)贵在坚持:要持之以恒,无特殊情况不要随意中断。

(三)注意事项

冷水浴主要用于健身,适应范围较广,但有些特殊人群不宜进行冷水浴,如高热病人、皮肤对冷水敏感者,患有严重心脏病、高血压、癫痫等;有开放性肺结核或其他严重肝脏、肺部疾病者;患急性、亚急性传染病尚未康复者;风湿病、坐骨神经痛的病人。此外,月经期和孕产期妇女;酒后、空腹、饱食、疲劳或剧烈运动后,均不宜进行冷水浴锻炼。

二、热水浴

热水浴是温热水浴的统称。根据浴水温度的高低,可再细分为温水浴和热水浴。水温在 36～38 ℃者,称为温水浴,水温在 38 ℃以上者,称为热水浴。热水浴与冷水浴交替施行则称为冷热水交替浴。

(一)热水浴的作用

1. 清洁皮肤 温热水浴可消除皮肤上的油垢,保持汗腺、毛孔通畅,提高皮肤的代谢功能和抗病能力。实验证明,一次热水浴能消除皮肤上无数个微生物,故有人称之为"消毒的温床"。

2. 活血通络 由于水温和冲洗时的水压和机械按摩作用,可调节神经系统的兴奋性,扩张体表血管,加速血液循环;促进新陈代谢,有利于代谢产物的排除;降低肌肉张力,减轻痉挛,从而增强机体的抵抗力和健康水平。

3. 振奋精神,松弛紧张 水温不同,沐浴的作用也略有差异。热水对人体起刺激作用,入浴后血压升高,心跳加快,交感神经兴奋,使人产生要活动的欲望;温水对皮肤刺激较小,新陈代谢等生理作用也进行缓慢,心脏负荷较轻,副交感神经兴奋,起到镇静、催眠作用。

(二)适应证

主要适用于慢性关节炎、风湿性疾病、感冒初起、慢性盆腔炎、痛风等。

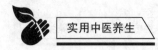

（三）操作方法

在通风、温暖（温度应保持在 20～25℃）的浴室里备好 38～40 ℃的热水，然后进入到热水里坐浴 3～10 min，每天一次。

（四）注意事项

热水浴是一种良好的保健方法，但要科学地运用，才能达到保健的目的，注意事项有以下几点。

1. 浴处宜暖而忌风　浴室温度应保持在 20～25 ℃；注意通风，但必须避免直吹冷风，《彭祖摄生养性论》云："勿沐浴而迎冷风。"

2. 饥、饱不浴　吃饭前后 30 min 内不宜沐浴。因洗澡时，内脏的血液集中到体表，胃肠道的血液供应减少，同时胃酸分泌降低，使消化能力减弱，饥饿时洗澡会引起低血糖而晕倒，尤应注意。

3. 少用肥皂　人的皮肤为皮脂腺分泌的脂肪所滋润、保护，如洗掉这层薄薄的油脂，皮肤容易干燥、皲裂和脱屑。尤其是老年人皮脂腺萎缩，用碱性大的肥皂，会使皮肤更干燥，降低皮肤的保护作用，使细菌得以滋生。

4. 预防"晕澡"　热水浴时，出现头晕、恶心、胸闷、心悸、口渴、出汗、四肢无力，甚至晕倒在地，称为"晕澡"，多见于年老、体弱者。预防方法：精神放松，不要有紧迫感；入浴缓慢，不要一下子把身体全都泡入水中；浴时如感头晕不适，应立即停止洗浴，平躺在空气新鲜处，注意保暖；体弱者浴前可适当喝些糖水或盐水，以防止出汗过多；老年人及有心、肺、脑疾病者不宜单独洗浴，一定要有人陪同，而且入浴时间也不宜过久。

5. 禁忌证　患传染病、皮肤损伤及经期、妊娠期、产后妇女，不宜盆浴，以免感染或交叉传染，应以淋浴或擦浴为宜。糖尿病病人进行热水浴时水温应控制在 38～40 ℃，且要注意时间不能过长。

> **小贴士：热冷水浴**
>
> 热冷水浴养生法是我国著名的经济学家、人口学家、教育家马寅初的养生法：先在 38～44 ℃的热水中坐浴 15 min，出浴擦干身体，3～5 min后，再到 10～16 ℃的冷水中快速洗浴数分钟后出浴，迅速用干毛巾擦干身体并继续擦至皮肤微红。

三、温泉疗法

温泉疗法是指应用具有一定生物学作用的温泉（主要是利用温泉的物理性质和化学成分的生物学作用）来防治疾病的一种方法。

利用温泉防治疾病的历史悠久，我国在 2000 年前成书的《山海经》中已有温泉的记载。明代李时珍曾将我国的温泉水分为硫黄泉、朱砂泉、矾石泉等不同性质的泉，记述了它们的治病方法。今天，自然疗法已被越来越多的人所接受和重视。因此，发展温泉疗法，尤其是其中的温泉浴更有重要意义。

温泉疗法所用的是具有一定医疗性能的温泉。温泉含有一定数量的矿物质，包括某些盐类、活性离子、气体和放射性元素等。由地下深处自然涌出地表的地下水，一般通称为泉水。具有较高的水温者，则称为温泉。

（一）温泉疗法对人体的作用

温泉疗法对人体的作用，主要指温泉浴的医疗作用。这种医疗作用是温泉水温度、浮力、压力和所含化学成分综合作用的结果。温泉对人体的作用取决于温泉的理化特性。由于它含有一定量的矿物质，或含有某种气体，或具有较高的温度，或者兼而有之，作用于人体，能起到一定的保健疗病作用。因此，温泉浴既有普通淡水浴疗法的作用，又有其特有的治疗作用（即化学成分所起的治疗作用），如：钠泉和硫酸钠泉，主要适用于消化系统疾病，温泉中的氯能刺激造血系统和卵泡细胞的发育、成熟，还可降低血脂；温泉中的钾、钙能增强心血管功能，调节神经细胞和内分泌腺的活动；温泉中的镁对神经系统有镇静作用；钠对肌肉收缩有着重要功效。

（二）温泉浴的适应证

1. 心血管系统疾病 心脏瓣膜病代偿期、冠心病无心绞痛发作、高血压病（轻度）、低血压、心脏神经官能症、周围血管循环障碍、静脉炎。

2. 呼吸系统疾病 慢性支气管炎、支气管扩张、肺气肿、支气管哮喘、慢性肺炎。

3. 消化系统疾病 胃酸过多或过少、慢性胃炎、胃及十二指肠溃疡、胃下垂、胃痉挛、慢性肠炎、慢性肝炎、胆石症、胆囊炎。

4. 神经系统疾病 脊髓感染性疾病（慢性期或后遗症），感染性、中毒性、损伤性或营养不良性周围神经炎，坐骨神经痛，外伤，中毒，感染后麻痹，神经官能症，自主神经系统疾病。

5. 内分泌疾病、代谢疾病 糖尿病、肥胖病、痛风、毒性甲状腺肿。

6. 妇科疾病 慢性子宫附件炎、生殖器发育障碍、月经障碍、更年期综合征、不孕症、骨盆神经痛。

7. 肌肉关节疾病 慢性风湿性关节炎、退行性代谢性关节炎、脊柱关节疾病、肌肉炎症、肌痛、滑囊炎、腱鞘炎等。

8. 皮肤病 牛皮癣、扁平红苔癣、湿疹、脂溢性皮炎、痒疹及荨麻疹、硬皮症、鱼鳞癣、皮肤角化症、痤疮、皮肤真菌病、硬红斑。

9. 耳鼻喉科疾病 耳鼻喉科慢性炎症、过敏性鼻炎等疾病。

10. 外科疾病 骨膜炎、长期不愈合的创口、外伤或矫形术后。

11. 泌尿系统疾病 慢性肾炎、肾硬化、膀胱炎、肾盂肾炎、尿酸盐结石。

12. 儿科疾病 风湿病活动期、发育障碍、瘰疬、自主神经失调、尿失禁。

（三）温泉浴的禁忌证

急性发热性疾病、急性传染病、活动性结核、恶性肿瘤、出血性疾病、白血病、严重心肾疾病、高血压、动脉硬化者、妇女在经期、妊娠期、急性湿疹、急性皮炎、急性脓皮病、天

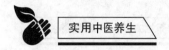

疱疮、红皮病、剥脱性皮炎、慢性湿疹急性发作、急性淋病、蕈样肉芽肿等均不宜施行温泉浴。另外,在一天内入浴次数过多、入浴时间过长、浴温过高或疗程过长,都是不适宜的,可能有碍健康,或降低温泉浴的效果,均为禁忌之列。

(四)温泉浴养生术的操作方法

在通风、温暖的浴室里(如在室外则只能随气候而定)备好温泉水,温泉浴法有全身浸浴、半身浴、坐浴、足浴等。进入浴池内一般应采取半坐位(如足浴则采取坐位),将心脏部位露出水面。如果采用仰卧姿势时,也要将头颈露出水面。浴后应立即擦干全身,保温静卧10~30 min,每天一次。如果浴中出汗多,或口渴,可饮少量开水或其他饮料,以补充体液的消耗。

(五)温泉浴的注意事项

温泉浴的一般注意事项同冷水浴、热水浴,但需特别注意可能出现的泉浴反应。治疗期间一般人会感到精神愉快,身体舒适,食欲和睡眠良好,这是最佳效果。但也有少部分人在温泉浴初始数日,往往出现全身不适或病情加重现象,称为温泉浴反应,分全身和局部两种情况。全身症状可表现为疲劳、失眠、心慌、眩晕、吐泻、癫痫、全身皮疹、上呼吸道感染等;局部反应为患处疼痛、肿胀、活动受限。这是不良的温泉浴反应,一般是暂时性的,不需要特殊处理,经数日或停浴2~3天可自行消失。如这种反应发生在浴疗第1周后,而且症状加重,则应停浴,必要时进行相应治疗,观察一段时间,再考虑能否继续浴疗。

其他须注意的事项有以下几方面。

1. 明确诊断　在治疗之前一定要明确诊断,同时要密切观察沐浴者的具体情况,凡是体温超过37.5 ℃或者脉搏超过120次/分者,以及疲劳、饱食、空腹时均不得入浴。如果发现有身体不适如头痛、眩晕、心悸、发冷以及口唇发绀时,应立即出浴并进行相应的治疗。

2. 入浴时间　一般认为,在饭后1~2 h入浴最合适。每次入浴时间的长短因人的体质和疾病种类不同而异。一般以发汗、自觉舒适为度。常用的温浴(38~40 ℃),每次浸浴15~20 min就能达到治疗目的。高温浴(43~45 ℃)5~10 min,中温浴(40~42 ℃)15~20 min。低温浴(37~38 ℃)20~30 min为宜。

3. 疗程　温泉浴疗的疗程应适当,一般是15~30天为1个疗程,每天或隔天治疗一次。开始时可连续治疗2~3次间歇1次,1~2周后连续治疗6次间歇1次。这种逐渐增加连续洗浴次数的方法,可以减少温泉浴疗反应。1个疗程后如需继续浴疗,应停1~2周再进行。

4. 防护措施　洗浴时要严防不良反应。治疗前要详细检查病情,掌握好适应证,过度疲劳时不得入浴。对老年人、体弱、高血压或低血压者要注意水温不得过高,浸浴时间不宜长,先半身浸浴,适应后再全身浸浴。洗浴时头部可敷冷湿毛巾或常用冷湿毛巾洗脸擦汗。

四、日光浴

所谓日光浴,就是指利用日光对人体进行锻炼和治病的方法。太阳发出的光称为日光,它是地球光线和热能的主要来源,既给万物以生命,又给人类以健康。

(一) 日光浴的功用

俗话说"万物生长靠太阳",日光是一切生命的源泉。日光中的可见光,能使人感到舒适、愉快。日光浴就是利用太阳照射人体以治疗疾病,促进身心康复的方法,亦称"晒疗"。日光之于人体生命活动的重要性,古人早有认识,认为:火气之精为日。"火气"即阳气,充分说明日光是阳气的精华。日光浴法是养生长寿的方法。《养生论》主张:晒以朝阳。指出日光疗法的最佳时间。《理瀹骈文》主张"对日坐定"。徐灵胎则主张全身晒法。无论背晒或对日晒或全晒都必须依据病情需要而定。日光疗法的作用机制主要以天时的阳气补人体之阳气。人体督脉行背脊正中,总督一身之阳经,故为阳脉之海,背日而照供日光直补督脉阳气,具有全身影响,尤其对脑、髓、肾精肾阴亏损者其补阳之效益彰。研究表明:适度的日光照射,可以使皮肤血管扩张,促进皮肤的新陈代谢以增进皮肤的功能,使皮肤红润健美。日光中的紫外线,还可以抑制和杀灭皮肤表面的微生物,有助于预防疾病。日晒还可以使皮脂和汗液的分泌增多,保持皮肤润泽,特别是皮肤干燥的人更应接受适度的日晒;能增加维生素D的合成和吸收,有助于骨骼的生长发育,预防成人骨质疏松症和小儿佝偻病;久见风日,还可以使人堪耐寒热,不致发病。总之,适度的日晒对皮肤的保健和人体健康都是有益的,应养成多在室外活动的习惯,进行充分的日光照晒。

(二) 日光浴养生术的操作方法

日光浴四季均可进行,但每天选择时间应因地区和季节有所不同。具体方法如下所述。

1. 地点 以河岸、草地、海滨浴场、旷野林间、阳台和特殊建筑物的日光浴场为佳。

2. 时间 一般以气候的寒暑而定,大约夏季以 7 点至 9 点和 16 点至 18 点最为适宜;春秋两季可在 8 点至 11 点和 15 点至 17 点进行,冬季天气冷,以暖和无风的 11 点至 14 点为佳。一般进行日光浴每次为 20～30 min,每天一次。

3. 设施 准备睡椅、毛巾、草帽或其他物品。

4. 常用日光浴 在每次日光浴之前,应该在遮阴的地方先做空气浴 5 min 左右,然后进行日光浴。常用的日光浴法有以下几种。

(1) 背光浴:以日光照晒背部为主,也可适当转身。

(2) 面光浴:病人仰面对太阳坐定,让日光充分照晒面部,戴上墨镜或闭眼,当面部

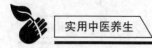

自觉热时,适当转身。

（3）全身日光浴：可采取坐式或卧式,同时应不断变换体位进行日光浴,卧式可按俯卧、左侧卧、仰卧、右侧卧的顺序,让身体各部都能接受日照,每一部位照射时间相等。一般用于老人摄生健康,病后康复。

（4）其他局部日光浴：可在日光浴床的上方用木栅栏或白色布挡住不需要日光浴的部位,只照射患病的部位如手或足等。

日光浴后应在遮阴的地方休息 5～10 min,然后进行水浴。

（三）日光浴的适应证

体质虚弱、营养不良、传染病恢复期、轻度贫血、痛风、神经官能症、神经炎、神经痛、心脏病心功能代偿期、轻度高血压、糖尿病、肥胖症、佝偻病、骨关节结核、关节与肌肉疼痛、外伤性肌炎、外伤性骨髓炎、骨折、外伤后遗症、手术后恢复期、疖、湿疹、汗腺炎、足癣、慢性肠炎、慢性盆腔炎、妇科术后恢复期。

（四）日光浴的禁忌证

（1）疲劳、空腹和饭前、饭后 1 h 内不宜进行日光浴。

（2）疾病的急性期、发热、甲状腺功能亢进、体重减轻等不能进行日光浴。

（3）凡严重心脏病、动脉硬化、心脏病失代偿期、心动过速、失眠以及严重贫血和有出血倾向的病人。

（4）结缔组织风湿病、全身性红斑狼疮、胆结石、浸润性肺结核、结核性腹膜炎等不能进行日光浴。

（5）妇女经期、妊娠期、分娩后、尿毒症等不能进行日光浴。

（6）患有热调节障碍、日射病、日光性皮炎、皮肤癌、结膜炎、白内障等不能进行日光浴。

（五）日光浴的注意事项

（1）时间不能过长,在日光浴的过程中不要让皮肤出汗,出汗是日光浴过度的标志；如果皮肤出现明显红肿,为烧灼的表现,要立刻停止日光浴。

（2）夏日要防止中暑和日射病,最好戴草帽和墨镜以保护头部和眼睛,如果出现中暑要立刻离开高温环境,并给予相应的治疗；冬天则要防止受凉感冒。

（3）气温高达 30 ℃时不宜进行日光浴。气温低于 20 ℃和（或）风速高于 3 m/s 时也不宜进行日光浴。

（4）因为在日光浴的过程中水分和盐类消耗明显增多,应随时补充含有维生素和盐的清凉饮料。

（5）进行日光浴时不可睡觉或进行阅读,最好可闭目养神,也可聊天或收听广播。

（6）要密切观察日光浴后的效果。如果浴后精力旺盛,睡眠好,胃口佳,体重增加者为正常反应;相反如果浴后出现食欲减退、头痛、恶心、心悸、失眠、烦躁、神疲乏力、体温升高、皮肤脱屑等则为不良反应,此时应相应减少甚至停止进行日光浴。

 知识链接

老中医罗明山的养生之道

罗明山是四川省绵竹县著名的老中医,已经110多岁了。但他仍然精神矍铄,精力充沛,每天为几十个病人诊治都不觉疲倦,可谓深谙养生之道。

罗老的长寿秘诀就在"知足常乐","顺乎自然"。

罗老医术精湛,但他并不凭此去追求什么富贵功名,视钱财如粪土。为穷人治病,他分文不取,人称"罗善人"。除行医外一无所求,所以从来没有利益得失而忧愁,自然不会因此而有损健康。正所谓"知足常乐"。

"顺乎自然"是罗老养生的另一秘诀。"天人相应",他认为人与天地是相通的,人体本身就是一个小宇宙。人体的健康贵在顺应自然规律,这就叫"道法自然"。罗老正是依此而行的,甚至在每一天里,他都顺乎自然的变化而有所不同。

"知足常乐"、"顺乎自然",正是以上两点使罗明山成为孙思邈之后最长寿的一代名医。

【任务实施】

沐浴养生术操作流程见表8-27-1。

表8-27-1　沐浴养生术操作流程

操作程序	操作步骤	要点说明
评估	评估体质 (1)身体情况; (2)患病情况; (3)禁忌证	☆特殊人群不宜进行冷水浴,如高热、高血压、心脏病等 ☆疲劳、空腹,以及严重的心脏病、结缔组织病等不宜进行日光浴

续表

操作程序	操作步骤	要点说明
计划	1.制订养生方案 2.选择合适的沐浴方法 3.准备沐浴养生所需的相关用具	☆制订沐浴养生的计划 ☆根据对象的体质、患病情况选择适宜的沐浴养生方法 　√冷水浴男女老少皆宜,四季皆可 　√热水浴主要适用于慢性关节炎、风湿性病症、感冒初起、慢性盆腔炎、痛风等 　√温泉浴对人体有医疗作用,心血管系统疾病、消化系统疾病、呼吸系统疾病、泌尿系统疾病、神经系统疾病、皮肤病、外科病、妇科病、儿科病等都可以通过温泉浴来治疗 　√日光浴四季均可进行,但疲劳、空腹,以及患有严重的心脏病、结缔组织病等不宜进行日光浴
实施	1.沟通　向对象解释评估结果和计划内容 2.指导实施沐浴养生计划 (1)注意各种不同沐浴方法的时间、地点、方式; (2)注意不同养生方法的禁忌证; (3)根据病人的不同情况选择适宜的沐浴养生方法 3.跟踪对象,了解养生效果	☆沐浴方法 　√冷水浴宜从温到凉,从夏到冬,从局部到全身,宜早不宜晚,时间宜短,贵在坚持 　√热水浴宜暖而忌风,且通风,少用肥皂 　√温泉浴要明确诊断,选择合适的温泉 　√日光浴以河岸、草地、海滨浴场、旷野林间、阳台和特殊建筑物的日光浴场为佳,准备睡椅、毛巾、草帽等 ☆注意事项 　√冷水浴浴前要做好准备活动,浴后擦红 　√热水浴注意饥、饱时不浴,预防晕澡 　√温泉浴疗的疗程应适当,一般15～30天为1个疗程,每天或隔天治疗一次,疲劳、饱食、空腹时均不得入浴 　√疲劳、空腹和饭前、饭后1 h内不宜进行日光浴
评价	1.对不同的沐浴养生功效有正确认识 2.对自身的健康状况有正确的认识 3.能够合理地运用沐浴养生的方法	☆评价沐浴养生的效果 ☆调整下一步养生计划

能力检测

1. 温水浴是否水温越高越好？

2. 冷水浴的作用如何？

3. 案例分析：今年五一节，大刘的大学同学聚会，早上他们在足球场上运动了 2～3 h，直到筋疲力尽时才到酒店聚餐，酒足饭饱之后班长提议："现在去泡泡温泉，享受享受午后的休闲时光如何？"

如果你是康复保健师，请回答下面问题。

请问大家是否可以去泡温泉浴？

你能否为大家选择合适的沐浴养生方法？

4. 案例分析：北齐天保十年（公元 559 年）文宣帝高洋病逝，长子高殷继位，年号乾明，称废帝。乾明元年秋季，被其叔父高演废，高演自立为孝昭帝，高殷被贬为济南帝。高殷被贬，孝昭帝对其仍不放心，暗生杀戮之心，遂命高殷还都晋阳（今太原）。高殷奉旨启程后，因患皮肤病，顺路滹沱河西进，到山中寻找治疾草药。一日，忽见一只鹿身上的毛剥落了许多，跑到一处温泉里洗浴，数日后生毛甚美。高殷灵机一动，便也学那鹿的样儿，每日用温泉水洗浴，果然没几天，皮肤病就痊愈了。高殷疾愈后，欣然离开盂县，向晋阳城而去，但他哪里知道，孝昭帝正等着杀他呢。

（1）为何温泉浴能够治疗皮肤疾病？

（2）温泉浴还有什么其他作用？

（甘灏云）

任务 28　房事养生术

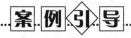

我国历朝历代封建王朝共有正统皇帝 231 个，据统计，封建时代人均寿命约为 45 岁，而这些皇帝的平均寿命仅 39.5 岁。

（1）古代帝王的寿命为何如此短暂？

（2）房事与健康有何关系？

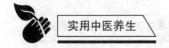

一、概述

所谓房事,是指夫妻之间的性生活,是一种正常的生理现象,如《礼记·礼运》云:饮食男女,人之大欲存焉。《老老恒言》中也指出:男女之欲,乃阴阳自然之道。正常而有节制的行房,不仅于身体无害,而且能使人心情愉快,情怡欢畅,有利于调神摄生,如明代高镰《遵生八笺·延年却病笺》中说:阴阳好合,接御有度,可以延年。反之,若纵欲无度,则会损害健康。

房事养生,亦称为性保健,就是根据人体的生理特点和生命的规律,采取科学而健康的性行为,以防病保健,提高生活质量,维护身心健康。中医房事养生学有着悠久的历史和丰富的内涵,在倡导普及性保健知识的今天,研究和借鉴古人房事养生的科学理论,是有积极意义的。

(一)房事养生的重要意义

1. 房事养生有利于调摄心神 和谐是中国传统文化的精髓,男女房事中的身心和谐也是房事养生的精髓,只有和谐的两性生活才有益于身心健康。人类生活不单纯是一种生理活动过程,而且也具有丰富的情感内涵。因此,性生活的和谐应以夫妻恩爱为基础,而和谐的夫妻生活,不仅可以化解一些生活上的矛盾,有效地疏解心理忧郁、苦闷和精神压力,使夫妻双方精神愉悦、气血调畅,促进彼此感情更加融洽,而且能鼓舞人们乐观向上,给家庭生活带来和睦与安定,还能预防某些疾病,有利于保持良好的心理状态和勃勃生机,达到延年益寿之目的。反之,夫妻反目、性生活不和谐、心情忧郁,则会食不甘味、寝不安寐,影响健康,甚至会导致各种疾病。因此,著名医家张景岳在系统总结明代以前医家有关房事养生理论和学说的基础上,认为有助于身心健康的房事之道关键在于"合"。他指出:阴阳之道,合则聚,不合则离,合则成,不合则败。大道,大事,莫不由之,而尤予斯道为最。所谓"合",即是男女的性生活协调配合、水乳交融、和谐一致。夫妻双方只有在相互尊重、相互体贴、相互关心、相互忠诚的基础上达到感情的升华,才能使婚姻生活更加美满幸福,从而有益于身心健康。

房事养生的调养心神还表现在性交时的调神。古人认为性交时需要一定的激情,但也不能过分急躁,神情要相对平静,情志相对安定,这样可以防止发生性障碍,提高生活质量。马王堆医书《十问》中说,切忌在惊恐、慌张、焦虑、紧张、过度激动时性交,否则易造成气血亏虚,肾精不足,而有损健康。性交必须在开始时情绪保持相对平静,让性兴奋逐渐产生,这样性交时就不会损伤气血,精神不致妄动,从而能延年益寿。

2. 房事养生有利于健康长寿 性的要求和满足,是人类的生理本能,只有性要求得到满足和实现,人的精神和生殖功能才能平衡,和合调适,才能健康长寿。如果出现阴阳偏盛偏衰,人就会得病。适度的性生活正是调节人体阴阳的重要手段。

中医认为,人至成年,随着男女性器官发育成熟,便自然产生对性生活的要求,如《礼记·礼运》曰:饮食男女,人之大欲存焉。《黄帝内经》云:天地氤氲,万物化醇;男女构精,以成人形。规律而适度的性生活"能发闭通塞",使"中府受输而盈",即房事能使全身气血通畅,五脏六腑受到补益,延年益寿。过分抑制情欲或杜绝房事,会使人产生许多疾病,有损寿命。这一点古代医家早有足够的认识,唐代孙思邈在《千金要方》中说:男不可无女,女不可无男,无女则意动,意动则神劳,神劳则损寿。以上说明,凡健康的成年人必须有正常的性生活,若奉行禁欲主义,使阴阳不得相交,不仅不能长寿,还会致病。

现代医学认为,男女相互依存,正常的性生活可以调谐体内的各种生理功能,促进性激素的正常分泌,有利于防止衰老。良好的房事生活可以增强夫妻和谐,增加婚姻的情趣和家庭幸福。有人提出:"性与生命同在"是有道理的。我国研究人员在1987年对广西巴马县的长寿老人调查结果表明,长寿老人的和谐、稳定的夫妻生活都比较长。国内外医学已证明结婚者长寿。现代医学调查研究又发现,终身未嫁及离婚、鳏寡之男女,乳腺癌发病率比一般人高,患病率、死亡率也较高。这说明正常适度、规律协调的性生活对疾病的预防也是有积极意义的。

3. 自我治疗某些病痛   在日本人丹波康赖所辑《医心方》的第28卷中,转引了我国古人所总结的大量有关性疾病的自我治疗经验,其中谈到视物不清、腰痛、下腹挛急、腿足痉扭、背曲、胁痛、头部沉重、颈项强痛、胸痛气满、心下瘀结、脸面生疮、鼻衄、吐血、黄疸、酒劳、阴茎发痛、小便淋漓、大便困难、肛瘘、痔疮、肌萎跛行或手不及头时,如果因夫妇房事姿态、体位、时间、食欲或新陈代谢的失当而引起的这些病痛,则可多通过房事时相应的动作得以纠正或减轻。

当然,上面所介绍的诸种病痛,并不都是由于房事不当所引起的,其他原因也可导致类似病症。确系房事失宜所致,则可择而用之,多有效验。如其中一项谈到,当夫妇侧卧交合时,面向对方,若常用力抬举臀部,则可发生胁痛。这种胁痛的自我治疗方法,应是夫妇摆正身体,取平卧位,先徐缓嬉戏,后乃交接,这样就可以使胁痛得到纠正和消失。

(二)房事养生的渊源

我国房事养生源远流长,内容广博,随着古代文化的产生、衍变而发生、发展。房事养生肇始于上古,发展于秦汉,兴盛于晋唐,衰落于宋元,隐没于明清。古代把性行为称之为"房事"或"房室"。

1. 渊源于远古商周   《易经》的有关理论中,已经含有房事养生的思想在里面,突出强调了两性交媾的重要意义,指出了男女性生活的必要性,并且是以一种非常自然、原始朴素的观点来看待男女的性生活。此外,在商周时期许多古籍对男女情欲和两性生活作过种种论述,这实际上是我国房事养生的萌芽阶段。

2. 奠基于春秋战国   春秋战国时代有不少关于房事养生的论述。《礼运》云:"饮食男女,人之大欲存焉。"认为两性生活和饮食一样重要,是人们所不可缺少的,并论述了房事生活的准则,认为房事生活应顺应四时阴阳的变化而有节制。孔子在《论语》中曾说:吾未见好德如好色者也。即认为色欲人皆有之,不可禁锢。并且告诫青少年说:"少之时,血气未定,戒之在色",孟子也说:"食色,性也。"《吕氏春秋》中列有《情欲》专

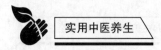

篇,指出人人都有欲念,包括色欲在内,都是人之"情也",关键在于欲要有节,节制性生活有利于健康长寿。

马王堆房中书是我国现存的最早的房中著作,定名为《天下至道谈》、《十问》、《合阴阳》、《养生方》等。这些都是系统探讨男女性生活的专著,为我国性医学的研究提供了极其珍贵的资料,具有重大的学术意义。其内容对性生活的基本原理、性交养生以及性交全过程的特点、男女协调配合等诸方面,都有十分精细的论述。马王堆房中书对于房事养生重要性的强调,"七损八益"的要求,以及提出的"不先女人"的原则,极具特色。

《黄帝内经》以系统、全面而精辟的科学理论奠定了中医学的基础,它所构建的中医理论体系,对房事养生具有原则性指导意义。

(1)《黄帝内经》主张节制房事生活,尤其反对醉酒入房,"以欲竭其精"。《素问·上古天真论》指出"以酒为浆,以妄为常,醉以入房,以欲竭其精,以耗散其真,不知持满"则"半百而衰也"。

(2)《素问·阴阳应象大论》说:"能知七损八益,则二者可调……故寿命无穷。"认为房事养生方面如能做到八益去七损,则阴阳气血调和而长寿;如不能做到这些,则常多早年衰弱。

(3)指出肾与性、生殖的关系至关重要,肾中精气之盛衰,直接决定其功能正常与否。房事活动太过,乃戕伐肾精。

房中八家的著作虽早已失传,但从《汉书·艺文志·方技略》及后代有关医录,如《医心方》、《千金要方》等书中可知其内容的要点,总的精神是,如做到房事有节制,护惜精元之气,则可健康防病而长寿;若纵欲太过,精气亏损,则常多病而损年。

3. 繁荣于汉唐时期 据初步考证,从《汉书》到《唐书》,历代史志目录中均记载有房中著作,如《玄女经》、《素女经》、《玉房秘诀》等房中专著,都是此时期前后的代表作。根据有关典籍和专著,两汉时的性养生学在继承先秦有关学术思想的基础上又有了明显的充实和发展。如《武威医简》明显记录有性功能障碍和性器疾病多种,《白虎通》中记载了竭力宣讲夫妇男女间的性知识事例,其他许多典籍中也涉及房事养生的内容。现将张仲景《伤寒杂病论》、葛洪《抱朴子》、孙思邈的《千金要方》中有关内容分述于下。

张仲景提出了"房室勿令竭乏"的房事养生原则,并指明"房室伤"乃为发病学的一项重要途径,同时明确提出了房事养生的论点,指出:"房室勿令竭乏……不遗形体有衰,病则无由入其腠理。"在这种节制房事,勿令太过,保养肾精,免伤元真之气的思想指导下,提出了一系列房事补益剂,且对后世房事养生学产生了重大影响。

葛洪认为人不可阴阳不交,也不可恣情纵欲,要适度而行。在《抱朴子·微旨》中说到:"人不可阴阳不交,坐致疾患。若纵情恣欲,不能节宣,则伐年命。"在《抱朴子·释滞》也说:"人复不可都(杜)绝阴阳,阴阳不交……多病而不寿也,任情肆意,又损年寿;唯有得其节宣之和,可以不损。"葛洪认为房事生活是健康人的正常需要,的确有一定的补益作用:"高可以治小疾,次可以免虚耗而已,其理自有极,安能致神仙而却祸致福乎?"

孙思邈是唐代著名的医药学家,善于养生而有年逾百岁的高寿,他对房事养生有很深入的研究,在其所著的《备急千金要方》里"房中补益"篇,是专论房事生活的,是我国古代有关性医学和房事养生的重要文献,在我国性医学史上占有重要地位。

(1)他指出节欲有益、纵欲有害之道理,并详细论述了"有度"。

(2)孙思邈在《千金要方》中论述了男女交媾的具体方法。如行房之前"先与女戏,饮玉浆,玉浆,口中津也。"

(3)孙思邈详尽列举了各种房中禁忌,指出:"人有所怒,血气未定,因以交合,令人发痈疽……忍小便交合,便入淋,茎中痛,面失血色。"

4. 阻滞于宋元两朝 发展到宋元时期,由于程颐、朱熹理学的盛行,故古代房事养生及性学至此遭到了严重的压抑和排斥,其发展因而跌宕回落。但在某些综合医著中,如南宋张果的《医说》、陈自明的《妇人大全良方》、元代朱丹溪的《格致余论》及李鹏飞的《三元延寿参赞书》等书中仍有相当篇幅的关于房事养生的辑录或引述,但创新思想却不多,其内容主旨都未能超越《医心方》所录的三十项辑录。

5. 徘徊于明清 在明清时代众多的综合性医学著作及各种养生学著作中,涉及房事养生的论著甚多,其中对于房事养生论述较多较为全面的有万全的《养生四要》、《广嗣纪要》,张景岳的《景岳全书》;另外在薛己的《薛氏医案》,徐春甫的《古今医统大全》,高镰的《遵生八笺》等著作中关于房事养生也有大量的论述。

(三)房事养生的原则

古人云:"房中之事,能杀人,能生人。"就像水能载舟,亦能覆舟一样,从而悟出"合男女必有则"的"交接之道",顺之者延年益寿,逆之者早衰早夭。元代李鹏飞《三元延寿参赞书》云:"欲不可绝,欲不可早,欲不可纵,欲不可强。"堪称中医房事养生之准则。

1. 欲不可绝 性欲是人类正常的生理需求,性行为是人类正常的生理行为,所谓情欲性事,人皆有之。禁欲则违背了人的生理和心理特点,也违背了自然界的客观规律,会引起许多疾病,因此中国古代医家养生家都反对禁欲,以顺养生之道。如《素女经》说:"天地有开阖,阴阳有施化,人法阴阳随四时。今欲不交接,神气不宣布,阴阳闭隔,何以自补?"《千金要方·养性·房中补益》也指出:"男不可无女,女不可无男。无女则意动,意动则神劳,神劳则损寿……强抑郁闭之,难持易失,使人漏精尿浊。"这些皆说明天地有阴阳开阖,男女有阴阳施化,人效法天地阴阳而互相接济,才能保持阴阳平衡。若健康男女失之交接或勉强禁欲,则可使阴阳阻隔,神气不宣,精管闭塞,日久气血运行不畅,五脏失和而产生种种疾病,甚至缩短寿命。

在生活中我们也发现,独居的男女,心身疾病的发病率都较高,且寿命比有正常性生活的男女要短。对女子而言,健康的性生活不仅能调整月经周期,改善卵巢功能,提高自身的免疫能力,而且还能通过丈夫的精液预防和减少阴道炎、子宫内膜炎、输卵管炎等妇科疾病的发生。而男子长期禁欲,不仅会造成诸多心理方面的障碍,也容易使精液郁积,导致前列腺局部肿胀充血,引起性功能紊乱,或诱发前列腺病变。所以保持适

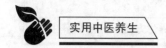

度的房事生活有利于人们的健康，可起到延年益寿的作用。

2. 欲不可早　古人通过长期的实践，逐渐认识到早婚早育的危害。青少年正是发育成长的时期，肾气渐充而筋骨未实，故"最防其知识早开，天真损耗"（《冷庐医话·保生》）。若妄行交接，不知节度，过早地克伐肾中阴精，耗损气血，不仅会妨碍自身的生长发育进程，还会严重损害健康，诸恙缠绵，甚则未老先衰，促短天年。

最早提出婚龄问题的是孔子，他说："男子三十而娶，女子二十而嫁。"《礼记》把它收入书中。这种说法与现代科学的论证基本相符。《黄帝内经》则从男女的生理发育上加以论证，后世医家多依而遵之。《寿世保元·老人》说："精未通而御女以通其精，则五体有不满之处，异日有难状之疾。"元代李鹏飞在《三元延寿参赞书》中写道："男破阳太早则伤其精气，女破阴太早则伤其血脉。"清代医家汪昂在《勿药元诊·色欲伤》中说"男子二八而天癸至，女子二七而天癸至，交合太早……乃夭之由。"《女科百问·问古法男三十而娶女二十而嫁》说："男及三十而娶，当是之时，天阳已刚也……女子二十而嫁，至斯之际，地阴以顺也，故及其时，得子皆强，所谓乾坤之体定矣；不及其时而嫁娶者，则刚阳柔阴必有所亏也。"以上所言，充分说明了反对早婚，提倡晚婚与健康长寿的关系。

现代医学认为，青少年时期的男女双方，性生理方面有了重大的变化，心理情感上也出现了新的转折，对性爱这个领域表现出强烈的好奇和渴求，愿意与异性接触，寻求同异性的友谊。这一时期的青少年虽然已能完成性行为，并可导致新生命的诞生，但是身体其他方面，特别是性心理的发育成熟还远远落后于生理上的成熟程度，尚不懂得在性本能启动时如何控制自己，性欲往往会以强烈的失控形式表现出来，导致婚前性生活的发生及早婚早育，其结果是有损于包括神经系统在内的许多系统的生长发育，并可出现女性性冷淡，男性精神性阳痿，以及不孕不育等病变。所以女性最佳的生育年龄为21～28岁，男性为24～32岁，这与古人所提倡的婚配年龄也是基本吻合的。

3. 欲不可纵　男女居室，人之大伦。孤阴不生，独阳不长，人道不可废者。"一阴一阳之谓道，偏阴偏阳之谓疾"。成年之男女，若长期没有性生活，对身体也是不利的。但是也要防止另一个极端，这就是纵欲。纵欲无度，必然耗伤精气，对人体健康不利，早在《礼记》上就写下了"不可纵欲"这一句话。

后代医家也多有论述。《灵枢·论勇》说："酒者，水谷之精，熟谷之液也，其气剽悍，其入于胃中则胃胀，气上逆满于胸中，肝浮胆横，当是之时，固比于勇士。"《素问·厥论》说："酒入于胃则络脉满而经脉虚。"纵欲则伤身损命，成为中医理论体系中一大病因，故有如下论述。《素问·上古天真论》说："今时之人不然也，以酒为浆，以妄为常，醉以入房，以欲竭其精，以耗散其真，不知持满，不时御神，务快其心，逆于生乐，起居无节，故半百而衰也。"《千金要方·养性·房中补益》说："善摄生者，凡觉阳事辄盛，必谨而抑之，不可纵心竭意以自贼也。"并指出："人年四十以下多有放恣，四十以上即顿觉气力一时衰退。衰退既至，众病蜂起，久而不治，遂至不救。"《中藏经·劳伤论》说："色欲过度则伤肾。"《三元参赞延寿书·欲不可纵》说："欲多则损精。人可保者命，可惜者身，可重者精。肝精不固，目眩无光；肺精不交，肌肉消瘦；肾精不固，神气减少；脾精不坚，齿发浮落。若耗散真精不已,疾病随生,死亡随至。"

由此可见,淫欲过度最易损伤肾精,欲不可纵。临床上房事过度的人,常常出现腰酸膝软,头晕耳鸣,健忘乏力,男子阳痿滑精,女子月经不调等病症,还可直接或间接地引起某些疾病的复发或加重。

4. 欲不可强 欲不可强,专指不可强力入房,"强力入房则精耗,精耗则肾伤,肾伤则髓气内枯,腰痛不能俯仰。"超越体质条件而勉强行房,叫做自不量力,"才不遗,强思之;力不胜,强举之,伤也。甚矣,强之一字,真戕生伐寿之本"。

(四)房事禁忌

要使性生活既能和谐,增进夫妻感情,又不伤害身体,除了懂得顺应自然,注意行房有度外,还应掌握入房禁忌,谨慎行事。即在身体条件不适宜等情况下不可勉强行房,以免造成不良后果,引起很多疾病的发生。如《遵生八笺·起居安乐笺·三才避忌条·人事诸忌》曰:"大喜大怒,男女热病未好,阴阳等疾未愈,并新产、月经未净,俱不可交合"。

1. 七情太过忌行房 陶弘景、孙思邈等名家都曾反复告诫世人,凡"大喜怒,皆不可行房事"。"喜、怒、忧、思、悲、恐、惊"七情人皆有之,和人体健康关系密切,在入房前应和情悦性,而避免七情过动。若七情太过常会伤及气血并损伤内脏,导致气血运行紊乱,脏腑功能失调,若复行房事以耗精血,必会进一步损伤机体。如郁怒伤肝,不可行房,犯者"人有所怒,血气未定,因以交合,令人发痈疽"(《千金要方·养性·房中补益》),恐伤肾,"恐惧中入房,阴阳偏虚,自汗盗汗,积而成劳"(《寿世保元》)。因此,适逢情志过动之时不可即合阴阳,须待情绪平息、神闲气定之后方可行房。

现代研究也认为,在情绪抑郁时交合,不仅可影响精子与卵子的质量,若受孕也会影响胎儿的生长、发育,抑或早产。所以说行房前应该情绪平和,这样不仅有利于夫妻双方的身体健康,也有利于优生优育。

2. 饱食劳倦忌行房 饱食以后,气血聚于肠胃以助消化吸收,若不待食物消化即行房,可使气血趋于周身,脾胃气血相应减少,必然会使消化功能紊乱,很容易引起肠胃病。如《寿世保元·老人》说:"饱食过度,房室劳损,血气流溢,渗入大肠,时便清血、腹痛,病名肠癖。"反之,空腹亦忌房事,这是因为人在饥饿时,营养不充,脏腑精气空虚,如果入房再伤肾精,就更损其不足了,从而可引发各种疾病。

此外,过度疲劳未恢复时忌行房,因过劳易伤精耗气,不宜再行强力入房。例如,进行篮球、排球、足球以及田径等剧烈运动后即行房事必病,甚至死亡。

3. 醉后忌行房 古人对于酒后入房的危害有大量的论述,主要是针对男性而言的,由于醉酒者处于高度兴奋和情绪失控的状态,往往任意放纵情欲,滥施泄泻,过度竭耗精液,不但损伤身体,而且还会带来其他种种危害作用。故历代医家都无不极言醉酒纵欲的危害,先后发表了许多高明而精辟的见解。《素问·上古天真论》指出:"以酒为浆,以妄为常,醉以入房,以欲竭其精。"认为醉酒入房,滥施交接,会耗竭真精,是导致早衰夭折的主要原因之一。孙思邈在《千金要方》中谈到,经常醉酒入房易患"消渴",这是

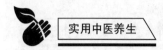

长期伤阴损精所造成的。元代医家李鹏飞的《三元参赞延寿书》中也指出："大醉入房，气竭肝伤。丈夫则精液衰少，阳痿不起，女子则月事衰微，恶血淹留，生恶疮。"这说明酗酒能导致各种性功能障碍及泌尿生殖方面的疾病。

总之，醉酒入房是房事养生之大忌，酒醉易引动真阳而助欲火，既可使行为粗暴失控，又往往导致竭尽疏泄之能而阴精过于损耗，其结果是严重影响双方的身心健康，轻则导致性生活的不和谐，甚至会引发多种与房事有关的疾病，乃至于羸弱病夭。更重要的是父母饮酒后受孕易流产、早产，或容易产生畸形和低智能儿，或出生后易患各种疾病。

4. 患病期间忌行房 患病之人，气血不足，阴阳失调，脏腑功能衰弱，正虚邪盛，应节欲保精、顾护正气、禁忌行房。若病中行房，势必耗伤精气而加重病情。如《三元参赞延寿书·欲有所忌》说："赤目当忌房事，免患内障……金疮未瘥而交会，动于血气，令疮败坏。"特别是病后康复阶段，更忌房事，否则会因房劳而导致旧病复发，重者使病情恶化，危及生命，中医谓之"女劳复"。如《千金要方·伤寒方下·劳复》指出："病新瘥未满百日，气力未平复，而以房室者，略无不死"。

5. 妇女"三期"忌行房 妇女"三期"是指经期、孕期、产后及哺乳期。由于在这几个时期内，机体往往呈现冲任亏虚，气血不足，抵抗力较低下的状态，邪气常易乘虚而入，如不禁欲、节欲，极易产生崩漏、带下淋浊、闭经、不孕等多种妇产科疾病，严重影响女性的健康。故房事养生提出适逢三期之会，必须避忌和慎于房事活动，以节欲摄养形神为要，这是出于对女性健康的呵护。

二、节欲保精

（一）节欲保精的意义

最早提出节欲保精理论的人是老子，他认为能做到平和无欲，就是懂得了生命的法则，懂得了生命的法则，就叫做智慧聪明；贪图性欲，就叫做自招灾殃；性欲耗费精气，就叫做消精亡阳。

节欲保精，指节制性欲，保养精气，固摄阴精。明代医家张介宾云："欲不可纵，纵则精竭，精不可竭，竭则真散。益精能生气，气能生神，营卫一身，莫大于此。故善养生者，必宝其精，精盈气盛，气盛则神全，神全则身健，身健则病少。神气坚强，老而益壮，皆本乎精也。"说明精是人体生命的根本，善于养生之人必须节欲保精，方能神气旺盛，身体健康。

1. 精与生命过程息息相关 中医理论认为，精是构成人体的基本物质，也是维持人体生长发育及各种功能活动的物质基础，《素问·金匮真言论》云："夫精者，生之本也。"精的盛衰直接影响人体生命力的强弱及生命过程的长短，精充实则生命力旺盛，身健少病或无病，难老益寿；精不足则生命力弱，体弱多病，早衰寿短。所以，若要养生必先保精，保精可使精盈不亏，增强生命力，延长生命活动过程，从而达到养生延年的目的。

2. 肾与精的关系密不可分 《素问·上古天真论》指出肾"受五脏六腑之精而藏之"，《素问·六节藏象论》也指出肾为"封藏之本，精之处也"，另外，《素问·上古天真论》中探讨了肾气在人的生长生殖发育中的重要意义，指出了人的生长壮老已取决于肾气的盛衰，可见肾与人的生殖、生长发育、衰老密切相关。肾气充足则性功能旺盛，《三元参赞延寿书》也指出"精盛则思室"，从而能有效地保持身心健康。反之，肾精不足，不能化生肾气，肾气虚可使人体性功能减退出现性功能障碍等一系列疾病。所以通过保养肾精的方法可以有效地预防性功能病变的产生，增强机体的性功能，延缓性衰老，治疗性功能障碍。

3. 中老年尤须节欲保精 孙思邈指出："人年四十以下，多有放恣，四十以上，即顿觉乏力，一时衰退，衰退既至，众病蜂起……所以善摄生者，凡觉阳事辄盛，必谨而抑之，不可纵心竭意以自贼也。"肾为先天之本，肾精充足，五脏六腑皆旺，抗病能力强，身体强壮，则健康长寿。反之，肾精匮乏，则五脏衰虚，多病早夭。节欲保精对于中老年尤为重要。

（二）节欲保精的方法

1. 收养心神 心藏神而寓火，神宁心安则阴精固密。若心神为外物所扰，欲火则内动，君火引动相火，相火妄动，则易致阴精耗散，所以节欲保精者当先收养心神。

2. 切忌早婚 早婚极易遗泄无度，耗伤阴精，导致疾病或早衰。万全《养生四要》指出："少之时，气方盛而易溢，当比血气盛，加以少艾之慕，欲动情胜，入接无度，譬如园中之花，早发必先萎也，况禀受怯弱者乎！"

3. 节制性欲 已婚青壮年对房事生活当有所节制，且不可自恃体壮而恣情纵欲，耗伤肾精。《千金要方》云："所以善摄生者，凡觉阳事辄盛，必谨而抑之，不可纵心竭意以自贼也。"对于老年人，于色欲更当慎之，不可恣意强所不能。

三、常用强肾功法

我国古代医家十分重视保养肾精，做了大量的实践和研究，这也属于我国内容丰富的房事养生学的一个必不可少的组成部分。传统的保养肾精的方法种类很多，包括饮食、药物、推拿按摩、针灸、气功等。下面作简要介绍。

1. 强肾功法之一——扭腰功

扭腰功是一套有效的强肾功法，简便易学，收效迅速，且不受场地、时间限制，在家里、办公室和旅途中都可以练习。增强肾功能就意味着增强了精力、性功能、记忆力、骨骼，减少落发、黑斑和皱纹。此外，它对所有腰胯以内的疾病都有疗效，这包括生殖系统、泌尿系统的疾病，如前列腺炎、膀胱炎、肠道疾病、便秘和妇科类疾病等，而且还可以减肥，其减肥区域在腰、胯、臀、腹部，正是赘肉最多的部位，所以此法令男女老少皆大欢喜。

动作要点：

（1）双脚按等同双肩距离站立，身体略微前倾；双脚脚趾紧紧向下抓住地面；

（2）双手用力撑开，掌心朝内护住丹田处（肚脐下方），两只手拇指、食指形成的空白正好在丹田处形成一个空空的方形，双肘自然弯曲至90°左右，与双手在用力时形成固定位置；

（3）以脊椎为轴心，两胯带动整个臀部向左做圆形扭动，经身体左侧、后方，最后从右方返回，使整个肚皮和胯部正好转完一个180°的圈，以此动作连续做20下，即转20圈；转圈时双肘和双手都在原位置固定不动，就像新疆舞里脑袋移动而双手不动的动作；

（4）向左方的转圈扭动做完20个之后，再以同样的姿势向反方向转动胯部20次；做完后再向左方转动20次，如此反复变化方向转动；

（5）在整个练功过程中，口须微张，与鼻孔一同呼吸，不可紧闭。

注意事项：刚开始练习时最易犯的错是手和臂没用力，因此不固定，导致手臂与双臀不由自主地跟着一起扭。所以要注意双臂、双手在扭动时不动，只让臀胯扭动，这样扭肾气提升很快。此外，要注意双脚脚趾紧扣地面，这样既固定了身体，又接通了地气，还打通了脚上的经络。平时除了练扭腰功外，还用提肛来配合，疗效会更显著。比如开会、坐车、走路的时候，都可以坚持提肛，时间越长越好。经过几次练习后动作会逐渐标准。

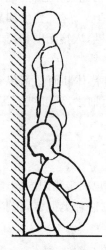

图 8-28-1　贴墙功

2. 强肾功法之二——贴墙功

这是另一练肾之法，最好配合前面扭腰功进行练习，效果更好。

动作要领：

（1）人面对一堵墙、一扇门或者一面镜子站立，鼻尖触墙，脚尖也触墙；

（2）鼻尖贴墙慢慢下蹲，直到双腿彻底弯曲，完全下蹲，双臂抱住下蹲的双腿（图8-28-1）；

（3）鼻尖依旧贴墙，身体缓慢起立，直到完全直立；

（4）重复第一次下蹲的动作。

注意事项：此法看似简单，但刚开始有难度，主要是肾气不足之人无力蹲稳，起立乏力，重心容易向后倾斜倒地。所以刚开始练时必须将脚尖稍稍后移，具体尺度自己把握，保持重心稳定即可，然后缓慢下蹲、起立。做功时一定要专注于脊椎的直立和身体平衡，否则一不留神就会向后倒。下蹲、起立的次数由自己把握，多少不限。但每次起码应有九次以上，然后以九为单位逐渐加大。

如果将扭腰功、贴墙功和拉筋结合在一起做，幅度和强度由病人根据自己的具体情况而定，一定会收到更好的效果。前两者以练肾气为主，肾气足则精气足，精气足则神气旺，这对心、肝、脾、肺等脏腑都有好处；而拉筋则通过拉松十二筋经将全身十二经络全部贯通，尤其是背部的督脉、四条膀胱经和腿上的肝脾肾三条经被率先拉开，这几乎影响了全身的经络和脏器,无异于对自己做了全身调理。

3. 腰部按摩 因为此处乃命门、腰肾所在。两手对搓发热后,紧按腰眼处,稍停片刻,然后用力向下搓到尾闾部位(长强穴)。然后回头再重搓,每次搓 100~200 遍,每日早、晚各一次,至有热感为止。也可买带角的按摩棒自己在腰眼处点穴。

4. 搓脚心 两手对掌搓热后,以左手擦右脚心,以右手擦左脚心,早晚各 1 次,每次搓 300 下。因为脚心的涌泉穴是肾经的起点,整个脚底也是浊气下降的地方,经常按摩涌泉穴和脚底,可益精补肾、防止早衰,并能促进睡眠,增进食欲。

5. 艾灸 有妇科病、肾虚、失眠的人,可经常灸涌泉、三阴交、神阙(肚脐)及其上下左右,背后可灸命门、肾俞等,简言之就是命门的上下左右。有几个穴位可终身灸,如神阙、足三里、三阴交等。

6. 缩肛运动 全身放松,自然呼吸;呼气时,做缩肛动作,吸气时放松,反复进行,次数不限。平时乘车、坐飞机、排队的时候都可做此运动。

7. 食物与方药 大量的食物,如虾、牡蛎、海参、羊肉、狗肉、鸽肉、乌骨鸡、雀肉;羊肾、猪肾、狗鞭;芝麻、核桃、松子、腰果、板栗、黑豆;桑椹、葡萄、芹菜、桂圆肉等都有助于性保健,这些食物主要属于海鲜和肉类、动物的生殖器(取"以脏补脏"之意)、坚果类及豆类、部分蔬菜。

此外还有大量的中药也非常有利于性保健,如鹿茸、淫羊藿、紫河车、肉苁蓉、菟丝子、枸杞子、何首乌、桑寄生,这些药物大部分属于补肾药物,或平补或温补或滋补类。

总之,通过长期的实践经验,人们发现这些食物或药物,以及由这些食物、药物组成的药膳和方剂,对有些性功能障碍和性疾病可起到预防和治疗的作用,有助于防止性衰老而延年益寿。

8. 其他方法 此外还有大量通过导引等方法补肾益精的,如五禽戏、八段锦、易筋经等,在此不一一列述,请参考相关章节和书籍。

【任务实施】

房事养生术操作流程见表 8-28-1。

表 8-28-1 房事养生术操作流程

操作程序	操作步骤	要点说明
评估	评估 (1)身体情况; (2)患病情况	☆身体情况主要是评估年龄、身体健康状况、情志是否过激或抑郁、饮食饱饥、是否饮酒等 ☆女性的身体状况尤其要评估是否处在三期、是否对精液过敏等 ☆患病情况主要评估所患何病、疾病处在哪个阶段、预后、房事是否影响或加重病情等

续表

操作程序	操作步骤	要点说明
计划	制订养生方案	☆制订房事养生的计划 √根据对象的身体情况和患病情况选择合适的房事频率、房事方式和房事环境
实施	1.指导实施房事养生计划 (1)纠正房事的不良习惯； (2)告知注意事项 2.跟踪对象,了解养生效果	☆房事的不良习惯:酒后行房、疲劳行房、女性三期行房、七情太过行房、空腹行房、病后强行房等 ☆注意事项 √不要贪图凉快,应注意保暖 √注意避孕 √避开女性三期 √注意行房卫生
评价	1.对不同人的房事养生有正确的认识 2.对自身的健康状况有正确的认识 3.能够合理地运用房事养生的方法	评价房事养生的效果 调整下一步养生计划

 能力检测

1. 案例分析:小明是一个 20 岁的大学二年级学生。近一月来日渐消瘦,经常出现心烦失眠,记忆力下降,难以集中注意力。经询问发现小明在一月之前到朋友家看了几次"黄色录像",就此天天想入非非,出现上述表现。

(1)小明为何会出现这些变化?

(2)作为青少年的我们应该如何对待房事养生?

2. 为何要节欲保精? 如何实施?

(郭桂华)

项目小结

　　本项目改变传统教材过于理论化、过于繁琐及缺少技能性、实践性的缺点，主要介绍了贴近生活的起居养生术——睡眠养生术、二便养生术、沐浴养生术、房事养生术的"必需""够用"的理论，并详细介绍了各养生术中涉及的具体操作方法和操作流程。

一年四季的养生方法
——顺时养生术

学习目标

1. 技术能力要求：理解季节、气候因素对健康的影响，懂得顺时养生（春、夏、秋、冬四季的养生方法）的基本要求与常用操作方法，能运用顺时养生的方法进行系统规范的养生保健或指导病人进行体质养生保健。

2. 方法能力要求：能根据不同季节的特点指导养生，并能运用现代手段查阅、研究顺时养生的新方法、新手段。

3. 社会能力要求：具有针对保健人群进行顺时养生的宣教能力和较好的沟通能力，具有实施顺时养生的职业素养。

任务29　春季养生术

案例引导

病人，男，60岁，刚退休，有高血压病史，血压靠降压药控制，平时身体健康，也注意锻炼，退休后想好好调养一下身体，时值春季，他想咨询老年人比较适宜的养生方法。

(1) 春季对人体有何影响？

(2) 春季养生要注意哪些方面？

(3) 高血压病人在春天应该注意什么？

一、春季特点

《素问·四气调神大论》指出：春三月，此谓发陈，天地俱生，万物以荣。

春季是冬季与夏季的过渡季节，冷暖气流互相争雄，天气时寒时暖，乍阴乍晴。王安石曾经用这样一首诗描述对春天气候的矛盾心情："春日春风有时好，春日春风有时恶，不得春风花不开，花开又被风吹落。"诗句中阐述了春天天气变化多端，气候不稳定。这种特点可使对气候敏感的人出现诸多不适应。对此，敏感之人要注意起居调摄。

二、春季对人的影响

1. 春季气候对人生理的影响

俗语云：百草回生，百病易发。春季无论是在气候上还是在生理上都会发生变化。健康人可很快适应这些变化，而体弱多病者、老人及孩子的适应能力差，易导致各种不适。气象学研究表明，春、夏、秋、冬四季之中，春季的气温、气压、气流、气湿等气象要素的变化最让人捉摸不定，因而在春天常引起许多旧病的复发或罹患新病。

春天的自然条件适合于睡眠，加上春天比冬天夜短，所以出现"春困"的现象；同时，人体生理状态正处于调适过程中，尚处于滞后和低潮状态，故易导致"春眠不觉晓"的现象。

春季气候骤变，影响人体免疫功能。这时致病微生物便趁机肆虐，易导致流行性感冒、流行性脑脊髓膜炎、腮腺炎、猩红热、水痘、风疹等病的发生与流行。忽冷忽热的气候易使人体的血管不断收缩扩张，很不稳定，对高血压、心脏病病人的危害极大，易诱发中风、心绞痛或心肌梗死等疾病。春暖花开，繁花似锦的多风天气，空气中漂浮着各种花粉颗粒、杨柳絮、尘埃、尘螨、真菌等，过敏性体质者最容易诱发变态反应，引起各种过敏性疾病。春季多风，易出现皮肤干燥、嘴唇干裂等现象。此外，春天还是鼻出血、高血压、痔疮出血、女性月经失调、流行性出血热、结核病、甲型肝炎的高发季节，均应重视和预防。

总之，春天气候多变，对人体生理过程和心理过程影响较大。因此春季时注意增减衣服，积极参加室外活动，早睡早起，以适应春天生机勃发的特点，维护身心健康。

2. 春季易出现情绪失常

春天乍暖还寒，是气温变化幅度最大，冷暖最不稳定且多风的季节。暖风活动频繁时期，气压降低。这种气候变化易导致情绪波动。原有精神分裂症、躁狂症、忧郁症等疾病的病人，对这种气候变化尤为敏感，易出现激愤、躁动、暴怒、吵闹等病态状况。故民间有"春天到，痴子闹"之说。中医学认为，精神病容易在春季发作，与春天阳气升泄太过有关。可见，春天是一个"多事"的季节，应保持心胸开阔、情绪乐观、养情益志，以适应这万物蓬勃的自然规律。

3. 春天需防雾

由于大气污染日益严重，春季雾天出现的次数也有所增加。由于空气的污染，雾中含有各种酸、碱、盐、胺、苯、酚、病原微生物和各种有毒有害物质，成分十分复杂。而且，离地面越近，附着于雾的各种污染物越多。因此，雾有损于人体健康，对呼吸系统、心血管病病人和老年慢性支气管炎、支气管哮喘病人危害极大。对于过敏性体质者和慢性病病人来说，更应注意避开雾天出行。此外，雾天空气湿度大，易导致湿邪所伤。因此，在大雾弥漫的早晨和黄昏，不要冒雾外出，并关窗闭户，防止大雾进入室内，以免为雾所袭。

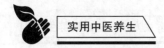

4. 春季的风伤人

《黄帝内经》中提到：虚邪贼风，避之有时。由此可知，对于能使人致病的风邪要能够及时地躲避，这一点在春季尤其重要。因为，春天是风气主令。大风呼啸时，空气的冲撞摩擦产生的噪声使人烦躁不适，特别是大风音频过低，甚至达到次声波标准。次声波能影响神经中枢系统，产生头痛、恶心、烦躁等情绪。猛烈的大风常使空气中负氧离子大幅度减少，导致对天气变化敏感者体内化学过程发生变化，血液中开始分泌大量的血清素，导致神经紧张、压抑和疲劳。

大风带走大量的水蒸气，空气湿度降低，导致口干唇裂、鼻腔黏膜干燥，容易出现微小的裂口，防病功能随之降低，易引起呼吸道疾病的发生，如支气管炎、流感、肺结核等。风能助病威，正如《黄帝内经》里说"风者，百病之长也"。众多的外感因素中，风邪是主要致病因素。许多疾病的发生，常常与风邪相关联。

三、春季养生方法

春季养生，就是指在春天通过各种方法颐养生命、增强体质、预防疾病，从而达到延年益寿的一种医事活动。

（一）春季养生原则

1. 春季摄生大要

《素问·四气调神大论》里说：春三月，此谓发陈，天地俱生，万物以荣，夜卧早起，广步于庭，被发缓形，以使志生，生而勿杀，予而勿夺，赏而勿罚，此春气之应，养生之道也；逆之则伤肝，夏为寒变，奉长者少。其意思如下：春天的三个月，是所谓推陈出新、万物复苏的季节，天地间都显出勃勃生机，草木得以繁荣；人们应当入夜而眠，早早起床，到庭院里散步，披散头发，舒张形体，使神志随着春天而生气勃发；这时提倡生长，不要扼杀，提倡给予，不要剥夺，提倡奖赏，不要惩罚，这是春天生长之气所要求的正确呼应，也是人体养生的必由之路。

2. 春季宜养肝

春气通于肝，此时肝胆经脉的精气也越发旺盛和活跃，故春日宜养肝。肝属木，主升发，喜疏泄，恶抑郁。一些肝病的复发或恶化，这是季节对机体影响的一种特殊反应。春季养肝是多方面的，首先要重视精神调养，应戒暴怒，更忌心情忧郁，要做到心胸开阔，乐观向上，保持恬静、愉悦的心态，以顺应肝的调达之性。

3. 调养脾胃

中医学五行学说认为，木能克土，即脾土易受肝木的制约。春季肝旺而脾弱，土被木困，易致脾胃输送、消化功能受影响，出现腹胀腹痛等。因此，春季的养脾和健脾很重要。养脾需静心，使肝气不横逆，脾胃安宁，脾胃运化功能得以正常运转，以达到健脾的目的。在脾胃的饮食调养上，《千金要方》中说"春七十二日，省酸增甘，以养脾气"。因此，春季饮食应少吃酸味，多吃甜味，以养脾脏之气，另外，春季为阳气发越之季，应少食辛辣、油腻之物，以免助阳外泄，使肝木生发太过而克伤脾土。

（二）生活起居养生

《淮南子》中说：春为法度，万物受这个法度的约束，才得以调理有序。春天的到来，万物萌发，人体内蕴含着勃勃生机，气血需舒展畅达。所以，人们应审度时令，用适当的方式来调理，尽量保持与大自然相适应，力求身心和谐，精力充沛。

1. 春季宜早睡早起

春季，万物复苏，阳气生发，人们应该适应自然，做到早睡早起，在春光里舒展四肢，呼吸新鲜空气，以顺应春阳萌生的自然规律。

早睡，并不是说天未黑就入睡，而应与日落（太阳落山）相吻合。无节制的夜生活会给健康带来许多负面效应，因此更不可三更半夜才入睡。

早起，并不提倡天未亮就起床，而应与日起（太阳升起）相吻合。起得太早，人体的生物钟尚处于休息状态，此时人的血压、体温、心跳、呼吸及肾上腺皮质激素还停留在睡眠中，不适合运动。因此，凌晨时分就跑到树林或公园里锻炼，不符合春季养生的宗旨。而且，此时太阳尚未升起，地面还聚集着较多的污浊空气，对人体极为不利。另外，绿色植物夜间呼吸时会排出二氧化碳，只有待太阳出来后，植物进行光合作用时，才会吸收二氧化碳，排出氧气，此时进行锻炼对人体才有益。所以，春季早睡早起应提倡"与日俱兴"，而不是"闻鸡起舞"。

2. 春捂防春寒

俗话说："春捂秋冻，不得杂病。"春捂就是说春季气温刚转暖，不要过早脱掉棉衣。穿了几个月的棉衣，身体产热散热的调节与冬季的环境温度处于相对平衡的状态。由冬季转入初春，乍暖还寒，气温变化又大，过早地脱掉棉衣，一旦气温下降，就难以适应，会使身体抵抗力下降，病毒乘虚袭击，容易引发各种呼吸系统疾病及冬春季传染病。

另外，春捂要注意护好两头，即照顾好头颈与双脚。尤其是老人，若在乍暖还寒的气温下，过早地摘掉帽子和围巾，易遭受风寒侵袭，导致感冒并加重颈椎病的症状。总之，要使身体能够适应气候的变化，减少疾病，春捂只是一方面，更重要的是注意锻炼身体，增强体质，多进行室外活动。

（三）情志养生

1. 春季别让情绪失控

春风解冻，人的生理活动随春季生物钟发生变化，心理活动亦随之而动。由于气候变化无常，很多人难以适应，而对气候变化敏感的人更易出现情绪波动。

春应于肝，肝主疏泄，参与人体情绪活动的调节；其气主升发，在志为怒，喜畅达而恶抑郁。因此，春季精神调摄应顺应肝的生理特性，以便安然度春。健康的人如果处于舒适和愉快状态时，则生物钟运转正常，血压稳定，脉搏次数适中；如果终日闷闷不乐或急躁易怒，就易导致内脏器官功能失调，引起各种不适。春来处处春满园，要适应自然变化规律，不为外界所累，以豁达开朗为前提，以愉悦身心为目的。

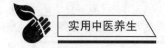

2．春季养神贵在乐

《黄帝内经》中明确指出：生而勿杀，予而勿夺，赏而勿罚，以使志生。其意思是说，春天应做到心胸开阔，情绪乐观，让情志生机盎然，而不要使情绪抑郁。现代医学认为，不良的情绪将导致神经系统和内分泌系统功能紊乱，还会诱发多种疾病。而快乐和欢笑则能调节神经系统，使体内各项生理活动相互协调。要想有愉快的心情，必须遇事戒怒，培养开朗的性格和幽默风趣感，协调好周围的人际关系，还应知足常乐。正如《黄帝内经》里倡导：美其食，任其服，乐其俗。另外，保持愉快的心情，还要把日常生活安排得丰富多彩。在闲暇的时候可以独处静坐，闭目调息，或轻松地聆听音乐，或踏青问柳，游山戏水，陶冶性情。

（四）睡眠养生

春季，人易犯困。这是由于季节变化所引发的一种生理现象。此时，调整好睡眠，对春季养生极为重要。

1．春季不宜久睡

中医学认为久卧伤气，易造成气血运行不畅，筋脉僵硬不舒，新陈代谢能力下降，身体亏损虚弱。春季养生必须顺从人体的自然变化规律，遵守春季的养生原则。一般而言，每天睡 8 h 即可。另外，清晨起床后，最好能松解衣扣，散披头发，放松形体，在庭院中漫步，活动全身气血，呼吸新鲜空气，使自身的思想意识和灵气生发不息。

2．春季睡眠保健

睡前保健的重点是调摄心神，也就是精神调摄。故古人云：先睡心，后睡眼。因此，在睡前 30 min 应使情志平稳，心思宁静，摒弃一切杂念。睡眠时，头部应朝向东方。睡前应用热水洗脚，使全身暖和、舒适，并用双手按摩双足，尤其是涌泉穴，以推动血气运行，温补脏腑，安神宁心，消除疲劳，睡得更安稳。

早晨起来，要等头脑清醒后，再睁开眼睛。然后闭目将双手搓热，温熨双眼，并将眼睛左右旋转片刻后再猛然睁开双眼，这样可以祛除眼中的风火。

3．春季午睡可消困

饱餐后，有更多的血液流向胃部，脑部血液供应减少，使大脑功能受到某种程度的抑制。春天由于气候原因，这种抑制更为明显。这时，进行适当的休息，可以消除疲劳，使精力充沛，还可增强免疫能力。一般而言，午睡都在午饭后 0.5～1 h 进行。最好是脱衣躺下睡，让周身放松，而不要坐着或和衣而睡。时间为 0.5 h，最多不要超过 1 h。睡不着也不要紧，闭目养神，静卧 0.5 h，也能收到午休的效果。

（五）饮食养生

1．春季饮食宜清淡

由于肠胃刚经过春节的肥甘美味，积滞较重。因此，春季饮食宜清淡，以清补养肝、通利肠胃，特别是身体虚弱者，更要注意选择平补、清补的饮食。平补的食物性质甘平，不寒不热，不腻不燥，是性平和缓的补品，适合普通人或慢性病病人长期选用，不仅可以增强体质，而且长期食补，也不容易出现补之不当的偏差。清补饮食补而不腻，适用于身体虚弱、消化能力差的人,也就是所谓不受补之人。另外还具有一定的清热作用,适用于阴虚不足或气阴两虚,兼有口干舌燥、体质消瘦、怕热烦躁、低热不除的病人。但具有肢冷畏寒、大便溏泄、小便清长的阳虚征象病人忌食。此时,应忌食辛辣、温热的食物。因辛辣发散为阳,以免肝阳升发太过,导致肝阳上亢而引发中风。另外,过食辛辣、温热之品,易酿生痰热,加重胃肠积滞,从而损伤胃气。

2. 春季宜食甘味食品

《千金要方》中说:当春之时,食宜省酸增甘,以养脾气。春为肝气当令,肝的功能偏亢。中医学认为,肝属木,脾属土,木能克土,即肝气过旺会影响脾胃的消化功能。所以,春季容易出现脾胃虚弱的病症。酸味入肝,其性收敛,多吃酸味不仅不利于春天阳气的生发和肝气的疏泄,还会使本来就偏旺的肝气更旺,对脾胃造成更大伤害。《金匮要略》中云"春不食肝",也就是说春季肝气比较旺盛,在饮食上无需吃补肝的食物。否则,肝气过旺,会乘脾犯胃,导致脾胃虚弱。脾胃是后天之本,乃人体气血生化之源,脾胃之气健旺,则可延年益寿。甘味食物能滋补脾胃,因此,春天应少吃酸味食物,适当摄入甜味食品。中医学上所指的甘味食物,不仅指食物的口感有点甜,更重要的是食物要有补益脾胃的作用。

3. 春季注意饮食温度

食物有生熟之分,也有冷热之分。一般而言,宜熟食、温食、少生食冷食。食物过冷,会影响正常的胃液分泌,特别是儿童,容易导致消化不良,以致腹泻、呕吐等;而食物过热,则容易损伤胃黏膜,若长期如此,还易导致癌变。而且,春季肝气较旺,易乘脾犯胃,导致脾胃虚弱。所以,春季饮食更需注意,要保护好脾胃的功能,尽量避免不利因素的损伤。因此,食物的温度要适中,既不要过热,也不要过冷,更应避免冷热混食。能熟食者,不要生食。生食易致停积;熟食易于消化。

4. 饮食分"三春"

(1)早春饮食 早春时节,阴寒渐退,阳气初发,气温仍然寒冷,此时宜适当吃些葱、生姜、蒜等,以祛散阴寒,助春阳升发。少吃寒性食品,以免阻遏阳气。另外,还应增加鸡蛋、虾、鱼肉、牛肉、鸡肉等优质蛋白质的摄入量,以供人体各组织器官功能日趋活跃的需要,并可增强人体的抗寒能力。

(2)仲春饮食 仲春时节,人体肝气随万物升发,而偏于亢盛。肝旺可伤脾,影响脾胃运化。因此,《千金要方》中说:春日宜省酸增甘,以养脾气。此时,可适当进食大枣、蜂蜜、山药之类,以滋补脾胃,而少吃过酸或油腻等不易消化的食品。另外,应补充冬季体内维生素和矿物质的消耗,多吃蔬菜和水果。野菜也是不错的选择,此时正值荠菜、马齿苋、鱼腥草、蕨菜、竹笋、香椿等繁盛之时,应不失时机地采食。

(3)晚春饮食 晚春时节,正值春夏交换之际,气温偏热,应以清淡的饮食为主。正如《饮膳正要》中所说:春气温,宜食麦以凉之。此时,可选用绿豆汤、酸梅汤及绿茶等,防止体内积热,不宜进食羊肉、狗肉、麻辣火锅等大辛大热之品,以防邪热化火,变发疮、痈、疖、肿等疾病。

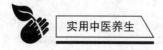

（六）运动养生

1．春季运动养生的重要性

春季里，白天渐渐变长，黑夜渐渐变短，此时阳长阴消。人体经过一冬的蛰伏，体内脏腑的阳气也随精藏气化而削弱，而春季正是阳气初升的季节，养生者可以利用自然界阳光荣发的特点，加强体育锻炼，增长、激发、蕴养自己体内的阳气。但需要注意的是，在通过运动来动升体内阳气之时，先要学会呵护体内的阳气。因为春季里身体的阳气就像刚出土的幼苗一样娇柔，要让其好好生长，不要抵制，不要伤害，要保养阳气，给阳气升发的机会，不要让阳气受抑制。因为春对应的五脏为肝，肝喜条达忌抑郁，肝气也和自然界的这种生命气机一样，是欣喜向上的，我们要顺应这一自然界的规律才能养好生机，这就是春季调养生机的道理。如果违反了这个规律，体内的阳气就会被抑制，气机不畅，就会伤害到肝脏、肝气，到了夏天，就会发生寒性的病变，影响到夏季生长的能力。

2．春季锻炼讲科学

（1）锻炼前要热身　由于早春的天气还比较寒冷，所以锻炼前一定要做好充分的准备活动。因寒冷的天气使血流缓慢，肌肉、关节及韧带的弹性和灵活性降低，极易发生运动损伤。充分的准备活动，可使中枢神经的兴奋性提高，心肺的功能增强，血液循环加快，关节、肌肉的弹性增强，更好地适应剧烈运动的需要。

（2）走出室外　根据五行对应五脏理论，春季讲究护肝。多与大自然接触，迎接春季和暖阳光，对改善肝脏功能及全身心的健康很有好处。因此春季运动应选在室外。中医学认为，春天在树林、江河、湖边的空气里阳光最旺，因为这些地方空气中的负离子最多，这种负离子具有止咳、消除疲劳、调节神经、降压、镇静等功效。运动地点选择在室外，能改善呼吸、新陈代谢及血液循环的状态，越练越精神。

（3）讲究锻炼卫生　运动前喝一杯水，可以补充运动流失的盐分，还可促进肠道蠕动，有排毒效果，锻炼时不要用口呼吸，穿衣多少要适中，鞋子宜柔软轻便。

（4）刚出汗就够　春季的气温与夏季相比还比较凉，出汗过多会使毛孔扩张，凉湿之气乘机侵入体内，容易使身体受风寒而着凉感冒，从而诱发呼吸道疾病。中医学认为，汗与心和血有很大关系，一定量内的流汗有排毒作用，但如果汗液排泄过多，则会带走体内一些珍贵的微量元素，会耗人心血、损人阳气，所以春季锻炼不宜出汗过多，刚出汗就差不多了，锻炼结束时应立即擦干汗液，换上干净衣物，以防着凉。

（5）锻炼后需冷身　锻炼前要热身，锻炼后也要注意冷身。运动能加速血液的循环，如果大量运动之后，不以一些节奏慢的简单运动结束，会因血液不能自动适应身体突发性的变化，导致血压下降，心脏供血不足，引起昏迷甚至休克死亡。简单的 5 min 左右的慢走就能够有效地消除疲劳。

3．春季锻炼要注意护膝

膝盖不属于身体中最常受伤的部位，但却是最薄弱的。由于膝关节是"皮包骨头"，缺少肌肉及脂肪的保护，得不到充足的热量供应，因而温度比身体其他部位低，做好防寒保暖很重要。如果长时间受凉就会出现关节疼痛,导致关节炎等疾病的发生。因此,平时要注意护膝,尤其是老年人,一定要避免膝盖受凉或过度劳累。

(1)天气变化时注意护膝 春季由晴转阴雨时,温度降低,湿度升高且常伴有大风天气。此时应尽可能避免外出,既避免湿寒侵袭,又能减少运动量,降低运动负荷,可以使关节得到休养。同时,要注意保暖,尤其是对膝部的保暖,如增加护膝等用品等。当天气转晴变热时,不要用冷水冲洗脚、腿和膝关节,以防局部血管的收缩,影响膝关节的血液循环。

(2)早晚锻炼注意护膝 春日早晨锻炼前,应先活动腿脚,按摩并旋转膝关节,使关节得到松弛,以防运动时膝关节意外损伤。如果跑步,要注意不能太快,脚踩地时用力不要太猛,这样可以缓冲腿的震动,防止膝关节损伤。晚上气温一般较低,不要长时间坐着,要隔一段时间就站起来走动一会,活动膝关节,或用手做膝关节自我按摩,以促进膝关节血液循环。

(3)适当进行护膝锻炼 可进行关节不负重的主动活动,如仰卧位直腿抬高、侧卧位髋外展、坐位伸膝训练,还可进行蹬车训练。这些训练可使膝关节屈伸活动自如,还可预防肌肉萎缩,增强肌力和增加关节活动范围。

4. 春季养生运动方式

(1)散步 春暖花开之际,散步是一种值得推广的养生保健方法。因为春季气候宜人,万物生发,更有助于健康。散步要不拘形式,因人而异,同时也应注意找空气新鲜,环境安静之处;散步要选择合适的时间,不宜在饭后立即出行;老年人不宜空腹散步;坚持每周散步 3 次,每次 45～60 min;散步时衣着要宽松;根据自身情况决定步行速度。

(2)踏青 寒冷冬季里,体温调节中枢和内脏器官的功能有不同程度下降。经过一季的静养,肌肉和韧带长时间不活动,更是萎缩不展,收缩无力,此时外出踏青赏景,既锻炼了身体,又陶冶了精神。春天的郊野,空气清新,花红叶绿,百鸟争鸣,置身于如此优美的大自然怀抱,心情自然舒畅起来。更多地接触阳光和新鲜空气,可使呼吸、循环系统得到锻炼,改善心肺功能,调节中枢神经系统,提高思维能力;促进胃肠蠕动,增进食欲,改善消化功能;使腿部力量增加,筋骨变得更加强壮。自古以来,人们就有踏青出游的风俗,所以踏青出游不失为春季养生的好方法。

(3)放风筝 在南宋时期李石《续博物志》中有记载:春日放鸢,引线而上,令小儿张口而视,可泄内热。清代富察崇在《燕京岁时记》中提到:儿童放之(风筝)空中,最能清目。由此可见,放风筝在古代就开始作为医疗手段使用了。风筝放飞时,人不停地跑动、牵线、控制,通过手、眼的配合和四肢的活动,可达到疏通经络、调和气血、强身健体的目的。看风筝高飞,眼睛一直盯着风筝远眺,眼肌得到调节,疲劳得以消除。这项活动特别适合青少年,中老年放风筝时要注意保护颈部,不要后仰时间太长,可仰视和平视相交替。

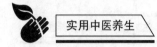

5. 春季常练养肝功

春季养肝护肝的方法很多,效果最佳的还是养肝功。春季常练养肝功,不仅有吐故纳新、行气活血、通畅经络、激发肝脏功能的作用,还可治疗因肝虚火旺引起的食欲不振、消化不良、两眼干涩、头晕目眩等症状。具体步骤如下。

(1)面朝东站立,两脚自然分开,与肩同宽,两膝微屈,头正颈直,含胸收腹,直腰拔背。两手臂自然下垂,两腋虚空,肘微屈,两手掌轻靠于大腿外侧。全身放松,两眼睁开,平视前方。年老体弱或因病不能立者,可改坐位。

(2)采用腹式呼吸。呼气时收腹、提肛,人体重心略向后移,脚跟着力,足趾轻微点地;吸气时两唇轻合,舌抵上腭,腹部隆起。呼吸要自然均匀,用鼻吸气,用口呼气。

(3)站定放松,呼吸调顺后,两手缓缓上提(掌心向上),经腰上肩,过头顶后,两手重叠,右手掌覆在左手掌上,掌心向里,轻压在头后,头慢慢转向右侧,微向右上方仰起,上半身随之稍微向右侧转。转运过程中慢慢吸气,待转至右侧,头仰定,两目怒睁,用力呼气,同时发出"嘘"字音。

(4)发出"嘘"字音毕,头慢慢转向左侧,微向上方仰起,上半身随之稍向左侧转,转动过程中慢慢吸气,待转至左侧,头仰定,两目怒睁,用力呼气,同时发出"嘘"字音。如此左右反复三遍,嘘气六次。此后,两手向两侧移开,缓缓放下,自然下垂,两手掌轻靠于大腿外侧。

(5)调息,改用正常呼吸,但仍应坚持鼻纳口吐,平定情绪,息心静思,两目微闭,两唇轻合,舌抵上腭,上、下齿轻轻相叩 36 次。在叩击过程中,口中生津,用力猛咽,以意念送至腹部丹田。调息的目的在于补养体内正气,促进生长。

养肝功宜每天早晚各练一次,最好天天坚持。练功时衣裤要宽松,精神要乐观,全身要松弛,动作要柔和缓慢;音调要柔细匀长,使气呼尽;要做到怒目扬眉,使肝气得以舒达,肝中邪气得以外泄;调息时,宜改为闭目凝神,即所谓"垂帘内照"。

 知识链接

养生名家趣事——苏局仙

苏局仙(1882—1991 年),原名裕国,祖籍南汇县城,移居周浦镇牛桥,是当地知名的寿星兼文人。他幼时因家境贫困,10 岁才念书,19 岁便开始教书,24 岁时在松江府考中秀才,是清代也是科举制的末科秀才。但他无意仕途,仍继续着清苦的教书生涯,曾在周浦公学等校任教,前后长达 46 年之久,桃李满门。同济大学教授周方白等都是他当年的得意门生。65 岁时苏局仙告老居家。1980 年,虚龄 98 岁的苏老被推荐为上海文史馆馆员。

苏局仙一生酷爱书法,对书法具有不凡的认识,虽眼睛高度近视,但仍坚持每天早餐后写一个多小时的字,从不间断。1979 年,他的书法作品《兰亭序》横幅荣获全国群众书法比赛一等奖,苏老称平日练字更是一种健身方法。

　　与苏老的文采同样知名的是他的寿龄,百岁时的他仍鹤发童颜,精神矍铄,饮食起居相当有规律。探究其长寿的奥秘,苏老自己认为做人要心胸豁达、开朗,平时多活动。他坚信"持之乐观,生死度外"是长寿不可缺少的精神因素,一个人胸中要长存一团正气,遇到困难和挫折,不要沮丧,要相信真理,相信正能克邪,这样才能保持乐观,减少忧愁。"动静结合"是有效的养生方法。"动"即指适当的体育锻炼,人到老年,剧烈运动不能做,就坚持走路,每天上、下午各走上几千步。日常劳动也可视为锻炼,尽管年过百岁,苏老也常常动手擦桌、扫地,生活尽量自理,这对身体非常有利。"静"是指苏老自创的"吐纳术",每天早晨在空气新鲜的庭院里,坐在椅子上进行深呼吸,呼吸柔细匀长,呼气时"长啸"有声;另外就是每天的书法活动,写字时要动眼、手、腕、臂,可以舒筋活血,还要配合呼吸,一身之力运于毫端,全身各部位均处于理想的运动状态,还能陶冶人的性格、情操,磨炼人的意志,是一种非常科学有效的"动静合一"健身法。苏老还把自己的长寿归功于社会制度好,在他百岁寿辰时,曾写道"盛世人难老,奚须九转丹;镜中无白发,永久驻童颜"。

【任务实施】
春季养生术操作流程见表 9-29-1。

表 9-29-1　春季养生术操作流程

操作程序	操作步骤	要点说明
评估	评估体质 (1)身体基本情况; (2)健康状况; (3)辨证分析	☆主要评估病人的体质(详见体质养生项目) ☆询问对象高血压情况;平素饮食、锻炼、起居情况
计划	1.制订养生计划 2.选择合适的养生方法 3.注意高血压及年龄的特殊情况	☆制订春季养生的计划 ☆根据对象的年龄、血压情况选择合适的养生方法 √生活起居养生:早睡早起 √情志养生:心情舒畅 √睡眠养生:注意睡眠保健 √饮食养生:饮食清淡,少酸增甘 √运动养生:注意保护膝关节

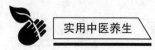

续表

操作程序	操作步骤	要点说明
实施	1.沟通　向对象解释评估结果和计划内容 2.指导实施春季养生计划 (1)生活起居养生； (2)情志养生； (3)饮食养生； (4)睡眠养生； (5)运动养生 3.针对年龄和患病情况解释注意事项 4.跟踪对象，了解养生效果	☆注意事项 ✓春季早睡早起应提倡"与日俱兴" ✓注意春捂防倒春寒 ✓情志要抒发 ✓春季饮食宜清淡 ✓多服用保肝护肝类食品 ✓饮食宜减酸增甘 ✓三春饮食各不同 ✓老年人锻炼注意保护膝关节 ✓注意高血压的锻炼方式
评价	1.对不同养生方式能统筹地认识 2.对自身的健康状况有正确的认识 3.能够合理地运用饮食、运动养生的方法	☆评价春季养生的效果 ✓病人血压控制情况 ✓病人自身感受 ☆调整下一步养生计划

 能力检测

1. 简述春季对人的影响。

2. 简述春季的摄生大要。

3. 春季饮食养生有什么要求？

4. 春季老年人如何运动养生？

5. 案例分析：赵大爷有糖尿病、高血压等多种慢性病，肝也不好。近日来感到疲劳加重，春困无力。

如果你是康复保健师，能否回答下面问题？

(1) 赵大爷目前的状况适合什么样的饮食调养？

(2) 你能否帮助赵大爷制订一个合理的运动计划？

(傅青兰)

任务 30　夏季养生术

案例引导

病人,女,35 岁,每年夏季都容易中暑,自觉食之无味,食欲不振且怕热,整天待在空调房里,每次过完夏季就浑身不适。试问夏季她应如何来调养,才能安然度过酷热季节?

(1) 夏季对人的影响是什么?

(2) 夏季养生要注意哪些方面?

(3) 夏季使用空调应该注意什么?

一、夏季的特点

《素问·四气调神大论》指出:夏三月,此谓蕃秀,天地气交,万物华实。

夏三月,指农历四月至六月,阳历六月至八月,即从立夏之日起,到立秋之日止。夏三月包括立夏、小满、芒种、夏至、小暑、大暑六个节气。蕃,即茂盛;秀,即华美。在夏季的这三个月中,阳气下济,地热上蒸,天地之气充分交合,其间清气充实,是自然界万物生长最茂盛、最华美的季节。人是万物之灵,也应该神气饱满,体力旺盛。夏季,人体阳气旺盛,宜发于外,气机宣畅,通泄自如,精神饱满,情绪外向,是人体新陈代谢最旺盛的时机。这时候人体抵抗外邪的能力比较强盛,总体上显现出夏季万物华实的特点。夏季与其他季节不同的是,有阶段性呈现湿热交蒸的气候特点,不仅气温高,而且雨水多、湿度大,最为潮湿闷热。中医学把这一阶段称为长夏,人们容易感受暑湿之邪而患病。

二、夏季对人的影响

1. 夏季对生理的影响

人体最适宜的环境温度为 18～28 ℃。气温达到或超过 36 ℃时,易导致体内神经组织和内分泌组织的调节功能异常。夏季是阳气最盛的季节,气候炎热且生机旺盛。此时,为适应炎热的气候,皮肤毛孔张开,排除汗液以调节体温。但是,汗液过度排泄,易导致水、电解质平衡失调,发生中暑。特别是大量出汗和气温增高时易造成脱水,使血液黏滞度升高。这样,容易使老年人脆弱的血管发生阻塞,引发各种心脑血管疾病。

另外,大量出汗,使尿液减少,不利于排毒。而夏季无论是体内代谢产生的废物,还是通过饮食等进入体内的有害物质,都是一年中最多的季节。所以,人体必须适应夏季的气候特点,使体内调节功能不因外界高温而失衡,只有这样才能保证身体的健康。

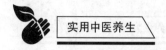

2. 夏季气候对情绪的影响

夏季,由于气候等原因,极易引起情绪的波动。夏日高温易使人体生理活动和外界的平衡遭到破坏,导致中枢神经系统的功能不稳,神经反射变得迟钝,精神不振,注意力不集中。尤其是当气温超过 35 ℃,日照超过 12 h,湿度高于 80％时,对情绪调节中枢的影响明显增强。若超越了心理承受能力,易导致坐卧不安,精神迟钝,出现夏季情感障碍症。

炎炎夏日,往往睡眠不足,睡眠质量也有所下降,从而使心情变得急躁。同时,夏季噪声增多,受噪声危害的机会也增多,易使情绪烦躁。另外,夏季出汗多,加上睡眠和食欲不好,使得体内电解质代谢产生障碍,因而影响大脑神经的活动,从而产生情绪和行为方面的异常。

三、夏季养生方法

(一)夏季养生原则

夏季是阳气最盛的季节,气温常常超出平常耐受的程度,故五行中以"火"来概括夏季的气候特点。因此,夏季养生必须提高适应能力,以便安然地度过高温的天气。

1. 夏季养生大要

根据《素问·四气调神大论》所言,夏天的三个月,是所谓"草蕃木秀"的季节,这个时期,天地阴阳之气相交,植物开花结果,人们应该夜卧早起,不要嫌恶白天太长,让心中郁怒无存,并使腠理宣通,暑气疏泄,表现出外在的美。这是对夏季"宜养"的呼应,违反了这个道理,心会受伤,到了秋天就会患疟疾,以致秋天收敛能力也就差了。

2. 夏季要养阳

《黄帝内经》中提到夏季应该"夜卧早起,无厌于日。使志无怒,使华英成秀,使气得泄,若所爱在外,此夏气之应,养长之道也"。"春夏养阳,秋冬养阴"为我们指出了夏季应该遵循的养生准则。养阳有如下两个方面的含义。

(1)夏天是万物生长最茂盛繁华的季节,夏季养阳就是培养人体一种蓬勃向外发散的状态。因此人们应该和自然界的气候变化相应,夏天可以适当晚睡而早起,积极地参加户外的活动。不要为了躲避阳光而长时间待在房屋里。通过户外活动锻炼提高身体对暑热的耐受性,并使阳气得以宣发。暑热的气候容易使人烦躁,所以要注意养性,避免心急燥热,通过运动发汗等方式把体内的郁闷宣泄出去,使身体顺应夏季宣发生长的状态。

(2)养阳即养人体的阳气。夏季气候炎热,阳气外盛,尤其是南方地区高温湿热,人们往往会多饮凉茶、冷饮,以此来清暑热。夏季虽然气候炎热,但人体的阳气处于外泄的状态,即盛于外而虚于内,过度地饮用凉茶容易损伤脾胃之气,引起食欲减少、胃痛、腹泻等症状,长期服用可以损伤脾肾的阳气,导致脾肾阳虚。同时夏季人体的新陈代谢活动旺盛,汗出得较多,毛孔开泄,如果贪凉,如出汗后受风或空调过凉都容易损伤人体的阳气。而长夏的湿热也最易伤及脾阳,所以不要认为夏天只有暑热之邪,而恣食生冷,贪享寒凉。要注意养护阳气,凉茶的配伍不要过于苦寒,尤其脾胃功能较弱的人更要慎服。湿为长夏之主气,在我国大多数地区夏季高温而多雨,湿病多见于这个季节。长夏应与五脏的脾相通,脾脏的禀性是比较喜欢干燥而厌恶湿邪,一旦脾的功能被湿邪所阻遏,则可能因为脾气不能正常运化、气机不畅导致体内水湿停聚,而出现脘腹胀满、食欲不振、大便溏泄、小便不利、皮肤渗液、水肿、四肢不温等各种症状。

3. 夏季养生重在清

夏季养生无论饮食、情志、起居、运动等各方面都要注重"清",食物宜清淡,头脑宜清静,环境宜清凉,运动要清心。

炎炎夏日里的饮食应以清淡质软、易于消化为主,少吃煎炸油腻、辛辣食品。清淡饮食能清热、防暑、敛汗、补液,还能增进食欲。盛夏酷暑蒸灼,人容易烦躁不安,生气易怒。所以首先要使自己的心情平静下来,切忌烦躁不能自制,因躁生热,从而心火内生。夏天不能整天依赖空调,要趁着早晚气温稍低时,将门窗打开通风换气,避免室内空气的浑浊。高温炎热及伏天可以选择在比较凉快的早晚练习中医的养生功,或漫步于江边湖畔,或在草木繁茂的园林散步,总之要多亲近大自然,目的就是要使心情平静,心静自然凉。

(二)生活起居养生

夏季是自然界阳气最强盛的季节,也是人体新陈代谢最旺盛的时候,同时也是机体阳气最容易受伤的时候,因为夏季阳气散发于外,相对来说体内阳气反而不足,这时如果过于形寒饮冷,就容易伤害阳气,所以中医养生学强调夏季"养阳",就是指夏季不能过于贪凉,否则可能导致很多疾病,如风寒感冒、面神经麻痹、胃痛、腹泻等,重者还会引发心脑血管疾病。老年人和儿童身体抵抗力弱,尤其要注意不能贪凉。

夏季还要防湿邪侵袭。长夏是湿邪最盛的时候,湿邪与热邪相缠绕,极易伤害人体脾胃的阳气,使体内的水湿不能正常代谢,出现小便淋浊、肠炎痢疾、水肿、关节疼痛、脚气等疾病。暑湿伤人后引起的疾病,病程很长不易恢复,所以在居住环境上就要切忌潮湿,更不要久卧湿地。

1. 夏不可薄衣

在夏天,人的运动量比较大,出汗也比较多,腠理开泄,风邪或寒邪很容易从肌肤表面毛孔侵犯人体,而发生外感的疾病,所以认为"夏天不可薄衣"、"暑月不可全薄"。夏季喜欢赤膊,偏爱露背装、露脐装,类似这样的穿着都是有悖于中医养生学的。因为人的背部是督脉所在,主管着人体一身的阳气,背部受寒会阻碍全身阳气的运行,而脐部的神阙穴属于任脉,任脉的主要功能是调节阴经的气血,与女性的月经、生殖等有密切关系,脐部和背部受寒不仅会影响到脾胃,使人体出现腹痛、腹泻、食欲不振等症状,更可能引起痛经、月经紊乱及宫寒不孕等疾病。所以夏季穿衣不可太薄,尤其腹、背更要注意保暖。

2. 要勤换湿衣

《孙真人卫生歌》说:春寒莫放绵衣薄,夏热汗多须换着,秋令衣冷渐加添,莫待病生

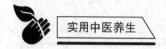

才服药。他提示人们要伴随季节变化而增减衣物,这是养生的重要方法之一。夏天人们大量出汗后要及时更换衣衫,千万不要用身体将被汗液浸湿的衣服烘干,否则不仅阳气受损,还会使湿气入里化热,形成湿热证,导致疮疡等皮肤病或风湿痹证。夏季衣服的面料要选择既吸汗又透气的材料,所以最好选择全棉或丝麻的材料,颜色以淡色为宜,可以减少紫外线的吸收。

3. 穿鞋有讲究

《老老恒言》曰:阴脉集于足下,而聚于足心,谓经脉之行,三阴皆起于足,所以盛夏即使穿厚鞋亦非热不可耐,此其验也。这句话说出了足的重要性,人体的阴脉都汇聚在足心,足心容易受凉,所以即使在夏季穿稍厚的鞋都不会觉得很热。如果脚不注意保暖,会影响三阴经脉内气血的运行,进而影响全身气血的运行。所以厚薄合适、穿着舒服的鞋,对人体是很重要的。本身属于阳虚体质、比较怕冷的人,在夏季也要注意双脚的保暖,尽量不要赤脚穿凉鞋。

4. 适当使用空调

夏季人体的阳气向外宣发,盛于外而虚于内,应该注意保护机体的阳气。夏天室外炎热的环境会导致人的腠理开泄,即毛孔开大,当突然进入空调的环境时,寒邪会通过人体开放之腠理侵犯人体的卫阳之气,人们会出现畏寒、发热、头痛、头晕、咽喉疼痛、流鼻涕等外感寒邪的症状,寒邪入里侵犯肠胃阳气,会出现腹痛、腹泻等症状。所以空调使用不当多伤害人体的阳气。中医养生学强调人要与大自然相适应,夏季适当地出些汗可以使身体内的湿热随汗而排,对身体是有益处的。所以夏季不要总是躲在空调房里,要亲近大自然,增强身体抗暑热的能力,增强机体对自然界气候变化的适应能力。

如果使用空调,房间温度最好控制在 24~26 ℃,开启空调的时间不要过长,可以在白天气温比较高的时候开上一段时间,而且要经常开窗换气,以确保室内外空气交换,使室外新鲜空气进入,保持室内空气的清洁度。早晚最好通过开窗通风来降低室内温度,又能改善室内的空气质量。空调房间应避免吸烟等活动,以免加重空气污染。

大汗淋漓后不要立即进入温度很低的空调房间,应该先换掉湿衣,擦干汗液,更不要图一时痛快站在空调风口,尤其要避免空调直接吹向颈部,以免造成颈部血管痉挛缺血而引发头晕。长时间待在空调环境中要多喝水,多吃新鲜水果、蔬菜,补充维生素和蛋白质,增强抗病能力,对预防空调病也有一定的作用。在空调环境中待的时间不要过长,及时外出活动并呼吸新鲜空气。

(三)睡眠养生

1. 夏季午休

夏天昼长夜短,天气炎热,夜间睡眠多有不足,并且经过上午的劳作后,体力和精力的消耗较大。因此,每天应安排短时间的午睡,以促进体力和精力恢复。午睡一般以 1 h为宜,午睡时间过久,大脑中枢神经会加深抑制,时间越长,越是感到疲倦,不利于醒后很快进入工作状态,甚至醒后有不舒服的感觉。

午睡应采取平卧或侧卧姿势,并在腹部盖上薄被。不宜坐着打盹,这样易导致脑部供血减少,会出现头昏脑涨等症状。也不宜伏桌午休,以免眼球受压,导致眼疾。患有心脑血管疾病的老人,午睡醒后不要即刻起床,而要伸伸懒腰,打打哈欠,然后慢慢起床,以缓解醒后突然运动造成的血压变化,预防心脑血管疾病的突然发作。

2. 夏夜避凉风

《寿亲养老新书》中记载:若檐下通道,穿隙破窗,皆不可纳凉,以防贼风,中人暴毒。宜居虚堂净室,水次木荫洁净之处,自有清凉。夏季虽热,但下半夜仍阴气逼人,入睡之后,机体抵抗力较弱,极易遭受风邪的侵袭,可出现热伤风、面瘫、关节痛、坐骨神经痛、肩周炎、腹痛、腹泻等疾病。因此,天气再热,夜间乘凉也应有限度,避免风寒邪气侵袭人体。

俗话说"夏夜避风如避箭"。夏夜避暑纳凉,要选择通风空敞之处,如水亭林荫之中,但忌贪凉。夏夜室内睡眠,不宜让过堂风、窗口之风直吹,电风扇也不宜用强风直接对吹,使用空调时,不宜将温度调得过低。

(四)情志养生

1. 夏应"养长"

《黄帝内经》说夏季应该"使志无怒,使华英成秀,使气得泄,若所爱在外,此夏气之应,养长之道也"。其意思是说,在夏天要使人的精神像自然界的万物一样郁郁葱葱,蓬勃向上,心情愉悦,切忌发怒,使机体的气机宣畅,这是适应夏季的养生之道。在精神调养上,中医学认为"冬季要藏","春季要生",而夏季则要"长"。因为夏日炎炎,往往容易让人心烦意乱,心绪不宁,所以夏天更要心情舒畅,精神要充沛、饱满、情绪外向,如万物蓬勃生长一样,这就是"夏养长",因为只有神气充足,人体的机能才旺盛而协调。

2. 恬静养神

中医学认为"得神者昌,失神者亡"。调神摄生,首贵静养。《黄帝内经》曰:静则神藏,躁则神亡。因此,养神之道贵在一个"静"字,使人的精神情志活动保持在淡泊宁静的状态,做到摒除杂念,内无所蓄,外无所逐。因为在这种状态下,"清静则肉腠闭拒,虽有大风苛毒,弗之能害",这样有利于防病去疾、促进健康,有利于抗衰防老、益寿延年。

夏季养长是养一种生发的状态,多做户外运动,多与人交往,多想积极开朗的事,这样心情才能畅达;而"养静"就是要心情平静,不急不躁,通过自我调理或户外运动等方式把心中之抑郁燥热散发出来,正所谓心静自然凉,心宁而神安。

(五)饮食养生

1. 夏季宜养心健脾,解暑化湿

中医学认为:夏属火,其性热,通于心,主长养,暑邪当令。其意思是说心在五行中属火,火热之邪最容易损伤心,常导致心病,如出现心神不安、心悸失眠、头昏目眩等症状。而且中医学认为"汗为心之液",夏季汗液大量排泄,不仅会损伤心气,还会导致心阴虚,这样更容易受到暑热邪气的侵犯。所以夏季宜注重养心,多吃一些清热解暑的食品,既能清解夏季高温天气带来的暑热,又能清泄身体产生的内热,也可服用辛凉散发或甘寒清暑的中药,如菊花、薄荷、荷叶、金银花、连翘等,以利心火、散暑热。

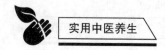

夏季的最后一个月即长夏,与脾相应。这个时候天气闷热,阴雨不断,空气中湿度较重,人比较容易感受湿邪,而脾性喜燥而恶湿,一旦脾阳为湿邪所遏,超出了脾胃的适应能力,就会产生食欲不振、大便稀溏、脘腹胀满、四肢不温等症状。所以长夏饮食宜清淡,少油腻,少生冷,脾虚的人可以少食多餐,根据自己的饮食习惯适当吃些辣椒,增加食欲,帮助消化,抵抗湿邪对脾脏的侵扰;也可以服用健脾化湿的中药,如白术、莲子、茯苓、藿香、白豆蔻等,既健脾胃,又祛暑湿。

2. 夏季饮食宜苦、辛、酸、咸,少甜

就夏季而言,应该适当多吃些苦味及酸味、咸味和辣味的食物,少吃甜味。因为夏季气候炎热而潮湿,苦味可以清热泻火,还可以健脾气、除潮湿。例如,苦瓜、莴笋、芦笋等有清心除烦、提神醒脑的作用。夏天出汗较多,尤其是从事体力活动大量出汗后,要及时补充盐分,夏天的饮食比较清淡,佐以少量咸菜,可以增进食欲。另外,夏季出汗多而最易丢失津液,喝水较多会冲淡胃酸,适当吃些酸味食物,如番茄、柠檬、草莓、乌梅、葡萄等,可敛汗生津、健胃消食,可预防流汗过多而耗气伤阴。若在菜肴中加点醋还可以杀菌消毒,防止夏季胃肠道疾病发生。甜味摄入过多会生湿、生痰并且影响食欲,夏季气候潮湿闷热,人体本来就容易生湿,过食甜味更助湿热,导致胃胀不想吃东西,所以夏季不宜过食甜味。

3. 夏季不应恣食生冷

《孙真人卫生歌注释》认为:夏天炎热,阳气宣发于外,阴气阻郁于内,如果吃了过多生冷的瓜果蔬菜,就会使寒湿盛于体内,而不容易被脾胃消化。

从现代医学的角度来说,夏天气温高,人体会产生一系列的生理反应。出汗多,饮水多,胃酸易被冲淡,消化液分泌相对减少,消化功能减弱致使食欲不振,这时,若能在膳食上合理安排,适当吃些冷饮,不仅能消暑解渴,还可帮助消化,促进食欲,有益于健康。但如果不加以节制就容易损伤脾胃阳气,不仅违背了"春夏养阳"的原则,还可能引起胃痛、腹痛、腹泻等消化系统疾病。尤其是老年人脾胃阳气已逐渐衰退,过食生冷会进一步伤及肾阳,造成洞泻不止。儿童消化机能尚未充盈,在夏季又易感暑热湿邪,如常进生冷饮食尤其是冰淇淋等,因其糖分含量高,极易损伤脾胃的运化功能,出现食欲不振、腹痛、大便异常等症状,如果不从饮食上进行纠正,听之任之,就会造成胃肠疾病,可能影响一生的健康。

女性有经、带、胎、产的特殊生理过程,容易气虚血亏,血的特性是喜温恶寒,所以女性更不能恣食生冷,尤其是经期、产后更要注意,过食生冷不仅伤害脾胃,更可以造成子宫寒证引起白带过多、痛经,甚至不孕。中医治疗不孕症首先要求忌生冷,所以夏季吃生冷一定要节制。

4. 夏季饮食宜清淡

《吕氏春秋》中云:肥肉厚酒,务以自强,命之曰烂肠之食。经常吃肥甘厚腻、煎炒烹炸、过于辛辣的食物,可在体内生痰湿,日久使肝阳上亢、脾阳虚衰。其实无论在哪个季节都应该以清淡饮食为主,尤其是夏季。因为在夏季,人体本身顺应阴阳变化而出现阳气宣发,若是常吃肥甘厚腻之品,会加重脾胃的负担,造成脾阳虚弱,而出现痰湿。故《孙真人卫生歌注释》曰:"三伏天,食物尤要淡味节减,使脾胃易于磨化,则腹疾不生。"其意思是说,夏天要吃脾胃容易消化的简单的饮食,这样才能杜绝胃肠道疾病的发生。清淡的饮食,就是平常说的粗茶淡饭。主食要以五谷杂粮为主,副食以豆类、蔬菜、水果、菌类为主。清淡饮食不是完全素食,肉类含有人体必需的蛋白质,完全素食容易造成营养不良,所以对肉类要少食、淡食。烹饪以清蒸、水煮为主,减少煎、炸的烹饪方式,少放油、盐,尽量保持食物的原味。

（六）运动养生

夏季人体阳气趋向体表,形成阳气在外、阴气内伏的生理状态。这时人体生理活动与外界环境的平衡往往容易遭到破坏,从而引起多种疾病。人体要全面适应夏季气候,就必须做好保健工作,增强体质,以提高人体适应能力。只有体质强者才能适应这种高温,能够散泄内热,不受外热的侵入而致病。人体适应了夏季的气候,体内调节功能不因外界高温而失职,能够调节心、肾,就能保证身体健康。

1. 运动调养

夏季由于气温高、湿度大,给体育健身增加了困难,因此,运动锻炼选在清晨或傍晚天气凉爽时进行,勿远足,寻近幽。最好在早晨出门,曙光初照,空气清新,到公园、河岸、湖边或庭院、草木繁茂的地方散步锻炼、吐故纳新。可以去山区旅游避暑,游泳,钓鱼,老年人还可以玩健身球等,此时要注意如下几点。

（1）多吃些碱性食品,防止酸碱平衡失调,碱性食物以水果为主,水果中的西瓜、菠萝、杏、桃、李、哈密瓜等均富含钾盐。

（2）最好在清晨或傍晚天气凉爽时进行室外运动锻炼,清晨起来应到公园、湖边、庭院等空气较为新鲜的地方活动,选择合适的锻炼项目,如太极拳、太极剑、保健操、广播操、慢跑、散步等。可以去江、河、湖、海进行游泳锻炼,更令人心旷神怡,有益于调节情志、增进健康。

（3）运动量要适度,不要过度疲劳。可适当喝些盐开水,最好洗个热水澡,既可消除疲劳,又可使人感到格外舒服。

2. 适合夏季运动的项目

（1）游泳:在夏季,游泳是最好的运动。资料显示,水的热传导系数比空气大 26 倍,在相同温度的水里比在空气里散失热量加快 20 多倍,可以有效地消耗人的热量。测试表明,若在水中游 100 m,消耗 418 kJ 热能,相当于陆地跑 400 m,或骑自行车 1000 m,或滑冰 1500 m。另外,由于水波浪的作用,不断对人体表皮进行摩擦,从而使皮肤得到放松和休息,所以经常游泳的人,都有一身光洁、柔软的皮肤。

（2）爬山:夏季爬山减肥效果显著。山上气温比较低,加上植被丰厚,空气清新,心情变得很愉快。天气炎热的时候爬山,体力消耗增加 20%～30%。专家认为消除脂肪最好的方法是有氧运动,爬山就是最好的有氧运动。每次爬山后准备休息时,测试一下心率,每分钟心跳 120 次,能持续 10 min,说明运动量已达到燃烧脂肪的目的了。

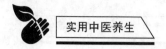

3. 强度适量不宜疲劳

人体在夏季的能量消耗大,锻炼时要量力而行,养护阳气。人体运动到一定程度,就会达到一个兴奋点,如果继续练下去,就会出现比较疲劳的感觉,进而出现体力透支现象,对健康不利。因此,当练到感觉最舒服的时候,就不要再增加运动量了,这时需要慢慢减少或者停止运动。尤其是中年人,一些平时较难察觉的隐性疾病(如心脏病等)很可能会因过度运动而被引发。建议每次运动时间约为 1 h,每星期 3 次。运动过程中一定要以自己的感觉为准,关注自己的心率、血压、疲劳度,是否有头晕、恶心等现象。

4. 主动出汗不宜过量

随着天气转热,稍一运动就容易出汗。主动出汗是指因人体主动运动而出的汗,是为了保持体内的温度和散发热量,所以有利于身心健康。一般来说,运动强度越大,排汗量越多。但出汗的过程主要是为了散热降温,大量地出汗会流失体内的水和盐分,导致人体处于失水状态,这样只能暂时减轻体重,却起不到减肥效果。一些无汗运动如散步、骑车,同样可以起到防治各种慢性疾病的作用。

此外,如果运动前大量饮水,也会导致体液增多而增加出汗量,但应注意运动中饮水不可过量。大量饮水会导致出汗更多,而盐分也会进一步流失,易引发痉挛。

 知识链接

养生名家趣事——孙墨佛

孙墨佛(1884—1987 年)原名孙鹏南,字云斋,曾用名孙巍,字尧天,号眉园,别号天舌山人,又名剑门老人。著名书法家。孙老曾任中国书法家协会名誉理事、中山书画会理事,曾参加辛亥革命。他的长寿要诀如下。

(1)一生酷爱书法。孙墨佛在青少年时代,除上体育课外,唯一的爱好就是学习和研究书法。他认为写字也是一种运动,练字就是练身,是一种很好的健身运动。他进入老年后,不论严冬酷暑,每天黎明即起,研好一池浓墨,奋笔书写。他常说:写字全身都用劲,悬腕提笔时手、腕、臂都用劲,脚踩地时脚掌心也用劲,这和气功一样对身体健康有好处。

(2)心情坦然,情操高尚。孙墨佛早年追随孙中山先生从事辛亥革命,曾任总统府参军,帮助过孙先生脱险。他说:做事为人,要上对得起天,下对得起地,中对得起师长、同胞,心地坦然,身体才会好。

(3)饮食有节,起居有常。孙墨佛年逾古稀后,每天晚上八点休息,次日黎明起挥毫写字再进早餐,中午休息 1～2 h。他从来不偏食、不挑食,总是把精米、精面与小米、玉米面、标准粉搭配起来吃,他 90 岁后,早餐吃鸡蛋、煎饼、牛奶若干,午餐吃以菜馅为主的饺子或馒头、米饭,晚餐吃面条、面疙瘩;午夜准时吃一块桃酥,喝几口白开水。他从不喜欢吃肥肉和咸的东西。他喜欢吃鸡肉和鸡蛋,尤其喜欢吃麻酱、香蕉、西瓜等香甜味道的食品。另外,他一日三餐必吃大葱或大蒜,否则再好的饭菜也食之无味。

　　(4)不抽烟,但会喝酒。孙墨佛80岁前能喝大量白酒,晚年每天中午只喝一小杯白兰地。

　　(5)不饮茶,只喝白开水。孙墨佛从103岁起才开始喝一点花茶,主要还是喝白开水。

【任务实施】

夏季养生术操作流程见表9-30-1。

表 9-30-1　夏季养生术操作流程

操作程序	操作步骤	要点说明
评估	评估体质 (1)身体基本情况; (2)健康状况; (3)辨证分析	☆主要评估病人的体质(详见体质养生项目) ☆询问对象患病情况、平素饮食、锻炼、起居情况
计划	1.制订养生计划 2.选择合适的养生方法 3.注意病人脾胃虚弱及整日待在空调房的特殊性	☆制订夏季养生的计划 ☆根据对象的体质、患病情况选择合适的养生方法 　√生活起居养生:避免贪凉 　√情志养生:恬静养神 　√睡眠养生:注意午休 　√饮食养生:宜清淡,避免生冷 　√运动养生:游泳、散步
实施	1.沟通:向对象解释评估结果和计划内容 2.指导实施夏季养生计划 (1)生活起居养生; (2)情志养生; (3)饮食养生; (4)睡眠养生; (5)运动养生 3.针对年龄和患病情况解释注意事项 4.跟踪对象,了解养生效果	☆注意事项 　√饮食宜清淡 　√避免多吃冷饮 　√头脑宜清静 　√环境宜清凉 　√正确使用空调 　√运动宜清心 　√夏季睡眠避免着凉 　√夏季运动要适度出汗
评价	1.对不同养生方式能从整体上认识 2.对自身的健康状况有正确的认识 3.能够合理地运用饮食、运动养生的方法	☆评价夏季养生的效果 ☆调整下一步养生计划

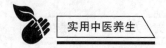
实用中医养生

能力检测

1. 简答题

(1) 简述夏季对机体的影响。

(2) 简述夏季摄生大要。

(3) 夏季饮食有什么特殊要求?

(4) 夏季应如何正确使用空调?

2. 案例分析

吴女士每年夏季都觉得胃口欠佳,整日待在空调房中很容易得"空调"病,并总觉得腰酸背痛。

(1) 吴女士应如何在夏季调养脾胃?

(2) 怎样防治夏季"空调"病?

(3) 夏季常感腰酸背痛、体质虚,应如何调整体质?

(傅青兰)

任务 31　秋季养生术

李大爷体质虚弱,素有慢性支气管炎,每到秋季更加容易患病,出现咳嗽、咳痰,病情延绵难愈。秋季时李大爷应该注意什么?

(1) 秋季容易诱发的疾病有哪些?

(2) 秋季养生主要有什么方法?

(3) 你能否帮助李大爷制订全面的秋季养生术?

一、秋季特点

《素问·四气调神大论》指出:秋三月,此谓容平,天气以急,地气以明。

秋季,指我国农历七月、八月、九月,从立秋至立冬前,包括立秋、处暑、白露、秋分、寒露、霜降六个节气。秋季气候由热转寒,是阳气渐收、阴气渐长,由阳盛转变为阴盛的关键时期,是万物成熟收获的季节,人体阴阳的代谢也开始向阳消阴长过渡。因此,秋季养生,凡精神情志、饮食起居、运动锻炼,皆以养收为原则。

二、秋季对人的影响

秋季气温开始降低,雨量减少,空气湿度相对降低,气候偏于干燥。秋气与肺相应,而秋季干燥的气候极易损伤肺阴,从而产生口干咽燥、干咳少痰、皮肤干燥、便秘等症状,重者还会咳中带血,所以秋季养生要防燥。秋季,在燥气中还暗含秋凉。人们经夏季过多的发泄之后,机体各组织系统还处于水分相对贫乏的状态,如果这时再受风着凉,极易引发头痛、鼻塞、胃痛、关节痛等一系列症状,甚至使旧病复发或诱发新病。老年人和体质较弱者对这种变化的适应性和耐受力较差,更应注意防凉。秋季冷空气活跃,可诱发中风、支气管哮喘、心绞痛、消化不良、血友病、胆结石绞痛等疾病。

秋季气候易诱使人的精神及情绪上产生波动,表现为乏力、不愉快、不想工作、失眠、头痛和易激动等。尤其在天气变化前数小时,上述症状更易发生。

三、养生方法

(一)养生原则

1. 秋季养生大要

《素问·四气调神大论》明确指出秋季养生要点:"秋三月,早卧早起,与鸡俱兴;使志安宁,以缓秋刑;收敛神气,使秋气平;无外其志,使肺气清,此秋气之应,养收之道也;逆之则伤肺,冬为飧泄,奉藏者少。"其意思是说,为了顺应天地自然,养生者应当早睡早起,与鸡的睡起时间一致。此时,在精神行为上要使志安宁,收敛神气,使肺气清降,避免秋天肃杀之气的侵害。这些都是适应秋季的养生之道,如果反其道而行之,将会损伤肺气;到了冬天,还会发生"飧泄"的毛病,如此就"奉藏者少"了。

2. 合理膳食,以防燥护阴、滋阳润肺为准则

秋季天高气爽、气候干燥,秋燥之气易伤肺。因此,秋季饮食宜清淡,少食煎炒之物,多食新鲜蔬菜、水果,蔬菜宜选用大白菜、菠菜、冬瓜、黄瓜、白木耳等;肉类可食兔肉、鸭肉、青鱼等;多吃一些酸味的食物,如广柑、山楂等;适当多饮水,多吃些萝卜、莲藕、香蕉、梨、蜂蜜等润肺生津、养阴清燥的食物;尽量少食或不食葱、姜、蒜、辣椒、烈性酒等燥热之品及油炸、肥腻之物。体质、脾胃虚弱的老年人和慢性病病人,晨起可以以粥食为主,如百合莲子粥、银耳冰片粥、黑芝麻粥等,可多吃些红枣、莲子、百合、枸杞子等清补、平补之品,以健身祛病、延年益寿。但不能猛吃大鱼大肉,瓜果也不能过食,以免伤及肠胃。另外,要特别注意饮食清洁卫生,保护脾胃,多进温食,节制冷食、冷饮,以免引发肠炎、痢疾等疾病。

3. 积极参加体育锻炼,强身健体

秋季天高气爽,是户外活动的黄金季节。在此季节老年人必须加强体育锻炼,这是秋季保健中最积极的方法。秋季要早睡早起,晨起后要积极参加健身锻炼活动,可选择登高、慢跑、快走、冷水浴等项目。

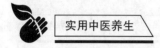

实用中医养生

4. 立秋后别大量食用生冷食物

立秋之后，人们身体的抵抗力有所下降，在饮食方面需要多加注意，切忌大量食用生冷食物（如瓜类水果），另外，昼夜温差加大，要注意身体的保暖。

俗话说"秋瓜坏肚"，就是说立秋以后如果继续生食大量瓜类水果容易引发胃肠道疾病。因为夏季大量进食瓜类水果虽不至于造成脾胃疾病，却已使肠胃抗病力有所下降，立秋后再大量生食瓜类水果，势必引发胃肠道疾病。立秋之后，不管是西瓜还是甜瓜等都不能随意多吃，尤其是性味偏寒凉的瓜类水果，食用时应当适量，以免伤害身体。

立秋之后，天气渐渐转冷，这个时候人们就会急着添加衣服，不过，这并不是很好的养生办法。人们常说"春捂秋冻"，秋季穿衣也要顺应"阴津内蓄，阳气内收"的需要，适当地冻一冻。因为微寒的刺激，可提高大脑的兴奋性，增加皮肤的血流量，使皮肤代谢加快，机体耐寒能力增强。当然，"秋冻"也要因人而异，老人和孩子的抵抗力弱，在进入深秋时就要注意保暖。另外，进入秋季后，早、晚天气比较凉，人们在夜间睡眠时要注意保暖。

5. 起居"早睡早起"，饮食"少辛多酸"

立秋时节，公众在起居和饮食上应该有所讲究，起居宜"早睡早起"，饮食需"少辛多酸"。中医学认为，天人相应是养生的一种方法。立秋后，自然界的阳气开始收敛、沉降，人们应当开始做好保养阳气的准备。在起居上应做到"早睡早起"，因为早睡可以顺应阳气收敛，早起可使肺气得以舒展。秋季适当早起，还可减少血栓形成的机会，对预防脑血栓等缺血性疾病发病有一定意义。一般来说，秋季以晚9点至10点入睡，早晨5点至6点起床比较合适。睡前可吃些养心的食物，如冰糖百合莲子羹、小米红枣粥、藕粉或桂圆糖水等；睡前用温水泡脚，可助睡眠。

立秋以后气温由热转凉，人体消耗也逐渐减少，食欲开始增强。因此，立秋时节为人体最适宜进补的时候，人们可以根据这一节气的特点科学摄取营养和调整饮食，以补充夏季的消耗，而进补的原则是"少辛多酸"，尽量少吃葱、姜、蒜、韭菜、辣椒等辛味之品及辛辣、油炸、酒和干燥的膨化食品等辛味之物，适当多食酸味水果和蔬菜以助养肝。

（二）饮食调养

秋季饮食调养应遵循"养阴防燥"的原则，饮食宜养阴，滋润多汁。其具体原则如下。

1. 养肺为要

秋气内应肺。肺是人体重要的呼吸器官，是人体真气之源，肺气的盛衰关系到寿命的长短。秋季气候干燥，很容易伤及肺阴，使人患鼻干喉痛、咳嗽胸痛等呼吸系统疾病，所以饮食应注意养肺。应多食滋阴润燥的食物，如银耳、甘蔗、燕窝、梨、芝麻、藕、菠菜、鳖肉、乌骨鸡、猪肺、豆浆、饴糖、鸭蛋、蜂蜜、龟肉、橄榄等。多食芝麻、核桃、糯米、蜂蜜等，可以起到滋阴、润肺、养血的作用。此外还可以适当食用一些药膳，如参麦团鱼、蜂蜜蒸百合、橄榄酸梅汤等。

2. 少辛增酸

秋季时肺的功能偏旺，而辛味食品吃得过多，会使肺气更加旺盛，进而还会伤及肝气,所以秋季饮食要少食辛味食物,如葱、姜、蒜、韭菜、辣椒等。在此基础上多吃些酸味食物,以补肝气,如苹果、石榴、葡萄、芒果、樱桃、柚子、柠檬、山楂、番茄、荸荠等。

3. 宜多吃粥

初秋时节,天气仍较热,空气潮湿,闷热蒸人,且秋季瓜类水果大量成熟,难保人们不贪食过度,这些均会损伤脾胃,所以秋天早晨多吃些粥,既可健脾养胃,又可带来一日清爽。秋天常食的粥有山楂粳米粥、鸭梨粳米粥、兔肉粳米粥、白萝卜粳米粥、杏仁粳米粥、橘皮粳米粥、柿饼粳米粥等。

4. 宜食健身汤

秋季饮食以滋阴润燥为原则,在此基础上,每日中餐和晚餐时进食健身汤,一方面可以渗湿健脾、滋阴防燥,另一方面还可以进补营养、强身健体。秋季常食的汤类包括百合冬瓜汤、猪皮番茄汤、山楂排骨汤、鲤鱼山楂汤、鲢鱼头汤、鳝鱼汤、赤豆鲫鱼汤、鸭架豆腐汤、枸杞叶豆腐汤、平菇豆腐汤、平菇鸡蛋汤、冬菇紫菜汤等。

5. 宜多吃鱼

秋季是需要进补的季节,但很多人都害怕大量进补导致肥胖,此时不妨吃点鱼肉,鱼肉脂肪含量低,其中的脂肪酸被证实有降糖、护心和防癌的作用。

> **小贴士:秋季养生五谷的饮食搭配**
> 五谷杂粮是人体补充能量必需的基础饮食,是维持生理活动最重要的营养来源,适合秋季的杂粮包括花生、红薯、芝麻、白米、小米、糯米、玉米、黑豆等。

6. 秋季养胃

秋季患胃肠疾病主要有以下几个原因:①立秋以后,天气虽然凉爽,但是苍蝇的活力并不比夏天弱,若吃了被苍蝇污染过的食物,就会因胃肠道感染而发生腹泻;②秋季,人们的食欲增加,又有大量瓜果上市,一些人因暴食暴饮加重了胃肠负担,导致肠胃功能紊乱,另外,秋季昼夜温差大,一不小心,就会导致腹部着凉,发生腹泻。而且,如果胃没有养好,一些慢性胃病病人会出现胃病加重的情况。

养胃的主要方法如下。

(1)保暖是首要。秋凉之后,慢性胃病病人要特别注意胃部保暖,及时添加衣服,夜晚睡觉应盖好被褥,以防腹部着凉而引发胃痛或加重旧病。另外,胃病病人“秋凉”一定要适度,不要勉强挨冻而致病。

(2)饮食要合理。胃病病人的秋季饮食应以温、软、淡素、鲜为宜,做到定时定量、少食多餐。

(3)静养是关键。要避免紧张、焦虑、恼怒等不良情绪的刺激,同时,注意劳逸结合,防止过度疲劳而影响胃病的康复。

(4)运动要适度。胃病病人要结合自己的身体特点,进行适度的运动锻炼,以提高机体抗病能力,减少疾病的复发,促进身心健康。

(三)起居调摄

秋季的气候变化较大,早秋热湿,中秋前、后干燥,晚秋又以凉、寒为主,所以人们在

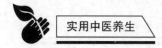

起居上应提高警惕,注意养生。

1. 睡眠调节

秋季,天高风劲,使肺气收敛,因此睡眠应做到"早睡早起",睡眠时头向西卧为好。深秋时节气候较寒冷,不宜终日闭户或夜间蒙头大睡,要养成勤开窗通风,夜间露头而睡的习惯,保持室内空气流通,减少呼吸系统疾病的发生。

2. 秋季服饰

秋季服饰特别提倡"秋冻"。所谓"秋冻",通俗地说就是"秋不忙添衣",有意识地让机体"冻一冻"。这样可避免因多穿衣服产生的身热汗出、汗液蒸发、阴津伤耗、阴气外泄等情况,这就是顺应了秋天阴精内蓄、阴气内守的养生需要。此外,微寒的刺激,可提高大脑的兴奋,增加皮肤的血流量,使皮肤代谢加快,机体耐寒能力增强,有利于避免伤风等疾病的发生。当然"秋冻"还要因人、因天气变化而异。若是老人、小孩,由于其生理功能差、抵抗力弱,在进入深秋时就要注意保暖;若是气温骤然下降,出现雨雪,就不要再"秋冻"了,应根据天气变化及时加减衣服,以稍做活动而不出汗为宜。秋季气候变化大,衣服的增减要及时、适时。

(四)节制房事

中医学认为,在秋季应注意顺应自然界收藏的规律,节制房事,蓄养阴精。这点对于中年人特别重要。因为当人年过40岁以后,阴阳之气逐渐由旺转衰,所以不要过分透支体力,要注意养肾保精,延缓衰老。

(五)运动锻炼

金秋时节、天高气爽,是运动锻炼的好时期。此时机体活动随气候变化而处于"收"的状态,阴精阳气也处在收敛内养阶段,所以秋季运动项目不宜过猛。

1. 登山

登山是一项集运动与休闲为一体的健身养生运动。登山可增强体质,提高肌肉的耐受力和神经系统的灵敏性。在登山的过程中,人体的心跳和血液循环加快,肺通气量、肺活量明显增加,内脏器官和身体其他部位的功能会得到很好的锻炼。登山还有助于防病治病。患有神经衰弱、慢性胃炎、高血压、冠心病、气管炎、盆腔炎等慢性疾病的病人,在进行药物治疗的同时,配合适当的登山锻炼,可以提高治疗效果。此外,山林地带空气清新,负氧离子含量高,山景秀美,可以陶冶性情。

2. 冷水浴

秋高气爽,气温、水温、体温比较接近。冷水对人体的刺激较小,所以此时最适宜开始冷水浴。冷水浴健身可以提高身体对寒冷的快速适应能力,不易患因着凉而引起的疾病,如感冒、支气管炎、肺炎等;同时冷水浴会促进皮肤与内脏间的血液循环,预防血管硬化及因此而引起的疾病,如冠心病及高血压病等;冷水浴还能使内脏血管特别是消化道血管血流量增多,增强消化系统功能。

冷水浴锻炼前应先热身,出汗时应待汗干或用毛巾擦干后才可入浴,然后用双手快速地摩擦全身,从身体到四肢,由上而下,均匀摩擦,用力适度。感觉发热时,可将冷水先抹在脸、手臂和大腿等处，或将毛巾放入冷水中拧干后擦身体，让身体由不适应逐步转为适应。当身体能够适应时，便可直接用冷水进行冲洗，边冲边摩擦。冲洗时间一般为 10 min(冬季为 5 min)左右，以身体能够适应为宜，皮肤起鸡皮疙瘩应停止冷水浴。浴后迅速用干毛巾擦干，穿上宽松的衣服，并用双手摩擦身体关节部位，以预防关节炎的发生。

冷水浴不宜在天气寒冷时突然开始，临餐前、饥饿时、刚吃完饭都不宜洗冷水浴。当然，冷水浴也不是人人都可以洗的。高血压病人洗冷水浴，血管会急剧收缩，大量血液回涌至内脏，可使本来就高的血压更高，严重者会使脑血管破裂、出血、中风、昏迷甚至死亡。坐骨神经痛及其他神经痛病人也不要洗冷水浴，因为神经受寒或受凉后，疼痛会更加剧烈。患有寒冷性荨麻疹、冬季瘙痒症的病人，在疾病发作期间不要洗冷水浴。这类病人在身患疾病不发作时如想锻炼皮肤，可采取逐步降温法，即最初洗热水浴，渐改为温水浴，再渐渐降低水温，直到水温已相当低但又能够耐受为止。

3. 运动禁忌

秋季清晨气温低，锻炼时不可穿单衣去户外活动，应根据户外的气温变化来增减衣物。锻炼前一定要做好充分的准备活动，因为人体在气温下降的环境下，会反射性地引起血管收缩，肌肉伸展度降低，神经系统对运动器官调控能力下降，因而极易造成肌肉、肌腱、韧带及关节的运动损伤。锻炼时，衣服不宜一下子脱得太多，待身体发热后，再脱下多余的衣服。锻炼后不要穿着汗湿的衣服在冷风中逗留，以防身体着凉。

（六）药物养生

秋季气候干燥，肺气旺盛，肝气虚弱，脾胃易受影响，所以秋季药补的基本原则应是以滋润为主，忌耗散，辅以补养气血。常用药物包括西洋参、沙参、芡实、玉竹、天冬、麦冬、百合、女贞子、胡麻仁、干地黄等。

除上述几味药物外，秋季药补还可选用一些中成药，如黄精糖浆、复方蜂乳、雪蛤参精、复方胎盘片、人参健脾丸、生脉饮、玉灵膏等。上述几种中成药，均有消除燥热对人体危害的功效，即使没有口干、舌燥等症状，亦可少量服用，以达到养生目的。

（七）精神调养

秋季，在精神调养上也应顺应季节特点，以"收"为要，做到"心境宁静"，这样才会减轻肃杀之气对人体的影响，才能适应秋天的特征。如何才能保持心境清静呢？简单地说，就是要清心寡欲。私心太重、嗜欲不止会破坏神气的清静。在现实生活中，要求人们把精力多用在工作上，而不要"争名在朝，争利于市"，多做好事，多做奉献。

另外，秋季固然天高云淡，硕果累累，令人愉悦，但难免也有"凄风苦雨"。自然界的秋风、秋雨常令人心生秋愁。尤其是老年人，他们常有萧条、凄凉、垂暮之感，如果遇上不称心的事，极易导致心情抑郁。研究证明，在人的大脑中，有种腺体称为松果体，可分泌一种名为褪黑激素的物质。这种激素能使人入睡，可使人产生消沉和抑郁之感，而阳光可使褪黑激素分泌减少。同时，褪黑激素还有抑制人体内其他激素(如甲状腺素、肾上腺素等)的作用，甲状腺素和肾上腺素的相对减少，会使细胞功能减退，从而使人们情

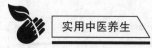

绪低沉、多愁善感。

为此,古人认为秋季的精神养生应做到使志安宁,以缓秋刑,收敛神气,使秋气平,无外其志,使肺气清,此秋气之应。也就是说,以一颗平常心看待自然界的变化,或外出秋游,登高赏景,令人心旷神怡;或静心练气,收敛心神,保持内心宁静;或多接受阳光照射,转移低落情绪。

 知识链接

养生名家趣事——"百岁棋王"谢侠逊

谢侠逊,中国象棋运动的开拓者,爱国象棋家,也是中国国际象棋的先驱,人称"百岁棋王"。他四岁初知象棋门径,六岁领悟棋理,九岁通晓棋谱,十岁称雄全县,十三岁与温州棋魁陈笙战成平手,名噪一时。1918年,他在上海力挫群雄获全国象棋个人冠军;1928年他被推为全国棋坛总司令,号称"中国棋王"。1929年至1931年,三次国际象棋大赛中,他斩关夺隘,势如破竹,连连夺冠,扬威世界。抗战期间,他作为国家特使赴南洋诸国,以弈棋宣传抗战,募捐支持抗日,并动员3000余华侨青年归国投身抗战,为我国神圣的民族解放大业做出了贡献。谢老平生著作甚丰,共出版棋谱10余部29册。谢侠逊养生之道是所谓的"五健",即健饭、健睡、健步、健弈、健笔。谢侠逊长期坚持锻炼,积极用脑,起居有常,饮食有节。他志在养廉明耻,始终保持自己坦荡和平静的心理状态,这无疑是一个非常重要的长寿因素。

【任务实施】
秋季养生术操作流程见表9-31-1。

表9-31-1 秋季养生术操作流程

操作程序	操作步骤	要点说明
评估	评估体质 (1)身体基本情况; (2)健康状况; (3)疾病类型	☆评估对象身体基本情况 ☆询问对象患病情况
计划	1.制订养生方案 2.选择合适的调养方法	☆制订秋季养生的计划 ☆根据对象的身体基本情况、患病情况选择适应的养生方法 ✓健康饮食,适时进补,要调养脾胃,慎食瓜果 ✓预防秋燥、秋乏,预防感冒,加强锻炼

续表

操作程序	操作步骤	要点说明
实施	1. 沟通:向对象解释评估结果和计划内容 2. 指导实施秋季养生计划 (1)指导不同疾病的秋季发病特点; (2)根据患病情况进行指导养生; (3)告知注意事项 3. 跟踪对象,了解养生效果	☆秋季易发疾病 　√支气管哮喘 　√感冒 　√慢性咽炎 　√心血管疾病 　√中风 　√抑郁症 ☆注意事项 　√秋季进补要注意自身体质 　√秋季天气干燥,秋季养生要注意养阴
评价	1. 对秋季养生功效有正确认识 2. 对自身的健康状况有正确的认识 3. 能够合理地应用秋季养生的方法	☆评价秋季养生的效果 ☆调整下一步养生计划

 能力检测

1. 秋季养生主要从哪些方面着手?

2. 秋季饮食有哪些注意事项?

3. 孙奶奶体质较虚,平时很容易感冒,因此一进入秋季,就觉得外面天气很冷,便整天待在家里,不愿意到室外活动。

(1)孙奶奶这种预防感冒的方法是否正确? 为什么?

(2)你能否帮助孙奶奶制订秋季养生的方案?

（潘国庆）

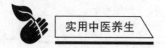

任务 32　冬季养生术

案例引导

　　吴大爷虽然年纪很大,但是非常喜欢运动,即便冬季天气寒冷,仍然每天坚持户外活动,但是前些日子出现胸口憋闷的症状,后来诊断为冠心病心绞痛。

　　(1) 冬季运动有哪些注意事项?

　　(2) 你能否帮助吴大爷制订全面的冬季养生术?

一、冬季特点

　　《素问·四气调神大论》指出:"冬三月,此谓闭藏,水冰地坼,无扰乎阳。"

　　冬季,从立冬至立春前,包括立冬、小雪、大雪、冬至、小寒、大寒六个节气,是一年中气候最寒冷的季节。严寒凝野,朔风凛冽,阳气潜藏,阴气盛极,草木凋零,蛰虫伏藏,用冬眠状态养精蓄锐,为来春生机勃发做好准备,人体的阴阳消长代谢也处于相对缓慢的水平,成形胜于化气。因此,冬季养生之道,应着眼于一个"藏"字。

二、冬季对人的影响

　　冬季气候寒冷,寒气凝滞收引,易导致人体气机和血液循环不畅,而使旧病复发或加重。特别是那些严重威胁生命的疾病,如中风、脑出血、心肌梗死等,不仅发病率明显增高,而且死亡率亦急剧上升。

　　冬季,人体阳气收藏,气血趋向于里,皮肤致密,水湿不易从体表外泄,而经肾、膀胱的气化,少部分变为津液散布周身,大部分化为水,下注膀胱成为尿液,无形中就加重了肾脏的负担,易导致肾炎、遗尿、尿失禁、水肿等疾病。因此冬季养生要注意对肾的养护。

　　冬季是麻疹、白喉、流感、腮腺炎等疾病的好发季节,冬寒也常诱发痼疾,如支气管哮喘、慢性支气管炎等。心肌梗死、脑血管病及痹证等,也多因触冒寒凉而诱发加重。因此,防寒护阳至关重要的。同时,也要注意颜面和四肢的保健,防止冻伤。

> **小贴士:补虚药物选择**
>
> 　　体虚又分为很多种类,包括气虚、血虚、阴虚、阳虚。只有针对个人的体质确定补什么才是关键。针对四种体虚的证型,选用补益药中的"四大名补",即人参、阿胶、鹿茸、冬虫夏草,将大有裨益。补气虚为主——人参,补阳虚为主——鹿茸,补血虚为主——阿胶,补阴虚为主——冬虫夏草。

冬季天气整体来说以多云为主,很多时候都看不到太阳,即使晴天阳光也是淡淡的,这样的天气对人们的心情也有很大影响,常使人抑郁、忧伤,还容易出现疲劳、倦怠的情况。

三、养生方法

(一)养生原则

1. 冬季养生大要

《素问·四气调神大论》指出:冬三月,此谓闭藏,水冰地坼,无扰乎阳,早卧晚起,必待日光,使志若伏匿,若有私意,若已有得,祛寒就温,无泄皮肤,使气亟夺,此冬季之应养藏之道也,逆之则伤肾,春为痿厥,奉生者少。其意思是说,在冬三月期间,草木凋零,水寒成冰,大地龟裂,许多动物已入穴冬眠,不见阳气。人在这时也应顺从天地的闭藏状态,不要扰动阳气,应早睡晚起,以等待日光,祛寒就温。在精神上,使神志深藏于内,安静自若,就像有一个秘密,严守而不外泄,又好像获得了自己渴求的东西,非常珍惜,要把它很好地藏起来。适宜住在温暖的房间里,躲避严寒,保持自己身体的温暖。但是要注意不能让皮肤过度温暖而使之疏泄出汗,从而损伤其体内的阳气。一定要忌房事。

2. 重在防寒健肾

冬季的主气为寒,寒为阴邪,易伤人体阳气。阴邪伤阳后,人体阳气虚弱,生理机能受到抑制,就会产生一派寒象,常见情况有恶寒、脘腹冷痛等。冬季对应的脏器是肾脏,中医学认为肾是先天之本、生命之源,肾的机能强健,则可调节机体适应严冬的变化,否则就会使新陈代谢失调而发病。因此,冬季养生重点是"养肾防寒"。

3. 炖补养生

冬季饮食切忌黏硬、生冷的食物,因为此类食物属阴,易使人体阳气受损,饮食调养应以"补"为主。补法中以炖补为佳,炖补制作时间长,有利于营养的消化吸收,而且还可以适当加入药材,以增强疗效。炖补时可根据个人体质选用一些高热量、高蛋白质的食物。

4. 药膳养生

中医学认为,冬季选用温补中药,可增强人体脏腑的活力,不仅有益于这一时令的防病强身,还能为来年的健康打下基础。通过中医养生调理,还能改善女性血气虚弱、容颜衰老等问题。很多人都会有虚不受补的情况出现,"虚不受补"即病人体虚而不能接受补药之谓也,主要原因是脾胃虚弱。由于胃的消化与脾的运化功能差,而补品又多为滋腻之品,所以在服用后,不但不能被很好地消化吸收,反而增加了胃肠负担,出现消化不良等症状。

(二)饮食调养

冬季饮食应遵循"秋冬养阴""养肾防寒""无扰乎阳"的原则,饮食以滋阴潜阳、增加热量为主。

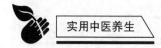

1. 养肾为先

寒气内应肾。肾是人体生命的原动力,是人体的先天之本。冬季,人体阳气内敛,人体的生理活动也有所收敛。此时,肾既要为维持冬季热量支出准备足够的能量,又要为来年储存一定的能量,所以此时养肾至关重要。饮食上就要时刻关注肾的调养,注意热量的补充,要多吃些动物性食品和豆类,补充维生素和无机盐。例如,狗肉、羊肉、鹅肉、鸭肉、大豆、核桃、栗子、木耳、芝麻、红薯、萝卜等均是冬季适宜食物。

2. 温食忌硬

黏硬、生冷的食物多属阴,冬季吃这类食物易损伤脾胃。而食物过热易损伤食道,进入肠胃后,又容易引起体内积热而致病;食物过寒,容易刺激脾胃血管,使血流不畅,而血量减少将严重地影响其他脏腑的血液循环,有损人体健康,因此,冬季饮食宜温热松软。

3. 增苦少咸

冬季肾的功能偏旺,如果再多吃一些咸味食物,肾气会更旺,而心气则受损。因此,冬季要少食用咸味食物,以防肾水过旺,要多吃些苦味食物,以补益心气,增强肾脏功能,常用食物如槟榔、橘子、猪肝、羊肝、大头菜、莴苣等。

(三)起居调摄

1. 睡眠调节

冬季作息时间应"早睡晚起",起床的时间最好在太阳出来之后。因为早睡可以保养人体阳气,保持温热的身体,而晚起可养人体阴气。待日出再起床,可躲避严寒,求其温暖。睡觉时不要蒙头睡,被窝里的空气不流通,氧气会越来越少,时间一长,空气变得混浊不堪。人在这样的环境中睡觉,就会感到胸闷、恶心或从睡梦中惊醒、出虚汗,第二天会感到疲劳。

2. 冬保三暖

头暖:头部暴露受寒冷刺激,血管会收缩,头部肌肉会紧张,易引起头痛、感冒,甚至会造成胃肠不适等。

背暖:寒冷的刺激可通过背部的穴位影响局部肌肉或传入内脏,危害健康。除了引起腰酸背痛外,背部受凉还可通过颈椎、腰椎影响上肢肌肉、下肢肌肉及关节、内脏,促发各种不适。

脚暖:一旦脚部受寒,可反射性地引起上呼吸道黏膜内的毛细血管收缩,纤毛摆动减慢,抵抗力下降,其后果是病毒、细菌乘虚而入,大量繁殖,使人感冒。

3. 冬防烫伤

盥洗烫伤:寒冷时,裸露在外的面部、手部表面血管收缩,温度较低,尤其是刚从室外归来时。此时突然用热水盥洗,热量不能及时被血液吸收,很容易被烫伤,最终会因被烫伤的皮肤血液循环变差而诱发冻疮。

被窝烫伤:偏瘫、截瘫、老年性痴呆症病人和老人易发生烫伤,他们的肢体皮肤感觉迟钝,不知闪避,因此在睡觉时用热水袋、电热毯要控制好温度,要多留心观察他们的取暖情况。

取暖器烫伤：电炉、油汀等取暖器表面金属部位在使用时温度很高，老年人和幼童行动迟缓，手脚接触时容易烫伤。

（四）环境调摄

冬季，外界寒冷，室内外温差较大，室内一般保持 16～20 ℃较适合，以 18 ℃为最理想。若室温过高，会令人感到闷热或干热而头昏脑涨，萎靡不振。时间长了，还会引起口干舌燥、眼睛干涩，久而久之，会打破人体的生理平衡，造成疾病。而室内温度过低，则会大大消耗人体的热能，令人感到寒冷；身体虚弱者会引起寒战；胃肠虚弱者会引起腹胀、胃肠痛，甚至引起关节炎等疾病。

室内的湿度，也要保持适宜，一般以 30％～70％为宜。室内湿度过高，人体散热就比较困难，令人憋闷难耐，时间长会引起关节炎等疾病。室内湿度过低，空气干燥，人就会感到口干舌燥，呼吸道干涩难受。同时，冬季，依然应保持勤开窗的习惯，保持空气流通，避免有害微生物在室内的停留。

（五）运动锻炼

冬季，因为气候寒冷，许多人不愿意参加体育运动。但正如俗话所说：冬天动一动，少闹一场病；冬天懒一懒，多喝药一碗。又云：夏练三伏，冬练三九。这些都说明，冬季坚持体育锻炼，非常有益于身体健康。

1. 耐寒锻炼

耐寒锻炼，对人体的心血管、呼吸、消化、内分泌系统都有帮助，从而能减少冠心病、脑血管意外、感冒、咳嗽、关节炎、肥胖病等的发生。同时耐寒能使人长寿，对于年轻人来说，耐寒还可以锻炼人的坚强意志和顽强精神，尤应提倡。

人的耐寒能力虽然有一定的限度，体质不同的人对寒冷刺激的反应也有差别，但通过锻炼可以提高机体对寒冷的耐受性这一点是可以肯定的。气温的变化是逐渐由高到低的，人们的锻炼也必须采取逐步使机体适应寒冷的办法。如果能坚持从夏天到冬天每天清晨不间断地到野外走一走，尽情地呼吸室外的新鲜空气，那么耐寒能力就会逐渐提高。如果再随着气温降低加上活动量逐步升级的其他形式的体育锻炼，如跑步、打球、登山等，人们就会虽在冷处不觉冷了。古人总结出的"秋冻"方法，实质上是对机体耐寒能力适应性的锻炼。

2. 冬泳

冬泳是一项集防病、治病、健身、抗衰老为一体的运动项目，它能显著增强体质、提高机体抵抗力和免疫力。冬泳时，冷水的刺激可使人体血管不断收张，从而增强了血管的弹性，起到了防止和延缓动脉硬化发生与发展的作用，对预防并缓解中老年人高黏滞血症效果明显。冬泳的冷刺激还可以调整中枢神经系统的兴奋和抑制的平衡，有利于人体自主神经系统的功能改善。

当然，参加冬泳的人，必须具有冷水锻炼的基础，只有身体对冷刺激有一定的适应能力，才可进行冬泳。冬泳前必须做充分的准备活动，待身体发热后方可下水。初练

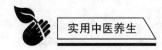

时,下水时间不宜过长,每次游 10 m 即可,之后可在此基础上逐步增加。冬泳时间的长短,要依天气和个人情况而定,不可强求一致。人体受冷水刺激后皮肤颜色不断改变,如苍白色、浅红色、紫红色等,而出现紫红色是冬泳的危险信号,此时,冬泳要立即停止。出水后马上用干毛巾擦干,直至皮肤发红为止。穿好衣服,再做整理活动,等身体感到温暖、舒适后结束。

冬泳还应注意:最多每日 1 次或隔日 1 次,否则体力消耗太大,反而有害;必须持之以恒,如果间隔时间过长,在锻炼中身体产生的适应能力就会降低;饱食后、饥饿时、疲乏后,不宜进行冬泳;冬泳后,不要饮酒取暖。

3. 跳绳

冬季,不愿到室外进行锻炼时,可以在家里跳跳绳,这项活动简单易行,健身效果极佳。跳绳可以显著改善双脚的控制能力和协调能力。双手转动绳子时,还可锻炼肩关节和腕关节。随着跳动的节律,心血管系统和呼吸系统得到锻炼。此外,跳绳还是一项有效的减肥运动。

4. 运动禁忌

冬季从事体育锻炼对增进健康颇有益处。但是,如果不注意体育卫生,反而会给人体带来损害。因此,冬季运动必须注意体育卫生。冬季易患感冒,患感冒或发热时,千万不要从事剧烈运动。否则,会加重病情,甚至诱发心肌梗死或心肌炎。

运动前不要忘记做准备活动。因为在寒冷条件下,人体的肌肉僵硬,关节的灵活性差,易发生肌肉拉伤或关节挫伤。

运动强度要安排得当,特别是跑步的速度要由慢到快地逐渐增加,运动量的大小要因人而异,循序渐进,尤其是年老体弱多病者和少年儿童,运动强度一定不要过大。

运动时最好不要用口呼吸,而用鼻子。因为经过鼻子过滤后的冷空气,既清洁、湿润,又不过冷,这样对呼吸系统能起到良好的保护作用。

(六)药物养生

俗话说:冬不藏精,春必病温。冬季,人体阳气内藏、阴精固守,是机体能量的蓄积阶段,对于身体虚弱的人是进补的好季节。

1. 进补应辨证而为

冬季,是体虚之人进补的好季节,但"虚"的原因各不相同,因此进补时要因人而异,因体质而异。

2. 进补需分男女老少

人的一生需经历不同的发育和生理变化阶段。各个阶段人体内脏腑的气、血、阴、阳有不同程度的变化,各年龄阶段人的生活习惯和学习、工作的情况也各不相同,因此,应该根据这些变化来补益身体。

3. 冬季进补莫过激

进补是为了调节身体的各种机能,使身体更健康,但如果进补过偏,则补而成害,使机体又一次遭遇损伤。例如,虽为阴虚,但一味养阴而不注意适度,补阴太过,反而遏伤阳气,致使人体阴寒凝重,出现阴盛阳衰之气。所以进补要适可而止。

(七)精神调养

严寒的冬季,朔风凛冽,草木凋零,阳气潜藏,阴气旺盛,人体的阴阳消长代谢也相对缓慢,所以,冬季精神调养要着眼于"藏",即要保持精神安静。此外,就是要防止季节性情感失调症。季节性情感失调症是指一些人在冬季发生情绪抑郁、懒散嗜睡、昏昏沉沉等现象,这种症状主要是寒冷的气候所致。但一味保暖不能达到预防效果,正确的方法是多晒太阳。同时,要加强体育锻炼,尽量避免因自主神经功能失调而引起的紧张、易怒、抑郁等状态。

 知识链接

养生名家趣事——太极泰斗吴图南

吴图南,原姓乌拉汗,名乌拉布。蒙古族人,1885 年 2 月 24 日生于北京,一代太极拳宗师,号称美髯公。其著作有《科学化的国术太极拳》《太极刀》《太极剑》《太极拳》等。吴图南幼时体弱多病,九岁时,听从医生不能光靠药物治疗的建议,开始加强锻炼身体,从这时起,先后拜当时著名太极拳专家吴鉴泉与杨少侯为师,学习武艺。在名师的教导下,经过多年的刻苦磨炼,终于学会了太极拳、刀枪、剑棒等精湛功夫。他年逾百岁依然神采奕奕,鹤发童颜,头脑清醒,声音洪亮,耳聪目明,步履矫健。他还经常到太极拳训练班进行辅导,做示范表演,还应邀到有些单位或大学作报告。为传播长寿和太极拳知识,吴图南还不断接待国际友人中的武术爱好者,向他们传授武术,为弘扬中国传统武术做出积极贡献,被中外誉为"太极泰斗"。吴图南的长寿秘诀,在于一个"练"字。吴图南认为锻炼能增加人的敏捷性,增强记忆力。身体健康了,心情乐观了,就能全身心地投入到工作和学习中。因此,锻炼能促进工作和学习。他还认为,长寿之人,应有健康的身体、充足的精神、百折不挠的毅力、万夫不当的勇气。

【任务实施】

冬季养生术操作流程见表 9-32-1。

表 9-32-1 冬季养生术操作流程

操作程序	操作步骤	要点说明
评估	评估体质: 1.身体基本情况 2.健康状况 3.疾病类型	☆评估对象身体基本情况 ☆询问对象患病情况

续表

操作程序	操作步骤	要点说明
计划	1.制订养生方案 2.选择合适的调养方法	☆制订冬季养生的计划 ☆根据对象的身体基本情况、患病情况选择适宜的养生方法 ✓选择进补食物 ✓选择锻炼方式
实施	1.沟通:向对象解释评估结果和计划内容 2.指导实施冬季养生计划 (1)指导冬季如何安排运动进行运动养生; (2)指导不同疾病的冬季发病特点; (3)告知注意事项 3. 跟踪对象,了解养生效果	☆冬季易发疾病 ✓冻疮 ✓雪盲症 ✓心血管疾病 ☆注意事项 ✓冠心病病人不能进行剧烈活动 ✓活动和寒冷都容易诱发心绞痛,要注意随身备好药物
评价	1.对冬季养生功效有正确的认识 2.对自身的健康状况有正确的认识 3.能够合理地应用冬季养生的方法	☆评价冬季养生的效果 ☆调整下一步养生计划

能力检测

1. 简答题

(1) 冬季养生主要从哪些方面着手?

(2) 冬季饮食有哪些注意事项?

2. 案例分析

周奶奶体质较虚,一入冬天便非常怕冷,便听从别人意见吃很多补品,包括参类、冬虫夏草等。

(1) 周奶奶这种滋补身体的方法是否正确,为什么?

(2) 你能否帮助周奶奶制订冬季养生的方案?

(潘国庆)

项目小结

一年当中,阳气存在生、长、化、收、藏的变化过程,体现出分明的四季特征,人们同样要顺应四时变化的规律调整作息时间、调节日常生活起居、调养精神情志,这就是"顺时养生术"。《素问·四气调神大论》专门介绍了一年当中的四个季节的养生方法,必须按照春、夏、秋、冬的变化规律来调养。这与中国人"天人合一"的思想是分不开的,春季是温,夏季是热,秋季是凉,冬季是寒。

春季是冬季与夏季的过渡季节,冷暖气流互相争雄,天气时寒时暖,乍阴乍晴。春季宜养肝、调养脾胃。生活起居方面宜早睡早起,春捂防春寒;别让情绪失控,春季养神贵在乐;春季不宜久睡,适当午睡可消困;饮食宜清淡,宜食甘味食物,注意饮食温度,并且按照"三春"不同区分饮食;春季运动前要热身,宜走出室外,刚出汗即可,锻炼后需冷身,春季锻炼要注意护膝,可常练养肝功。

夏季阳气下济,地热上蒸,天地之气充分交合,其间清气充实,是自然界万物生长最茂盛、最华美的季节,人体阳气最盛。夏季要养阳,夏季养生重在清,宜养心健脾、解暑化湿。生活起居方面,夏不可薄衣,要勤换湿衣,穿鞋有讲究;应适当使用空调,夏季应午休,夏夜避凉风,情志宜恬静;夏季饮食宜苦、辛、酸、咸,少甜,夏季不应恣食生冷,夏季饮食宜清淡;夏季运动强度适量不宜疲劳,主动出汗不宜过量。

秋季气候由热转寒,是阳气渐收、阴气渐长、由阳盛转变为阴盛的关键时期,是万物成熟收获的季节,人体阴阳的代谢也开始阳消阴长。秋季以养肺、养胃为要,需合理膳食,以防燥护阴、滋阳润肺为准则,积极参加体育锻炼,强身健体,立秋后勿大量生吃瓜类水果,起居"早睡早起",饮食"少辛多酸"。

冬季严寒凝野,朔风凛冽,阳气潜藏,阴气盛极,草木凋零,蛰虫伏藏,用冬眠状态养精蓄锐,为来春生机勃发做好准备,人体的阴阳消长代谢也处于相对缓慢的水平,成形胜于化气。因此,冬季养生之道,着眼于一个"藏"字。冬季重在防寒健肾,饮食宜炖补养生,可施药膳养生。饮食方面以养肾为先,温食忌硬,增苦少咸;起居调摄方面注意充足睡眠,冬保头、背、脚三暖,烤火防止烫伤;运动方面宜进行耐寒锻炼,如冬泳,跳绳等;精神调养方面保持精神安静,尽量避免紧张、易怒、抑郁等状态。

特定人群的养生方法
——体质养生术

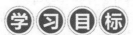

1. 技术能力要求：懂得体质养生（阳性体质、阴性体质等的养生方法）的基本要求与常用操作方法，能运用体质养生的方法进行系统规范的养生保健或指导病人进行体质养生保健。

2. 方法能力要求：能对不同体质进行辨识并指导养生，并能运用现代手段查阅、研究体质养生的新方法、新手段。

3. 社会能力要求：具有针对保健人群进行体质养生的宣教能力和较好的沟通能力，具有实施体质养生的职业素养。

任务33 认识体质

案例引导

小陆今天去咨询，因为额头上长了痘痘，陪同小陆一起来的是小卢，脸上很干净，两人是好朋友。小陆不断地抱怨：我跟她一起吃的火锅，她什么都没长，而我却长了这么多痘痘。这是为什么呢？火锅很多人都爱吃，但是有些人吃了之后满脸痘痘，有些人却什么事也没有，是什么决定了同样的饮食却有不同的后续反应？

(1) 不同的人吃了同样的东西为什么会有不同的反应？

(2) 你能从小陆的表现判断出她属于什么体质吗？

一、概念

体质是人体生命过程中在先天禀赋和后天调养的基础上形成的形态结构、生理机能和心理状态方面相对稳定的固有特性。体质是人类在生长发育过程中形成的与自然环境、社会环境相适应的人体个性特征。

中医古籍文献中有不少关于体质的描述与总结。如《周礼·地官·司徒》记载：一曰山林……其民毛而方；二曰川泽……其民黑而津；三曰丘陵……其民专而长；四曰坟衍……其民皙而瘠；五曰原湿……其民内丰而痹。《史记·货殖列传》云：江南卑湿，丈夫早夭。这是从现象上对影响体质的因素所进行的描述。而在中医学经典著作《黄帝内经》里，有着诸多的关于体质的论述，如《灵枢·天年》记载：筋骨之强弱，肌肉之坚脆，皮肤之厚薄，腠理之疏密，各不同。《灵枢·寿夭刚柔》曰：人之生也，有刚有柔，有弱有强，有短有长，有阴有阳。

中医体质学是以中医理论为指导，研究人类体质特征、体质类型的生理病理特点，分析疾病反应状态、病变性质及发展趋向，阐述人体体质与健康、疾病的相关性，指导疾病预防、治疗及养生康复的科学，是一门以传统方法和现代科学方法相结合的交叉性、应用性学科。

二、影响体质的相关因素

人的体质是由多种因素形成的，并处于不断变化之中，主要关系到先天禀赋、后天颐养、精神因素、性别因素等。

（一）先天禀赋

先天禀赋是体质形成和发展的根本原因。禀赋，是指小儿出生以前在母体内所禀受的一切特征。例如，形体的高矮胖瘦和内脏器官强弱都跟种族和家族的遗传有着密切的关系。正如《医宗金鉴·幼科杂病心法要诀》说：小儿五迟之证，多因父母气血虚弱，先天有亏，致儿生下筋骨软弱，行步艰难，齿不速长，坐不能稳……皆肾气不足之故。《灵枢·寿夭刚柔》也指出：人之生也，有刚有柔，有弱有强，有短有长，有阴有阳。《灵枢·本藏》提到：五脏者，固有大小、高下、坚脆、端正、偏倾；六腑亦有大小、长短、厚薄、结直、缓急；五脏皆小者，少病，苦燋心，大愁忧；五脏皆大者，缓于事，难使以忧；五脏皆高者，好高举措；五脏皆下者，好出人下；五脏皆坚者，无病；五脏皆脆者，不离于病；五脏皆端正者，和利得人心；五脏皆偏倾者，邪心而善盗，不可以为人平，反复言语也。这是以生理方面的差异来推论性格特点的差异，说明了禀赋不同对体质的影响。

（二）后天颐养

先天禀赋是体质的基础，它决定了体质强弱，决定了体质的特异性和相对稳定性。后天的饮食调养、生活习惯和嗜好，是影响个体体质的最重要的因素，如饮食习惯是形成不同地域间人群体质差异的重要原因。《素问·异法方宜论》指出东方、西方、北方、南方和中央等不同的地域，因为生活习惯和饮食习惯的不同，而有不同的体质状况及患病倾向，并给出了不同的治疗方法。古语云：故东方之域……其民食鱼而嗜咸……其病皆为痈疡；西方者……其民华食而脂肥，故邪不能伤其形体，其病生于内；北方者……其民乐野处而乳食，藏寒生满病……南方者……其民嗜酸而食胕，故其民皆致理而赤色，其病挛痹；中央者……其民食杂而不劳，故其病多痿厥寒热。而饮食的偏嗜也会引起人体脏气偏盛偏衰而产生病变，如《素问·五脏生成篇》中记载：多食咸，则脉凝泣而变色；多食苦，则皮槁而毛拔；多食辛，则筋急而爪枯。

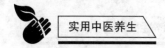

（三）精神因素

精神状态,是影响体质形成的重要因素之一。中医学认为,人的心身是相互影响、相互作用的,具有形神合一的特点。《灵枢·终始》:不病者,脉口人迎应四时也,上下相应而俱往来也,六经之脉不结动也,本末之寒温相守司也,形肉血气必相称也,是谓平人。其意思是说,不病之人是因为他在脏腑、经脉、气血、营卫等方面都处于调和的状态,形肉气血相称,身心和谐,这就是正常人。病人则是指身心两个方面有一定的异常之处,如阴阳气血、经脉及情志等方面出现了病理变化。《素问·血气形志》云:形乐志苦,病生于脉,治之以灸刺;形数惊恐,经络不通,病生于不仁,治之以按摩、醪药。其意思是说:形体安逸但精神苦闷的人,病多发生在经脉,治疗时宜用针灸;屡受惊恐者,经络因气机紊乱而不通畅,病多为麻木不仁,治疗时宜用按摩和药酒,这是形体与精神的双向映射关系,表明体质是从形到神,再从神反过来影响形的过程中形成的,这是身心关系的相互影响,从而影响人的体质。《灵枢·本藏》云:志意和则精神专直,魂魄不散,悔怒不起,五藏不受邪矣。其意思是说,志意和顺,就会精神集中,思维敏达,魂魄的活动有条不紊,没有懊悔、愤怒等过度的情志刺激,从而五脏安定,正气健旺,不会被邪气干扰而生病。这些都说明,精神因素对体质的形成有着重要的影响,并和某些疾病的发生有相应的关系。

（四）性别因素

性别差异对体质的形成有重要的影响。女性为阴柔之体,脏腑功能较弱,形体多小巧苗条,能胜任体力需求较小的工作。男性为阳刚之体,脏腑功能较强,体格多健壮,肌肉壮实,能胜任繁重的体力或脑力劳动。女子以肝为先天,男子以肾为先天,女子以血为本,男子以气为本。《灵枢·五音五味》指出:今妇人之生,有余于气,不足于血,以其数脱血也。妇女有经、带、胎、产、乳等生理特点,这些功能都以血为用,故女子血病多见。血的运行与肝的疏泄及气机的调畅有密切关系,如果肝未能藏血或疏泄功能失调,就会产生月经失调、带下病、不孕、胎产不安、产后乳汁不畅等疾病。男子多用气,气常不足,所以,男子病多在气分。另外,男女在不同年龄段的生长、发育和形体变化规律上也有明显的差异,由于体质上的差异,男女对不同疾病的易感性、发病的倾向性等都有所不同。

三、体质的分类

（一）《黄帝内经》对体质的分类

《黄帝内经》是现存最早对体质进行分类论述以及归纳总结的中医文献,它主要用司外揣内的方法,从现象上进行归纳总结和分类。其中最著名的是《灵枢·阴阳二十五人》里,根据人的禀赋不同,运用阴阳五行学说的理论,归纳为木、火、土、金、水五种类型,在此基础上,结合五色和五音,再各分出五类,合为二十五种人。其中:木形之人分为上角、大角、左角(少角)、钛角(右角)、判角之人;火形之人分为上徵、质徵(太徵)、少徵、右徵、质判之人；土形之人分为上宫、太宫、加宫、少宫、左宫之人；金形之人分为上商、钛商、右商、左商、少商之人；水形之人分为上羽、大羽、少羽、及众之为人，桎之为人。文中分述了二十五种人的不同特性，指出了他们的肤色、体形、性格及对时令适应方面的差异，同时，又根据手、足三阳经循行人体上下部位时的气血盛衰变化，说明表现于形色上的特征，并根据二十五种人的不同特点而提出不同的治疗原则。

在《灵枢·逆顺肥瘦》里，对具有不同生理特征的人，从形体的肥瘦壮弱上分为肥人、瘦人、常人及壮士，并从血清气浊、气涩血浊等诸方面加以说明强调针刺疗法的运用，应因人制宜、灵活处理。

在《灵枢·通天》里，根据禀赋的不同，将人划分为太阴、少阴、太阳、少阳、阴阳和平等五种不同类型，并分别描述了他们在意识、性格上的特征，提出了因人施治的法则。文中认为，人体的素质，有阴阳气血偏多偏少之分，而这种差异，皆出于天然禀赋，所以其篇名为"通天"。后世张介宾对此进行了发挥，他认为：太阴、少阴、太阳、少阳者，非如经络之三阴三阳也；盖以天禀之纯阴者曰太阴，多阴少阳者曰少阴，纯阳者为太阳，多阳少阴者为少阳，并阴阳和平之人，而分为五态也；此虽以禀赋为言，至于气血疾病之变，则亦有纯阴纯阳、寒热微甚，及阴阳和平之异也；故阳藏者偏宜于寒，阴藏者偏宜于热，或先阳而后变为阴者，或先阴而后变为阳者，皆医家不可不察也。

（二）现代对体质的分类

《黄帝内经》之后，体质分类的文献散见于不同的医家论述之中。近年来，关于体质的分类研究文献也不少。中华中医药学会于 2009 年发布了《中医体质分类与判定》标准，这是我国第一部指导和规范中医体质研究和应用的文件。本标准的编写和颁布，旨在为体质辨识及与中医体质相关疾病的防治、养生保健、健康管理提供依据，使体质分类科学化、规范化，体现中医学"治未病"的思想，为实施个体化诊疗提供理论和实践支持，以提高国民健康素质。

中医体质九种基本类型与特征如下。

1. 平和质（A 型）

总体特征：阴阳气血调和，以体态适中、面色红润、精力充沛等为主要特征。

形体特征：体形匀称健壮。

常见表现：面色、肤色润泽，头发稠密有光泽，目光有神，鼻色明润，嗅觉通利，唇色红润，不易疲劳，精力充沛，耐受寒热，睡眠良好，胃纳佳，二便正常，舌色淡红，苔薄白，脉和缓有力。

心理特征：性格随和开朗。

发病倾向：平素患病较少。

对外界环境适应能力：对自然环境和社会环境适应力强。

2. 气虚质（B 型）

总体特征：元气不足，以疲乏、气短、自汗等气虚表现为主要特征。

形体特征：肌肉松软不实。

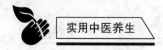

常见表现:平素语音低弱,气短懒言,容易疲乏,精神不振,易出汗,舌淡红,舌边有齿痕,脉弱。

心理特征:性格内向,不喜冒险。

发病倾向:易患感冒、内脏下垂等病;病后康复缓慢。

对外界环境适应能力:不耐受风、寒、暑、湿邪。

3. 阳虚质(C型)

总体特征:阳气不足,以畏寒怕冷、手足不温等虚寒表现为主要特征。

形体特征:肌肉松软不实。

常见表现:平素畏冷,手足不温,喜热饮食,精神不振,舌淡胖嫩,脉沉迟。

心理特征:性格多沉静而内向。

发病倾向:易患痰饮、肿胀、泄泻等病;感邪易从寒化。

对外界环境适应能力:耐夏不耐冬;易感风、寒、湿邪。

4. 阴虚质(D型)

总体特征:阴液亏少,以口燥咽干、手足心热等虚热表现为主要特征。

形体特征:体形偏瘦。

常见表现:手足心热,口燥咽干,鼻微干,喜冷饮,大便干燥,舌红少津,脉细数。

心理特征:性情急躁,外向好动,活泼。

发病倾向:易患虚劳、失精、不寐等病;感邪易从热化。

对外界环境适应能力:耐冬不耐夏;不耐受暑、热、燥邪。

5. 痰湿质(E型)

总体特征:痰湿凝聚,以形体肥胖、腹部肥满、口黏苔腻等痰湿表现为主要特征。

形体特征:体形肥胖,腹部肥满松软。

常见表现:面部皮肤油脂较多,多汗且黏,胸闷,痰多,口黏腻或甜,喜食肥甘甜黏,苔腻,脉滑。

心理特征:性格偏温和、稳重,多善于忍耐。

发病倾向:易患消渴、中风、胸痹等病。

对外界环境适应能力:对梅雨季节及湿重环境适应能力差。

6. 湿热质(F型)

总体特征:湿热内蕴,以面垢油光、口苦、苔黄腻等湿热表现为主要特征。

形体特征:形体中等或偏瘦。

常见表现:面垢油光,易生痤疮,口苦口干,身重困倦,大便黏滞不畅或燥结,小便短黄,男性阴囊潮湿,女性带下增多,舌质偏红,苔黄腻,脉滑数。

心理特征:容易心烦急躁。

发病倾向:易患疮疖、黄疸、热淋等病。

对外界环境适应能力:对夏末秋初湿热气候、湿重或气温偏高环境较难适应。

7．血瘀质（G 型）

总体特征：血行不畅，以肤色晦暗、舌质紫暗等血瘀表现为主要特征。

形体特征：胖瘦均见。

常见表现：肤色晦暗，色素沉着，容易出现瘀斑，口唇暗淡，舌暗或有瘀点，舌下络脉紫暗或增粗，脉涩。

心理特征：易烦，健忘。

发病倾向：易患癥瘕及痛证、血证等。

对外界环境适应能力：不耐受寒邪。

8．气郁质（H 型）

总体特征：气机郁滞，以神情抑郁、忧虑脆弱等气郁表现为主要特征。

形体特征：形体瘦者为多。

常见表现：神情抑郁，情感脆弱，烦闷不乐，舌淡红，苔薄白，脉弦。

心理特征：性格内向不稳定、敏感多虑。

发病倾向：易患脏躁、梅核气、百合病及郁证等。

对外界环境适应能力：对精神刺激适应能力较差；不适应阴雨天气。

9．特禀质（I 型）

总体特征：先天失常，以生理缺陷、过敏反应等为主要特征。

形体特征：过敏体质者一般无特殊；先天禀赋异常者或有畸形，或有生理缺陷。

常见表现：过敏体质者常见哮喘、风团、咽痒、鼻塞、喷嚏等；患遗传性疾病者有垂直遗传、先天性、家族性特征；患胎传性疾病者具有母体影响胎儿个体生长发育及相关疾病特征。

心理特征：随禀质不同情况各异。

发病倾向：过敏体质者易患哮喘、荨麻疹、花粉症及药物过敏等；遗传性疾病如血友病、先天愚型等；胎传性疾病如五迟（立迟、行迟、发迟、齿迟和语迟）、五软（头软、项软、手足软、肌肉软、口软）、解颅、胎惊等。

对外界环境适应能力：适应能力差，例如，过敏体质者对易致过敏的季节适应能力差，易引发宿疾。

上述九种体质的基本判断见表 10-33-1。

表 10-33-1　九种体质基本判断表

体质类型	主 要 特 征	形 体 特 征	常 见 表 现	发 病 倾 向
平和质（A）	精力充沛	语音有力	处事乐观	适应力强
气虚质（B）	容易疲乏	语音低弱	喜欢安静	易患感冒
阳虚质（C）	手脚发凉	不耐寒热	容易泄泻	怕冷

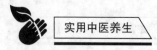

续表

体质类型	主要特征	形体特征	常见表现	发病倾向
阴虚质(D)	手足心热	口燥咽干	大便干燥	两颧潮红或偏红
痰湿质(E)	身体沉重感	腹部肥满松软	面部皮肤油脂较多	上眼睑比别人肿
湿热质(F)	面部油腻感	易生痤疮	口苦口干	大便黏滞
血瘀质(G)	面色晦暗或褐斑	口唇暗淡	肤色较暗,易现瘀斑	健忘
气郁质(H)	情绪低沉	精神紧张	多愁善感	容易受到惊吓
特禀质(I)	容易过敏	不感冒也会打喷嚏	皮肤容易出现抓痕	易起荨麻疹

四、不同年龄阶段的体质特点

《黄帝内经》在开篇《素问·上古天真论》中,分别叙述了男女从幼至老的生理变化规律,女子以七为期,男子以八为期,体现了体质是一个随着发育的不同阶段而不断演变的生命过程,每个时期都有不同的体质特点,并从肾气对人体生长发育和生殖的重要作用及其对整个生命机能盛衰的决定性影响,强调了如果注意养生,可以在一定限度内推迟衰老,延长寿命。《灵枢·天年》篇中,以十岁为期,分十个阶段论述了各阶段体质的生理特点。根据年龄的自然变化,大致划分为小儿期、青年期、成年期、更年期、老年期等几个阶段。

(一)小儿期体质

小儿期一般分为婴幼儿和儿童两个阶段,在婴幼儿期,阴阳气血尚未充盛,为"稚阴稚阳"之体,又为"纯阳之体",且"五脏有余不足"。体质特点表现为脏腑娇嫩,形气未充,生机蓬勃,发育迅速,发病容易,传变迅速,脏气清灵,易趋康复。

《灵枢·逆顺肥瘦篇》记载:婴儿者,其肉脆血少气弱。《小儿病源方论·养子十诀》云:小儿一周之内,皮毛、肌肉、筋骨、脑髓、五脏六腑、营卫、气血皆未坚固。《育婴家秘》曰:血气未充,肠胃脆弱,神气怯弱。因此,小儿是"稚阴稚阳"之体,具有脏腑娇嫩、形气未充的特点。

《颅囟经》记载:三岁以内,呼为纯阳,元气未散。《冯氏锦囊秘录·小儿急慢惊风》云:天癸者,阴气也,阴气未至,故曰纯阳。纯阳说的是小儿时期的阴阳是生理状态下的阳相对旺盛,阴相对不足。叶天士《幼科要略》云:襁褓小儿,体属纯阳,所患热病最多。小儿一直处于不断生长发育的时期,年龄越小,生机越旺盛,生长发育速度越快。周岁内的小儿在头围、胸围、身高、体重、出牙、囟门关闭等方面,每个月都会有很大的变化。例如,体重至周岁与出生时相比可增长3倍,身高增长1.5倍,头围增长0.5倍,动作发育及语言智力、脏腑功能活动均快速发育,不断地完善而逐渐发展成熟,因此,小儿是"纯阳"之体,表现为生机蓬勃、发育迅速。

在同样的致病条件下,由于小儿脏腑娇嫩、形气未充,因此抵御疾病的能力不如成年人,一旦患病,则病情变化很快,往往寒热错杂,虚实并见,即"易虚易实""易寒易热",因此具有发病容易、传变迅速的特点。

明代著名儿科医家万全在《幼科发挥·五脏虚实补泻之法》中记载:肝常有余,盖肝乃少阳之气,人之初生,如木之方萌,乃少阳之生长之气,以渐而壮,故有余也。他还指出:五脏之中肝有余,脾常不足,肾常虚,心热为火同肝论,娇肺遭伤不易愈,此所谓有余不足者,非经云虚实之谓也。其意思是说在外感六淫、时邪疫疠时,以肺和脾胃病证更为多见,因此,对于小儿,要正确喂养,多护脾胃。

《景岳全书》云:小儿脏气清灵、随拨随应,但能确得其本而撮取之,则一药可愈,非若男妇损伤,积痼痴顽者之比。因此,在患病过程中,只要抓住小儿的特点,对症下药,护理得当,则易趋康复。

《素问·上古天真论》曰:女子七岁,肾气盛,齿更发长;丈夫八岁,肾气实,发长齿更。《灵枢·天年》曰:人生十岁,五脏始定,血气已通,其气在下,故好走。上述理论说明这一时期,肾气开始充盛,头发开始茂盛,肌肉进一步生长,智力进一步完善,生理功能逐渐迈向成熟。

（二）青年期体质

青年期是个体由儿童向成年人过渡的时期。此期生殖系统发育迅速,第二性征逐渐明显,形体增长出现第二个高峰,它使青少年具有与儿童明显不同的社会、心理特征,精神发育由不稳定趋向成熟。青少年 11～18 岁是青春期,18 岁左右时身高便达到充分发育水平,在体重、肩宽、骨盆宽等方面也都得到增加,与此同时性机能和第二性征也发育成熟。18～25 岁是青年期或青春后期。在一般情况下,女孩比男孩的青春期要早开始、早结束 2～3 年。不论男女,偏早或偏晚 2～3 年,都属于正常现象。

《素问·上古天真论》云:"二七而天癸至,任脉通,太冲脉盛,月事以时下,故有子;三七,肾气平均,故真牙生而长极……二八,肾气盛,天癸至,精气溢泻,阴阳和,故能有子;三八,肾气平均,筋骨劲强,故真牙生而长极。"上述记载明确说明了,对于青年期来说,最重要的就是生育能力的成熟,女子长到 14 岁,天癸产生,任脉通畅,太冲脉旺盛,月经按时来潮,具备了生育子女的能力。而男子在 16 岁时,肾气旺盛,天癸产生,精气满溢而能外泄,两性交合,就能生育子女。而《灵枢·天年》中所说"二十岁,血气始盛,肌肉方长,故好趋"表述了 20 岁的年纪,是血气方刚的时期,肌肉具有丰满、善动的特点。

随着生理的成长,青年期最重要的特征体现为精神发育的成熟,主要体现为心理及情感的变化。在这个时期,在自我意识、行为模式、人生观、价值观及社会交往上,都脱离了儿童而逐渐成熟起来,因此,青年期具有可以预测性,又具有不可预测性,从儿童向成人发展是可以预测的,但在发展过程中有可能出现各种各样的情况,使得成长具有一

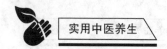

定的不可预测性,因此青春期是决定一生的心理和智力发育的关键时期,也是体质形成的重要时期。

总体来说,青春期生机蓬勃,气血充足,肌肉丰满,具备了生育能力,体质非常强健,抵抗力比较强,不易生病,即使生病也预后良好,个体特征趋于定型。性成熟是青春期发育的主要标志,其标志是女子出现月经及男子出现遗精。从情绪上来说,在青春期人们情绪容易波动。从心理上来说,青春期是一个从不成熟逐渐走向成熟的过程,既具有独立性,也具有依赖性;既有开放性,又具有封闭性;既渴求,又压抑;既有一定的自制性,又有一定的冲动性。人生观、价值观在青春期基本形成,但也容易引发社会不适应问题。

青春期的开始年龄、发育速度、成熟年龄及发育程度与遗传、营养、情绪、社会经济因素等均有关。事实上,这一时期是决定一生身体素质的关键时期。

青春期是生长发育的关键时期,其开始的早晚、成熟的类型、生长的速度和幅度对个体一生的体格、体质与心理发展水平有较大影响。青春期发育总的特点如下。①体格生长加速,出现第二次生长高峰;②各内脏器官体积增大,功能日臻成熟;③内分泌系统功能活跃,与生长发育有关的激素分泌明显增加;④生殖系统发育骤然增快,到青春期结束时具有生殖功能;⑤第二性征发育,使男女两性形态差别更为明显;⑥在体格及器官功能迅速发育的同时,也产生了剧烈的心理变化,易出现心理卫生问题。

(三)成年期体质

成年期,分为成年前期(壮年)和成年后期(中年)。成年前期(壮年),就如《素问·上古天真论》所说"四七,筋骨坚,发长极,身体盛壮"和"四八,筋骨隆盛,肌肉满壮",女子28岁时,筋骨强健有力,头发的生长达到了最茂盛的阶段,此时身体最为强壮,男子32岁时,筋骨丰隆盛实,肌肉亦丰满健壮。这个阶段人体发育已经成熟,机体的同化和异化都趋于平衡,形态已经基本定型,机能和素质已趋于稳定,有的达到了高峰,人体对环境的适应能力明显加强。成年后期(中年),就如同《素问·上古天真论》所说的一样:"五七,阳明脉衰,面始焦,发始堕,六七,三阳脉衰于上,面皆焦,发始白;五八,肾气衰,发堕齿槁,六八,阳气衰竭于上,面焦,发鬓斑白。"其意思是说,女子到了35岁时,阳明经脉气血逐渐衰弱,面部开始憔悴,头发也开始脱落,42岁时,三阳经脉气血衰弱,面部憔悴无华,头发开始变白;而男子到了40岁时,肾气衰退,头发开始脱落,牙齿开始枯槁,48岁时,上部阳气逐渐衰竭,面部憔悴无华,头发和两鬓花白。这个阶段,机体各组织、器官开始出现退行性改变,体内原有的各种机能开始下降,机体的同化和异化之间的平衡被打破,表现为机能和素质上出现下降的趋势,而且逐渐向衰老方向发展。

成年期既是可以做出成就的时期,又是人的多事之秋。《灵枢·天年》指出:"三十岁,五脏大定,肌肉坚固,血脉盛满,故好步;四十岁,五脏六腑十二经脉,皆大盛以平定,腠理始疏,荣华颓落,发颇斑白,平盛不摇,故好坐。"这表明在成年前期,人体的脏腑经脉功能,都达到了最佳状态,而在后期,人体体质出现各种转折征兆,脏腑气血由盛极而转向渐衰,肌表腠理开始疏松,面部光泽有所减退,头发出现斑白,行为表现特点为"好坐"等,反映出生气逐渐衰退的迹象。这些生理上的变化应该说是不能逆转的,而与此同时,又是心理压力最大的时期,家庭是否安稳,事业是否有成就,都会给人的心理带来某些特有的心理变化。而过度的紧张和疲劳也是中年人群的特点,由生理功能失调与改变而引起的心理烦恼和负担,会更加加重生理机能的衰退。总的来说,此期特点为生理上由盛转衰,抗病能力下降,脏腑功能开始减退,形体渐渐走向衰老,生活工作压力大,体质下降明显。

张介宾《景岳全书·传忠录》中提到,人于中年左右,当大为修理一番,则再振根基,尚余强半。他指出人到中年之后,应当好好修复保养,使根基不坏,从而保持身体强健,减少疾病的发生。

（四）更年期体质

更年期是指人体由中年转入老年的过渡时期。一般认为,我国80%的女性在44～54岁绝经,进入更年期,男性更年期多出现于45～60岁之间。《素问·上古天真论》云:"七七,任脉虚,太冲脉衰少,天癸竭,地道不通,故形坏而无子也;七八,肝气衰,筋不能动,天癸竭,精少,肾脏衰,形体皆极。"其意思是说,女性到了四十九岁时,任脉气血虚弱,太冲脉的气血也衰少了,天癸枯竭,月经断绝,所以形体衰老,失去了生育能力;男性到了五十六岁时,肝气衰弱,筋的活动不能灵活自如。这个时期,女性容易表现为骨与关节疼痛、记忆力衰退和易疲劳等,情绪抑郁、烦躁、失眠、易怒等症状非常多见,虽然也有个体差异,但大多数女性都会有不同程度的更年期表现。男性由于个体差异的不同,有些无明显症状,有些有明显症状,多以情绪不稳定和体力下降、性欲淡漠为主。

《灵枢·天年》指出:"五十岁,肝气始衰,肝叶始薄,胆汁始灭,目始不明。"现代医学认为,女性通常在绝经期后3～5年由于卵巢的萎缩等多种因素的影响,雌激素水平有一定程度的下降,绝经期后6～10年,雌激素水平降到最低。雌激素对降低血脂、抑制胆固醇在血管壁沉积、防止动脉硬化的敏感性较强。因此,女性更年期是肥胖和心脑血管疾病高发的危险期。男性主要是性腺功能的变化比较明显,雄性激素缺乏或不足,可引起性功能障碍等。更年期综合征是一种因人种而异的疾病,接受有关更年期综合征的疾病教育,是更好地结合临床治疗来解决问题的有效途径,有助于顺利渡过更年期。

（五）老年期体质

从世界卫生组织的年龄划分标准及我国的情况来看,一般认为,60岁以上为老年。《素问·上古天真论》云:"八八,天癸竭,精少,肾脏衰,形体皆极,则齿发去;肾者主水,受五脏六腑之精而藏之,故五脏盛乃能泻;今五脏皆衰,筋骨解堕,天癸尽矣,故发鬓白,身体重,行步不正,而无子耳。"其意思是说,64岁时,天癸枯竭,精气少,肾脏衰,牙齿头发脱落,形体衰疲;年老了,五脏功能都已衰退,筋骨懈惰无力,天癸枯竭,所以发鬓都变白了,身体沉重,步伐不稳,也不能生育子女了。《灵枢·天年》也指出:"六十岁,心气始衰,苦忧悲,血气懈惰,故好卧;七十岁,脾气虚,皮肤枯;八十岁,肺气衰,魄离,故言善误;九十岁,肾气焦,四脏经脉空虚。百岁,五脏皆虚,神气皆去,形骸独居而终矣。"总的

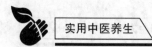

来说,进入老年期后,肾精亏虚,五脏功能衰退,气血运行不畅,头发变白,牙齿脱落,各系统的功能逐渐下降,有各种心理失衡的表现,倾向于悲观情绪居多。由于身体虚弱,抵抗力差,罹患各种慢性病的概率大大提高,因此,要充分认识老年人的体质特点,有针对性地预防疾病的产生。

五、不良体质

体质具有稳定性和特殊性,其特殊性是由脏腑盛衰、气血盈亏所决定的,是机体阴阳运动形式的特殊性。"阴平阳秘,精神乃治"是理想的体质状况,可称为阴阳平和之体质,这种平和体质是一种功能较协调的体质。拥有这种体质的人,肥胖适中,神色自然,明润含蓄,目光有神,性格随和开朗,食量适中,二便调畅,自身的调节能力和对外界的适应能力都很强。平和体质者,脏腑气血和谐,不易感受外邪,很少生病,即使患病,往往能自愈或容易治愈。一般来说,平和体质者都是长寿者。但大多数情况下,由于个体的差异,体质会存在各种偏颇的现象,前面所述九种体质中除了平和体质以外,其他的八种均属于不良体质,体质的偏颇是造成机体易于感受某病的主要原因。《素问·四气调神大论》曰:"是故圣人不治已病治未病,不治已乱治未乱,此之谓也;夫病已成而后药之,乱已成而后治之,譬犹渴而穿井,斗而铸锥,不亦晚乎。"要预防和减少疾病的发生,就要重视个体的体质状况,因此,关注不良体质,有效调整体质,是预防疾病的重要途径。

 知识链接

养生名家——马寅初

马寅初(1882—1982年),男,中国当代经济学家、教育学家、人口学家。新中国成立后,他曾担任中央财经委员会副主任、华东军政委员会副主任、北京大学校长等职。1957年他因发表新人口论方面的学说而被打成右派,党的十一届三中全会后得以平反。他一生专著颇丰,特别对中国的经济、教育、人口等方面有很大的贡献。马老曾说:"若无他故,我必活百年。"马老是活到了100多岁的老寿星。

马寅初的生活很有规律。每天白天工作,早晨起来后按时锻炼,中午稍睡一下,晚上睡前洗个澡。一日三餐按时进食,每餐饭吃八九分饱就停筷。马老从不抽烟,不吃过热的食物,也不饮酒。马老坚持热冷水浴健身法70多年,具体方法详见沐浴养生术。热冷水浴可使血管一张一弛,保持血管弹性,这对维持血压正常,防止发生心血管疾病是很有好处的。马寅初身体非常健康,连感冒都很少,与他有规律的生活和坚持热冷浴是有密切关系的。

【任务实施】

体质养生术操作流程见表 10-33-2。

表 10-33-2　体质养生术操作流程

操作程序	操 作 步 骤	要 点 说 明
评估	1.望:看形体、神气、面色、舌象 2.闻:听声音,闻味道 3.问:二便、情志、家族史、寒热、汗液、经带等	☆了解对象患病情况 ☆主要抓住表象特征 ☆初步判断体质类型
计划	1.确定体质养生方案 2.选择合适的养生方法	☆制订体质养生的计划 ☆根据对象的体质、患病情况选择适应的方法
实施	1.沟通:向对象解释评估结果和计划内容 2.指导实施体质养生计划 3.跟踪对象,了解养生效果	☆确定养生计划的可实施性 ☆提供容易做到并容易坚持的方法
评价	1.对自身的健康状况有正确的认识 2.能够合理地运用体质养生的方法	☆评价体质养生的效果 ☆调整下一步养生计划

能力检测

1. 体质的主要影响因素有哪些?
2. 常说的九种体质是哪九种?
3. 不同年龄段的体质特点有什么不同?
4. 不良体质有哪些?
5. 案例分析:冬天来了,小严一进办公室就嚷着开空调,说冷,并且还赶紧弄个暖手宝暖上,说手脚发凉,特别是晚上,脚更觉得冷,很难入睡,平时一点凉的东西也不能吃,一吃就拉肚子。

(1) 小严的这种情况,属于什么体质?

(2) 请你为小严制订一个体质养生计划,并指导她进行体质养生。

(杨树英)

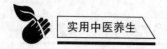

任务 34 阳性体质的养生方法

案例引导

　　病人，男，35 岁，某公司供销科长。体形有些偏胖，喜食肥甘厚腻之品，并嗜烟、酒，但是吃了辣就容易出现口舌生疮、便秘。平时脸上总是发黄、发暗、油腻，看起来不清爽，走路迟缓且脚步重。他脾气急躁，容易发火。经常觉得口苦、口干，舌苔黄腻。

　　(1) 病人属于哪种体质？
　　(2) 你能否帮助该病人选择合适的体质调养方法？

　　阳性体质一般具有热性特征，养生多用凉性方法。常见阳性体质有阴虚体质、湿热体质、气郁体质和瘀血体质四种类型。

一、阴虚体质

（一）体质特征

　　阴虚体质常见原因如下：先天禀赋为主要原因；情绪长期压抑，不能正常发泄，郁结而化火，化火就会使暗耗阴精；长期心脏功能不好，或高血压病人服利尿药太多；长期食用辛辣燥热的食物；经常熬夜；过多服用利尿药或清热利湿中药方剂。

　　阴虚体质常见于女性形体消瘦者。午后面色潮红，口燥咽干，心中时常烦躁，手足心热，少眠，便干，尿黄，不耐春夏，多喜冷饮，舌红少苔，脉细数。阴虚体质的人易患虚劳、失精、不寐等病。若患病则上述诸症更加明显，或伴有干咳少痰、潮热盗汗（肺阴虚），或伴有心悸健忘、失眠多梦（心阴虚），或伴有腰酸背痛、眩晕耳鸣、男子遗精、女子月经量少（肾阴虚），或伴有胁痛、视物昏花（肝阴虚）。

（二）养生原则

　　阴虚体质主要表现为人体内真阴不足，因而首当滋阴，阳不足则阳偏亢出现内热之象，故应同时加用清热法，长期真阴不足必然成燥。故阴虚体质的养生原则为滋阴、清热、润燥。

（三）养生方法

　　1. 精神调养　阴虚体质之人性情急躁、常心烦易怒，这是阴虚火旺、火扰神明之故，故应遵循《黄帝内经》中"恬淡虚无"、"精神内守"之养神大法。平素在生活和工作中，对非原则性问题，少与人争，以减少激怒，要少参加争胜负的文娱活动；加强自我涵养，常读自我修养的书籍，自觉地养成冷静、沉着的习惯。

2. 环境调摄 阴虚之人,常手足心热、口咽干燥、畏热喜凉、冬寒易过、夏热难受。因此,夏季应避免烈日曝晒,不要汗出太多,应注意避暑;有条件者可到海边、高山之地旅游。秋季气候干燥,易伤阴伤肺,而肺之肃降能降心火、肝火,滋肾水,因而秋季养生的关键是保护肺,秋季应多到空气清凉的地方。应当避免熬夜。熬夜不但损伤了阳气,也消耗了阴血,会让阴虚体质雪上加霜;另外,中医所讲的"春夏养阳、秋冬养阴"跟"夜间养阴"一个道理。居室环境应安静,最好住坐北朝南的房子。

3. 饮食调养 阴虚体质不宜食温燥、辛辣之品,如花椒、茴香、五香粉、味精、辣椒、葱、姜、蒜、韭、荔枝、桂圆、核桃、樱桃、杏、狗肉、羊肉,宜食石榴、葡萄、枸杞子、柠檬、苹果、梨子、柑橘、香蕉、枇杷、杨桃、桑椹、糯米、蜂蜜、乳品、罗汉果、西瓜、马蹄、甘蔗、冬瓜、丝瓜、苦瓜、黄瓜、菠菜、生莲藕、银耳、百合、燕窝、黑芝麻,以及新鲜的猪肉、兔肉、乌龟肉、牡蛎、海参、鲍鱼、淡菜等。肉类可以红烧、焖、蒸、炖、煮、煲,尽量少放调料,以保持原汁原味。对于辛辣燥烈之品则应少吃。平时可以适当做枣皮粳米粥、百合粳米粥、银耳红枣羹、百合莲子羹等,这些粥类都有滋阴补气的作用,阴虚体质者可以多食用。

4. 体育锻炼 阴虚体质不宜过激活动,着重调养肝肾功能,太极拳、八段锦、内养操等较为适合,气功宜用固精功、保健功、长寿功等。阴虚体质者不适合夏练三伏、冬练三九,不宜出大汗。

5. 药物养生 可选用滋阴清热、滋养肝肾之品,如女贞子、山茱萸、五味子、旱莲草、麦门冬、天门冬、黄精、玉竹、玄参、枸杞子、桑椹、龟板等,均有滋阴清热之作用,可依证酌情选用。以肾阴虚为主者,宜补肾养阴,方选知柏地黄丸、大补元煎等;以肝阴虚为主者,应滋养肝阴,方选杞菊地黄丸、芍药甘草汤、一贯煎等;以肺阴虚为主者,宜滋养肺阴,常用方为沙参麦冬汤、四阴煎、百合固金汤;以心阴虚为主者,宜滋养心阴,方选炙甘草汤,天王补心丹等;以脾阴虚为主者,宜补脾养阴,方选参苓白术散、六君子汤等。著名老中医秦伯末主张长期服用首乌延寿丹,认为本方有不蛮补、不滋腻、不寒凉、不刺激四大优点,服用后有食欲增进、睡眠酣适及精神轻松、愉快的效果,很值得采用。

6. 节制性欲 情欲过于旺盛,精液大量过度流失,会导致精伤肾亏。精属阴,阴虚者应当惜阴保精,调节性生活,既不能过分节制,也不能恣情纵欲,晚上12点过后阴虚者不宜性生活。

7. 音乐调养 阴虚体质者应选择阴柔类的乐曲,即清柔、秀丽、婉约、细腻的风格,以乐句较悠长、音色柔和、节奏舒缓为宜。琴曲如《梅花三弄》《平沙落雁》《广陵散》《幽兰》《春江花月夜》《潇湘水云》等,筝曲如《渔舟唱晚》《醉渔唱晚》等,二胡曲如《汉宫秋月》等。若有人平时性格急躁、易怒,不喜欢情绪平定、舒缓柔情的乐曲,可先选用节奏鲜明、速度较快的乐曲,再逐渐加入轻柔、宁静的音乐。

二、湿热体质

(一)体质特征

湿热体质常见原因如下:总吃香辣口味、烧烤、油炸食物;吸烟、喝酒、熬夜三者兼

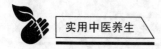

备;长期情绪压抑,借酒浇愁;肝炎病毒携带者;长期生活在湿热环境中的人,如南方人;过度进补。

此种体质者多形体偏胖,面色发黄、发暗、油腻,总像洗不干净,牙齿比较黄,牙龈比较红,口唇也比较红,常感口干、口苦、口臭,眼睛红赤、心烦懈怠、身重困倦、小便赤短、大便燥结或黏滞,男性有阴囊潮湿、女性常有带下增多。舌质偏红苔黄腻,脉象多见滑数。易患脂溢性皮炎、酒糟鼻、痤疮、毛囊炎、疮疖肿毒、体癣、股癣、脚癣、急性黄疸型肝炎、胆结石,过度疲劳时较易感染膀胱炎、尿道炎、肾盂肾炎等。病时上述征象加重;性情急躁、容易发怒;不能耐受湿热环境。

(二)养生原则

湿热体质的产生主要是在痰湿的基础上,感受热邪,使湿从热化而成的,而湿邪产生的根本在于脾,必须健脾以利湿。因而湿热体质的养生原则为清热、祛湿、健脾。

(三)养生方法

1. 精神调养　良好的睡眠有祛湿清热的作用,不熬夜、保证睡眠时间和质量对于减轻和改善体质非常重要。湿热体质者常脾气较急,多练习深呼吸、太极拳等有助于静养心神,压抑住紧张急躁的情绪。

2. 环境调摄　湿热体质者应尽量避免在炎热、潮湿的环境中长期工作和居住。环境湿热常可通过使用空调来改善。居室环境应尽量保持安静。

3. 饮食调养　湿热体质者应少吃甜食和辛酸刺激的食物,少喝酒。尽量避免食用经过油、炸、煎、炒、烧烤的食物。宜食绿豆、丝瓜、苦瓜、芹菜、荠菜、芥蓝、紫菜、海带、四季豆、赤小豆、西瓜、梨子、马蹄、鸭肉、田螺、小米、玉米、薏苡仁、兔肉、南瓜、绿茶、花茶等。不宜食用麦冬、熟地黄、银耳、燕窝、雪蛤、阿胶、蜂蜜等滋补药食。平时可以适当做桃仁苡仁粥(桃仁 10 g,冬瓜子 15 g,鱼腥草 15 g 共煎去渣取汁,加适量水与薏苡仁 50 g 合煮而成)、藿香苡仁粥(将蒲公英 20 g 与薏苡仁 50 g 加水煮粥,快熟时下藿香,粥熟即成)、车前益母羹(将车前子 30 g 纱布包好与益母草 15 g 加水煮粥,快熟时下藿香,粥熟即成)、泥鳅炖豆腐(将约 500 g 泥鳅去腮及内脏并洗净后加盐加水适量清炖至五成熟后,再加豆腐 250 g 炖至泥鳅熟烂即可)等。

4. 体育锻炼　湿热体质者可适合进行中长跑、游泳、登山等较大强度、大运动量的锻炼,也可常练瑜伽、气功、太极拳、八段锦等可舒展筋骨和关节、增加身体柔韧度的运动。

5. 药物养生　祛湿药一般都是寒凉性质的,不能久吃,如茵陈蒿、车前草、溪黄草、鸡骨草、大黄、苦参、木通、滑石粉、龙胆草、黄芩、黄连、黄柏、泽泻等。中药方剂以清热化湿而不伤阴、生津养阴而不助湿为原则。若湿温初起及暑温夹湿,湿重于热,表现为身重疼痛,肢体倦怠,面色淡黄,午后身热,苔白不渴,脉濡者,方用三仁汤加减;若湿热并重,宜用甘露消毒丹;如湿热下注,宜用二妙丸;若湿痰化热者,宜用清气化痰丸以清热化痰。祛湿方药都不能久服,但凡湿热已去,则需停药。

6. 经络调养 主要可选用背部膀胱经、胆经、肝经、脾经及相应穴位(主要有肝俞、胃俞、胆俞、阳陵泉、阴陵泉、足三里、丰隆、三阴交、太冲等)行刮痧、拔罐、推拿术进行调养,也可针刺上述穴位,但须由针灸医师进行操作。

7. 音乐调养 湿热体质属于阳热较盛体质,宜以阴柔类音乐对抗之,可参考前述阴虚体质的音乐调养方法。

三、气郁体质

(一)体质特征

气郁体质常见原因如下:父母遗传,天生气质忧郁;工作压力比较大者,如白领阶层、行政工作人员、管理人员,尤其是想法创意多,权利范围小,个性强、有想法,但得不到支持;幼年曾经历过比较大的不良生活事件打击,比如说单亲家庭、寄人篱下、不被重视、自信心受到打击等;过度要求完美,不仅对自己,而且常挑剔别人;产后气机不畅。

气郁体质者形体消瘦或偏胖,面色苍暗或萎黄,精神难以集中,平素性情急躁易怒,易于激动或忧郁寡欢,胸闷不舒,经常莫名其妙、不由自主地叹气,睡眠不好,心慌头晕,偏头痛。精神难以集中,不思饮食,或消化不良,舌淡红、苔白、脉弦。一旦生病则胸肋胀痛或窜痛;时有乳房及小腹胀痛,月经不调,痛经;或咽中梗阻,如有异物;或颈项瘿瘤;胃脘胀痛,泛吐酸水,呃逆嗳气;腹痛肠鸣,大便泄利不爽。

(二)养生原则

疏肝理气,补益肝血。气郁体质的形成,主要是由于肝气郁滞不畅引起,也与肺、脾、胃有关,故气郁体质的调养原则是疏肝理气,调肺、脾、胃。

(三)养生方法

1. 精神调摄 忧思郁怒、精神苦闷是导致气血郁结的原因所在。此种人性格内向,神情常处于抑郁状态,根据《内经》"喜胜忧"的原则,应主动寻求快乐,多参加社会活动和集体文娱活动,常看喜剧、滑稽剧、听相声,以及富有激励意义的电影、电视,勿看悲剧、苦剧。多听轻松、开朗、激动的音乐,以提高情志。多读积极的富有乐趣的展现美好生活前景的书籍,以培养开朗、豁达的意识,在名利上不计较得失,知足常乐。

2. 环境调摄 肝气郁结者的居室应保持安静,禁止喧哗,光线宜暗,避免强烈光线刺激。心肾阴虚者居室宜清静,室内温度宜适中。

3. 饮食调养 气郁体质者可少量饮酒,以活动血脉,提高情绪,多食一些行气的食物,如佛手、橙子、柑皮、荞麦、香菜、萝卜、柚子、韭菜、茴香菜、大蒜、火腿、高粱、刀豆、香橼等。气郁体质者应少食收敛酸涩之物,如青梅、杨梅、乌梅、石榴、南瓜、泡菜、草莓、杨桃、酸枣、李子、柠檬等,亦不可多食冰冷食品,如雪糕、冰淇淋、冰冻饮料等。平时可以适当做白梅花茶(白梅花少量冲泡代茶饮),佛手郁金粥(将佛手15 g、郁金12 g、粳米

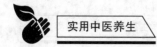

60 g 一起放入锅内,加入清水适量,武火煮沸后,用文火煮成粥,调味即可),佛手内金山药粥(佛手 15 g,鸡内金 12 g 加水 500 mL 先煮 20 min 取汁后加入山药 30 g、粳米 150 g 煮熟而成),素馨花黄花菜瘦肉汤(将瘦肉约 100 g,黄花菜 30 g 放入锅中,加清水适量,武火煮沸后,文火煲 1 h,然后下素馨花 5 g 略煮片刻,调味即可)。

4. 体育锻炼 气郁体质者应多进行体育活动和旅游。因体育活动和旅游均能运动身体,使气血流通。在此过程中,气郁体质者既欣赏了自然美景,调剂了精神,呼吸了新鲜空气,又能沐浴阳光,增强体质;也可练习气功,以保健功、动桩功、强壮功为宜,着重锻炼呼吸吐纳功法,以开郁导滞。

5. 药物养生 常用香附、乌药、川楝子、小茴香、青皮、郁金、陈皮、枳壳、厚朴、丁香、佛手、木香、砂仁等善于疏肝、理气、解郁的药物来组成方剂,如越鞠丸、逍遥散、柴胡疏肝饮、半夏厚朴汤、四逆散、小柴胡汤等。若气郁引起血瘀,当配伍活血化瘀药。

6. 经络调养 主要经络穴位如下:任脉(常用穴位有膻中、中脘、神阙、气海);心包经(内关、郄门、间使);肝经(曲泉、期门);胆经(日月、阳陵泉);膀胱经(肺俞、肝俞、膈俞),可用刮痧或按摩的方法,也可用针刺相应穴位的方法,但须由针灸医师进行操作。

7. 音乐调养 气郁体质者可选择舒展、明快、生机勃勃的乐曲,如《春晖曲》、《鲜花调》、《满庭芳》、《姑苏行》、《彩云追月》、《翠湖春晓》等,但当气郁体质者在急切要解除困境时开始时应选一些曲调较为舒缓的乐曲,如《双声恨》、《汉宫秋月》、《江河水》等,使郁闷、郁结之气缓慢随音乐得到发泄,然后选择一些旋律酣畅,朝气蓬勃的音乐,才可以使心情逐渐愉快,改善不良情绪。

四、瘀血体质

(一)体质特征

瘀血体质常见原因如下:七情不调,抑郁、压抑,长期不能舒展,性格敏感、心胸狭窄;曾经有过严重的外伤;慢性病缠身,久治不愈,长期服药,伤害了肝脏;长期在寒冷的环境中生活、工作,或父母遗传;曾经用寒凉水果蔬菜(如苦瓜、西红柿、黄瓜、西瓜、香蕉等)为主食减肥,伤了阳气。

瘀血体质者常表现为形体偏瘦,面色晦暗,眼眶、鼻梁暗黑,皮肤偏暗或色素沉着有瘀斑,易伴疼痛,口唇暗淡或紫,舌质暗有瘀斑、瘀点,舌下经脉曲张,脉细涩或结代。若病人上述特征加重,可有头、胸、胁、少腹或四肢等处刺痛;口唇青紫或有出血倾向、吐血、便黑等;或腹内有癥瘕积块,妇女痛经、经闭、崩漏等。

(二)养生原则

瘀血体质主要由气血失调,血脉瘀滞引起。其养生原则为活血祛瘀、行气化滞。

(三)养生方法

1. 精神调养 瘀血体质在精神调养方面,要培养乐观的情绪,多一些兴趣爱好,多交性格开朗的朋友。精神愉快则气血和畅,营卫流通,有利于血瘀体质的改善。反之,苦闷、忧郁则可加重瘀血倾向。

2. 饮食调理 瘀血体质者可常食山楂、韭菜、大蒜、桂皮、螃蟹、海参、菇类、桃仁、油菜、慈姑、黑大豆等具有活血祛瘀作用的食物。酒可少量常饮,最好是红葡萄酒、糯米甜酒,醋可多吃,既可活血化瘀,对肝脏又构不成严重影响,尤其适合女性。此外,玫瑰花、茉莉花泡茶喝,有疏肝理气、活血化瘀之功,加些蜂蜜会更好喝。瘀血体质者不宜吃收涩、寒凉、冰冻的东西。平时可以适当做山楂内金粥(山楂片 15 g 炒至金黄色与粳米同煮烂后,将烘干的鸡内金研成细末,倒入煮沸的粥中,略等片刻即好)、鲜藕炒木耳、糯米甜醋炖猪脚(将猪脚斩块,加入糯米甜醋半瓶,去皮生姜若干块,不要切片,去皮熟鸡蛋若干个,然后加入清水后,放在火上炖上 3~4 h 即成)等。

3. 体育锻炼 瘀血体质者应多做有益于心脏血脉的活动,如各种舞蹈、太极拳、八段锦、动桩功、保健按摩术等,均可实施,总之以全身各部都能活动,以助气血运行为原则。

4. 药物养生 瘀血体质者可选用活血养血之品,如地黄、丹参、川芎、当归、五加皮、地榆、续断、田七、益母草等。中药方剂针对气少致血脉不通,采用补气和血之法,如血府逐瘀汤、身痛逐瘀汤、少腹逐瘀汤等;对血虚有瘀者,用养血行瘀法,如芎归胶艾汤;对于气虚有瘀者,用补气活血通络法,如补阳还五汤;对于产后气血虚,常伴有多种瘀血特征者,多运用生化汤来治疗。

5. 经络调养 主要经络和穴位有任脉的神阙、膻中、气海,背部膀胱经的膈俞、肝俞、委中,肝经的太冲、曲泉、期门,胆经的日月、五枢、维道,脾经的血海、三阴交,心包经的郄门、间使、内关,大肠经的合谷、曲池。方法有针刺、温灸、刮痧、放血、推拿等。针刺、放血应该由针灸医师来进行操作。如果妇女月经方面经常有问题,常用的穴位有太冲、五枢、维道、血海、三阴交、合谷等;如果有心、胸、肝、胆等相关慢性病,常用的穴位有膈俞、肝俞、内关、期门、日月、曲泉等。

 知识链接

养生名家刘海粟长寿秘诀

刘海粟(1896—1994 年),男,艺术家、美术教育家。刘海粟老人,直到晚年仍然面色红润,思维敏捷。有人向其求教长寿秘诀,刘老总结了四"得"口诀,即放得下,吃得进,拉得出,睡得着。

放得下:刘老胸襟开朗,情怀旷达,能"失意泰然,得意泰然"。即使在启用模特儿教学,遭到咒骂为"艺术叛徒"和在十年动乱的险恶逆境中,他也不理会那种强加于身的罪

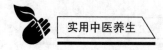

名、诬陷。

吃得进：刘老早餐是牛奶、鸡蛋、面包，午晚餐是米饭搭配适宜的荤菜和素菜，爱吃稀饭和软饭，定时定量，不偏食，不挑剔食物的粗细和味道，但注意食物结构，力求荤素咸淡相宜。

拉得出：由于老人年高体弱，活动减少，胃肠消化吸收功能降低，容易发生便秘，诱发心、脑血管等病，所以拉得出对保持老人健康长寿非常重要。

睡得着：刘老心情开朗，光明磊落，与人为善，处世平和，不论大事小事，从不斤斤计较，既不心烦，也不生气。刘老生活规律，一般早 8 时起身，用膳后稍作休息，即挥毫作画，午睡后进行散步活动，晚上定时收看电视新闻等。

【任务实施】

阳性体质养生术操作流程见表 10-34-1。

表 10-34-1　阳性体质养生术操作流程

操作程序	操 作 步 骤	要 点 说 明
评估	评估体质 (1)身体情况； (2)患病情况； (3)辨证分析	☆主要评估属于何种阳性体质 ☆询问对象患病情况 ☆辨证分析
计划	1.制订养生方案 如阴虚体质： 精神调养 环境调摄 饮食调养 体育锻炼 药物养生 节制性欲 音乐调养 2. 准备阳性体质养生的相关用具	☆制订养生的计划 ☆根据对象的体质、患病情况选择相应的养生 方法 ✓阴虚体质：滋阴、清热、润燥 ✓湿热体质：清热、祛湿、健脾 ✓气郁体质：疏肝理气，补益肝血 ✓瘀血体质：活血祛瘀，行气化滞

续表

操作程序	操作步骤	要点说明
实施	1.沟通:向对象解释评估结果和计划内容 2.指导实施阳性体质养生计划 (1)指导不同阳性体质环境调摄、饮食调养、体育锻炼、药物养生、经络调养、音乐调养方法; (2)告知体质养生过程中的注意事项 3.跟踪对象,了解养生效果	☆不同阳性体质养生计划 　如湿热体质: 　精神调养 　环境调摄 　饮食调养 　体育锻炼 　药物养生 　经络调养
评价	1.对各种阳性体质的养生功效有正确认识 2.对自身的健康状况有正确的认识 3.能够合理地运用阳性养生体质的方法	☆评价阳性体质养生的效果 ☆调整下一步养生计划

 能力检测

1. 简答题

(1)简述阴虚体质的主要表现。

(2)简述湿热体质的常用养生方法。

(3)简述瘀血体质的经络养生方法。

2. 案例分析

病人,女,28岁,形体消瘦,面色萎黄,精神难以集中,平素忧郁寡欢,多愁善感,经常莫名其妙、不由自主地叹气,食欲也差,睡眠质量一直不好,很难入睡,入睡以后也睡得很浅,一点点小动静就会把她惊醒。比较疲惫的时候就常常觉得胸口胀闷,在经前有明显的乳房胀痛感,甚至还会觉得走路的时候肋骨部位发痛,舌淡红、苔白、脉弦。

(1)该病人属于何种体质?

(2)该病人应怎样调养?

(倪刚)

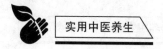

任务 35　阴性体质的养生方法

案例引导

病人,女,45岁,一向为人温和恭谦,心宽体胖,是典型的老好人,还喜欢甜食。但是最近她的脸上有些黄胖,并且比较油腻,眼泡总是浮肿;很容易出汗,而且汗很黏;总是觉得困倦,还会胸闷,痰多;大便比较软散,小便微浊;在梅雨潮湿天气,会觉得周身不爽,总是"黏黏嗒嗒"的。舌淡,胖嫩,边有齿痕。

(1) 该病人属于哪种体质?

(2) 你能否帮助该病人选择合适的体质调养方法?

阴性体质一般具有凉性特征,养生多用热性方法,常见阴性体质有阳虚体质、气虚体质、痰湿体质和过敏体质四种类型。

一、阳虚体质

(一)体质概述

阳虚体质者常见原因如下:①产前一盆火,产后一盆冰(怀孕的女性一般身体比较热,期间吃了很多寒凉的食物影响了胎儿的体质);②幼年时期经常应用抗生素或某种原因用大量激素或吃清热解毒的药品太多,喝大量的冰冻饮料,吃大量的西瓜,喝大量的凉茶等;③过度的性生活;④不可避免地随着年龄衰老,阳气渐虚;⑤和工作环境有关系,如冰冻仓库的工人、井下矿工等;⑥和饮食有关,小时候挑食、偏食,营养达不到要求,加之缺乏锻炼,造成身体体质差,而又不及时调整休养。

其特征和寒性体质接近,为阳气不足,有寒象,表现为疲倦怕冷,尤其是背部和腹部特别怕冷,一到冬天就手冷过肘、足冷过膝,喜食热,睡眠偏多,舌淡,胖嫩,边有齿痕,面色白而不泽,眼睑晦暗,口唇色淡,毛发易落,多汗,大便稀溏,小便清长。少气懒言,嗜卧乏力,男性遗精,女性白带清稀,易腹泻,排尿次数频繁,性欲衰退等。形体白胖,肌肉不健壮。性格多沉静,内向。易感寒湿之邪,耐夏不耐冬,发病多为寒证,或感邪从寒化,易患痰饮、肿胀、泄泻、阳痿等疾病。

(二)养生原则

温肾补阳,益火之源。

其要点如下:①温阳佐以养阴,调理阳虚体质时,要慢温、慢补,缓缓调治;②温阳兼顾脾胃,调治阳虚体质,有益气补火之效,可温壮元阳,只有脾胃健运,才能饮食多进,化源不绝,体质强健。

（三）养生方法

1. 精神调养 阳气不足者以安静、沉静、内敛较为常见，常表现出情绪不佳，在遇到情感困扰、环境变化、久坐不动、阴霾天气、秋冬寒冷时很容易抑郁、忧愁、悲伤，严重影响生存质量。因此，要善于调节自己的感情，消除或减少不良情绪的影响。俗话说"药补不如食补，食补不如神补"。虽然听起来有些夸张，但是从"形神相应"的观点来讲并不难理解，"精神之于形骸，犹国之有君也"说的就是精神能统领身体。在萧瑟的秋末冬初，本来就阳气不足的怕冷体质更容易感深秋重阴之气而悲沉。阳虚体质者应如何避免这种情况呢？①增加户外运动，当心神遇到困扰时，宜用形体的活动缓解，运动能令人忘掉一切不快；②多见阳光，适当增加室内光照，让周围环境明亮起来；③听轻快、活泼、兴奋的音乐。阳虚体质者容易受惊吓，睡眠轻，敏感，容易兴奋但会很快消沉，心神不稳定等。这是因为元阳不固，虚阳上扰，致使心神根基不牢。应对措施如下：①宜锻炼腹式呼吸，使气沉丹田，令阳气下潜，气息深沉缓慢很利于稳定心神；②宜多做一些静神而动形的太极拳、五禽戏、气功等；③宜学些修身养性的传统文化，去除不必要的情绪波动，增加保护心灵的钝感。

2. 环境调摄 阳虚体质者适应寒暑变化能力较差，稍微转凉，即觉冷不可受。因此，在严寒的冬季，要"避寒就温"，在春夏之季，要注意培补阳气，"无厌于日"。有专家指出，如果能在夏季进行 20～30 次日光浴，每次 15～20 min，可以大大提高适应冬季严寒气候的能力。因为夏季人体阳气趋向体表，毛孔、腠理开疏，阳虚体质之人切不可在室外露宿，睡眠时不要让电扇直吹；有空调设备的房间，要注意室内外的温差不要过大或尽量少用；同时避免在树荫下、过堂风很大的过道久停。应注意各关节、腰腹、颈背部、脚部保暖，特别是关节的保暖。女性在春秋季、空调房里尽量不穿露肩、露膝、露脐、露腰、露股的衣服，同时注意不要熬夜。熬夜的时候人们一般是看书看报、思考写作、聊天说话、沉溺网络，基本上每一项活动都要调动阳气来工作而不能使其潜藏、修养、调整，因而会大伤阳气。

3. 体育锻炼 躯体运动非常重要，因为"动能生阳"，故阳虚体质之人，要加强体育锻炼，春夏秋冬，坚持不懈，每天进行 1～2 次。运动以力所能及、感兴趣又方便为原则。只有这样才能持之以恒。再好的运动，不能坚持就毫无意义。锻炼的项目，因体力强弱而定，如瑜伽、散步、慢跑、太极拳、五禽戏、八段锦、保健操、球类活动和各种舞蹈活动等，亦可常进行日光浴、空气浴等以强壮卫阳。气功方面可坚持做强壮功、站桩功、保健功、长寿功等。运动量一般保持在微微出汗最合适，不要大汗淋漓。

4. 饮食调养 阳虚体质者应忌食生冷，多吃温热之品。

（1）少吃或不吃生冷、冰冻之品。寒性明显的食物对阳虚体质的影响较大，主要有冰镇饮料、果汁和新鲜椰子汁及柑橘、柚子、香蕉、西瓜、甜瓜、火龙果、马蹄、梨子、柿子、枇杷、甘蔗、苦瓜、黄瓜、丝瓜、芹菜、竹笋、绿豆、绿茶、海带、紫菜、田螺、螃蟹等。如果嘴馋很想吃上述食物，一要少量，二是可以配温热食物，如吃蟹时不要忘记搭配姜醋汁和紫苏叶，三是蔬菜尽量不要凉拌生吃。

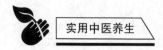

（2）减少食盐的摄入。阳虚体质多盐饮食很容易引起肥胖、肿胀、小便不利、高血压。

（3）阳虚体质者可多食温热之性的食物。果品类有荔枝、榴莲、樱桃以及龙眼肉、板栗、大枣、核桃、腰果、松子等；干果中最典型的就是核桃，可以温肾阳，最适合腰膝酸软、夜尿多的人；蔬菜类包含生姜、韭菜、辣椒、南瓜、胡萝卜、山药、黄豆芽等；肉食类有羊肉、牛肉、狗肉、鹿肉、鸡肉等。羊肉性质柔和，补阳、补气又补血。在煲羊肉汤时，里边可以放一些当归、白芍，吃起来既补阳气又补血。一到冬天就手脚冷麻者，可以喝当归生姜羊肉汤，这是东汉张仲景的食疗方子。狗肉性烈、刚燥，阳虚者，如果吃太多狗肉，虽然能补充阳气，但是也会把虚火补出来。所以狗肉只能适当吃一些，不能多吃，一般配一点凉茶、小米粥可以缓解狗肉的刚燥之性。水产类有虾、黄鳝、海参、鲍鱼、淡菜等；调料类有麦芽糖、红茶、花椒、姜、茴香、桂皮等，冬季用花椒、生姜、茴香、桂皮等炖肉食较好。

（4）可以适当调整烹调方式。在体质出现较为明显的寒热虚实偏颇时，最好选择焖、蒸、炖、煮的烹调方法（能够平抑食物的寒热之性）。

5. 药物养生 阳气虚较明显者，可选用补阳祛寒、温养肝肾之品，如海狗肾、蛤蚧、冬虫夏草、巴戟天、淫羊藿、仙茅、鹿茸、补骨脂、益智仁、桑寄生、杜仲、菟丝子、肉桂、熟地黄、人参、黄芪、胡桃、续断等。阳气虚以腰痛和夜尿多为主者，用桑寄生、杜仲加瘦猪肉和核桃煮汤吃，又美味又改善体质，还能够治病。成方可选用金匮肾气丸、右归丸、全鹿丸、壮腰健肾丸。偏心阳虚者，桂枝甘草汤加肉桂常服，虚甚者可加人参；若偏脾阳虚者，选择理中丸或附子理中丸；脾肾两虚者可用济生肾气丸。

6. 经络养生 阳虚体质常用的经络穴位有任脉（中脘、神阙、气海、关元、中极），督脉（百会、命门），足太阳膀胱经（脾俞、肾俞、至阳、八髎）。可以在三伏天或者三九天，尤其是在阴历月末的晦日（晦日是指阴历每月的最后一天，一般大月三十日、小月二十九日），即最热或最冷的时候，选择 1～2 个穴位用艾条温灸，每次灸到皮肤发红热烫，但是又能忍受为度，也可以使用热敷或者神灯照射。

7. 音乐调养 阳虚体质者应注意多选择一些阳刚特性的乐曲。在音乐表现上，常以向上行的旋律线为主，节奏有力、速度较快，如《十面埋伏》《将军令》《将军得胜令》《光明行》《百鸟朝凤》《九连环》等。对于平时性格内向、安静，但却并不喜欢节奏鲜明、速度较快的乐曲，可选用情绪平定、舒缓柔情的乐曲，逐渐加入阳刚乐曲。

二、气虚体质

（一）体质概述

气虚体质者常见原因如下：①母体怀孕时营养不足，或父母一方是气虚体质等；②大病久病后元气不足；③长期用脑过度，劳伤心脾；④重体力劳动者或者是职业运动员时间长了易伤气；⑤长期节食或常服用清热解毒的中草药、抗生素、激素、消炎镇痛药等易促生或加重气虚体质。

气虚体质主要反映在脏腑功能低下,尤其是脾脏和肺脏功能相对要弱一些,常见形体消瘦或偏胖,体倦健忘,舌淡苔白,脉虚弱。肺气虚者面色㿠白,语声低怯,呼吸气息轻浅,常自汗出,动则尤甚,冬天怕冷,易受寒,夏天怕热,易中暑、伤暑。脾气虚者面色苍黄,口唇色淡,四肢肌肉松软无力;食欲差,饭量小,易腹胀,排便不爽;也可见食欲好但饭后腹胀明显,体倦乏力。

(二)养生原则

补脾,健脾。脾胃为后天之本,日常生活中一定要养成良好的生活习惯,保护好脾胃,气虚体质较严重者应适当补脾。

(三)养生方法

1. 精神调养 气虚体质者,应该通过多运动,多转移注意力,培养兴趣爱好,多交朋友,避免忧思过度而伤气。对于内心过于敏感的人,应注意凡事要看得开,多角度、多方位地考虑问题,不要太关注自我,太在意自我感受,以免情绪郁结。

2. 起居调摄 气虚体质者易劳累,易出现水土不服,也易受风受寒。因而居处要避免虚邪贼风,通风纳凉门窗要敞开,避风保暖时要关闭严密,休息睡眠时要避免穿堂风、直吹风。坚持不熬夜,选择适合自己的运动,避免过度劳累。

3. 体育锻炼 此种人比较适合慢跑、散步、瑜伽、登山、气功等柔和缓慢的活动。现介绍一种气功锻炼,它比较适合气虚者。

(1)屈肘上举:端坐,两腿自然分开,双手屈肘时侧举,以两胁部感觉有所牵动为度,随即复原,可连做十次。

(2)抛空:端坐,左臂自然屈肘,置于腿上,右臂屈肘,手掌向上,做抛物动作3~5次,然后,右臂放于腿上,左手做抛空动作,与右手动作相同,每日可做五遍。

(3)荡腿:端坐,两脚自然下垂,先缓慢左、右转动身体各3次,然后,两脚悬空,前后摆动十余次。本动作可以活动腰、膝,具有益肾强腰的功效。

(4)摩腰:端坐,宽衣,将腰带松开,双手相搓,以略觉发热为度,再将双手置于腰间,上下搓摩腰部,直至腰部感觉发热为止。搓摩腰部,实际上是对命门、肾俞、气海俞、大肠俞等穴位的自我按摩,而这些穴位大多与肾脏有关。待搓至发热之时,可起到疏通经络、行气活血、温肾壮腰的作用。

(5)"吹"字功:直立,双脚并拢,两手交叉上举过头,然后,弯腰,双手触地、继而下蹲,双手抱膝,心中默念"吹"字音,可连续做十余次,属于"六字诀"中的"吹"字功,常练可固肾气。

4. 饮食调养 气虚体质的人宜吃性平偏温、具有补益作用的食品,果品类有大枣、葡萄干、龙眼肉、橙子等,蔬菜类有扁豆、红薯、淮山、莲子、白果、芡实、萝卜、山药、莲藕、香菇、马铃薯等,肉食类有鸡肉、鹅肉、兔肉、鹌鹑、牛肉、狗肉等,水产类有青鱼、鲢鱼、泥鳅、黄鳝等,谷物类有粳米、糯米、小米、黄米、大麦、籼米、莜麦、豆腐等。气虚甚者,当选用人参莲肉汤进行补养。

5. 药物养生 大枣、人参、党参、淮山、黄芪、紫河车、茯苓、白术、薏苡仁、白果等都

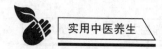

可作为药膳煲汤补气。平素气虚者宜常服金匮薯蓣丸；脾气虚者常选四君子汤或将人参、白术、茯苓三味中药煲瘦肉汤来补气；吃东西少、稍微吃一点东西就开始胀或拉肚子、大便不成形者，可选用香砂养胃丸；常失眠、健忘、心慌者可选用归脾丸；肺气虚者，宜选补肺汤；肾气虚者，多服肾气丸。

6. 经络调养 气虚体质者常用的经络穴位有任脉（中脘、神阙、气海），督脉（百会、大椎），足太阳膀胱经（风门、肺俞、膈俞、脾俞），足阳明胃经（天枢、足三里）。每次选2～4个穴位，点按、艾灸、神灯照射均可，最好是用艾灸法。

7. 音乐调养 脾气虚者，宜选用音调呈上行趋势的，节奏比较明显、情绪较为活泼的乐曲，如丝竹乐《三六》等，可在进餐前聆听；肺气虚者，可选择气息宽广，刚健有力量的音乐，如《光明行》《听松》《彩云追月》等；肾气虚者，选用明朗、宁静的音乐，如《出水莲》《渔舟唱晚》等；心气虚者，宜选用自然柔和、轻盈活泼的乐曲，如《空山鸟语》《良宵》等。

三、痰湿体质

（一）体质概述

痰湿体质是目前比较常见的一种体质类型。父母体质状况、先天禀赋对于此种体质的形成多见，家族内部长期形成的如不爱活动、口味偏咸、喜爱甜食等不良生活习性也是容易促成和加重痰湿的重要因素。当人体脏腑阴阳失调，气血津液运化失调，易形成痰湿时，便可以认为这种体质状态为痰湿体质，多见于肥胖者。

痰湿体质者常表现为体形肥胖，腹部肥满松软，面部皮肤油脂较多，多汗且黏，胸闷，痰多，面色淡黄而暗，眼胞微浮，容易困倦，嗜睡，形体动作、情绪反应、说话速度显得缓慢迟钝，平素舌体胖大，舌苔偏厚白腻或甜，身重不爽，喜食肥甘甜黏，大便正常或不实，小便不多或微混。性格偏温和、稳重，多善于忍耐。此种体质类型者有易患高血压、糖尿病、肥胖症、高脂血症、脂肪肝、哮喘、痛风、冠心病、内分泌代谢综合征、脑血管疾病等疾病的倾向。

（二）养生原则

健脾祛湿。脾是生痰之源，痰湿体质的养生最主要是保护脾、不伤脾，使其不生痰湿，尽职尽责地完成对饮食的吸收、转化、输布功能。

（三）养生方法

1. 起居调摄 不宜居住在潮湿的环境里，要多晒太阳，因阳光能够散湿气，振奋阳气；注意保暖，湿遇温则行，遇寒则凝，寒凉的天气不利于水湿在体内运化，常伤及脾胃，因此痰湿体质在寒凉的天气症状较为明显。湿气重者，可以经常洗热水澡或泡温泉；夏季就少吹空调，以提高自己的耐热能力；在阴雨季节，要注意湿邪的侵袭。痰湿体质者应尽量穿宽松的棉麻、丝绸、天然纤维以利于汗液蒸发，祛除体内湿气。

2. 体育锻炼 痰湿之体质，多形体肥胖，身重易倦，故应长期坚持体育锻炼，如散步、慢跑、球类、武术、八段锦、五禽戏及各种舞蹈等，均可选择。活动量应逐渐增强，让疏松的皮肉逐渐转变成结实、致密的肌肉。气功方面，以站桩功、保健功、长寿功为宜，加强运气功法。

3. 饮食调养 痰湿体质者体形大多肥胖，身重容易疲倦，喜食肥甘厚味的食物，并且食量大。食疗上少甘厚味，酒类也不宜多饮，且勿暴饮暴食和进食速度过快，不要吃夜宵，一定要吃早餐。应常吃味淡性温平的食物，多吃些蔬菜、水果，尤其是一些具有健脾利湿、化瘀祛痰功效的食物，更应多食。果品类有杏子、荔枝、柠檬、樱桃、杨梅、槟榔、佛手、栗子等，其他的有芥菜、韭菜、大头菜、香椿、辣椒、大蒜、葱、生姜、木瓜、白萝卜、荸荠、紫菜、洋葱、白果、大枣、扁豆、红豆、蚕豆、包菜、山药、薏苡仁、冬瓜仁等，肉类有牛肉、羊肉、狗肉、鸡肉等。生姜散湿作用好，还能暖脾胃，促进发汗，在夏季和潮湿天气、早上起床吃生姜较好，或煲红糖生姜茶喝。水产类有鲢鱼、鲫鱼、带鱼、泥鳅、黄鳝、河虾、海参、鲍鱼等。应限制食盐的摄入，不宜多吃肥甘油腻、酸涩食品，如饴糖、石榴、柚子、枇杷、砂糖等。此外，杏仁霜、莲藕粉、茯苓饼对该体质者是不错的食补选择。

4. 药物养生 党参、扁豆、陈皮、砂仁、淮山、薏苡仁、茯苓、赤小豆、冬瓜皮、白芥子都有一定的祛痰湿作用，但是祛痰湿的部位不同。如：白芥子、陈皮，主要是祛肺部、上焦的痰湿；陈皮如党参、扁豆合用，主要是治中焦的痰湿，赤小豆主要治下焦的湿热。因肺失宣降，津失输布，液聚生痰者，当宣肺化痰，方选二陈汤；若因脾不健运，湿聚成痰者，当健脾化痰，方选六君子汤或香砂六君子汤；若肾虚不能制水，水泛为痰者，当温阳化痰，方选金匮肾气丸。

5. 经络调养 改善痰湿体质的经络主要有任脉、足太阴脾经、足少阳胆经、足阳明胃经、足太阳膀胱经，常选用中脘、水分、神阙、关元、阴陵泉、足三里、脾俞、三焦俞等腧穴进行艾条温灸。每次取腹部、背部、下肢各一个穴位灸。特别是在夏季吃冷饮太多或环境潮湿导致痰湿明显加重时可以立即灸，能改善其体质。

6. 音乐调养 痰湿体质的音乐调养可参考脾气虚、阳虚体质的调养方法。

四、过敏体质

（一）体质概述

过敏体质一般是指容易发生过敏反应和过敏性疾病而又找不到发病原因的体质。常见原因如下：①遗传，或者工作环境；②熬夜、咖啡、烟、酒；③反季节穿衣、过度使用空调；④高热量的加工食物；⑤滥用药物。遗传因素是主要形成原因。过敏体质的人发生病变，原因就在于接触了一定数量的过敏原。其常见表现如下：①不感冒也容易打喷嚏；②不感冒也常会有鼻塞、流鼻涕或流眼泪的现象；③经常因季节变化、温度变化或闻到异味等情况，出现咳嗽、气喘、气闷的现象；④对花粉、刺激性气味过敏，或者在季节交替、气候变化时出现过敏反应，如鼻塞、流鼻涕、流眼泪，或者皮肤起点状、块状红包；⑤容易起荨麻疹、风疹、风疹块、风疙瘩等皮肤病；⑥皮肤因过敏出现过紫癜（紫红色瘀点或瘀斑）；⑦皮肤如果抓一下，就会出现明显的抓痕，或者周围皮肤红一片的现象；⑧眼睛容易出现红血丝、瘙痒或红肿的现象；⑨生活中经常无缘无故地出现腹痛、恶心、

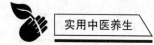

呕吐、腹泻等症状,例如,吃过东西有恶心、呕吐的现象,吃点凉的就腹泻或夏天常腹泻等;⑩春季或秋季常有咽喉发痒、肿痛、有异物感等不适现象;⑪服食一些药物、食物,或者接触过油漆、涂料之类的化学物质,或者在新装修的房子里待久了是否会出现一些过敏现象,如皮肤起点状或块状的红包且伴随着发痒等。

(二)养生原则

积极参加各种体育锻炼,增强体质;居室宜通风良好;饮食宜清淡、均衡,粗细搭配适当,荤素配伍合理。

(三)养生方法

1. 起居调摄 过敏体质怎么办?最重要的是尽量避免与引起过敏的物质接触,因为多接触一次,体内针对过敏物的免疫物质也就多一份,反应会更剧烈;相反,如果长期不与过敏物质接触,那么相应的抗体或淋巴细胞就会渐渐减少,过敏反应也就会逐渐消失。常见的容易引起过敏的物质或因素包括冷(热)空气、紫外线、辐射、化妆品、橡胶、汽油、洗发水、洗洁精、染发剂、肥皂、化纤用品、塑料、金属饰品(手表、项链、戒指、耳环)、细菌、霉菌、病毒、寄生虫、动物皮毛、精神紧张、工作压力、电离辐射物等。过敏体质者应尽量避免上述因素的影响。居室应通风良好;保持室内清洁,被褥和床单要经常洗晒,可防止对尘螨过敏;室内装修后不宜立即搬进居住,应打开窗户,让油漆、甲醛等化学物质气味挥发干净时再搬进新居。春季室外花粉较多时,要减少室外活动时间,可防止对花粉过敏。不宜养宠物,以免对动物皮毛过敏。积极参加各种体育锻炼,增强体质。天气寒冷时锻炼要注意防寒工作,防止感冒。

2. 饮食调养 过敏体质者要尽量少吃加工或精制的食物,尽可能少吃糖类,避免高油脂、高热量。可能引起过敏的食物包括牛奶、鸡蛋、牛羊肉、鹅肉、黄豆、花生、蛋、鲤鱼、香油、茄子、蚕豆、白扁豆、辣椒、葱、姜、大蒜、坚果类、甲壳类海鲜(如虾蟹)、面粉等。现代食品工业发达,也有一些人因为食品添加剂而过敏,如色素、抗氧化剂、防腐剂、香精等。含有这类添加剂的食物,如蜜饯、金针和一些糖果等,过敏病人还是少吃为妙,以免诱发哮喘。此外,有些食物不一定要食用,即使只有接触,也可能造成皮肤发痒、红肿等过敏反应,如香蕉、酪梨、奇异果、栗子、木瓜、牛奶、鱼虾、海鲜、动物脂肪、异体蛋白、酒精、毒品、抗生素、消炎药及一些蔬菜和水果等。专家提出,春季常吃四种食物可起到抗过敏的功效:蜂蜜(每天喝一勺蜂蜜有助于远离伤风、气喘、瘙痒、咳嗽及干眼症等季节性过敏症状)、大枣(生食红枣或水煎服)、金针菇、胡萝卜。

3. 药物养生 对于过敏体质的调节,常用中成药有玉屏风散(玉屏风颗粒)。此方中,黄芪,用来补气固表;白术用来健脾;防风,可祛风散风,为风中之要药;三味药物组成的玉屏风散具有益气、固表、止汗之功效,对于抵抗外邪入侵,预防感冒及过敏性疾病,功效明显。此外,还可选用山药、补骨脂、生地黄、白芷、菊花、鱼腥草、甘草、荆芥、防风等,再加些蔗糖调节口味,也可改善过敏体质。

4. 经络调养 过敏体质者常可选用曲池、血海、足三里、尺泽、章门等穴位进行按摩,每次每穴位按揉1～3 min,也可通过针刺上述穴位来调节体质。

知识链接

养生名家梁漱溟的养生之道

梁漱溟(1893—1988年),著名的思想家、哲学家、教育家、社会活动家,有"中国最后一位儒家"之称。梁漱溟的养生之道主要有如下几方面。

(1)节量饮食 梁老年轻时,因崇信佛教而食素并按时进餐,食不过饱,从不沾烟酒,他的这一生活习惯从十九岁开始并一直坚持,数十年如一日。

(2)定时运动,持之以恒 梁老有规律地安排自己的作息时间,每天早睡早起,定时做运动并能持之以恒。他的主要运动是每天坚持走路锻炼和打太极拳。常去公园里散步是梁老的生活喜好与习惯。

(3)气贵平和,情贵淡泊 人在精神上的气贵平和与情贵淡泊,是指人在遇事之时,要善于思考,而有自己的主见,受气而不动气。梁老曾书写了一幅自勉的人生座右铭:"情贵淡,气贵和,唯淡为和,乃得其养,苟得其养,无物不长。"

(4)活到老,学到老,还应当加上思考到老 梁老认为,长期从事脑力劳动的人,越是进入老年阶段越是要养成多读书、多想问题、多写有益东西的良好习惯。

【任务实施】
阳性体质养生术操作流程见表10-35-1。

表10-35-1 阳性体质养生术操作流程

操作程序	操作步骤	要点说明
评估	评估体质 (1)身体情况; (2)患病情况; (3)辨证分析	☆主要评估属于何种阴性体质 ☆询问对象患病情况 ☆辨证分析
计划	1.制订养生方案 如阳虚体质: 精神调养 环境调摄 饮食调养 体育锻炼 药物养生 节制性欲 音乐调养 2.准备阳性体质养生的相关用具	☆制订养生的计划 ☆根据对象的体质、患病情况选择相应的养生方法 √阳虚体质 √气虚体质 √痰湿体质 √过敏体质

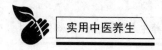

续表

操作程序	操作步骤	要点说明
实施	1.沟通:向对象解释评估结果和计划内容 2.指导实施阴性体质养生计划 (1)指导不同阴性体质环境调摄、饮食调养、体育锻炼、药物养生、经络调养、音乐调养方法; (2)告知体质养生过程中的注意事项 3.跟踪对象,了解养生效果	☆不同阴性体质养生计划 如痰湿体质: 起居调摄 体育锻炼 饮食调养 药物养生 经络调养 音乐调养
评价	1.对各种阴性体质的养生功效有正确认识 2.对自身的健康状况有正确的认识 3.能够合理地运用阳性养生体质的方法	☆评价阴性体质养生的效果 ☆调整下一步养生计划

 能力检测

1. 简答题
(1) 简述阳虚体质的主要表现。
(2) 简述气虚体质的常用养生方法。
(3) 简述过敏体质的饮食调养方法。

2. 案例分析
病人,男,42岁,最近两年因为工作劳累出现了畏寒怕冷,手冷过肘、足冷过膝,面色白而不泽,口唇色淡,大便稀溏,小便清长,并且伴有性功能减退,舌淡,胖嫩,边有齿痕。
(1) 该病人属于何种体质?
(2) 该病人应怎样调养?

(倪 刚)

项目小结

体质是人体生命过程中在先天禀赋和后天调养的基础上所形成的形态结构、生理机能和心理状态方面综合的相对稳定的固有特性。人的体质是由多种因素形成的,并处于不断变化之中,主要关系到先天禀赋、后天颐养、精神因素、性别、年龄等。

根据《中医体质分类与判定》标准,可将体质分成九种基本类型:平和质(A 型)、气虚质(B 型)、阳虚质(C 型)、阴虚质(D 型)、痰湿质(E 型)、湿热质(F 型)、血瘀质(G 型)、气郁质(H 型)、特禀质(I 型)。除了平和体质之外,其他八种均属于不良体质。另外,根据年龄的自然变化,还可以将不同年龄的体质划分为小儿期、青年期、成年期、更年期、老年期等不同阶段。

阳性体质一般具有热性特征,养生多用凉性方法,常见阳性体质有阴虚体质、湿热体质、气郁体质和瘀血体质四种类型。阴性体质一般具有凉性特征,养生多用热性方法,常见阴性体质有阳虚体质、气虚体质、痰湿体质和过敏体质四种类型。

参 考 文 献

[1] 孙骐.膏方的临床应用[J].中国实用医药,2008,3(14):132-133.

[2] 徐栋.膏方漫谈[J].养生月刊,2009,30(1):4-7.

[3] 伍学荣,谢基莲,胡剑初.论中药养生[J].科技信息,2009,(32):32-33.

[4] 胡冬裴.试论中医膏方之源流[J].上海中医药大学学报,2003,17(4):9-10.

[5] 王忠壮.药浴:绿色疗法保健养生[J].家庭医药,2005(11):54-55.

[6] 孔筠,张宁,肖延龄,等.中医药浴疗法的现代理论与应用研究[J].中国医药,
     2009,4(5):398-400.

[7] 王玉川.中医养生学[M].上海:上海科学技术出版社,1992.

[8] 赵国新,卓健,胡声春.中医养生康复[M].南昌:江西高校出版社,1997.

[9] 王学礼,郑怀林.世界传统医学养生保健学[M].北京:科学出版社,1998.

[10] 吴霞,马名骧.百岁老中医养生之道[M].北京:人民体育出版社,2000.

[11] 刘青西.中医养生之道[M].福州:福建科学技术出版社,2002.

[12] 王旭东,刘昭纯,胡永善.中医养生康复学[M].北京:中国中医药出版社,2004.

[13] 陆恒,彭萌,严春朝,等.沐浴法百病妙治[M].北京:人民军医出版社,2002.

[14] 陈建.中华养生宝典[M].北京:中国戏剧出版社,2008.

[15] 周贻谋.马王堆简帛与古代房事养生[M].长沙:岳麓书社,2006.

[16] 颜德馨,夏翔.中华养生大全[M].上海:上海科学技术出版社,2001.

[17] 王立.中国传统性医学[M].北京:中国古籍出版社,1998.

[18] 樊正伦.一本书说透中医养生[M].北京:军事医学科学出版社,2011.

[19] 郭海英.中医养生学[M].北京:中国中医药出版社,2009.

[20] 刘占文.黄帝内经养生全集[M].重庆:重庆出版社,2009.

[21] 黄岩松.中医康复保健[M].天津:天津大学出版社,2008.

[22] 孙同德.中国养生术[M].北京:中央编译出版社,2008.

[23] 彭先髦.中医养生逸事[M].北京:人民军医出版社,2010.

[24] 王旭东.中医养生康复学[M].北京:中国中医药出版社,2004.

[25] 孟景春.中医养生康复学概论[M].上海:上海科学技术出版社,1992.

[26] 马烈光.中医养生保健学[M].北京:中国中医药出版社,2009.

[27] 李乾构.药食同源[M].北京:华夏出版社,2007.